"十三五"高等教育医药院校规划教材/多媒体融合创新教材

供护理、助产、口腔、相关医学技术类等专业使用

十三五
规划教材

生理学与疾病

SHENGLIXUE
YU JIBING

主编◎刘 芳

U0323564

郑州大学出版社

图书在版编目(CIP)数据

生理学与疾病/刘芳主编. —郑州:郑州大学出版社,2018.3(2022.1 重印)
ISBN 978-7-5645-5312-8

Ⅰ.①生…　Ⅱ.①刘…　Ⅲ.①人体生理学-关系-疾病-高等
学校-教材　Ⅳ.①R33②R441

中国版本图书馆 CIP 数据核字（2018）第 025010 号

郑州大学出版社出版发行

郑州市大学路 40 号　　　　　　　　邮政编码:450052
出版人:孙保营　　　　　　　　　　发行电话:0371-66966070
全国新华书店经销
河南龙华印务有限公司印制
开本:850 mm×1 168 mm　1/16
印张:23.5
字数:571 千字
版次:2018 年 3 月第 1 版　　　　　印次:2022 年 1 月第 2 次印刷

书号:ISBN 978-7-5645-5312-8　　　定价:49.00 元

作者名单

主　　编　刘　芳

副 主 编　刘　靖　张　妍　韩云志

编　　委　（按姓氏笔画排序）

　　　　　刘　芳　刘　连　刘　娜

　　　　　刘　靖　张　妍　韩云志

"十三五"高等教育医药院校规划教材/多媒体融合创新教材

建设单位

（以单位名称首字拼音排序）

安徽医科大学	济宁医学院
安徽中医药大学	嘉应学院
北华大学	井冈山大学
蚌埠医学院	九江学院
承德医学院	南华大学
大理大学	内蒙古医科大学
佛山科学技术学院	平顶山学院
赣南医学院	山西医科大学
广东医科大学	陕西中医药大学
广州医科大学	沈阳医学院
贵阳中医学院	邵阳学院
贵州医科大学	泰山医学院
桂林医学院	西安医学院
哈尔滨医科大学	新乡医学院
河南大学	新乡医学院三全学院
河南大学民生学院	徐州医科大学
河南广播电视大学	许昌学院医学院
河南科技大学	延安大学
河南理工大学	延边大学
河南中医药大学	右江民族医学院
湖南医药学院	郑州大学
黄河科技学院	郑州工业应用技术学院
江汉大学	中山大学
吉林医药学院	

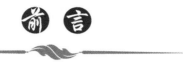

前　言

　　生理学研究生物体正常生命活动现象及其规律，是医学各专业学生最重要的基础医学课程之一。而病理生理学是研究疾病发生、发展规律及其机制的科学，着重从功能与代谢的角度探讨患病机体的生命活动规律，与研究正常机体功能的生理学具有密切的联系，两者之间具有较好的传承性和递进性。在郑州大学出版社的支持和帮助下，我们编写了这部《生理学与疾病》。

　　本教材根据教育部培养目标、卫生行业要求、社会用人需求，结合各专业培养目标、教学大纲和国家职业资格考试大纲，借鉴优秀医学教材而编写，可用于口腔医学、护理学、临床医学等本科专业。编写中力求概念准确，重点突出，深入浅出，图文并茂。以临床现象入手，以器官系统为单元，疾病案例为线索编写，将生理学和病理生理学内容进行了有机的衔接和融合。学生不存在相似知识点间隔时间太长而遗忘的问题，减少了重复的授课内容，在学时不多的情况下提高了课堂效率，还可以完成从正常功能状态到病理状态的自然过渡，激发学生进一步探索疾病发生原因和机制的学习兴趣。

　　本教材共分十一章，主要内容有细胞基本功能与相关疾病、血液系统与相关疾病、循环系统与相关疾病、呼吸系统与相关疾病、消化系统与相关疾病、能量代谢与发热、泌尿系统与相关疾病、内分泌系统与相关疾病等，将病理生理学中的水和电解质代谢紊乱、酸碱失衡、缺氧、发热、缺血-再灌注损伤、应激、休克、弥散性血管内凝血、心功能不全、肺功能不全、肾功能不全、肝功能不全等疾病或病理过程整合在与生理学联系最为紧密的单元，通过经典案例将教学内容从生理学自然过渡到病理生理学。教材进行立体化和数字化建设，部分重点内容通过扫描二维码链接相关的视频动画，方便教师教学和学生自主学习。

　　本书的编者长期工作在教学一线，具有丰富的教学经验，对教学大纲、教学内容及授课对象情况熟悉。在该教材编写过程中编者认真负责，反复修稿，为教材的顺利完稿付出了辛勤的劳动！在此表示诚挚的谢意！

　　本次教材内容编写改革力度较大，加之时间较紧，编写经验不足，书中不足之处，恳请广大师生不吝赐教，以求不断改进和完善。

刘　芳

2017 年 12 月

目 录

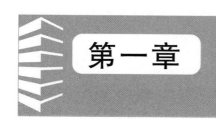

第一章

绪　论

第一节　概　述

一、发展简史

人体生理学(human physiology)简称生理学,以人体为研究对象,主要研究正常人体及其细胞、组织、器官等组成部分所表现出来的各种生命现象的基本活动规律,如呼吸、消化、循环、运动等,为认识和掌握各种生命活动发展、变化的规律和人类防病治病、增进健康、延长寿命提供科学的理论依据。

生理学作为一门重要的基础理论课程,其产生和发展与医学密切联系。生理学可指导临床实践,许多医疗卫生与健康问题的研究都以生理学的理论和研究成果为基础;医学临床实践和发展又为生理学的研究提出新课题和新任务。

生理学是一门实践性很强的实验性科学,生理学知识完全来源于实践,并随着生产和医疗实践而逐渐积累并发展。古罗马名医 Galen 曾进行初步的动物活体解剖,从人体解剖的知识来推论生理功能,对现代医学的发展做出了贡献。

生理学真正成为一门实验性科学是从 17 世纪开始的。1628 年英国医生威廉·哈维(William Harvey,1578—1657 年)在动物身上应用活体解剖法通过多次实验证明了血液循环的途径和规律。在 17—18 世纪,马尔比基(Marcello Malpighi,1628—1694 年)应用显微镜发现了毛细血管,证实了哈维对循环系统结构的推论;物质守恒与能量守恒及转化定律的提出,燃烧和呼吸原理的阐明,为机体新陈代谢的研究奠定了基础。到了 20 世纪初,俄国著名生理学、心理学家巴甫洛夫(Pavlov Ivan Petrovich,1849—1936 年)在研究大脑的功能时,提出了高级神经活动学说,对医学、生理学、心理学等产生了深远的影响。随着其他自然科学的迅速发展,生理学实验研究也大量开展,累积了各种器官生理功能的知识。我国现代生理学形成的标志是 1926 年中国生理学会的成立。北京协和医学院林可胜(1897—1969 年)教授发起创建了中国生理学会,对消化系统生理学研究颇有建树。蔡翘(1897—1990 年)、张锡钧(1899—1988 年)等集中进行医学教育、神经化学递质的研究工作,都对生理学的发展做出了贡献。

二、研究方法

生理学的实验对象主要是各种实验动物,常采用的实验方法包括急性实验方法和慢性实验方法两大类。

(一)急性实验方法

急性实验方法又分为离体实验法和在体实验法。

1. 离体实验法　是从动物身上取下所要研究的器官组织,如肌肉、神经或小肠、心脏等,置于一定的人工环境中,使它们在一定时间内仍保持生理功能,然后根据特定的目的给予各种刺激或改变其周围条件以观察对其功能的影响及其活动规律。例如,取出蟾蜍的坐骨神经后在离体条件下用电生理方法研究坐骨神经的生物电活动和传导速度。离体实验研究的优点是可排除无关因素的干扰,器官生存的人工环境条件单纯易于控制,所得实验结果便于分析。

2. 在体实验法(活体解剖法)　在动物麻醉条件下进行活体解剖,对体内器官进行条件干预和实验研究,观察其整体功能及调节机制,如在体直接观察蛙心搏动顺序和分析心搏起源。

(二)慢性实验方法

慢性实验方法是将动物在无菌手术条件下暴露某器官(如巴甫洛夫小胃),或将记录电极、刺激电极埋藏于体内,并在动物完全处于清醒状态时观察其整体情况下的某些器官对体内、体外环境条件变化的反应规律。这样所获得的结果更接近于被研究器官在正常生活条件下的机体功能活动规律。

第二节　生命活动的基本特征

生物学家通过广泛而深入的研究,发现生命活动的基本特征有新陈代谢、兴奋性、适应性和生殖等,其中新陈代谢为最基本的特征。

一、新陈代谢

机体与环境之间进行物质和能量交换以实现自我更新的过程,称为新陈代谢(metabolism)。新陈代谢包括合成代谢(同化作用)和分解代谢(异化作用)。一方面机体不断从外界环境中摄取各种营养物质,经过机体的改造、转化以提供建造结构所需要的新的物质,产生并储存功能活动所需要的能量,这一过程称为合成代谢。另一方面机体不断分解自身旧的物质,释放能量供生命活动的需要,并把分解产物排出体外,这一过程称为分解代谢。

物质的合成、分解、转化与利用都是在生物分子的水溶液中进行的化学变化。其主要表现是利用从外界摄入的氧在一系列催化酶的作用下,使其分解成二氧化碳和水,同时释放机体功能活动所需要的能量,这一过程称为物质代谢。伴随物质代谢而产生的能量储存、释放、转移和利用的过程,称为能量代谢。物质代谢是生命的物质基础,是能量代谢的基础及能量的根本来源。

生命过程中的一切功能活动都是建立在新陈代谢基础上,机体在新陈代谢的基础上表现出生长、发育、生殖、运动等一切生命现象。新陈代谢一旦停止,生命也就随之终结。

二、兴奋性

机体或组织对刺激发生反应的能力或特性称为兴奋性(excitability)。能被机体所感知引起反应的内环境和外环境条件的变化称为刺激(stimulus)。机体或组织接受刺激后所出现的理化过程和生理功能的变化称为反应(response)。机体各种组织中,神经、肌肉和腺体组织兴奋性较高,称为可兴奋组织(excitable tissue)。这些反应迅速,易于观察,并有电位变化作为客观标志,其对刺激所做出的反应形式各异。神经组织兴奋表现为动作电位的产生和传导(神经冲动),肌肉组织的兴奋性表现为肌纤维收缩,腺体的兴奋为腺细胞分泌。

(一)刺激与反应

刺激的种类很多,按其性质可分为:①物理性刺激,如声、光、电流、机械、温度、射线等;②化学性刺激,如酸、碱、离子、药物等;③生物性刺激,如细菌毒素、抗体等。在人类,社会因素和心理活动构成的刺激对人体的生理功能和疾病的发生、发展具有十分重要的作用。在所有刺激中,电刺激易于控制,且可重复使用而不易损伤组织,故常作为生理学实验和医疗实践中常用的刺激方法。然而并非所有刺激都能引起机体发生反应。实验表明,任何刺激要引起机体或组织产生兴奋反应都必须具备三个条件(刺激三要素),即强度(刺激强度)、时间(刺激持续时间)和强度时间变化率(刺激强度变化速度)。

1. 足够的刺激强度　如将刺激的时间和强度变化率保持不变,刺激必须要达到一定的强度,才能引起组织反应。能引起组织发生反应的最小刺激强度称为阈值(threshold,刺激阈或阈强度)。强度等于阈值的刺激称为阈刺激(threshold stimulus),强度大于阈值的称为阈上刺激,强度小于阈值的则称为阈下刺激。阈刺激和阈上刺激都能引起组织发生反应,所以是有效刺激,而单个阈下刺激则不能引起组织的反应。组织的兴奋性与阈强度呈反变关系(兴奋性∝1/刺激阈),即阈强度越小,说明组织的兴奋性越高;阈强度越大,说明组织的兴奋性越低。各种组织的兴奋性高低是不同的,阈强度可作为衡量组织兴奋性高低的客观指标。

2. 足够的作用时间　刺激必须持续一定的时间,才能引起组织的反应。如果刺激持续的时间太短,即使刺激强度足够,也不能引起组织反应。

3. 强度时间变化率　刺激作为引起组织反应的一种动因,必须有变化。刺激由弱变强,或由强变弱,均可引起组织反应。单位时间(s)内强度增减的量,也即强度变化速度,称为强度时间变化率,即指作用到组织的刺激需多长时间其强度由零达到阈值而成为有效刺激。强度时间变化率愈大,刺激作用愈强。

(二)兴奋与抑制

组织在安静时无明显功能活动表现,其内部理化过程仍不断进行,处于一种相对静止状态,称为生理静息状态。在此基础上,当机体接收到刺激而发生反应时,从其外表活动特征来看有兴奋和抑制两种基本表现形式。兴奋是指组织接受刺激后由生理静息状态变为活动状态,或活动由弱增强,如肌肉受刺激而收缩;肾上腺素作用于心脏使心跳加快、心肌收缩力量加强、心输出量增多等都是相应组织兴奋的表现。抑制是指组织接受刺激后由活动状态转入生理静息状态,或活动由强减弱,如当人体吸入过多的二氧化碳可使呼吸运动减弱甚至暂停;乙酰胆碱作用于心脏,引起心率减慢、心收缩力量减弱、心输出量减少,都是组织抑制的表现。

三、适应性

物体所处的环境包括大气、气压、温度、湿度等,无时不在发生着变化,不同的季节、气候这种变化的差别很大。人类在长期的进化过程中,已逐步建立了一套通过自我调节以适应生存环境改变需要的反应方式。机体按环境变化调整自身生理功能的过程称为适应。机体能根据内外环境的变化调整体内各种活动,以适应变化的能力称为适应性。适应可分为生理性适应和行为性适应两种,如长期居住高原地区的人,其血中红细胞数和血红蛋白含量比居住在平原地区的人要高,以适合高原缺氧的生存需要,这是生理性适应;寒冷时人们通过添衣和取暖活动来抵抗严寒,这是行为性适应。

四、生殖

生物体生长发育到一定阶段后,能产生与自己相似的子代个体,这种功能称为生殖(reproduction)。生物个体的寿命是有限的,只有通过生殖过程产生新的个体来延缓种系。所不同的是,人类及高等动物已经分化为雄性和雌性两种个体,分别发育产生雄性生殖细胞和雌性生殖细胞,由这两种生殖细胞结合以后才能产生子代个体。通过生殖活动人类和生物均能延续,所以生殖是生命的特征之一。

第三节　健康与疾病

(一)健康的概念

健康是指躯体、精神和社会适应上的完好状态,而不仅是没有疾病或虚弱。

躯体上的完好状态指躯体结构、功能和代谢的正常,采用当今的科技手段未发现任何异常现象。精神上的完好状态指人的情绪、心理、学习、记忆及思维等处于正常状态,表现为精神饱满、乐观向上、愉快地从事工作和学习,能应对紧急的事件,处理复杂的问题。社会适应上的完好状态指人的行为与社会道德规范相吻合,能保持良好的人际关系,能在社会中承担合适的角色。

(二)疾病的概念

什么是疾病?不同的时代、不同的人对疾病有不同的观点。

目前一般认为,疾病(disease)是在一定病因作用下,机体自稳(homeostasis)调节紊乱而导致的异常生命活动过程。在此过程中,躯体、精神及社会适应上的完好状态被破坏,机体进入内环境稳态失衡、与环境或社会不相适应的状态。

(三)亚健康的概念

亚健康指介于健康与疾病之间的状态(包括躯体性、心理性、人际交往性亚健状态）。亚健康发生率很高。根据世界卫生组织（World Health Organization，WHO）统计，人群中真正健康的人约占5%，患病的人约占20%，处于亚健康的人约占75%。在中国，亚健康者>7亿，而中青年是亚健康的高发人群。

亚健康可由多种原因引起，如工作、学习负荷过重导致人体身心疲惫；家庭、社会及个人的麻烦事过多导致人烦躁、忧虑；环境污染导致人体质下降；生活及工作方式不科学破坏人体正常的"生物钟"等。某些遗传因素亦在亚健康的发生中具有作用。

亚健康的表现十分复杂，可有下述多种表现形式：

1. 躯体性亚健康状态　主要表现为疲乏无力，精神不振。

2. 心理性亚健康状态　主要表现为焦虑、烦躁、易怒、睡眠不佳等，严重时可伴有胃痛、心悸等表现。这些问题的持续存在可诱发心血管疾病及肿瘤。

3. 人际交往性亚健康状态　主要表现为与社会成员的关系不稳定，心理距离变大，产生被社会抛弃和遗忘的孤独感。

4. 过劳死　指亚健康状态未及时干预，一部分人出现未老先衰、猝然死亡的恶果。

亚健康并不是一成不变的，它可以向健康或疾病转化。减轻工作负荷，化解心理矛盾，积极开展体育锻炼，改变不良的工作生活习惯，可促使亚健康向健康转化；长期忽视亚健康的存在，不加以处理，则亚健康向疾病转化。

第四节　疾病的发生发展和转归

一、病因学

病因学主要研究疾病发生的原因和条件。

（一）疾病发生的原因

病因是指引起疾病必不可少的、决定疾病特异性的因素。如结核杆菌引起肺结核，乙肝病毒引起乙型肝炎。

导致疾病发生的原因很多，一般可分为以下七大类：

1. 生物性因素　生物性因素主要指病原微生物及寄生虫。这类病因引起各种感染性疾病，其致病性取决于病原体侵入的数量、毒力及侵袭力，亦与机体本身的防御及抵抗力大小有关。

这一类致病因素作用于机体时具有以下特点：①有一定的入侵门户和定位；②必须与机体相互作用才能引起疾病；③病原体作用于机体后，既改变了机体，也改变了病原体。

2. 理化因素　此类病因包括机械力、温度（如高温引起的烧伤、低温引起的冻伤）、大气压、噪声、电离辐射、强酸、强碱、化学毒物或动植物毒性物质等。

物理因素的致病具有以下特点：大多数物理性致病因素只引起疾病的发生，在疾病的进一步发展中它们本身不再继续起作用；它们所引起的疾病潜伏期一般较短，或者根本没有潜伏期；对机体各器官组织来说，大都没有明显的选择性。

化学性因素对机体的组织、器官有一定的选择性损伤作用。例如CCl_4主要引起肝细胞中毒等。

3. 机体必需物质的缺乏或过多　机体的正常生命活动是依靠机体内外环境中许多生理性刺激和必需物质来维持的。假如体内这些正常的刺激和必需物质缺乏或过多,就会发生功能上的改变,并且可能因此而发生疾病,严重时甚至引起死亡。此类病因包括维持生命活动的一些基本物质(如氧、水等),各种营养素(如糖、脂肪、蛋白质、维生素、无机盐等),某些微量元素(如氟、硒、锌、碘等)以及纤维素等。

4. 遗传因素　遗传因素指染色体畸变或基因突变等遗传物质缺陷。

基因突变(gene mutation):基因结构发生改变,使得蛋白质表达、结构、功能发生变化而致病。如凝血因子Ⅷ的突变或缺失导致甲型血友病。

染色体畸变(chromosome aberration):是指因染色体数目的异常或结构的改变而致病。如唐氏综合征。

此外,某些家族人员具有易患某种疾病的倾向,如精神分裂症、糖尿病等,此种现象称为遗传易感性,这些人具有遗传素质,即具备易得这类疾病的遗传特征。

5. 先天性因素　指在妊娠期损害胎儿发育的有害因素,这些因素导致各种畸形和发育缺陷,如唇裂、腭裂、无脑儿等。有些先天性因素如基因突变,也属于遗传性因素。但大多数先天性因素是获得性的,如风疹病毒的感染、致畸药物的使用等。

6. 免疫因素　某些个体,机体中免疫系统对一些抗原刺激发生异常强烈的反应,从而导致组织、细胞的损伤和生理功能的障碍。这些异常的免疫反应称为变态反应或超敏反应(anaphylactic reaction)。如异种血清蛋 A(破伤风抗毒素等)、某些药物(青霉素等)在某些个体中引起过敏性休克;某些花粉、食物(牛乳等)也可在某些个体中引起支气管哮喘、荨麻疹等变态反应性疾病;有些个体能对自身抗原发生免疫反应并引起自身组织的损害,称为自身免疫性疾病(autoimmune disease),常见者如系统性红斑狼疮、类风湿性关节炎、溃疡性结肠炎等。此外,还有因体液免疫或细胞免疫缺陷引起的免疫缺陷病(immunodeficiency disease)。

7. 社会心理因素　近年来精神、心理、社会因素引起的疾病越来越受到重视,如应激性疾病、变态人格、身心疾病等逐渐增多。社会因素与疾病的发生有密切关系,因为人不仅是生物学领域内的动物,而更重要的是社会范畴里的生物。因此社会因素与疾病的发生密切相关。单纯的"生物医学模式"已经在向"生物-心理-社会医学模式"转变。

（二）疾病发生的条件

疾病发生的条件,主要是指那些能够影响疾病发生的各种机体内外因素。它们本身虽然不能引起疾病,但是可以左右病因对机体的影响、直接作用于机体或者促进或阻碍疾病的发生。例如营养物质缺乏、居住条件恶劣、过度疲劳等都可以削弱机体的抵抗能力,这时如有少量不足以引起正常人得病的结核杆菌进入机体,就可引起结核病;与此相反,充足的营养、良好的生活条件、适量的体育活动等都能增强机体对病原微生物的抵抗力,此时如有结核杆菌的侵入,也可能不发生结核病,因此在有些疾病的病因学预防中,考虑条件的作用是很重要的。

此外,还有两个与条件相关的名词:诱因和危险因素。其中能加强病因作用或促进疾病发生的因素称为诱因(precipitating factor)。例如:①肝硬化、食管静脉曲张破裂→上消化道大出血→诱发肝性脑病;②体力活动、过多过快输液、情绪激动→诱发心力衰竭。

危险因素(risk factors)是指分不清是原因还是条件时称之为危险因素。例如:高脂血症、高血压、抽烟等是动脉粥样硬化的危险因素。

二、发病学

发病学(pathogenesis)主要研究疾病发生、发展过程中的一般规律和共同机制。

(一)疾病发生的普遍规律

1. 自稳态的失衡与调节　正常状态下,机体通过神经、体液的精细调节,各系统器官、组织、细胞之间的活动互相协调,机体与自然及社会环境亦保持适应关系,这种状态称为稳态(homeostasis)。

疾病发生时,稳态调节的某一方面首先发生紊乱,原有的平衡被打破,机体通过反馈调节(特别是负反馈调节)在病理状态下建立新的平衡。各种新平衡的建立对疾病的发生发展发挥某些代偿作用,同时也形成了各种疾病不同的病理特点。

例如发热的过程:正常状态下,人体体温调定点是 37 ℃,人体体温也是 37 ℃左右,昼夜之间波动不大,此时,调定点与体温是平衡的,机体的产热与散热也是平衡的,这就叫自稳态。当病原体感染,内生致热原释放时,体温调定点可升高(如 39 ℃),此时调定点与体温之间的平衡被打破,于是机体发挥调节功能,使产热增加,散热减少,致使体温升高,直至达到 39 ℃,这时机体在病理状态下建立新的平衡。

2. 损伤与抗损伤　病因作用于机体时,可引起机体的损伤,同时机体则调动各种防御和代偿机制来对抗致病因素及其引起的损伤。损伤与抗损伤的斗争贯穿于疾病的始终,两者间相互联系又相互斗争,这是构成疾病各种临床表现,推动疾病发展的基本动力。在疾病中损伤与抗损伤作用常常同时出现,不断变化(图1-1)。

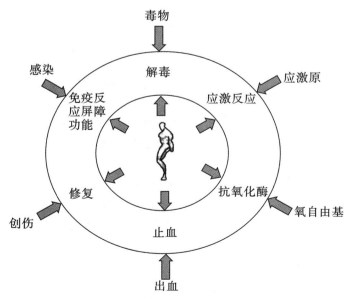

图 1-1　疾病发生发展过程中机体的损伤和抗损伤

以烧伤为例,高温引起的皮肤、组织坏死,大量渗出引起的循环血量减少、血压下降等变化均属损伤性变化,但是与此同时体内出现一系列变化,如白细胞增加、微动脉收缩、心率加快、心输出量增加等抗损伤反应,如果损伤较轻,则通过各种抗损伤反应和恰当的治疗,机体即可恢复健康;反之,如损伤较重,抗损伤的各种措施无法抗衡损伤反应,又无恰当而及时的治疗,则病情恶化。由此可见,损伤与抗损伤的反应斗争以及它们之间的力量对比常常影响疾病的发展方向和转归。应当强调在损伤与抗损伤之间无严格的界限,它们间可以相互转化。例如烧伤早期,小动脉、微动脉的收缩有助于动脉血压的维持,但收缩时间过久,会加重组织器官的缺血、缺氧,甚至造成组织、细胞的坏死和器官功能障碍。

在临床疾病的防治中,应尽量支持和加强抗损伤反应而减轻和消除损伤反应,一旦抗损伤反应转化为损伤反应时,应全力消除或减轻它,以使病情稳定或好转。

3. 因果交替规律　在原始病因作用下,机体发生的某种变化可转变成新的原因,引起新的变化,如此原因与结果交替不已。由于原因结果互相转化和交替,所以即使原始病因已不存在,上述的因果交替可推动疾病过程不断发展,常可形成恶性循环(vicious cycle),从而使疾病不断恶化,直到死亡。但如经过恰当的治疗,及早采取措施在疾病发展的某一环节上打断因果转化在疾病康复的过程中也可形成良性循环,从而促进机体的康复。现以大出血为例说明:外伤导致大出血,致使有效循环血量减少,心排血量减少,回心血量下降,致使心排血量进一步减少。这样,原因(心排血量下降)导致结果(回心血量下降);而结果又变成原因(回心血量下降),引起更加严重的结果(心排血量进一步下降),导致恶性循环的形成(图1-2)。

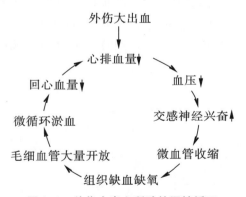

图1-2　外伤大出血所致的恶性循环

4. 局部和整体　任何疾病,基本上都是整体疾病,而各组织、器官和致病因素作用部位的病理变化,均是全身性疾病的局部表现。局部的病变可以通过神经和体液的途径影响整体,而机体的全身功能状态也可以通过这些途径影响局部病变的发展和经过。现以局部病变疖(毛囊炎)为例,它在局部引起充血、水肿等炎性反应,但是严重时局部病变可以通过神经-体液途径影响全身,从而引起白细胞升高、发热、寒战等全身性表现。反之有时疖看似局部病变,给予单纯化的局部治疗效果不好,仔细追查,结果发现局部的疖是全身代谢障碍性疾病——糖尿病的局部表现,只有治疗糖尿病后局部疖才会得到控制。因此在研究疾病过程中整体与局部关系时,应该认识到在每一种疾病过程中,局部和整体之间的关系,都有其各自的特征,而且随病程的发展,两者间的联系不断变化,同时还可以发生彼此间的因果转化,此时究竟是全身病变还是局部病变占主导地位,应做具体分析。

(二)疾病发生的基本机制

疾病发生的基本机制(mechanism)是指参与很多疾病发病的共同机制,因此它不同于个别疾病的特殊机制。近年来由于医学基础理论的飞速发展,各种新方法新技术的应用,不同学科间的横向联系,疾病基本机制的研究从系统水平、器官水平、细胞水平逐步深入到分子水平。下面从神经机制、体液机制、组织细胞机制和分子机制四方面叙述。

1. 神经机制　神经系统在人体生命活动的维持和调控中起主导作用,神经系统的变化与疾病的发生发展密切相关,疾病发生时也常有神经系统的变化,因此神经机制参与了疾病的发病。有些病因可直接损害神经系统,如乙型脑炎病毒,此种病毒具有高度嗜神经的特性,它可直接破坏神经组织。另一些致病因子可通过神经反射引起相应器官组织的功能代谢变化,或者抑制神经递质的合成、释放和分解,促进致病因子与神经递质的结合,减弱或阻断正常递质的作用。最常见者如长期精神紧张、焦虑、烦恼导致大脑皮质功能紊乱,皮质与皮质下功能失调,导致内脏器官功能障碍。

2. 体液机制　体液是维持机体内环境稳定的重要因素。疾病中的体液机制主要是指致病因素引起体液质和量的变化,体液调节的紊乱造成内环境紊乱,以致疾病发生。体液调节紊乱常由各种体液性因子(humoral factors)数量或活性变化引起,它包括各种全身性作用的体液性因子(如组胺、儿茶酚胺、前列腺素、激活的补体、活化的凝血、纤溶物质等)和多种局部作用的体液性因子(如内皮素、某些神经肽等)以及近年来特别强调的细胞因子(cytokine),如白介素(interleukin,IL),肿瘤坏死因子(tumor necrosis factor,TNF)等。

疾病发生发展中体液机制与神经机制常常同时发生,共同参与,故常称其为神经-体液机制,例如,在经济发达的社会里,部分人群受精神或心理的刺激可引起大脑皮层和皮层下中枢(主要是下丘脑)的功能紊乱,使调节血压的血管运动中枢的反应性增强,此时交感神经兴奋,去甲肾上腺素释放增加,导致小动脉紧张性收缩;同时,交感神经活动亢进,刺激肾上腺髓质兴奋而释放肾上腺素,使心率加快,心输出量增加,并且因肾小动脉收缩,促使肾素释放,血管紧张素-醛固酮系统激活,血压升高,这就是高血压发病中的一种神经-体液机制。

3. 组织细胞机制　致病因素作用于机体后可以直接或间接作用于组织、细胞,造成某些细胞的功能代谢障碍,从而引起细胞的自稳调节紊乱。某些病因如外力、高温等,可直接无选择地损伤组织、细胞;但另一些病因可直接有选择性地损伤组织、细胞,如肝炎病毒侵入肝细胞、疟原虫侵犯红细胞等。致病因素引起的细胞损伤除直接的破坏外,主要表现为细胞膜功能障碍和细胞器功能障碍。细胞膜功能障碍中膜上的各种离子泵(如钠钾泵即 Na^+-K^+-ATP 酶等)最为重视,担负离子主动转运的泵功能失调是导致有关器官功能障碍的重要机制。细胞器的功能障碍中,线粒体最重要,在有关病因作用下,线粒体功能障碍主要表现为氧化还原电位下降,各种酶系统受抑制,特别是丙酮酸脱氢酶系统催化过程发生障碍,阻碍三羧酸循环,此时因能量不足,造成细胞功能障碍等。

笔记栏

4. 分子机制　细胞内含有很多分子,这些分子包括大分子多聚体与小分子物质。细胞内的大分子多聚体主要是蛋白质和核酸,而蛋白质和核酸是有机体生命现象的主要分子基础,生命的信息储存于核酸;构成生命过程的化学反应则是由蛋白质调节控制的。

各种致病原因无论通过何种途径引发疾病,在疾病过程中都会以各种形式表现出分子水平上大分子多聚体与小分子的异常,反之,分子水平的异常变化又会在不同程度上影响正常生命活动,因此近年来从分子水平研究生命现象和疾病的发生机制引起了人们极大的重视,它使我们对疾病时的形态、功能、代谢变化的认识以及对疾病本质的认识进入了一个新阶段。这就是近年来出现的分子病理学或分子医学。

分子病理学是在研究生命现象的分子基础上,探索疾病及其康复过程中出现的细胞生物学与分子生物学现象。分子病理学有广义和狭义之分。广义的分子病理学研究所有疾病的分子机制,狭义的分子病理学主要研究生物大分子(主要是核酸与蛋白质)在疾病机制中的作用。

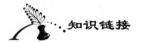

知识链接

所谓分子病(molecular disease)是指由于 DNA 遗传性变异引起的一类以蛋白质异常为特征的疾病。它主要分成以下四大类:①酶缺陷所致的疾病主要是指由 DNA 遗传变异所致的疾病引起的酶蛋白异常,如Ⅰ型糖原沉积病;②血浆蛋白和细胞蛋白缺陷所致的疾病如镰刀细胞性贫血;③受体病,由于受体基因突变使受体缺失、减少或结构异常而致的疾病称受体病,它又可分为遗传性受体病(如家族性高胆固醇血症等)和自身免疫性受体病(如重症肌无力等)两种;④膜转运障碍所致的疾病,这是一类由于基因突变引起特异性载体蛋白缺陷而造成膜转运障碍的疾病。目前了解得最多的是肾小管上皮细胞的转运障碍,表现为肾小管重吸收功能失调,例如,胱氨酸尿症(cystimiria)。

近年来,随着基因研究的深入,人类基因组计划已经付诸实施,检测特异性致病基因的研究已经开始。某些疾病(如糖尿病、高血压等)相关基因或易感基因的寻找也已取得重要进展,因此出现了基因病的概念。

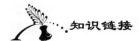

知识链接

所谓基因病主要是指基因本身突变、缺失或其表达调控障碍引起的疾病,如果由一个致病基因引起的基因病称单基因病,如多囊肾。如由多个基因共同控制其表型性状的疾病称多基因病。此时多个基因的作用可以相加、协同或相互抑制。由于这些基因的作用也受环境因素的影响,因此多基因病也称多因素疾病。高血压、冠心病、糖尿病等均属此类疾病。

随着后基因组时代的到来,基因学、基因组学及蛋白质组学的知识与方法已融合到疾病的研究中,因此从分子医学角度看,疾病的形态和功能的异常,是某些特定蛋白质结构或功能的变异,而这些蛋白质又是细胞核中相应基因对细胞受体和受体后信号转导做出应答反应的产物,因此基因及其表达调控状况是决定身体健康或疾病的基础。

三、转归

大多数疾病发生发展到一定阶段后终将结束,这就是疾病的转归。

疾病的转归有康复和死亡两种形式。疾病的转归如何,主要取决于致病因素作用于机体后发生的损伤与抗损伤反应的力量对比,正确而及时的治疗可影响疾病的转归。

1. 康复 分成完全康复与不完全康复两种。完全康复主要是指疾病时所发生的损伤性变化完全消失,机体的自稳调节恢复正常、不完全康复是指疾病时的损伤性变化得到控制,但基本病理变化尚未完全消失,经机体代偿后功能代谢恢复,主要症状消失,有时可留后遗症。

2. 死亡 根据传统的观念,死亡是一个过程,包括濒死期、临床死亡期与生物学死亡期。长期以来,一直把心跳呼吸的永久性停止作为死亡的标志。但是近年来随着复苏技术的普及与提高、器官移植的开展,对死亡有了新的认识。目前一般认为死亡是指机体作为一个整体的功能永久停止,但是并不意味各器官组织同时均死亡。因此近年来提出了脑死亡的概念:一般以枕骨大孔以上全脑死亡作为脑死亡的标准。

脑死亡一般应该符合以下标准:①呼吸心跳停止。由于脑干是心跳呼吸的中枢,脑干死亡以心跳呼吸停止为标准,但是近年来由于医疗技术水平的不断提高和医疗仪器设备的迅速发展,呼吸心跳都可以用人工维持,但心肌因有自发的收缩能力,所以在脑干死亡后的一段时间里还有微弱的心跳,而呼吸必须用人工维持,因此把自主呼吸停止作为临床脑死亡的首要指标。②不可逆性深昏迷。无自主性肌肉活动,对外界刺激毫无反应。③脑干神经反射消失(如瞳孔对光反射、角膜反射、咳嗽反射、吞咽反射等均消失)。④瞳孔散大或固定。⑤脑电波消失,呈平直线。⑥脑血液循环完全停止(经脑血管造影或经颅脑多普勒超声诊断)。

脑死亡

脑死亡一旦确立,这就意味着在法律上已经具备死亡的合法依据,它可协助医务人员判断死亡时间和确定终止复苏抢救的界线。此外,也为器官移植创造了良好的时机和合法的根据,因为对脑死亡者借助呼吸、循环辅助装置,在一定时间内维持器官组织低水平的血液循环,可为器官移植手术提供良好的供者,用此种器官移植给受者,效果较佳。因此用脑死亡作为死亡的标准是社会发展的需要,但是宣告脑死亡一定要慎重。

同步练习

(一)选择题

1. 人体生理学是研究　　　　　　　　　　　　　　　　　　　( )

　A. 人体物理变化的规律　　　　　B. 人体化学变化的规律

　C. 正常人体功能活动的规律　　　D. 异常人体功能活动的规律

　E. 人体与环境之间的关系

2. 可兴奋细胞兴奋时,共有的特征是　　　　　　　　　　　　( )

　A. 递质释放　　　　　　　　　　B. 肌肉收缩

　C. 腺体分泌　　　　　　　　　　D. 反射活动

　E. 动作电位

3. 阈强度是指　　　　　　　　　　　　　　　　　　　　　　( )

　A. 用最小刺激强度,刚能引起组织兴奋的最短作用时间

　B. 保持一定刺激强度不变,能引起组织兴奋的最短作用时间

　C. 保持一定刺激时间和时间-强度变化率不变,引起组织发生兴奋的最小刺激强度

　D. 刺激时间不限,能引起组织兴奋的最小刺激强度

　E. 刺激时间不限,能引起组织最大兴奋的最小刺激强度

4. 疾病的概念中下列各项叙述最确切的是　　　　　　　　　　( )

　A. 疾病是机体不舒服

　B. 因机体自稳调节紊乱而发生的异常生命活动过程

　C. 疾病是不正常的生命活动过程

　D. 疾病是机体对内环境的协调障碍

　E. 疾病是各组织器官的细胞受损的表现

5. 下列对疾病条件的叙述哪一项是错误的　　　　　　　　　　( )

　A. 条件是左右疾病对机体的影响因素

　B. 条件是疾病发生必不可少的因素

　C. 条件是影响疾病发生的各种体内外因素

　D. 某些条件可以促进疾病的发生

　E. 某些条件可以延缓疾病的发生

6. 下列哪项是诊断脑死亡的首要指标　　　　　　　　　　　　( )

　A. 瞳孔散大或固定　　　　　　　B. 脑电波消失,呈平直线

　C. 自主呼吸停止　　　　　　　　D. 脑干神经反射消失

　E. 不可逆性深昏迷

(二)思考题

1. 任何刺激要引起机体或组织产生兴奋反应必须具备哪三个条件?

2. 试述健康、疾病、亚健康的区别。

3. 什么是脑死亡? 我国的脑死亡判定方法是什么?

(刘　芳　刘　靖)

第二章
细胞基本功能与相关疾病

第一节 细胞膜的结构和跨膜物质转运

一、细胞膜的结构

细胞膜（cell membrane）或质膜（plasma membrane）包被机体的每个细胞，使胞质（cytosol）和细胞的周围环境（主要是细胞外液）分隔开来。胞质内化学成分保持相对稳定，对维持细胞正常新陈代谢（metabolism）具有重要作用。

细胞膜和细胞器膜主要由脂质（lipid）、蛋白质（protein）和少量糖类物质组成。关于各种物质分子在膜中的排列形式，目前仍采用 1972 年由 Singer 和 Nicholson 提出的液态镶嵌模型（fluid mosaic model）（图 2-1）。这一模型的基本内容是膜以液态的脂质双分子层为基架，其中镶嵌着具有不同结构和功能的蛋白质，后者主要以 α-螺旋或球蛋白的形式存在。

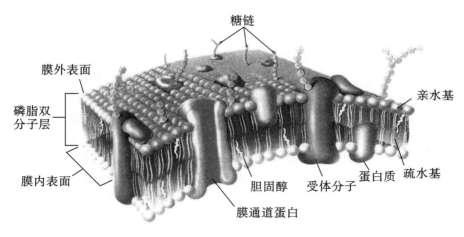

图 2-1 细胞膜的液态镶嵌模型

细胞膜的脂质双分子层主要由分子结构中含脂肪酸的磷脂（phospholipid）和不含

脂肪酸的胆固醇(cholesterol)组成。每个磷脂分子中的磷酸和碱基形成亲水性基团,朝向细胞外液或胞质;而磷脂分子中的脂肪酸烃链形成疏水性基团,在膜的内部两两相对。细胞膜脂质的熔点较低,在一般体温条件下呈液态,因而膜具有流动性。

细胞膜蛋白质分子分为整合蛋白质(integral protein)和表面蛋白质(peripheral protein)。整合蛋白嵌入脂质双分子层内,多数贯穿整个双分子层,两端露在膜的内外侧。表面蛋白不穿越脂质双分子层,附着于内侧或外侧脂质双分子层。膜蛋白具有重要功能,许多表面蛋白本身是酶;而许多贯穿膜的整合蛋白本身是载体(carrier)或通道(channel)。此外,有些位于细胞外侧的膜蛋白属于受体蛋白。

二、细胞膜的跨膜物质转运

机体所有细胞在新陈代谢过程中需要摄取氧气、糖、氨基酸以及某些小离子,同时排出二氧化碳、代谢废物及其分泌物。此外,某些特殊细胞需要转运酶、激素及神经递质等大分子物质。这些物质跨膜转运的方式有以下几种:

(一)被动转运

被动转运指物质顺电位或化学梯度运行后的跨膜转运。

1. 单纯扩散　指脂溶性小分子物质由膜的高浓度侧向低浓度侧的移动。扩散的结果是使膜两侧该物质的浓度差消失。扩散的方向和速度取决于膜两侧该物质的浓度差和膜对该物质的通透性。细胞膜对各种物质的通透性取决于物质的脂溶性、分子量及带电状态。通常,脂溶性高、分子量小、不带电荷的物质较易通过脂质双分子层。体内主要以单纯扩散方式跨膜转运的物质有氧气、二氧化碳等气体分子及乙醇、尿素等物质。

2. 易化扩散　指水溶性物质借助细胞膜蛋白质(通道,载体)帮助从膜的高浓度侧向低浓度侧的转移。根据参与的膜蛋白不同将易化扩散分为两种,即经通道介导的易化扩散和经载体介导的易化扩散。

(1)经通道介导的易化扩散　溶液中的小离子,如 Na^+、K^+、Cl^- 和 Ca^{2+},借助细胞膜通道蛋白质的帮助,由膜的高浓度侧向低浓度侧的转运,称为经通道介导的易化扩散。离子通道是贯穿细胞膜的整合蛋白,通常由几个多肽亚单位组成。这些亚单位接受某些特定的刺激可打开"闸门"形成亲水性通道,从而允许离子通过。当通道处于开放状态时,离子以易化扩散的方式快速由膜的一侧扩散到另一侧。经通道介导的易化扩散的跨膜转运速率可达每秒 108 个离子,远大于经载体易化扩散的速率(图2-2)。离子通道对所通过的离子具有选择性。离子通道有开放和关闭两种状态,根据开放机制的不同,分为电压门控通道和配体门控通道。电压门控通道是由膜两侧的电位差控制开、闭的离子通道。配体门控离子通道是由某种化学物质控制开、闭的离子通道。离子跨膜转运的速率可由通道开放的频率及开放的时间控制。经通道介导的易化扩散的特点是:①转运速率比经载体介导的易化扩散快;②无饱和现象,无竞争性抑制;③通道有不同的功能状态。

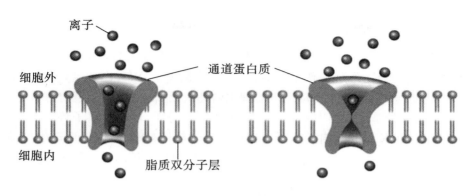

图2-2 经通道介导的易化扩散

（2）经载体介导的易化扩散　许多具有重要生理功能的物质,如葡萄糖、氨基酸、核苷酸等,以经载体介导的易化扩散方式跨膜移动,其跨膜转运的速度比由单纯扩散所预期的要快得多。膜载体为贯穿脂质双分子层的整合蛋白,它们有与被转运物质特异性结合的位点。膜载体与膜一侧的某种物质分子结合后,即发生载体蛋白构象的改变,在膜的另一侧释放出被结合的物质（图2-3）。经载体介导的易化扩散的特点是:①载体蛋白质与被转运的物质具有较高的结构特异性;②饱和现象,因为膜载体的数目是一定的,当所有的载体都与被转运物质结合时,转运的速率将不再增加;③化学结构相似的物质经同一载体转运时,会出现竞争性抑制现象。

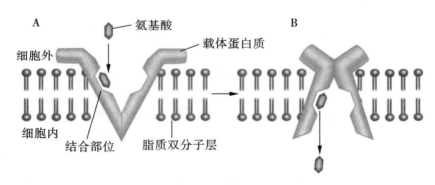

图2-3 经载体介导的易化扩散
A. 载体蛋白质在膜的一侧与被转运物结合
B. 载体蛋白质在膜的另一侧与被转运物分离

（二）主动转运

主动转运指通过细胞某种耗能过程,物质的分子或离子逆电化学梯度跨膜移动的过程。根据所需能量来源的不同,分为原发性主动转运和继发性主动转运。

1.原发性主动转运　指物质逆电化学梯度转运所需的能量直接来自细胞内 ATP 分解。介导这一过程的膜蛋白（整合蛋白）称为离子泵（ion pump）,其能量来自线粒体合成的 ATP。离子泵分解 ATP 为 ADP,利用高能磷酸键储存的能量完成细胞跨膜转运。由于离子泵有分解 ATP 的能力,故又称为 ATP 酶。

哺乳类动物最常见的离子泵为钠钾泵或钠泵,也称钠-钾-ATP 酶($Na^+ - K^+ -$ ATPase)。细胞内 Na^+ 增多或细胞外 K^+ 增多均可激活钠泵,分解 ATP。每分解 1 分子 ATP,可以泵出 3 个 Na^+,同时泵入 2 个 K^+,从而维持细胞内高 K^+(约为细胞外的 30 倍)和细胞外高 Na^+(约为细胞内的 10 倍)的不均衡离子分布(图 2-4)。钠泵活动具有重要的生理意义:①钠泵活动造成的细胞内高 K^+ 是细胞内许多代谢反应的必需条件;②钠泵活动所造成的膜内外 Na^+ 和 K^+ 的不均衡分布,可建立离子势能储备,在特定条件下 Na^+ 和 K^+ 通过各自的离子通道顺电化学梯度被动转运,从而产生各种形式的生物电现象;③钠泵活动可维持细胞内渗透压和细胞容积的相对稳定,防止由于细胞外大量 Na^+ 进入,而引发水分子进入细胞内,导致细胞肿胀、死亡;④钠泵活动造成的膜两侧 Na^+ 的浓度差是其他许多物质继发性主动转运(葡萄糖、氨基酸的主动吸收,$Na^+ - K^+$ 交换和 $Na^+ - Ca^{2+}$ 交换)的动力。

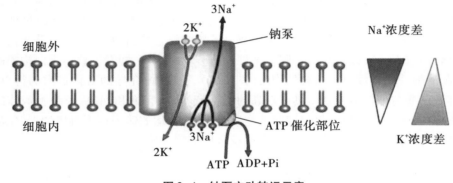

图 2-4　钠泵主动转运示意

另一种较常见的离子泵是钙泵,又称 $Ca^{2+} - ATP$ 酶。钙泵广泛分布于细胞膜、内质网膜和肌质网膜。细胞内 Ca^{2+} 浓度升高,可刺激钙泵分解 ATP,逆浓度差将胞质内 Ca^{2+} 转运至胞外或内质网及肌质网等细胞器储存起来,从而维持胞质内 Ca^{2+} 浓度在 0.1 μmol/L 左右,该水平仅为细胞外液 Ca^{2+} 的万分之一,这对维持细胞的正常生理功能具有重要意义。

2. 继发性主动转运　指物质逆电化学梯度转运时,所需要的能量不是直接来自 ATP 的分解,而是来自钠泵活动所造成的膜内外 Na^+ 的势能储备。Na^+ 顺浓度差跨膜转运所释放出来的势能,可用于其他物质逆浓度差的跨膜转运。继发性主动转运通常由称为转运体(transporter)的膜整合蛋白完成。若被转运的离子或分子与 Na^+ 转运的方向相同,称为同向转运(symport);被转运的离子或分子与 Na^+ 转运的方向相反,称为反向转运或交换。继发性主动转运见于葡萄糖和氨基酸在小肠黏膜上皮细胞的吸收及在肾小管上皮细胞的重吸收,神经递质在突触间隙被重摄取的过程及甲状腺细胞的聚碘作用(图 2-5)。小肠黏膜及肾小管上皮细胞的 Na^+-葡萄糖同向转运和 Na^+-氨基酸同向转运过程。最重要的反向转运是广泛分布于细胞膜的 $Na^+ - H^+$ 交换和 $Na^+ - Ca^{2+}$ 交换系统。

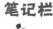

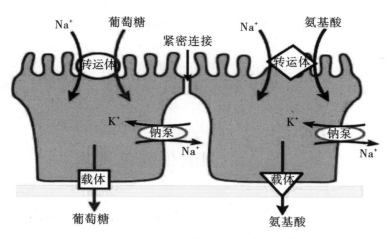

图 2-5　葡萄糖和部分氨基酸的继发性主动转运模式

(三)入胞和出胞

大分子物质或物质团块不能直接穿越细胞膜,需借助细胞膜的"运动"以入胞或出胞的方式跨膜转运(图 2-6)。

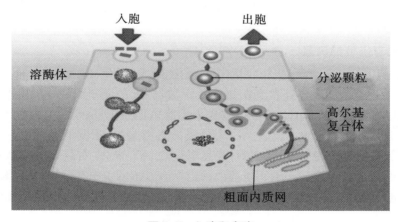

图 2-6　入胞和出胞

1. 入胞　指细胞外的物质或物质团块(细菌、异物、大分子颗粒等)借助细胞膜内陷形成吞噬泡或吞饮泡的方式进入细胞的过程,分别称为吞噬或吞饮。吞噬是指大的颗粒或微生物进入细胞的过程,只发生在巨噬细胞等少数细胞。吞噬泡的直径为 1 ~ 2 μm,几乎与吞噬细胞自身大小相等。吞饮是指细胞外某些液态物质、溶质等进入细胞的过程。吞饮过程几乎发生在所有细胞,吞饮泡的直径只有 0.1 ~ 0.2 μm。吞饮有液相入胞和受体介导入胞两种形式。液相入胞是对细胞外的液体及其所溶解的溶质的非特异性摄取。以此种方式进入细胞内的溶质数量与其在细胞外液的浓度成正比。受体介导入胞是通过细胞表面的受体与特定的被转运物质结合而进入细胞的过程,是一种非常有效的物质转运方式。许多重要的大分子物质(激素、生长因子、血清转运蛋白)以及外来异物都是以此方式进入细胞的。

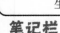

2. 出胞　指许多细胞内合成的重要大分子物质以分泌囊泡的形式排出细胞的过程。这些大分子物质由内质网合成,经高尔基复合体修饰、包裹形成分泌囊泡,这些囊泡移动至细胞膜内表面,与细胞膜融合,将大分子物质排出细胞。出胞有两种方式:一种是大分子物质持续不断地排出细胞,如小肠黏膜杯状细胞持续分泌黏液的过程;一种是细胞合成的大分子物质先储存在分泌囊泡内,只有当特定的细胞外刺激信号到达时,囊泡才与细胞膜融合,释放其分泌物,如许多激素、神经递质及消化酶的分泌。

第二节　细胞的生物电现象

生物电(bioelectricity)是指细胞在生命活动过程中自始至终所伴随的电现象,生物电与细胞的兴奋、抑制及兴奋的传导密切相关。离子流学说认为,生物电的产生是由于带电离子跨细胞膜进行易化扩散而形成。由于生物电发生在细胞膜的两侧,故称为跨膜电位,简称膜电位。其主要表现形式为安静时的静息电位和兴奋时的动作电位。现以神经细胞为例分别叙述。

一、静息电位

静息电位(resting potential, RP)是指细胞处于静息状态时,细胞膜两侧存在的电位差,静息电位是动作电位产生的基础。

(一)静息电位的测量

如图2-7所示,玻璃微电极内冲灌电解质溶液(3 mol/L, KCl),Ag/AgCl细丝插入电极溶液,通过一个放大器连接到阴极射线示波器,示波器显示膜电位幅度的变化。因为电极尖端直径小于1 μm,不但可以插入细胞内而且损伤极小。当两个电极均位于细胞外,记录不到任何电位差。当一个电极插入细胞内,示波器显示出一个向下的稳定的电位差,在绝大多数神经细胞,静息电位约-65 mV左右。膜电位是由于电荷的跨膜分离,致膜外积聚较多的正电荷而膜内积聚较多的负电荷,这种状态称为极化。通常膜外电位规定为零电位,所以膜电位等于负值的膜内电位,一般神经元的静息电位为-90 ~ -70 mV。

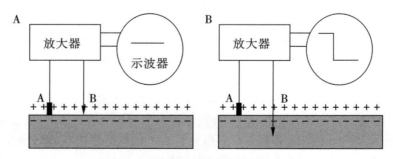

图2-7　证明静息电位存在的实验

静息电位的产生是离子跨膜流动的结果。在静息电位的基础上,任何正电荷流入

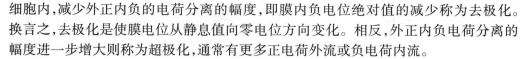

细胞内,减少外正内负的电荷分离的幅度,即膜内负电位绝对值的减少称为去极化。换言之,去极化是使膜电位从静息值向零电位方向变化。相反,外正内负电荷分离的幅度进一步增大则称为超极化,通常有更多正电荷外流或负电荷内流。

(二)静息电位产生的离子机制

1. 细胞膜内、外离子分布不均是静息电位产生的基础 由于细胞膜钠泵的主动转运,细胞膜内 K^+ 的浓度为细胞膜外的 20～38 倍,而细胞膜外 Na^+ 浓度是细胞膜内的 9～12 倍。细胞膜内的负离子为氨基酸和蛋白质,称为有机负离子。细胞外负离子主要为 Cl^-,这种离子的分布不均,使膜内外存在离子浓度梯度。一个有生命的细胞处于静息状态时,Na^+ 顺电化学梯度通过非门控通道向细胞内扩散,K^+ 也顺化学梯度经非门控通道扩散至细胞外,这种 Na^+、K^+ 的被动性进出细胞,正好与 Na^+–K^+–ATP 酶反方向的主动转运保持平衡,从而维持细胞内外离子的不均匀分布。

2. 静息细胞膜只对 K^+ 有通透性 只对 K^+ 通透的"模型细胞"是胶质细胞,其静息电位约 –85 mV。在胶质细胞,静息状态始终保持开放的通道称静息通道或非门控通道。由于胶质细胞只对 K^+ 有通透性,在膜内外 K^+ 浓度梯度的驱动下,顺着浓度梯度由膜内向膜外扩散。随着扩散的进行,膜外积聚较多的正电荷,而膜内有机负离子被阻隔在膜的内表面,形成一个负离子层,由此产生外正内负的电位差,而这一电驱动力随 K^+ 外流的进行在逐渐增大,成为一个阻止 K^+ 进一步外流的力量。随 K^+ 单纯扩散的进行,由浓度梯度产生的化学驱动力和阻止 K^+ 进一步向外扩散的电驱动力在某一时间内达到平衡时,即由化学驱动力使 K^+ 外流的数量等于由电驱动力使 K^+ 内流的数量(或者说此时 K^+ 的净通量等于零)。此刻的跨膜电位称 K^+ 平衡电位(potassium equilibrium potential,Ek)。

3. Na^+、Cl^- 通透性对静息电位的影响 静息电位值主要取决于膜内外 K^+ 浓度比值,但这不是唯一的决定因素。因为真实的情况是,静息细胞膜对 Na^+ 的通透性大约是 K^+ 通透性的 1/10 000,若少量 Na^+ 经非门控通道内流,即可引起膜轻度去极化而偏离 Ek。Cl^- 在膜两侧的分布是被动的,因此 Cl^- 不能主动决定膜电位。但重要的是静息细胞膜主要对 K^+ 通透,在这就是静息电位接近 K^+ 平衡电位的原因。

二、动作电位

动作电位(action potential,AP)是指细胞受刺激时在静息电位基础上产生的可传导的电位变化。

(一)动作电位产生及机制

动作电位是一过性的剧烈的膜电位变化,由一个快速的去极化和随后的复极化所组成,其特点是"全或无"的,即刺激达阈值则产生一个动作电位,动作电位的幅度不随阈上刺激强度改变而变化,能够产生动作电位的细胞称可兴奋细胞,包括神经、肌肉和腺细胞。

动作电位的发生是 Na^+ 进入细胞所致,即动作电位的产生是由于细胞膜对 Na^+ 的通透性一过性的增加。动作电位的复极化是由于 K^+ 通透性的增加,膜电位恢复至接近静息电位(图 2–8)。

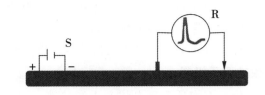

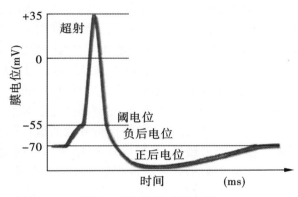

图 2-8　神经纤维动作电位

　　测量发现,去极化使 Na⁺通道经历了三种状态,即静息状态→激活→失活。如果 Na⁺通道已失活,不可能马上被重新激活,只有经复极化才能使失活状态转变成静息状态。

　　动作电位的产生机制是:去极化→Na⁺通道迅速开放→Na⁺内向电流→膜进一步去极化→更多 Na⁺通道开放→Na⁺内向电流进一步增大,这是一个正反馈的再生性过程,最终使刺激部位所有的钠通道全部开放,大量 Na⁺内流而形成一个快速向上的去极化支。这个过程中,刚好可以使膜去极化到某一电位水平,此时,Na⁺通道大量开放,这一临界的膜电位水平称为阈电位。阈刺激和阈上刺激可使膜去极化至阈电位或以上,故爆发动作电位,阈下刺激不能使膜去极化至阈电位,故只能产生局部电位,正是由于这个原因,动作电位的产生才是"全或无"的。Na⁺通道是一具有双闸门(激活门和失活门)的通道,去极化引起通道激活开放一定时间后(1 ms)后,失活门关闭而开始失活,Na⁺通透性再次降低,Na⁺内流停止。此时,因 K⁺通透性再次占据上风,在电化学驱动力驱使下,K⁺快速外流至恢复静息电位,产生动作电位的复极化支。复极化的晚期复极化变慢,延续为负后电位,达到静息电位后,钠泵的活动短时间处于加强状态,膜发生超极化而为正后电位。

　　动作电位具有以下三个特征:

　　1."全"或"无"特性　即一个可兴奋细胞要么因刺激过弱而不产生动作电位,一旦刺激达到一定强度即可产生动作电位,此时其产生的动作电位的幅度也就达到最大,不随刺激强度的变化而发生改变。

　　2.不衰减的传导　动作电位一旦在细胞膜的某处产生后,就会沿着细胞膜向两侧传播,在传播过程中,动作电位的幅度大小不随传播距离的延长而减小。

　　3.脉冲式发生　无论刺激的频率如何改变,动作电位的锋电位部分不会发生重叠的特征。因而细胞接受连续刺激后,连续发生的动作电位各自都具有完整锋电位特征,故呈脉冲样。

(二)动作电位的引起与传播

在绝大多数神经元,轴丘或始段是动作电位产生的触发区,因为此处有高密度的电压门控 Na^+、K^+ 通道,触发动作电位产生的阈值最低。

只有阈刺激和阈上刺激才能引起动作电位,而阈下刺激不能使膜的去极化达阈电位,因而不能产生动作电位(图2-9)。但阈下刺激会使少量 Na^+ 通道开放形成小幅度的去极化反应,称为局部兴奋。局部兴奋具有的共同特征是:①刺激依赖性,其含义有两方面,一是这种小的去极化反应只在外加刺激作用时发生,刺激撤离后,其去极化很快被 K^+ 外流所抵消;其次去极化幅度随阈下刺激的强度改变而改变,呈现一种等级性反应,不具有动作电位"全或无"的特征。②电紧张性扩布,局部兴奋不能做长距离的扩布,但可在邻近膜形成电紧张电位,随距离延长而衰减,称电紧张性扩布。③总和反应,在电紧张性扩布的范围,同时发生的局部兴奋可相互叠加,称为局部兴奋的空间总和;总和也可以发生在某一部位连续产生局部兴奋时,这种方式称作时间总和。因此,局部兴奋虽未形成动作电位,但通过总和可以产生动作电位。

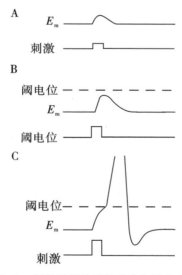

图2-9 刺激引起的局部兴奋和动作电位

A 和 B 示阈下刺激引起的局部兴奋,随刺激强度的增加去
极化幅度也增加;C 示阈上刺激引起的动作电位

动作电位在轴突始段产生后,沿着轴突纤维向末梢传导。在无髓纤维,轴突膜上的电压门控 Na^+、K^+ 通道均匀分布。例如,轴丘部分已产生动作电位,膜外为负电位而膜内为正电位,临近前方静息部位仍是外正内负,由此产生的局部电流(图2-10)刺激前方未兴奋部位去极化达阈电位,从而爆发动作电位。以此种方式依次使前方静息部位产生动作电位,使动作电位传至末梢。在有髓纤维,由于郎飞结含高密度的电压门控 Na^+、K^+ 通道,一个郎飞结产生动作电位迅速跳跃至下一个郎飞结,称为跳跃式传导。

笔记栏

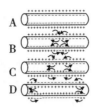

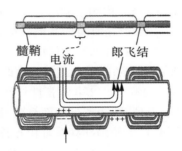

图 2-10　动作电位的传导机制

上图表示动作电位在无髓神经纤维的传导，
下图表示有髓鞘神经纤维的动作电位传导过
程，箭头示最先产生动作电位的部位

（三）细胞兴奋后兴奋性的变化

　　细胞在产生兴奋的过程及之后的一段时间，兴奋性是会发生改变的。在兴奋产生的最初，无论多大的刺激也不能使细胞再次兴奋，这段时间称绝对不应期。即在此期间刺激阈值无限大，兴奋性可看作是零。绝对不应期后的一段时期，给予细胞一个强刺激，即大于阈强度的刺激可产生一个动作电位，称为相对不应期。绝对不应期后，兴奋性在逐渐恢复，但由于引起动作电位的刺激强度仍大于正常的阈强度，所以兴奋性仍低于正常。之后细胞还会经历超常期和低常期，前者是细胞的兴奋性轻度增高，而后者是兴奋性低于正常水平。

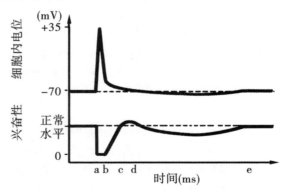

图 2-11　兴奋性的周期性变化

ab：锋电位（绝对不应期）；bc：负后电位的前部（相对不应期）；cd：负后电位的后倍（超常期）；de：正后电位（低常期）

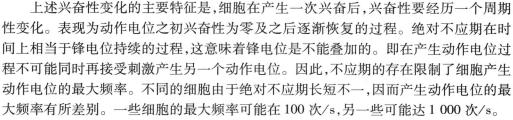

上述兴奋性变化的主要特征是,细胞在产生一次兴奋后,兴奋性要经历一个周期性变化。表现为动作电位之初兴奋性为零及之后逐渐恢复的过程。绝对不应期在时间上相当于锋电位持续的过程,这意味着锋电位是不能叠加的。即在产生动作电位过程不可能同时再接受刺激产生另一个动作电位。因此,不应期的存在限制了细胞产生动作电位的最大频率。不同的细胞由于绝对不应期长短不一,因而产生动作电位的最大频率有所差别。一些细胞的最大频率可能在 100 次/s,另一些可能达 1 000 次/s。

产生不应期的原因是由于 Na^+ 通道在接受一次刺激而激活开放后,会经历不同的功能状态。如前所述,对单一通道来说当通道受刺激开放后,随之关闭进入失活状态,而且必须经历一段时间才能恢复至备用状态,当膜上所有通道都进入失活状态时,细胞即表现为绝对不应期。之后随着复极的进行,通道在逐渐复活,兴奋性也在逐渐恢复,最终在膜电位恢复至静息水平时,所有通道都恢复到备用状态,兴奋性恢复正常。

第三节　细胞的跨膜信号转导异常与疾病

一、细胞信号及其类型

生物体从受精卵开始直至整个生命过程,自始至终都要受遗传信息及环境变化信息的调节控制。遗传信息决定生物体新陈代谢、生长发育及各种生物功能活动的基本模式。而环境变化信息则调控上述所有这些过程,这些信息主要指生物体外界及身体内部环境变化的信息,即各种刺激信号。这些刺激信号作用于细胞的特殊结构(通常是受体),通过一系列反应,实现对细胞功能活动调控的信息传递过程被称为信号转导。显而易见,细胞的信号转导是多细胞生物,尤其是高等动物细胞间信息交换、各种功能协调及生物个体的生存发育、繁衍的最基本最重要的细胞功能之一。它是一个非常复杂的过程,涉及多个环节,包括细胞外各种信号(如神经递质及激素)、细胞的接受系统(受体)、胞内参与信息传递的信号分子(如 cAMP)及细胞内反应系统(各种效应蛋白及靶基因)。

可作用于机体的刺激信号种类繁多,性质各异。体外信号包括物理性(光、声、电、温度)、化学性(空气、环境中的各种化学物质)、生物性(细菌、病毒、寄生虫)信号。体内信号通常指化学信号,即各种生物活性物质(如激素、递质等)所携带的信号。

二、细胞受体与细胞信号转导通路

受体是位于质膜或细胞内能与胞外信号物质结合并能引起特定生物效应的大分子物质。受体也是刺激信号作用于细胞发挥调节作用的第一个环节,换句话说受体是细胞接受刺激的"门户"。依照受体的结构及跨膜信号转导方式通常将受体分为细胞膜受体及核受体,膜受体占受体的大多数。

(一)细胞膜受体

根据结构上的同源性和信号转导的特点,膜受体分为 G 蛋白偶联受体(G-protein coupled receptor,GPCR)、受体酪氨酸蛋白激酶(receptor tyrosine kinase,RTK)、细胞因子受体家簇、丝/苏氨酸蛋白激酶受体、肿瘤坏死因子受体、离子通道型受体和细胞黏附分子等。

1. GPCR　具有七次跨膜结构域的蛋白家族,能够与 G 蛋白结合,并由此而得名。典型的 G 蛋白由 α、β 和 γ 三个亚基构成,而小 G 蛋白只有 α 亚基。Gα 分为 Gs、Gi、Gq、G12 四个亚型。Gα 上具有 GDP 和 GTP 结合位点,并具有 GTP 酶活力。当 Gα 与 GDP 结合后,与 β、γ 亚基结合,形成复合体,处于非活性形式,当 Gα 与 GTP 结合时,与 β、γ 亚基解离,为活性形式,此时 GTP 酶激活,水解所结合的 GTP 为 GDP,从活性形式转化为非活性形式,因此 G 蛋白具有"分子开关"的名称(图 2-12)。

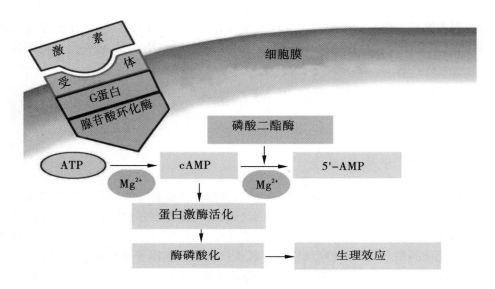

图 2-12　G 蛋白偶联受体作用

活化的 G 蛋白能激活以下多条信号转导通路:

(1)通过刺激型 G 蛋白(stimulatory G protein, Gs)活化腺苷酸环化酶(adenyl cyclase, AC),该酶的催化结构域的胞内区,催化胞内的 ATP 生成 cAMP。cAMP 激活蛋白激酶 A(protein kinase A, PKA),使多种蛋白磷酸化,引起一定的细胞效应。

(2)通过抑制型 G 蛋白(inhibitoryG protein, Gi)的激活,抑制腺苷酸环化酶的活性,导致 cAMP 水平的降低,引起与 Gs 激活的相反的效应。

(3)通过 Gq 蛋白,激活磷脂酶 Cβ,产生二酰甘油(diacylglycerol, DAG)和三磷酸肌醇(inositol trisphosphate, IP$_3$),DAG 可激活蛋白激酶 C(protein kinase C, PKC),PKC 可磷酸化靶蛋白,从而调节其功能;IP$_3$ 与内质网/肌浆网上的 IP$_3$ 受体结合,使其通道开放,Ca^{2+} 释放入细胞质,使胞质内 Ca^{2+} 浓度增高,触发肌肉收缩。Ca^{2+} 可通过钙调蛋白激活钙调蛋白依赖性的蛋白激酶(CaM-K)。

(4)PI-3K/AKT 通路:磷脂酰肌醇-3 激酶(phosphatidylinositol-3kinase, PI-3K)能被通过激活的 G 蛋白的多种细胞外信号激活。活化后的 PI-3K 可使磷脂酰肌醇分子的 3 位羟基磷酸化,生成 PIP2 和 PIP3,进而激活磷脂酰肌醇依赖的蛋白激酶(phosphoinositide dependent kinase, PDK),而后激活蛋白激酶 B(protein kinase B, PKB)/

AKT。PI-3K/AKT 通路促进细胞的生存和抗凋亡，并参与细胞运动过程。

2.受体酪氨酸蛋白激酶　包括多种生长因子受体、胰岛素受体等，与细胞生长、增殖、分化、代谢和发育密切相关。受体的胞内区具有一个或两个酪氨酸磷酸酶区。配体与受体结合可以引起受体发生二聚体化，并导致受体的激活，受体的胞内区发生多位点的酪氨酸残基磷酸化，被含有 SH2（src homology 2 domain）结构域的信号分子所识别和结合，并激活多种下游细胞信号转导通路，如激活小 G 蛋白 Ras，从而激活 Raf-MEK-ERK 通路。

3.细胞因子受体家族　受体的胞内区无酪氨酸激酶活力，与配体结合后，发生受体的异源或同源寡聚化，并进而与胞内非受体型酪氨酸激酶（janus kinase，JAK）结合，并激活信号转导和转录激活蛋白（signal transducer and activator of transcription，STAT），STAT 蛋白二聚化，并发生核转位，调节基因转录，参与调解造血、免疫和炎性反应等。

4.丝/苏氨酸蛋白激酶受体　主要是指转化生长因子-β（transforming growth factor-β，TGF-β）受体，它具有丝/苏氨酸蛋白激酶活性，分为Ⅰ型和Ⅱ型。配体与受体结合后导致下游 Smad 磷酸化，而后以二聚体形式转位入核，调节靶基因转录，参与调解细胞的生长分化，激活细胞凋亡、抑制免疫功能及促进细胞外基质的形成等作用。

5.肿瘤坏死因子受体　迄今了解最多的是死亡受体（death receptor，DR），其胞内区具有死亡区（death domain，DD）。当配体肿瘤坏死因子-α（tumor necrosis factor-α，TNF-α）、FasL 和 TNF 受体结合后，通过与胞内多种蛋白结合，激活凋亡蛋白酶，导致细胞凋亡。

6.离子通道型受体　离子通道型受体又称为配体门控型受体。当与配体结合后，可导致同一蛋白分子的另一部位离子通道的开放或关闭，结果离子流改变靶细胞的膜电位。例如，配体为乙酰胆碱的钠通道，当此离子通道未与乙酰胆碱结合时，钠通道关闭，当结合有乙酰胆碱时，钠通道开放。

（二）核受体

核受体包括位于胞质及胞核内的受体，都是转录因子，均为单亚基，位于胞质的为Ⅰ型核受体，位于胞核内的为Ⅱ型核受体。所有的核受体结构分为 N 端调节结构域、居中的 DNA 结合区和 C 端激素结合结构域。其配体为脂溶性分子，包括甲状腺素、甾体激素、维 A 酸和活性维生素 D_3 等。Ⅰ型核受体位于胞质内，当未与配体结合时与热休克蛋白结合，当配体与受体结合时，受体与热休克蛋白分离，受体发生二聚体化，并转位到胞核与激素反应元件（hormone response element，HRE）结合，启动 DNA 转录。Ⅱ型核受体在胞内与 RXR（retinoid X receptor）以异源二聚体的形式结合在 DNA 上。当未与配体结合时，Ⅱ型核受体与共轭蛋白结合，与配体结合后，与共轭蛋白分离，与共激活因子结合，调节 DNA 转录（图 2-13）。

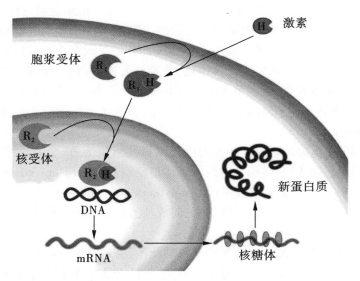

图 2-13　核受体的作用

三、细胞信号转导通路调节靶蛋白活性的主要方式

(一)通过可逆磷酸化快速调节效应蛋白的活性

可逆磷酸化作为蛋白质翻译后修饰过程,是加上或去除磷酸基团到酪氨酸、丝氨酸或苏氨酸残基上,可调节效应蛋白质活性。蛋白激酶可使蛋白磷酸化,而蛋白磷酸酶则可使磷酸化蛋白脱磷酸。其中丝裂原活化蛋白激酶通路就涉及逐级磷酸化。其中 ERK、JNK 和 p38MAPK 是该家族的三个成员。它们的激活通过磷酸化的三级酶促级联反应完成的。激活 ERK 的主要是生长因子信号,而激活 JNK/SAPK 和 p38MAPK 的主要是多种应激原和促炎细胞因子信号等。

(二)通过调控基因表达产生较为缓慢的生物效应

信号转导通路中可逆磷酸化可快速修饰转录因子,这些转录因子调节基因表达。核受体本身即为转录调节因子,它们与配体结合后直接进入核内调节靶蛋白基因表达。此外,信号转导通路还可在翻译水平促进基因表达。表达的产物可使细胞发生分裂、分化,导致细胞结构和功能发生变化。

四、胰岛素抵抗性糖尿病

从信号的发放、接受、在细胞内的传递、至作用靶细胞出现效应整个过程中,任何环节出现障碍都可能影响到最终效应,造成与这种信号转导相关的细胞代谢和功能障碍。细胞信号转导异常就是指由于细胞信号转导系统中某一成分或环节出现障碍,引起信号转导过强或过弱,从而导致细胞增殖、分化、凋亡、代谢或功能调控失常,并导致疾病发生。

糖尿病分为 1 型和 2 型,1 型主要是胰岛素水平降低所致。2 型的发病率多于 1 型,主要表现为靶细胞对胰岛素的敏感性降低或者抵抗,又称为胰岛素抵抗性糖尿病,目前该病发病的原因还不清楚,研究的热点是胰岛素受体数量减少、亲和力降低、受体阻断型抗体的作用、胰岛素受体(insulin receptor,IR)为受体蛋白酪氨酸激酶。

胰岛素与胰岛素受体结合导致受体的酪氨酸激酶激活(图2-14),通过胰岛素受体底物(insulin receptor substrate,IRS)激活 PI-3K 及 Ras-Raf-MEK-ERK 等多条信号转导通路,促进葡萄糖转运蛋白4(glucose transporter 4,GLUT4)转位到膜上,从而增强外周组织摄取葡萄糖的能力,使无活性的糖原合成酶转为激活型,增加糖原的合成,使基因表达增强,蛋白质合成增加,促进细胞增殖,增强葡萄糖的利用。

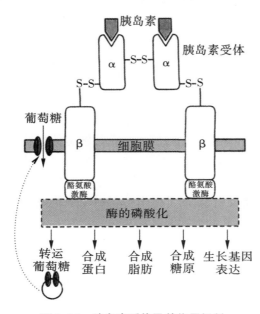

图2-14　胰岛素受体及其作用机制

1. 遗传性胰岛素抵抗性糖尿病　此种糖尿病包括 Leprechaunism 综合征、Rabson-MendenhaⅡ综合征和 A 型胰岛素抵抗症。患者一般有家族史,除有严重高血糖和高胰岛素血症外,多数患者还伴有黑色棘皮及多毛症,面容丑陋。迄今全世界已报道了发生在该病患者中约 50 多种胰岛素受体的基因突变,突变呈明显的异质性,以点突变为主,分布于受体的胞外区和 PTK 区。突变可导致受体合成障碍、受体向细胞膜运输受阻、受体与胰岛素亲和力下降、PTK 活性降低及受体降解加快等,使靶细胞对胰岛素反应丧失。

2. 自身免疫性胰岛素抵抗性糖尿病　多为女性,亦有黑色棘皮及多毛症,除糖尿病外,还合并其他自身免疫性疾病,如系统性红斑狼疮等。患者血清中可检测到抗胰岛素受体的抗体,以阻断型为主,与受体结合后可阻断胰岛素与受体的结合。

3. 继发性胰岛素抵抗性糖尿病　已证实体内胰岛素水平持续性增高可以下调胰岛素受体,导致靶细胞对胰岛素的反应性下降。如发现部分肥胖者有高胰岛素血症及糖耐量的异常,并伴细胞表面的胰岛素受体减少。其原因是肥胖患者通常进食过多,餐后血糖浓度明显增高,引起血中胰岛素浓度升高,长时间增高的胰岛素可通过下调作用使胰岛素受体减少。导致靶细胞对胰岛素的敏感性降低,从而出现糖尿病的症状。节制饮食可阻断这种恶性循环,使胰岛素及受体水平趋向正常。除肥胖外,高血糖和运动不足等也可引起继发性胰岛素抵抗性糖尿病。除了受体的异常外,已证明在严重的创伤、应激、感染时,大量产生的应激激素(如糖皮质激素)和细胞因子(如TNF-α)等可通过干扰胰岛素受体后的信号转导途径及细胞内的代谢,导致组织细胞对胰岛素的抵抗,造成糖代谢的紊乱。

第四节　细胞增殖和凋亡异常与疾病

(一)细胞增殖异常与疾病

细胞增殖是一个多阶段、多因素参与的有序的调节过程,该过程包括细胞生长、DNA复制和细胞的分裂。细胞增生是通过细胞周期而实现的。最终表现为细胞数量的增多。但在成体中,有些细胞分化后就丧失了分裂能力,如心肌细胞,它们的增殖主要表现为蛋白质的合成和细胞体积的增大。正常细胞的增殖与分化处于精细的调控网络之中,参与调控的包括细胞生长因子、细胞因子、激素以及局部作用的小分子化合物,如多胺等。生长因子、细胞因子以及多种激素通过它们的受体激活酪氨酸蛋白激酶,引发蛋白质的磷酸化反应,启动Ras-Raf-MAPK通路、JAK-STATs通路、PLC-PKC通路等导致细胞的增殖。此外细胞凋亡也参与了对细胞数量的调节。细胞增殖异常表现为细胞增殖障碍使得细胞数量减少而导致功能不全以及细胞的过度增殖。

细胞过度增生可分为病理性的增殖(良性增殖)和肿瘤性的增殖(恶性增殖)。病理性的增殖一般是细胞对应激、炎症或损伤刺激反应的结果。已证明多种应激原如缺血、缺氧,活性氧、病毒感染、压力和容量负荷过重等能启动与细胞应激和损伤有关的信号转导,包括激活Ras→Raf→MEK→MAPK/ERK通路和应激激活的SAPK/JNK通路等,导致细胞的增殖。高血压左心肌肥厚就是慢性不良刺激导致细胞增殖的结果。

1.高血压左心肌肥厚　高血压血管的改变主要为血管收缩、血管平滑肌细胞的增殖、肥大以及结缔组织含量增加所致的血管阻力增加。长期的高血压由于血管阻力增加可使左心压力负荷过重,导致左心肌细胞基因表达增强,RNA和蛋白质合成增加,心肌细胞肥大,基质胶原合成亦增加,同时心肌内微血管也发生增生性改变。心肌细胞、细胞外基质以及血管的结构改变称为心肌的重建或重塑,它们的发生都与高血压时细胞促增殖信号转导的异常有关。

2.动脉粥样硬化　动脉粥样硬化是以血管内皮细胞完整性破坏、平滑肌和成纤维细胞增生为主的疾病。主要特点是在中等和大动脉内膜下有脂质沉着和粥样斑块形成。其发病现被认为是动脉壁对损伤的炎症-增殖性反应,主要与高血脂、氧化LDL及活性氧等有关。

(二)细胞凋亡异常与疾病

细胞死亡一般分为细胞坏死和细胞程序性死亡(programmed cell death,PCD)两类,前者是由于有害刺激或细胞内环境的严重紊乱导致细胞急速死亡。细胞坏死首先是细胞膜通透性增加,大量水分进入细胞,细胞因肿胀而破裂,细胞内容物释放而诱发进一步的损伤和炎性反应。但细胞核结构不破坏。后者是由基因调控的细胞自主性死亡,为依赖于能量的程序化的过程。形态学上表现染色质的浓缩和出现程序性死亡小体。在细胞凋亡过程的最后阶段,核小体连接部的 DNA 会被核酸内切酶降解成不同倍数的 200 bp 左右的寡核苷酸片段,在琼脂糖凝胶电泳上呈现梯状图谱,这是判断细胞凋亡的一项重要生化指标。PCD 也称为细胞凋亡,该词出自希腊语,指细胞的死亡如同秋天树叶的凋落。由于细胞凋亡不导致溶酶体和细胞膜的破裂,没有细胞内容物的外泄,故不引起炎症。已知当细胞受到有害的刺激或处于疾病状态,如缺血、缺氧和炎性反应时,不仅会出现细胞坏死,还会出现细胞凋亡。细胞凋亡参与体内细胞数量的生理性调节,并清除体内无功能的细胞、对机体有害的细胞、突变的细胞以及受到各种损伤后不能存活的细胞,以维护多细胞生物体的整体利益。如淋巴细胞分化发育过程中,绝大多数没有功能的细胞,特别是能与自身抗原起反应的细胞都通过程序性死亡而被清除。在体内,由于致癌物引起的突变细胞也能通过凋亡被清除。

 问题分析与能力提升

1. 某工程队的 8 名民工因误食河豚引起食物中毒,造成 1 人死亡。经流行病学调查、卫生学调查及根据检定结果,证实为河豚毒素中毒。晚 5 时,某工程队的民工在食堂用餐,晚 6 时许,有 8 名民工相继出现不同程度的口渴、口唇麻木、四肢麻痹、腹痛、头晕、呼吸困难等症状。晚 7 时 40 分,病情最严重的民工尹某被送到医院时,自主呼吸已停止,医务人员立即予以洗胃,采取开通静脉、心电图监护、呼吸三联、呼吸支持等措施全力抢救。次日凌晨,尹某因呼吸衰竭窒息抢救无效死亡。其他 7 名民工后在医院用硫酸铜溶液($CuSO_4$)催吐,给予对症治疗,病情逐渐好转,均于 1 ~ 2 d 内恢复。患者主要症状:口渴、口唇麻木、四肢麻痹 8 人,腹痛 7 人,头晕 5 人,呼吸困难 4 人。

问题:试分析河豚毒素引起口唇麻木、四肢麻痹、呼吸困难的机制。

2. 患者,男性,48 岁。肥胖,体重指数(BMI):30 kg/m^2,腰围(腹围):110 cm,血压:150/105 mmHg,三酰甘油:1.85 mmol/L,胆固醇:6.5 mmol/L,空腹血糖:6.8 mmol/L,诊断:高血压伴胰岛素抵抗,血脂异常,空腹血糖受损。

请问:肥胖与胰岛素抵抗之间的关系?

 同步练习

(一)选择题

1. 人体内 O_2、CO_2 和 NH_3 出入细胞膜是通过　　　　　　　　　　　　(　　)

　A. 单纯扩散　　　　　　　　　　　　B. 易化扩散

　C. 主动转运　　　　　　　　　　　　D. 入胞、出胞

　E. 继发性主动转运

2. 肠上皮细胞由肠腔吸收葡萄糖是属于　　　　　　　　　　　　　　(　　)

　A. 单纯扩散　　　　　　　　　　　　B. 易化扩散

　C. 原发性主动转运　　　　　　　　　D. 继发性主动转运

　E. 入胞

3. 产生细胞生物电现象的离子跨膜移动属于　　　　　　　　　　　(　　)

　A. 单纯扩散　　　　　　　　　　　　B. 载体为中介的易化扩散

　C. 通道为中介的易化扩散　　　　　　D. 入胞

　E. 出胞

4. 钠钾泵的作用是 （　　）

    A. 将 Na^+ 泵出细胞外,将 K^+ 泵入细胞内

    B. 将 Na^+ 泵入细胞内,将 K^+ 泵出细胞外

    C. 将 Na^+ 泵入细胞内

    D. 将 Na^+ 和 K^+ 泵入细胞内

    E. 将 Na^+ 和 K^+ 泵出细胞外

5. 神经细胞在接受一次阈上刺激后,其兴奋性的周期变化是 （　　）

    A. 相对不应期→绝对不应期→超常期→低常期

    B. 绝对不应期→相对不应期→低常期→超常期

    C. 绝对不应期→低常期→相对不应期→超常期

    D. 绝对不应期→相对不应期→超常期→低常期

    E. 绝对不应期→超常期→低常期→相对不应期

6. 神经纤维中相邻两个锋电位的时间间隔至少应大于 （　　）

    A. 相对不应期   B. 绝对不应期

    C. 超常期   D. 低常期

    E. 绝对不应期与相对不应期之和

7. 神经细胞静息电位的大小接近于 （　　）

    A. 钠平衡电位   B. 钾平衡电位

    C. 钠平衡电位与钾平衡电位之和   D. 钠平衡电位与钾平衡电位之差

    E. 锋电位与超射值之差

8. 当达到 K^+ 平衡电位时,细胞 （　　）

    A. 膜两侧 K^+ 浓度梯度为零   B. 膜外 K^+ 浓度大于膜内

    C. 膜两侧电位梯度为零   D. 膜内较膜外电位相对较正

    E. 膜内侧 K^+ 的净外流为零

9. 神经细胞动作电位的幅度接近于 （　　）

    A. 钾平衡电位   B. 钠平衡电位

    C. 静息电位绝对数值与钠平衡电位之和   D. 静息电位绝对数值与钠平衡电位之差

    E. 超射值

10. 动作电位的"全或无"现象是指同一细胞的电位幅度 （　　）

    A. 不受细胞外 Na^+ 浓度影响   B. 不受细胞外 K^+ 浓度影响

    C. 与刺激强度和传导距离无关   D. 与静息电位值无关

    E. 与 Na^+ 通道复活的量无关

11. 下列叙述中,哪项为膜的去极化 （　　）

    A. 静息电位存在时膜两侧所保持的内负外正状态

    B. 静息电位的数值向膜内负值加大的方向变化

    C. 静息电位的数值向膜内负值减小的方向变化

    D. 经历 C 项变化后,再向正常安静时膜内所处的负值恢复

    E. 以上几项变化均无去极化

12. 局部兴奋的产生是由 （　　）

    A. 阈下强度的内向电流刺激使细胞超级化

    B. 阈下强度的外向电流刺激直接造成膜内外的电压降

    C. 膜自身的去极化反应

    D. 阈下强度的外向电流刺激直接造成的电压降和膜自身轻度去极化叠加的结果

    E. 外向电流激活大量 Na^+ 通道开放所致

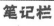

笔记栏

（二）思考题

1. 细胞的跨膜物质转运方式有哪些？有什么区别和联系？

2. 试述继发性胰岛素抵抗性糖尿病的发生机制。

（刘　靖　刘　芳）

第三章

血液系统与相关疾病

第一节　血液的组成和理化特性

(一)血液的组成

血液由液态的血浆和混悬于血浆中的血细胞组成。血浆和血细胞合在一起称为全血。从健康人的静脉内抽取一定量的血液,放入有抗凝剂(如枸橼酸钠等)的分血计玻璃管内混匀,使其保持液体状态,以 3 000 r/min 的速度离心 30 min 后,可见到分血计玻璃管上部占容积 50% ~60% 的淡黄色部分是血浆,血浆中 91% ~93% 是水分,其中溶解着多种电解质、小分子有机物质(营养物质、代谢产物、激素等)和一些气体(O_2、CO_2 等)。电解质中的正离子有 Na^+、K^+、Ca^{2+}、Mg^{2+} 等,其中主要是 Na^+;负离子中主要是 Cl^-,还有少量的 HCO_3^-、HPO_4^{2-} 等。电解质的主要生理作用是:①能形成并维持血浆晶体渗透压;②调节酸碱平衡;③维持神经与肌肉的兴奋性等。下部深红色部分是红细胞,在紧贴红细胞部分平面上是一薄层灰白色的白细胞和血小板(图 3-1)。血细胞在全血中所占的容积百分比称为血细胞比容,由于血液中的有形成分主要是红细胞,故也称红细胞比容。成年男性红细胞比容正常值为 40% ~50% ,女性为 37% ~48% ,新生儿为 55% 。当血浆量或红细胞发生改变时,都可使血细胞比容发生改变。

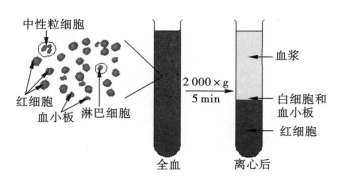

图 3-1　血液的组成

从静脉中抽取的血液,在不加抗凝剂的情况下,经血液凝固后所析出的淡黄色液体称血清。血清与血浆的主要区别在于血清中不含纤维蛋白原和被消耗的一些其他凝血因子。在临床上,血清常常被用来进行生化检验、血型鉴定和免疫测定等实验室项目的检测。

(二)血量

人体内血浆和血细胞量的总和,即血液的总量,称为血量。正常成年人的血液总量相当于体重的7%~8%,即每千克体重有70~80 mL血液,例如,体重60 kg的人,血量为4.2~4.8 L。在静息时,血量中的绝大部分在心血管中迅速地循环流动着,这部分血液称为循环血液(circulating blood);还有一部分血液滞留在肝、肺、腹腔静脉以及皮下静脉丛等处,流动较慢,这部分血液称为储备血液。储备血液在机体剧烈运动、情绪激动或失血等情况下,被动员到循环血液中,以补充或恢复循环血量。目前,输血作为一种治疗措施在临床上的应用越来越多,而血液的来源却十分紧张。为此,1997年12月29日我国颁布了《中华人民共和国献血法》,规定:"国家施行无偿献血制度","无偿献血者本人及其配偶和直系亲属(父母、子女)用血时,可享受优先用血"。有些人担心献血会影响身体健康,其实这种担心是多余的。一次献血200 mL,不会对身体造成影响。献血后,首先,储备血液被动员到循环血液中;其次,机体造血功能增强,血细胞生成增加,只需一个月左右的时间,血细胞即可以恢复到献血前的水平。

(三)血液的理化特性

1. 血液的比重　正常人全血的比重为1.050~1.060,血液中红细胞数量越多则全血比重愈大;血浆的比重为1.025~1.030,血浆中蛋白质含量愈多则血浆比重愈大;红细胞比重为1.090~1.092,其大小与红细胞内血红蛋白含量呈正变量关系。

2. 血液的黏度　测定血液的黏度通常是在体外测定血液或血浆与水流过等长的两根毛细管所需要的时间之比,如以水的黏度为1,这时血液的相对黏度为4~5,血浆为1.6~2.4。液体的黏度来源于液体内部分子或颗粒之间的摩擦力。全血的黏度主要决定于所含的红细胞数,血浆的黏度主要决定于血浆蛋白质的含量。人体因某种疾病使微循环血流速度显著减慢时,红细胞会发生叠连和聚集,使血液的黏度增大,影响血液循环的正常进行。

3. 血浆渗透压　渗透压(osmotic pressure)通常是指溶液中溶质分子通过半透膜吸水的能力。它是渗透过程的动力,渗透压的高低与溶液中的溶质颗粒数目多少呈正比,而与溶质的种类及颗粒的大小无关。不论是离子、分子或蛋白质,只要该溶质的颗粒数目多,溶液的渗透压就高。血浆渗透压约为300 mmol/L。血浆的渗透压主要来自溶解于其中的晶体物质,特别是电解质(如Na^+和Cl^-);由晶体物质所形成的渗透压称为晶体渗透压,占血浆总渗透压的99%以上。由于血浆与组织液中晶体物质的浓度几乎相等(表3-1),因此它们的晶体渗透压也基本相等。但是,血浆和组织液的晶体物质绝大部分不易透过细胞膜,所以细胞外液的晶体渗透压的相对稳定,对于保持细胞内外的水平衡极为重要。当细胞外液晶体渗透压降低时,水会进入细胞内,细胞将会水肿;反之,细胞将会脱水。

表 3-1　人体各部分体液中电解质的含量（mmol/L）

正离子	血浆	组织液	细胞内液	负离子	血浆	组织液	细胞内液
Na^+	142	145	12	Cl^-	104	117	4
K^+	4.3	4.4	139	HCO_3^-	24	27	12
Ca^{2+}	2.5	2.4	<0.001（游离）[a]	$HPO_4^{2-}/H_2PO_4^-$	2	2.3	29
Mg^{2+}	1.1	1.1	1.6（游离）	蛋白质[b]	14	0.4	54
				其他	5.9	6.2	53.6
总计	149.9	152.9	152.6	总计	149.9	152.9	152.6

a. 游离 Ca^{2+} 和 Mg^{2+} 浓度，是离子活性的一种量度；b. 蛋白质是以当量浓度（mEq/L）表示，而不是用摩尔浓度（引自 Greger R 和 Windhorst U. 1996,1652）

　　血浆渗透压还来自血浆中的蛋白质，由血浆蛋白所形成的渗透压称为胶体渗透压（colloid osmotic pressure），胶体渗透压一般不超过 1.5 mmol/L，约相当于 3.3 kPa（1 mmHg=0.133 kPa）。血浆蛋白（plasma protein）是血浆中多种蛋白质的总称。用盐析法可将血浆蛋白分为白蛋白、球蛋白和纤维蛋白原三类。正常成人血浆蛋白含量为 60~80 g/L，其中白蛋白为 40~50 g/L，球蛋白为 20~30 g/L。白蛋白和大多数球蛋白主要由肝脏产生，肝脏病变时常致白蛋白/球蛋白比值下降，甚至倒置。在血浆蛋白中，白蛋白的分子量小，其分子数量远多于球蛋白，故血浆胶体渗透压主要来自白蛋白。由于组织液中蛋白质很少，因此组织液的胶体渗透压低于血浆的胶体渗透压。血浆蛋白一般不能透过毛细血管壁，所以血浆胶体渗透压虽小，但对于保持血管内外的水平衡有重要作用。

　　4.血浆的 pH 值　血浆的 pH 值保持相对恒定对机体的生命活动是十分重要的。正常人血浆的 pH 值为 7.35~7.45，低于 7.35 为酸中毒，高于 7.45 为碱中毒，血浆 pH 值主要决定于血浆中主要的缓冲对 $NaHCO_3/H_2CO_3$ 的比值，通常这一比值为 20。在临床上，只要维持这一比值为 20，就可以保证机体血浆 pH 值在正常范围内。血液中除 $NaHCO_3/H_2CO_3$ 外，还有其他缓冲对。在这些缓冲系统的作用下，一般酸性或碱性物质进入血液后，对血浆 pH 值的影响很小，特别是在肺和肾不断排出体内过多的酸或碱的情况下，血浆 pH 值的波动范围极小。在病理情况下，体内酸性或碱性物质产生过多，超过了缓冲对的缓冲能力，过多的酸性或碱性物质不能及时排出，机体将会发生酸中毒或碱中毒，重者可危及生命。

第二节　血细胞

一、红细胞生理与贫血

（一）红细胞的形态与数量

正常红细胞呈双凹圆碟形，直径为 7.0~8.0 μm，周边最厚处约 2.5 μm，中央最薄处约 1.0 μm，容积约为 90 μm³。循环血液中的红细胞（成熟的红细胞）没有细胞核，因含有大量的血红蛋白（hemoglobin，Hb）而呈红色。我国成年男性红细胞正常值为 $(4.0 \sim 5.5) \times 10^{12}/L$（平均 $5.0 \times 10^{12}/L$），成年女性为 $(3.5 \sim 5.0) \times 10^{12}/L$（平均为 $4.2 \times 10^{12}/L$），新生儿的红细胞数可达 $(6.0 \sim 7.0) \times 10^{12}/L$。红细胞内的蛋白质主要是血红蛋白，我国成年男性血红蛋白含量为 120 ~ 160 g/L，女性为 110 ~ 150 g/L，新生儿为 170 ~ 200 g/L。

在末梢血液中，单位面积内的红细胞、血红蛋白及红细胞比容低于正常，或其中一项明显低于正常，称为贫血。

（二）红细胞的生理功能

红细胞的主要功能是运输（氧气、二氧化碳）和缓冲血浆酸碱度，这两种生理功能都是由血红蛋白完成的。血红蛋白只有存在于体内红细胞时才能发挥作用，如果红细胞破坏或溶解，血红蛋白被释放到血浆中，即失去正常功能。

（三）红细胞的生理特性

1. 红细胞膜的通透性　红细胞膜对物质通透性是有选择性的，允许氧气、二氧化碳自由通过，负离子（如 Cl^-、HCO_3^-）较易通过，而正离子却很难通过。红细胞内 Na^+ 浓度远低于细胞外，而 K^+ 浓度远高于细胞外，这种细胞内外的 Na^+、K^+ 浓度差主要依靠细胞膜上 Na^+ 泵的活动来维持。低温储存较久的血液，血浆内 K^+ 浓度升高，就是低温条件下代谢几乎停止，Na^+ 泵不能活动的缘故。

2. 红细胞的可塑变形性　正常成人双凹圆碟形的红细胞容积约为 90 μm³，表面积约为 140 μm²。若红细胞是等容积的球形，则其表面积仅 100 μm²。由于是双凹圆碟形，其增加的 40 μm² 表面积可允许红细胞有很大的变形能力。红细胞在全身血管中循环运行，常要挤过口径比其小的毛细血管和血窦孔隙（如脾窦内皮细胞的裂隙直径仅为 0.5 μm），这时红细胞将发生变形，在通过后又恢复原先的形状，这种变形称为红细胞的可塑变形性。

3. 红细胞的悬浮稳定性　虽然红细胞的比重大于血浆，但将抗凝血液置于有刻度的玻璃管（沉降管）中垂直静置，红细胞却能相当稳定地悬浮于血浆中，下沉的速度十分缓慢，这种特性叫作悬浮稳定性。临床上，将抗凝血液置于沉降管中，观察 1 h 末血柱上方出现的血浆层高度（mm），以表示红细胞下沉的速率，称之为红细胞沉降率（erythrocyte sedimentation rate，ESR），简称血沉。用韦氏法测定 ESR，成年男性为 0 ~ 15 mm/h，女性为 0 ~ 20 mm/h。

在某些疾病时（如活动性肺结核、风湿热等）血沉加快，主要是由于多个红细胞彼此能较快地以凹面相贴，形成红细胞的叠连。红细胞叠连之后，其表面积与容积的比值减小，与血浆的摩擦也就减小，于是血沉加快。红细胞的叠连形成的快慢主要决定于血浆成分的变化，而不在红细胞本身。通常血浆中球蛋白、纤维蛋白原及胆固醇含量增多时，可加速红细胞的叠连沉降；血浆中白蛋白、卵磷脂含量增多时，则使红细胞的叠连沉降减慢。

4. 红细胞的渗透脆性　渗透脆性简称脆性，是指红细胞膜对低渗溶液所表现的抵抗力的大小。临床上将红细胞置于一系列渗透压不同的低渗溶液中，观察红细胞对低渗溶液抵抗力的大小，称为脆性试验。其抵抗力的大小与脆性呈反变关系，即红细胞

对活化血小板的直接影响（来源：httpv.youku.comv_showid_XODM4NTY3MzEy.html）

膜的弹性越大,其抵抗力越大,则脆性越小;反之,则脆性越大。正常红细胞在质量分数0.45%的NaCl溶液中,开始出现部分红细胞破裂。在质量分数0.30%~0.35%的NaCl溶液中,红细胞全部破裂溶血。由此可见红细胞对低渗溶液具有一定的抵抗能力。

（四）红细胞的生成与破坏

红细胞的生成与破坏呈动态平衡,如果这种平衡被破坏,则会导致疾病。

1.红细胞生成的部位　在胚胎时期,红细胞的生成部位为肝、脾和骨髓;婴儿出生后则主要在骨髓造血。成人长骨骨髓腔被脂肪充填,只有胸骨、肋骨、颅骨、髂骨等扁骨以及椎骨和长骨的骨骺处才有终生造血功能。

2.红细胞生成的条件

（1）红骨髓的正常造血功能　红骨髓中的红细胞系祖细胞在促红细胞生成素的作用下分化为原红细胞,经过3~4次有丝分裂,依次发育为早幼红细胞、中幼红细胞、晚幼红细胞、网织红细胞,最后生成8~16个成熟红细胞,以上全部过程约需5 d。红细胞在发育成熟的过程中,其细胞体积由大变小,细胞核由大变小直至消失,细胞质内的血红蛋白由无到有并逐渐增多。通常只有成熟的红细胞才进入周围血流,但也有少量网织红细胞进入血流。若外周血液中出现大量网织红细胞表示造血功能亢进。当骨髓造血功能受到放射线、某些药物（如氯霉素、抗癌药物）等的理化因素抑制时,不仅红细胞及其血红蛋白含量减少,而且白细胞及血小板也明显减少,临床称之为再生障碍性贫血。

（2）足够的造血原料　蛋白质和铁（Fe^{2+}）是血红蛋白的基本组成部分,因而是重要的造血原料。通常饮食中的蛋白质供应量能满足需要,如果铁摄入不足、吸收利用障碍或慢性失血,均会导致机体内缺铁,从而使血红蛋白合成减少,引起临床上常见的缺铁性贫血（iron deficiency anemia,IDA）,即低色素小细胞性贫血。

（3）必要的红细胞成熟因子　在红细胞的发育过程中,维生素B_{12}和叶酸是DNA合成所不可缺少的辅酶,一旦缺乏,核酸特别是脱氧核糖核酸的合成减少,红细胞的成熟和分裂增殖发生障碍,多数红细胞只能发育到幼红细胞阶段,因而血流中红细胞数量大大减少,血细胞比容大于正常,这种贫血称为巨幼红细胞性贫血（大细胞性贫血）。维生素B_{12}必须与胃腺壁细胞分泌的一种"内因子（糖蛋白）"结合,才能在回肠被吸收,故各种原因造成的"内因子"缺乏,也会引起大细胞性贫血。

3.红细胞的破坏　红细胞的平均寿命为120 d。成熟红细胞无核,不能合成新的蛋白质,故对其自身结构无法更新、修补。红细胞衰老时,其自行启动凋亡程序,红细胞脆性增加,细胞内酶异常,红细胞易发生破坏。在血流湍急处脆性较大的红细胞可因机械撞击而破裂;在通过微小孔隙时,可塑性差、变形能力减退的红细胞在脾、肝等处被破坏,而被巨噬细胞所吞噬。脾功能亢进,可使红细胞破坏增加,引起脾性贫血。红细胞的生成与破坏呈动态平衡,从而使红细胞数量维持在正常范围内。

红细胞在血管内被破坏而发生溶血时,释放出血红蛋白并分解为珠蛋白和血红素。珠蛋白参与体内蛋白质代谢过程;血红素中的铁大部分回收再用于造血,其余部分主要经肝处理后由肠道及肾脏排出体外。

4.红细胞生成的调节

（1）促红细胞生成素（erythropoietin,EPO）　是一种糖蛋白,是调节红细胞生成的主要因素。促红细胞生成素主要在肾脏合成,肝细胞亦可合成少许。当血中氧分压降低时,可促进肾脏合成、释放促红细胞生成素。促红细胞生成素能够直接刺激骨髓造血,并促进成熟红细胞入血。当红细胞数目增加,机体缺氧缓解后,肾脏释放的促红细胞生成素也随之减少。由于促红细胞生成素主要在肾合成,故严重的肾脏疾病会伴发贫血。

（2）雄激素　一方面能直接刺激骨髓造血,使红细胞生成增多;另一方面也能促进肾分泌促红细胞生成素,使骨髓的造血功能增强,从而使外周血的红细胞数量增多。

二、白细胞生理与免疫

（一）白细胞的总数与分类计数

白细胞(white blood cell,WBC)是无色有核细胞,呈球形,直径 7～25 μm,容积一般比红细胞大。正常成年人白细胞数为(4.0～10.0)×10⁹/L;当白细胞数量超过10.0×10⁹/L 时称为白细胞增多,少于 4.0×10⁹/L 时称为白细胞减少。白细胞总数存在着明显的生理性波动,进食、疼痛、情绪激动、妊娠等都可使白细胞总数升高。白细胞是一个不均一的细胞群,根据其形态、功能和来源可分为粒细胞、淋巴细胞和单核细胞三大类。其中,粒细胞根据胞质颗粒的嗜色性质不同又分为中性粒细胞、嗜碱性粒细胞和嗜酸性粒细胞三种(图 3-2)。

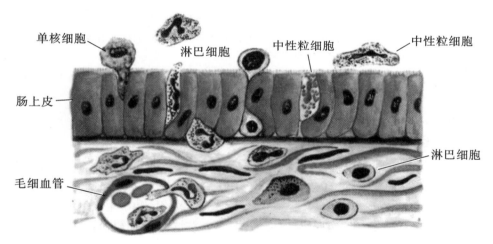

图 3-2　白细胞的分类

（二）白细胞的功能

白细胞的生理功能主要是吞噬侵入机体的微生物、异物、自身坏死组织和衰老的红细胞等,并参与机体的免疫活动。

1. 中性粒细胞　是机体发生急性感染时主要的反应细胞,具有十分活跃的变形功能和吞噬作用。中性粒细胞能从血管内皮细胞间隙游出,趋向感染部位,将细菌或微小异物及坏死的细胞吞噬,并在细胞内的蛋白水解酶作用下,将其分解和消化。在此过程中,部分中性粒细胞也由于吞噬大量细菌和释放的酶过多而分解死亡。死亡的白细胞连同溶解液化了的坏死组织细胞及细菌构成了脓液。中性粒细胞增多,常见于各种急性细菌感染,如肺炎、阑尾炎、扁桃体炎及急性出血、溶血等。在这些情况下,中性粒细胞增多是机体的一种防御反应。

2. 嗜碱性粒细胞　与组织中的肥大细胞相似,与过敏反应有关。嗜碱性粒细胞能释放出肝素、组胺、过敏性慢反应物质。肝素具有抗凝血作用;组胺和过敏性慢反应物质可使小血管扩张,毛细血管和微静脉的通透性增加,支气管和肠道平滑肌收缩,引起哮喘、荨麻疹等各种过敏反应症状。

3. 嗜酸性粒细胞　其吞噬能力很弱,与过敏反应有关。在发生速发型过敏反应时,由于嗜酸性粒细胞趋化因子 A 发挥作用,可将嗜酸性粒细胞吸引到肥大细胞和嗜碱性粒细胞周围。嗜酸性粒细胞可释放某些酶,将组织胺和过敏性慢反应物质破坏,并限制肥大细胞和嗜碱性粒细胞释放组胺、慢反应物质。此外,嗜酸性粒细胞还能吞噬抗原-抗体复合物,并通过溶酶体的消化作用,减轻抗原-抗体复合物所引起的机体损伤作用。在蠕虫引起的免疫反应中,嗜酸性粒细胞黏着于蠕虫体上,借助溶酶体内所含的某些酶,对血吸虫、蛔虫、钩虫等蠕虫产生一定的杀伤作用。由于嗜酸性粒细胞的上述作用,患过敏性疾病和某些寄生虫病时,嗜酸性粒细胞增多。

4. 单核细胞　生成后立即进入血液,在血液中停留 1 d 后进入肝、脾和淋巴结,在其中转变为容积大、溶酶体颗粒多、吞噬能力强的巨噬细胞。巨噬细胞的主要功能有:①吞噬并杀灭入侵的致病物质,如病毒、疟原虫和结核分枝杆菌等;②识别和杀伤肿瘤细胞;③清除坏死组织和衰老的红细胞、血小板等;④参与免疫反应,在免疫反应的初始阶段与淋巴细胞相互作用,具有激活淋巴细胞的特异性免疫功能;⑤能产生集落刺激因子,调节粒系造血祖细胞的增殖和分化;⑥还分泌一种白细胞介素,对细胞分化、干扰素及抗体的产生均有调节作用。

5. 淋巴细胞　在机体免疫过程中具有十分重要的作用。按其发生和机制可分为两大类:一类称胸腺依赖式淋巴细胞,简称 T 淋巴细胞,参与细胞免疫;另一类称腔上囊依赖式淋巴细胞,简称 B 淋巴细胞,参与体液免疫。

(三)白细胞生成与破坏

1. 白细胞的生成　所有的白细胞均同源于骨髓中的原始细胞而且除淋巴细胞在脾、淋巴结、胸腺、消化管管壁内的淋巴组织中发育成熟外,其他血细胞均在骨髓内发育成熟。白细胞的生成需一定量的蛋白质、叶酸、维生素 B_{12} 和维生素 B_6。

2. 白细胞的破坏　各类白细胞的寿命不同。粒细胞在外周血液中的寿命不到 1 d,单核细胞在血液中的寿命为数周,进入组织后可长达数月之久。T 淋巴细胞的寿命可长达 1 年以上,B 淋巴细胞在血液中可生存一至数天。衰老的白细胞,大部分由肝、脾内的巨噬细胞吞噬和分解,小部分可经消化道和呼吸道黏膜排出。

三、血小板生理与生理性止血

(一)血小板的形态及正常值

血小板(blood platelet,BPC)不具备完整的细胞结构,没有细胞核,是巨核细胞分离出来的小块胞质,体积小,在血流中多为圆形或椭圆形,少数呈梭形或不规则形。我国健康成年人,血液中血小板正常值为(100 ~ 300)×10⁹/L。妇女月经期血小板减少,妊娠、进食、运动及缺氧可使血小板增多。血小板数量超过 1 000×10⁹/L,称血小板过多,易发生血栓;血小板数量低于 $50×10^9$/L,称血小板减少,可产生出血倾向。血小板生成后,约有 10% 储存于脾,这部分血小板,在机体处于紧急状态时,可进入血液循环。

(二)血小板的生理特性

1. 黏附　当血小板与某些异物的表面接触或受到某些诱导剂的刺激后,血小板首先发生形态改变,黏附于异物的表面,这一特性称为黏附性。在体内,血小板并不能黏附于血管内皮完整的血管壁上,但当血管受损时,血小板与血管损伤处胶原纤维接触,即刻黏附在伤口处,这是血小板在止血过程中十分重要的起始步骤。

2. 聚集　血小板彼此之间相互黏附、聚合在一起的现象称为聚集。血小板发生聚集后,其细胞膜的通透性发生改变,水分容易进入细胞,使血小板肿胀,最终膜破裂,血小板解体。

3. 释放反应　血小板受到刺激后可将其储存于颗粒中的物质向外排出,这一过程称为血小板释放反应。血小板释放出来的生物活性物质,如 5-羟色胺和儿茶酚胺等,可使小动脉收缩,有助于止血。释放的血小板因子,尤其是血小板因子Ⅲ可参与凝血过程。

4. 吸附　血小板能将许多凝血因子吸附到自身表面。当血管破损时,随着血小板的黏附与聚集,吸附大量凝血因子,使破损局部的凝血因子浓度显著增高,促进并加速凝血过程的进行。

5. 收缩性　血小板因含有收缩蛋白,故可在 Ca^{2+} 的触发下发生收缩,使血凝块回缩变硬,形成坚实的血小板血栓,牢固地堵住伤口,使出血停止。

6. 修复　血小板能融合入血管内皮细胞,保持血管内皮细胞的完整,并修复受损的内皮细胞。

(三)血小板的生理功能

1. 参与凝血过程　血小板表面能吸附纤维蛋白原、凝血酶原等多种凝血因子,血小板本身也含有与凝血有关的多种血小板因子,所以血小板参与凝血过程。

2. 参与止血过程　血小板释放的 5-羟色胺和儿茶酚胺可收缩血管,血小板形成的血小板栓能堵塞伤口,最后在血小板的参与下形成凝血块。后两个过程相互作用形成牢固的止血栓,使得血小板在促进止血方面具有重要作用。

3. 维持毛细血管壁的完整性　血小板可随时沉着于血管壁,以填补内皮细胞脱落时留下的空隙,维持毛细血管内皮完整,防止红细胞逸出。有人将此功能称为血小板的"修补"作用。如果血小板减少到 $(20~50)×10^9$/L 以下,则红细胞易逸出血管,形成自发性出血,称为血小板减少性紫癜。

(四)血小板的生成与破坏

血小板由红骨髓生成。红骨髓中的原始细胞先分化为巨核细胞,随着巨核细胞的胞质逐渐被分隔成许多小块,这些小块脱落下来就成为血小板。血小板的寿命为 7~14 d。衰老或破碎的血小板绝大部分被脾、肝和骨髓的巨噬细胞吞噬和破坏。

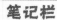

第三节 凝血与输血

一、血液凝固与纤维蛋白溶解

(一) 血液凝固

血液从液体状态转变成不流动的胶冻状态的过程称为血液凝固(blood coagulation),简称凝血。凝血是一系列酶促连锁反应过程,其基本反应是使血浆中呈溶胶状态的纤维蛋白原转变为不溶性的纤维蛋白,这种纤维蛋白呈丝状并相互交织成网,能将血细胞网罗于其内,然后纤维蛋白丝收缩,挤出血清,形成凝血块。

1. 凝血因子　血浆与组织中含有直接参与凝血过程的物质,称为凝血因子(blood coagulation factor)。国际上依照各因子被发现的顺序用罗马数字来命名,国际公认的凝血因子共有 12 种。其中因子 Ⅵ 是由因子 Ⅴ 转变而来的,因而被取消了。除因子 Ⅳ(Ca^{2+})外,其他全部属于蛋白质,而且大多数具有蛋白水解酶的作用。因子 Ⅱ、Ⅶ、Ⅸ 和 Ⅹ 的合成需要有维生素 K 的参加,故称为维生素 K 依赖性凝血因子,当体内维生素 K 缺乏时可引起凝血功能障碍。

2. 血液凝固的基本过程　血液凝固的三个基本步骤:第一步为凝血酶原激活物的形成;第二步为凝血酶原激活物催化凝血酶原转变成为凝血酶;第三步为凝血酶催化纤维蛋白原转变为纤维蛋白,从而形成凝血块。根据凝血酶原激活物形成的途径不同,可将凝血分成内源性凝血途径和外源性凝血途径(图 3-3)。

(1)内源性凝血途径　是指完全依靠血浆内凝血因子逐步使因子 Ⅹ 激活的途径,一般是由因子 Ⅻ 被激活而发动起来的。当血浆中的因子 Ⅻ 接触到受损血管内皮的胶原纤维后就被激活,变为活化型的因子 Ⅻa(a 表示具有活性)。Ⅻa 又激活因子 Ⅺ 成为 Ⅺa,Ⅺa 再激活 Ⅸ 因子,活化的 Ⅸa、Ⅷ因子、血小板第 3 因子(PF3)及 Ca^{2+} 组成因子 Ⅷ复合物。Ⅷ因子本身虽不能激活因子 Ⅹ,但能使 Ⅸa 激活因子 Ⅹ 的作用加快几百倍。缺乏因子 Ⅷ时,将发生血友病,这时凝血过程非常缓慢,稍有创伤便会出血难止。

(2)外源性凝血途径　是由被损伤的血管外组织释放因子 Ⅲ 所发动的凝血途径。因子 Ⅲ 为磷脂蛋白质,广泛存在于血管外组织中,尤其是在脑、肺和胎盘组织中特别丰富。当组织损伤时,释放并使血中 Ca^{2+}、因子 Ⅶ 和因子 Ⅹ 都结合于因子 Ⅲ 所提供的磷脂上,于是因子 Ⅶ 催化因子 Ⅹ 成为 Ⅹa。

一般外源性凝血速度较快,内源性凝血较缓慢,两者有相辅相成的作用。但实际上单纯由一种途径引起凝血的情况不多见。

3. 人体的抗凝血机制　正常情况下血液是不会在血管内凝固的,这是因为血液中存在着许多抗凝血的因素:①血管内膜光滑完整,因子 Ⅻ 不易被激活,血小板也不易发生黏附;②血液循环不息,致使一些凝血因子不易激活,即使有少数被激活也会不断地稀释运走,并被吞噬系统吞噬和破坏;③血管壁能产生前列腺环素,能抑制血小板聚集,并有抗凝血作用;④血液中有纤溶酶;⑤血液中有多种抗凝血物质,尤其是抗凝血酶 Ⅲ 和肝素,有很强的抗凝血作用。抗凝血酶 Ⅲ 是肝脏合成的一种脂蛋白,能和因子

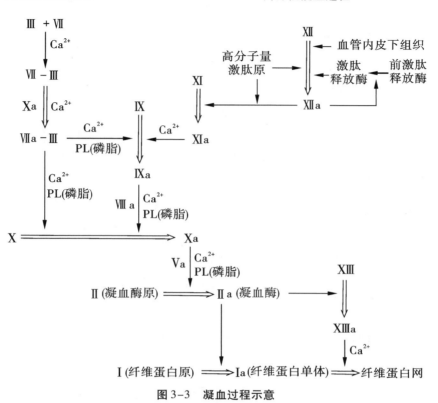

外源性凝血途径

内源性凝血途径

图3-3　凝血过程示意

Ⅱa、Ⅶ、Ⅹa、Ⅸa结合并"封闭"这些凝血因子的活性中心而使之失活,从而阻止了血液凝固的发生。肝素是由肥大细胞生成的一种黏多糖,能加强抗凝血酶Ⅲ的作用,并能直接抑制凝血酶原的激活,还能抑制血小板的黏附、聚集和释放反应。所以,肝素在体内外都具有很强的抗凝血作用。

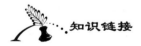知识链接

血液凝固的加速与延缓

在手术或机体因创伤而出血时,需要防止出血与促进血液凝固。临床上常用温热生理盐水纱布压迫手术部位或创面,因为血液与纱布粗糙面接触,可加速激活因子Ⅻ并促进血小板黏着、聚集和释放血小板因子,同时温热又能加速凝血的酶促反应,故可加速血液凝固。此外,为防止患者在手术中大出血,常在术前注射维生素K,以促进肝脏大量合成凝血酶原等凝血因子,起到加速血液凝固的作用。祖国医学也有许多中草药能够促进血液凝固,如云南白药、三七等。

临床上,常采用光滑的器皿取血或盛血,或将血液置于低温环境中以延缓血液凝固。例如,临床化验或输血时需要加入定量的抗凝剂以防

止血液凝固,常用枸橼酸钠,抗凝剂与血浆中的 Ca^{2+} 结合成不易解离的络合物,使血钙浓度降低或消失,因而血液不能凝固。加入肝素可以达到同样的目的。

(二) 纤维蛋白溶解

血液凝固过程中形成的纤维蛋白被分解、液化的过程称为纤维蛋白溶解,简称纤溶。其生理意义在于使血液处于液态,保持血流畅通。纤溶系统包括四类成分:①纤维蛋白溶酶原,简称纤溶酶原;②纤维蛋白溶解酶,简称纤溶酶;③纤溶酶原激活物(PA),即能使纤溶酶原转变成纤溶酶的物质;④纤溶酶抑制物,即能抑制纤维蛋白溶解的物质。纤维蛋白溶解的基本过程分两个阶段,即纤维蛋白溶解酶原的激活和纤维蛋白的降解(图3-4)。

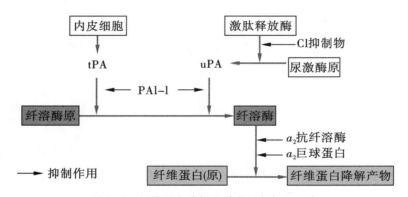

图 3-4 纤维蛋白溶解系统激活与抑制示意

tPA:组织纤溶酶原激活物;uPA:尿激酶;PAI-I:纤溶酶原激活物抑制剂

1. 纤维蛋白溶解酶原的激活 纤维蛋白溶解酶原的激活物广泛存在于血浆、组织、排泄物和体液中,可分为三类:第一类是血管内激活物,由小血管内皮细胞合成,当血管内出现血凝块时可大量释放;第二类是组织激活物,子宫、前列腺、肾上腺、甲状腺、肺等组织中含量较丰富,组织损伤时释放,上述器官手术时不易止血和术后易发生渗血,妇女月经血不含血凝块都与此有关,肾合成和分泌的尿激酶也属此类激活物,现已从尿液中提取出来,作为血栓溶解剂应用于临床;第三类是依赖于因子XIIa的激活物,血浆中的前激肽释放酶,被 XIIa 激活后生成的激肽释放酶,即可激活纤维蛋白溶解酶原。

2. 纤维蛋白和纤维蛋白原的降解 纤维蛋白及纤维蛋白原在纤维蛋白溶解酶的催化下可降解成许多蛋白质碎片,这些碎片统称为纤维蛋白降解产物。纤维蛋白降解产物也具有抗凝血作用。纤维蛋白溶解酶还可水解因子IIa、V、VII、VIII和IX,干扰血小板的聚集和释放反应,因此有较强的抗凝血作用。

3. 纤溶抑制物 纤溶酶抑制物存在于血浆和组织中,按其作用环节可分为两类:一类抑制纤维蛋白溶解酶原激活,称为抗活化素;另一类抑制纤维蛋白溶解酶的活性,称抗凝血酶。血浆中抗凝血酶浓度约为纤维蛋白溶解酶浓度的 20～30 倍。因此,正常血浆中的纤维蛋白溶解酶不易对纤维蛋白原和其他凝血因子起水解作用。只有当血液在体内凝固时,由于凝血块中的纤维蛋白不吸附抗凝血酶而能吸附纤维蛋白溶解酶原和血浆激活物,使后两者在凝血块中逐渐增多,使纤维蛋白溶解。

4. 纤维蛋白溶解的生理意义　正常情况下纤溶与凝血之间保持着动态平衡关系,这种平衡是血液保持正常状态的基础,既能保证血液在全身通畅流动,又有利于在血管损伤处及时止血。当平衡紊乱时,将导致纤维蛋白形成不足或过多,引起出血或血栓形成等病理变化。如果血栓形成过多将会发生弥散性血管内凝血,或血栓脱落随血流带到重要器官小血管处使其堵塞将会引起严重后果(如心肌梗死、脑血管栓塞等)。

二、血型与输血

血型(blood group)是指红细胞膜上凝集原的类型。1995 年国际输血协会(ISBT)认可的红细胞血型系统有 23 个,193 种抗原,与临床关系最密切的是 ABO 血型系统和 Rh 血型系统。

(一)ABO 血型系统

1. ABO 血型系统的抗原与分型依据　ABO 血型系统的红细胞膜上含有 A 凝集原(抗原)和 B 凝集原,血浆(或血清)中则含有抗 B 凝集素(抗体)和抗 A 凝集素。凡凝集原与其相应的凝集素相遇时,红细胞将聚集在一起,经振荡也不会散开,这一现象称为红细胞凝集反应。

ABO 血型系统是根据红细胞膜上凝集原的类型和有无而分型的。血液可分成 4 个基本类型:红细胞膜上含有 A 凝集原的称 A 型,其血浆中含有抗 B 凝集素;红细胞膜上含有 B 凝集原者称 B 型,其血浆中含有抗 A 凝集素;红细胞膜上含有 A 和 B 两种凝集原者称 AB 型,其血浆中既不含有抗 A 也不含有抗 B;红细胞膜上 A 和 B 两种凝集原均无者为 O 型,其血浆中含有抗 A 和抗 B 两种凝集素。人类血清中含有与上述凝集原相对应的凝集素,但不含有对抗其自身红细胞凝集原的凝集素。例如,在 A 型血的血清中,只含有抗 B 凝集素;B 型血的血清中,只含有抗 A 凝集素;AB 型血的血清中,一般没有抗 A 和抗 B 凝集素,而 O 型血的血清中则含有抗 A 和抗 B 凝集素。ABO 血型系统还有亚型,与临床关系密切的是 A 型中的 A_1 与 A_2 亚型,A_1 型红细胞上含有 A 与 A_1 凝集原,而 A_2 型红细胞上仅含有 A 凝集原;A_1 型血清中只含有抗 B 凝集素,而 A_2 型血清中则含有抗 B 凝集素和抗 A_1 凝集素(表 3-2)。虽然在我国汉族人中 A_2 型和 A_2B 型分别占 A 型和 AB 型人群的 1% 以下,但是 A_1 型红细胞可与 A_2 型血清中的抗 A_1 凝集素发生凝集反应,因此,当 A_2 型血液输给 A_1 型的人时,血清中的抗 A_1 凝集素可与 A_1 型人的红细胞上的 A_1 凝集原发生凝集反应。而且 A_2 型和 A_2B 型红细胞比 A_1 型和 A_1B 型红细胞的抗原性弱得多,在与抗 A 抗体反应时,易使 A_2 型和 A_2B 型被误认为 O 型和 B 型。因此,在输血时仍应注意 A 亚型的存在。另外,在 ABO 血型系统中,还有 H 抗原,H 抗原是形成 A、B 抗原的结构基础,四种血型的红细胞上都含有 H 抗原,但其抗原性较弱,因此,血清中一般都不含有抗 H 抗体。在我国汉族人中,ABO 血型的分布情况为:A 型约占 31%,B 型为 28%,AB 型 10% 左右,O 型近 31%。

表 3-2　ABO 血型系统的抗原和抗体

类型	血型	凝集原	凝集素
O	O	无	抗 A,抗 B
A	A_1	$A+A_1$	抗 B
	A_2	A	
B	B	B	抗 A
AB	A_1B	$A+A_1+B$	无
	A_2B	$A+B$	抗 A_1

①A_1 型 RBC 可与 A_2 型血中的抗 A_1 发生凝集反应。②A_2 型和 A_2B 型的抗原性比 A_1 型和 AB 型的弱,血型鉴定时易使 A_2 型和 A_2B 型误判定为 O 型或 B 型

2. ABO 血型系统抗体的特点及意义　血清中的抗体有天然抗体和免疫抗体。ABO 血型系统中的天然抗体为 IgM,有抗 A 和抗 B 两种,在出生半年后逐渐出现在血液中,分子量大,不能通过胎盘。血清中的免疫抗体是通过后天免疫反应(如输血、分娩等)接受了外来抗原的刺激而产生的 IgG,分子量小,能通过胎盘。由于 A、B 抗原因子在自然界广泛存在,O 型血妇女有可能在孕前因感染、注射疫苗及进食某些含有 A、B 抗原的植物等使机体产生相应的 IgG,妊娠期间这些抗体可通过胎盘进入胎儿体内而引起新生儿溶血。

(二) Rh 血型系统

1. Rh 血型系统的抗原　Rh 血型系统因最早发现于恒河猴(Rhesus monkey)而得名。人类红细胞膜上 Rh 抗原有 C、c、D、E、e 五种。其中以 D 抗原的抗原性最强。故把含有 D 抗原的红细胞称为 Rh 阳性,不含 D 抗原的称为 Rh 阴性。我国汉族绝大多数人属 Rh 阳性,Rh 阴性者不足 1%。但在有些少数民族中,Rh 阴性者的比例比汉族高,如苗族为 12.3%,塔塔尔族为 15.8%。

2. Rh 血型系统的特点及意义　Rh 血型系统与 ABO 血型系统相比有两个显著特点。其一在人血清中不存在抗 Rh 的天然抗体,只有当 Rh 阴性的人接受 Rh 阳性的血液后,通过体液性免疫才产生抗 Rh 的抗体。因此,Rh 阴性的受血者第一次输入 Rh 阳性的血液后,一般不会产生抗原-抗体反应,但却产生了抗 Rh 抗原的抗体;在第二次再输入 Rh 阳性血液时,就会发生抗原-抗体反应,输入的 Rh 阳性红细胞即被凝集而溶血。其二,Rh 系统的抗体主要是不完全抗体 IgG,分子较小,能透过胎盘。因此,当一个 Rh 阴性的母亲怀有 Rh 阳性的胎儿时,阳性胎儿的少量红细胞或 D 抗原如果进入母体,通过免疫反应而产生抗体,主要是抗 D 抗体。这种抗体可以透过胎盘进入胎儿的血液,使胎儿的红细胞发生凝集和溶血,导致胎儿死亡(图 3-5)。但一般只有在分娩时才有胎儿红细胞进入母体,而母体血液中的抗体浓度是缓慢增加的,需要数月的时间,因此,当 Rh 阴性母亲生育第一胎后,常规及时输注特异性抗 D 免疫球蛋白,可防止 Rh 阳性胎儿红细胞致敏母体。

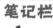

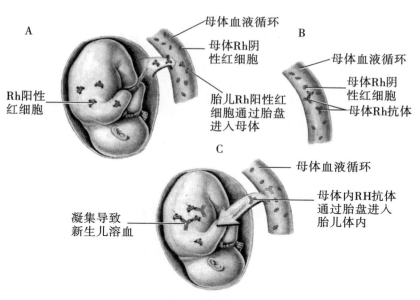

图 3-5 Rh 血型系统及新生儿溶血

（三）输血

自 1818 年首次输血抢救患者取得成功以来，输血挽救了无数患者的生命。但是，由于人类血型的复杂性，因输血而造成的患者严重损害，甚至死亡等事故并不罕见。为了保证输血的安全和提高输血的效果，必须注意遵守输血的原则。在准备输血时，必须进行如下实验：

首先鉴定血型，保证供血者与受血者的 ABO 血型相合（图 3-6），因为 ABO 血型系统不相容的输血常引起严重的反应；对于在生育年龄的妇女和需要反复输血的患者，还必须使供血者与受血者的 Rh 血型相合，以避免受血者在被致敏后产生抗 Rh 的抗体（图 3-7）。

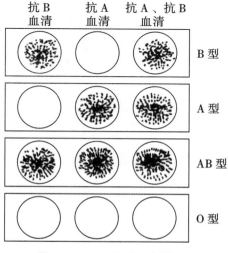

图 3-6 ABO 血型系统的鉴定

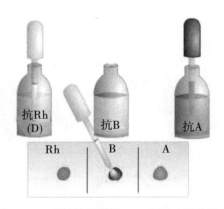

图 3-7　Rh 血型系统和 ABO 血型系统的鉴定

　　其次,抗体检查和鉴定,主要检测受血者血清中是否存在血型不规则抗体,如抗C、抗 E、抗 s 等抗体;若检查结果为阳性时,只要时间允许,在交叉配血前,应该对其进行特异性、免疫球蛋白类别等分析;如遇紧急的情况,可先进行交叉配血实验,暂时解决此次急需输血问题,之后再对患者血清的不规则抗体进行系统鉴定。

　　第三,交叉配血试验,即把供血者的红细胞与受血者的血清进行配合试验,称为主侧试验;把受血者的红细胞与供血者的血清做配合试验,称为次侧试验。在进行交叉配血试验时,应在 37 ℃下进行,以保证可能有的凝集反应得以充分显示(图 3-8)。如果交叉配血试验的两侧都没有凝集反应,即为配血相合,可以进行输血;如果主侧有凝集反应,则为配血不合,不能输血;如果主侧不起凝集反应,而次侧有凝集反应,只能在应急情况下输血,输血时不宜太快太多,并密切观察,如发生输血反应,应立即停止输注,或者制备成不含血浆的血液成分,如悬浮红细胞和洗涤红细胞进行输注。

　　由于输血时主要考虑供血者的红细胞不被受血者血浆中的凝集素凝集,O 型血的人曾经被称为"万能供血者",是因为 O 型血的红细胞膜上没有 A 和 B 凝集原,当他们的血液输给其他血型的人时,其红细胞不会与受血者血浆中的凝集素发生凝集反应。其实,这种观点是不可取的,因为 O 型血的血浆中的抗 A 和抗 B 凝集素能与其他血型受血者的红细胞发生凝集反应(图 3-9)。当输入的血量较大时,供血者血浆中的凝集素未被受血者的血浆足够稀释,受血者的红细胞被广泛凝集;另外,ABO 以外血型系统的存在也会影响输血效果。同样,把 AB 型血的人称为"万能受血者"也是不可取的。

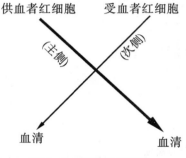

图 3-8　交叉配血试验

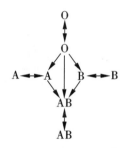

图 3-9　ABO 血型系统的输受关系

随着科学技术的进步,输血疗法已经从原来的单纯输全血,发展为成分输血。成分输血,就是把人血中的各种有效成分,如红细胞、粒细胞、血小板和血浆等分别制备成高纯度或高浓度的制品,根据患者的需要,输注相应的成分。如慢性出血患者,血量不减少,主要是红细胞数量减少,最好输入浓集的红细胞悬液;大面积烧伤患者,主要是细胞外液的水分和蛋白质损失,最好输入血浆或血浆代用品,若输入全血,反而会因血细胞浓度过高,血液黏滞性过大而影响血液循环。成分输血具有提高疗效、减少不良反应和节约血源等优点。尽管输血技术和条件已经有了很大改善,输血的安全性也越来越高,但仍存在不同程度的不良反应和并发症,如发热反应、过敏反应、溶血反应、心脏负荷过重、细菌污染反应等。另外,供血者的某些疾病仍可能传播给受血者,如病毒性肝炎、艾滋病、疟疾等疾病。

第四节　弥散性血管内凝血

弥散性血管内凝血(disseminated intravascular coagulation,DIC)是指在某些致病因子作用下,大量促凝物质入血,使机体凝血系统被激活,引起以广泛的微血栓形成和凝血功能障碍为主要特征的病理过程。由于微血管堵塞、凝血因子消耗和继发性纤维蛋白溶解,临床表现为严重的出血、休克、器官功能障碍及贫血。DIC发生发展十分迅速,如不及时诊断和治疗,将严重威胁患者生命。

一、DIC的原因和发病机制

引起DIC的疾病有数十种,最常见的是感染性疾病,其次为恶性肿瘤,产科意外也较常见。DIC常见的原发性疾病见表3-4。

表3-4　DIC常见的原发性疾病

病因类型	主要原发病或病理过程
感染性疾病	细菌、病毒、螺旋体、真菌、某些寄生虫等感染都可以引起DIC发生。感染性疾病是DIC最重要、最常见的病因
恶性肿瘤	主要见于造血系统恶性肿瘤,呼吸、消化、生殖及泌尿系统肿瘤。恶性肿瘤位居DIC第二位原因
妇产科疾病	妊娠高血压综合征、胎盘早期剥离、羊水栓塞、宫内死胎滞留、感染性流产、刮宫术、剖宫产术、葡萄胎、绒癌、卵巢癌、子宫癌、子宫内膜异位症等。病理产科位居DIC第三位原因,DIC是产科大出血及产妇死亡的最重要原因之一
手术及创伤	富含TF器官的外科大手术、大面积烧伤、严重冻伤、严重软组织创伤、挤压综合征等。手术及创伤位居DIC第四位原因
其他	某些毒蛇或有毒动物咬伤、某些昆虫叮咬等

DIC发生机制十分复杂,但最主要的原因是由于各种因素引起血管内皮损伤和组织损伤,分别启动了内源性凝血途径和外源性凝血途径,从而引起一系列的以凝血功

能失常为主的病理生理改变。近年研究证明,组织因子是凝血系统激活最重要的生理性启动因子,它对凝血过程启动的作用至关重要。目前,凝血系统的激活机制为:

1.组织损伤(主要激活外源性凝血系统) 组织因子(tissue factor,TF)广泛分布于各部位组织细胞,以脑、肺、胎盘等组织含量最丰富。显然,当严重创伤、大面积烧伤、外科手术、产科意外、癌组织坏死、白血病放疗或病变器官组织大量坏死时,均可使TF大量释放入血。同时,受各种感染或炎症介质的作用,一些与血液接触,且平常不表达TF的内皮细胞、单核细胞、中性粒细胞及巨噬细胞也可迅速诱导出TF,参与凝血反应。

通常,凝血因子Ⅶ(Ⅶ)在血液中以蛋白酶原形式存在,其分子中所含的 r-羧基谷氨酸带有负电荷,可结合数个 Ca^{2+}。于是FⅦ可通过 Ca^{2+} 与TF形成复合物,而使自身激活为Ⅶa。此外,Ⅻa、Xa、凝血酶等也可使Ⅶ激活为Ⅶa。这样,Ⅶa-TF复合物既可按传统通路激活X,也可按选择通路激活Ⅸ,进而使凝血酶原激活为凝血酶,并接着通过一系列顺序性连锁反应,最终导致微循环内大量微血栓形成和DIC的发生。

2.血管内皮损伤(主要激活内源性凝血系统) 当有关病因(细菌、病毒、缺氧、酸中毒、抗原-抗体复合物等)损伤血管内皮细胞(vascular endothelial cell,VEC),尤其是微血管VEC时,一方面使带负电荷的胶原暴露,除引起血小板黏附、聚集和释放,加剧凝血反应外,还可激活单核-吞噬细胞和T淋巴细胞,释放TNF,IL-1,IFN,补体成分C3a、C5a及 O_2 等,来加重VEC损伤和促使TF释放。另一方面VEC的损伤,可暴露和表达TF,直接发挥激活凝血系统的作用。显然,VEC损伤和凝血系统激活是VEC和多种血细胞共同作用的结果。

DIC时的器官
功能障碍

必须指出,在病理情况下,VEC损伤,胶原暴露后,除上述作用外,还可激活Ⅻ因子,启动内源性凝血系统,因而有促进凝血反应的可能性。如一些恶性肿瘤并发DIC的患者,其Ⅻa、KK(激肽释放酶)等较无DIC并发症者明显降低。

3.血细胞大量破坏,释放促凝物质 如急性溶血时,血液中红细胞大量破坏,释放大量对血小板具有较强激活作用的ADP,进而促使血小板黏附、聚集。同时,红细胞膜磷脂可浓缩,局限多种凝血因子(Ⅶ、Ⅸ、X及凝血酶原等),导致凝血酶大量生成,从不同侧面促发DIC产生。急性早幼粒细胞性白血病时,患者在化疗、放疗的作用下,可造成大量破坏的白细胞释放TF样物质入血,有利于DIC的形成。此外,在内毒素、IL-1、TNF-α等刺激下,血液中的单核细胞,中性粒细胞均可诱导表达TF,参与启动凝血反应。

4.其他促凝物质入血 在一些病理情况下,可通过其他凝血系统激活途径来促发DIC。如:被激活的单核-吞噬细胞和白细胞不仅可表达TF,而且在破裂时能释放溶酶体酶溶解多种凝血因子(如V、Ⅷ、Ⅸ等),故可促成DIC;急性坏死性胰腺炎时,释放大量胰蛋白酶入血,可直接激活凝血酶原,促使凝血酶大量生成;一些外源性毒素(如某些蜂毒和蛇毒)可直接激活X、凝血酶原,或促使纤维蛋白溶解,而有利于DIC形成。

总之,DIC的发生、发展是不同病因通过多种机制综合作用的结果。

二、影响DIC发生发展的因素

1.单核-吞噬细胞系统功能损害 正常状态下,单核-吞噬细胞系统以其分布广、吞噬功能强的特点,可吞噬、清除血液中凝血酶、纤维蛋白原、纤溶酶、FDP、激活的凝血因子及内毒素等。因此,当一些病因(如细菌、坏死组织等)使该系统功能受到抑制或损害时,则可在一定程度上破坏机体的正常抗凝机制,容易引发 DIC。

2.肝功能严重障碍　导致肝脏病变的一些病因(如肝炎病毒、抗原-抗体复合物等)可激活凝血系统。急性重型肝炎时,肝细胞弥漫性破坏,可释放大量 TF 入血。晚期肝硬化时因肝内组织结构破坏,肝血流障碍及侧支循环开放,可使相当部分肠源性毒性物质(含内毒素)绕过肝脏直接进入体循环而促进凝血反应。除此之外,由于肝脏是大多数凝血物质生成和灭活的主要器官,当肝功能严重障碍时,肝细胞不仅生成凝血因子(如 V、Ⅶ、Ⅸ、Ⅹ 及凝血酶原)和抗凝因子(如 AT-Ⅲ、PC)的能力降低,而且灭活活化型凝血因子(如 Ⅸa、Ⅹa、Ⅺa)的功能也减弱,这样一旦有促凝物质进入体内,极易造成血栓形成或出血倾向,促进 DIC 的发生与发展。

3.血液高凝状态　血液高凝状态是指在一些生理或病理条件下,所形成的一种血液凝固性增高,有利于血栓形成的状态。通常,妊娠末期妇女因胎盘产生的纤溶酶原激活物抑制物活性增高,血小板、凝血因子(如 V、Ⅶ、Ⅸ、Ⅹ、凝血酶原)及血浆 Fbg 增多,AT-Ⅲ 及纤溶酶原降低而呈生理性高凝状态,故一旦发生产科意外(如宫内死胎、胎盘早剥和羊水栓塞等),易导致 DIC。其次因遗传性 AT-Ⅲ 及蛋白 C 缺乏症所致的原发性高凝状态,以及因肾病综合征、白血病、转移的恶性肿瘤和妊娠中毒症引起的继发性高凝状态,均可造成血液凝固性增高而促发 DIC。

4.微循环障碍　休克时血管紧张性的异常改变常可导致微循环障碍,此时微循环内血流缓慢、血液黏度增高,血流淤滞甚至呈"泥化"状态。加上严重缺氧、酸中毒和白细胞的介质作用使 VEC 损伤,因此可通过促使凝血系统激活,活化型凝血因子和纤溶产物清除不足,血管舒缩反应障碍而加速 Fbn 沉着和微血栓形成等环节,有利于 DIC 的发生。

5.机体纤溶系统功能降低　DIC 的发生、发展与纤溶系统功能降低有关。将凝血酶和 6-氨基己酸(EACA,一种纤溶抑制剂)同时应用于实验动物,可使其体内的微血栓长期存在。因此,临床上若应用 EACA 或对羧基苄胺不当,可过度抑制机体的纤溶功能,容易造成 DIC。

三、DIC 的分期与分型

(一)DIC 的分期

根据 DIC 的发生发展过程和病理生理特点,一般可分为以下三期:

1.高凝期　主要表现为血液呈高凝状态,这是因为在各种病因的作用下,机体凝血系统被激活,促使凝血酶生成明显增多,各脏器微循环内微血栓大量形成。但部分患者(尤其是急性 DIC 者)临床症状不明显。实验室检查可发现凝血时间缩短,血小板黏附性增高。

2.消耗性低凝期　以血液继发性地转为低凝状态为主要表现。此时大量凝血酶产生和微循环内广泛微血栓形成,造成凝血因子大量消耗,血小板明显减少。加上继发性纤溶系统激活,患者血液常处于低凝状态而有程度不一的出血表现。实验室检查可见血小板和血浆 Fbg 含量明显减少,凝血时间显著延长等方面异常。

3.继发性纤溶功能亢进期　此时,凝血酶及活化的凝血因子Ⅻa、Ⅺa 等激活了纤溶系统,造成大量纤溶酶产生,进而使纤维蛋白降解,FDP 大量生成,患者大多有严重的出血倾向。实验室检查除原有的异常外,还可见反映继发性纤溶功能亢进的指标异常变化,如凝血酶时间延长、凝血块或优球蛋白溶解时间缩短及血浆鱼精蛋白副凝固试验(3P 试验)阳性等。

(二)DIC 的分型

根据 DIC 的原因、发生速度及表现形式,常可分为以下几种类型:

1. 按 DIC 的发生速度分型

(1)急性 DIC　以严重感染、休克、羊水栓塞、异型输血、急性移植物反应等为常见,可在数小时或 1～2 d 发生,主要临床表现为出血和休克,并分期不明显,病情恶化快。

(2)亚急性 DIC　可在数天内逐渐发生,临床表现介于急性和慢性 DIC 之间,常见于恶性肿瘤转移、宫内死胎等。

(3)慢性 DIC　发病缓慢,病程较长,临床表现不明显,常以某些实验室检查异常或某脏器功能不全为主要表现,有的病例甚至只在尸检中才被发现有慢性 DIC。

2. 按 DIC 时机体的代偿情况分型

(1)失代偿型　以急性 DIC 常见。由于凝血因子和血小板消耗过度,机体一时难以充分代偿,患者带有明显的出血和休克,实验室检查则具有血小板,纤维蛋白原显著减少的特征。

(2)代偿型　以轻症 DIC 多见,此时凝血因子和血小板的消耗与代偿处于动态平衡状态,临床表现为不明显或仅有轻度出血,实验室检查也常无明显异常,使得临床诊断较困难,并可向失代偿型 DIC 转变。

(3)过度代偿型　主要见于慢性 DIC 或 DIC 恢复期。患者因过度代偿,促使凝血因子和血小板的生成超过消耗,临床表现不明显,实验室检查可见纤维蛋白原短暂性升高。若病因性质和强度发生改变,则可转变为失代偿型 DIC。

四、DIC 的主要临床表现

DIC 的临床表现相当复杂,多样,但主要的表现有以下四种:

(一)出血

出血为大多数 DIC 患者(70%～80%)的初发症状,且形式多样,涉及广泛。如:皮肤瘀点、瘀斑、紫癜,呕血,黑便,咯血,血尿,牙龈出血,鼻出血等。出血程度轻者创口(手术创面或采血部位)渗血不止;重者多部位大量出血。其出血机制目前认为:

1. 凝血物质大量消耗　在 DIC 发生发展过程中,微循环内微血栓的广泛形成,大量消耗了凝血因子(Fbg、V、Ⅷ、Ⅸ、X)和血小板,当机体代偿不足时,血液则因这些凝血物质的锐减而呈低凝状态,结果导致凝血功能障碍,产生多种出血现象。

2. 继发性纤溶亢进　DIC 时,激肽释放酶的生成、增多和来自受损组织(如子宫、前列腺、肺)纤溶酶原激活物的大量释放,可迅速激活纤溶系统,使纤溶酶生成剧增,活性增高,不仅迅速降解纤维蛋白,产生大量 FDP。而且有效水解各种凝血因子(V、Ⅷ、Ⅻa、凝血酶等),使凝血因子不断减少,从而加剧凝血功能障碍致使出血。

3. 纤维蛋白(原)降解产物的形成　纤溶酶水解纤维蛋白原(Fbg)和纤维蛋白

（Fbn）所致的各种片段（X、Y、D、E 等）统称为纤维蛋白（原）降解产物（FDP）。其中Y、E 片段有抗凝血酶作用；X、Y 片段可为纤维蛋白单体（FM）形成可溶性 FM 复合物，从而妨碍其交连聚合成大分子纤维蛋白；同时，大部分碎片能抑制血小板黏附和聚集。所以，通过上述 FDP 及 FgDP 各种成分所产生的强大抗凝和抗血小板聚集作用，造成凝血功能明显降低，病理性抗凝作用显著增强，乃是 DIC 出血的一种至关重要的机制。

4.血管损伤　往往为 DIC 的各种原始病因所致的缺氧、酸中毒、细胞因子和自由基等对微小血管管壁损害性作用的结果。

（二）休克

休克常伴发于急性 DIC，其发生机制为：

1.回心血量急剧减少　广泛微血栓形成和多部位出血，造成回心血量急剧减少。

2.外周阻力降低　肾上腺素能神经兴奋，激活激肽，补体系统生成血管活性介质（如激肽、组胺等），一方面扩张血管，降低外周阻力，导致血压降低；另一方面在 FDP 小片段成分（A、B、C）的协同作用下，促使微血管壁通透性升高，血浆大量外渗。

3.心功能障碍　主要与 DIC 时组织酸中毒直接抑制心肌舒缩功能、肺内微血栓形成导致肺动脉高压而加大右心后负荷；心内微血栓形成使心肌缺血而减弱心泵功能等机制有关。

（三）多系统器官功能障碍

多系统器官功能障碍与 DIC 发生的范围、病程及严重程度密切相关。轻症者造成个别器官部分功能障碍，重症者则可引起多系统器官功能衰竭，甚至死亡。

主要原因：微血管中广泛的微血栓形成，阻塞受累器官的微循环，致使组织缺氧，局灶性变性坏死，并逐步产生功能障碍。

（四）微血管病性溶血性贫血

微血管病性溶血性贫血是 DIC 患者通常伴有的一种特殊类型的贫血，称微血管病性溶血性贫血，其特征在于：

外周血涂片中可见裂体细胞（即为一些形态各异的红细胞碎片）。外形呈盔形、星形、新月形等。由于表面张力的改变，这种碎片容易发生溶血。上述红细胞碎片的主要产生原因是当微血管内广泛微血栓形成时，红细胞随血流流经纤维蛋白网孔或 VEC 裂隙时，受到血流冲击、挤压和扭曲作用，而发生机械性损伤、变形（图3-10，图3-11）。

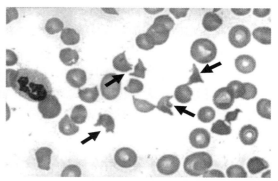

图3-10　微血管病性溶血性贫血血片

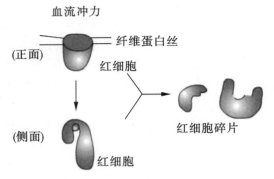

图 3-11　红细胞碎片的形成机制

五、DIC 的防治原则

(一)积极防治原发病

1. 早期诊断　是提高 DIC 救治率的根本保证。DIC 诊断的三项原则:

(1)应有引起 DIC 的原发病。

(2)存在 DIC 的特征性临床症状和体征。

(3)实验室检查主要对在 DIC 的发生、发展中机体凝血、抗凝血、纤溶及血小板数量变化等多项指标做动态检测和综合分析。

临床对 DIC 疑似患者通常做三项筛选实验,即血小板计数、凝血酶原时间测定及血浆纤维蛋白原测定。如果三项均明显异常,即可确诊为 DIC,如有其中一项不符合,还要进一步做纤溶指标的检测方能有助于确诊。

血小板计数:约 90% 的 DIC 患者的血小板数量明显减少($<100 \times 10^9$/L 或进行性下降),是由于 DIC 的原发病或 DIC 发展过程中广泛的微血栓形成,血小板被大量消耗所致。

凝血酶原时间(prothrombin time,PT)测定:在受试者血浆中加入组织凝血活酶及 Ca^{2+},使凝血酶原激活为凝血酶。后者将纤维蛋白原激活为纤维蛋白,观察血浆凝固所需要的时间。PT 测定是反映外源性凝血系统的筛选试验。PT 的正常值为 11～13 s,DIC 时 PT 较正常时间明显延长,通常延长>3 s 以上。

血浆纤维蛋白原含量:在受试者血浆中加入一定量的凝血酶,使纤维蛋白原激活为纤维蛋白,通过比浊原理计算血浆纤维蛋白的含量,正常值为 2～4 g/L。DIC 时因纤溶活性增强,故纤维蛋白原明显减少,血浆纤维蛋白通常<1.68/L。

凝血酶时间(thrombin time,TT):测定将受检者血浆中加入标准化的凝血酶溶液,使纤维蛋白原降解为纤维蛋白,测定血浆凝固所需时间。TT 受血浆纤维蛋白原、FDP 及其他抗凝物质的影响。当纤维蛋白原含量正常,而 TT 可延长,则提示由 FDP 所致。TT 的正常值为 16～18 s,DIC 时 TT 明显延长,大于 25 s 具有诊断意义。

"3P"试验:即血浆鱼精蛋白副凝试验(plasma protamine paraeoagulation test),是鱼精蛋白加入患者血浆后,可与 FDP 结合,使血浆中原本与 FDP 结合的纤维蛋白单体分离并彼此聚合而凝固。这种不需酶的作用而形成纤维蛋白的现象,称为副凝试验。

DIC 患者呈阳性反应,但在晚期也可为阴性。

D-二聚体检查:D-二聚体(D-dimer,DD)是纤溶酶分解纤维蛋白多聚体的产物。原发性纤溶亢进时,由于血中没有纤维蛋白多聚体形成,故 D-二聚体并不增高。只有在继发性纤溶亢进时,血中才会出现 D-二聚体。因此,D-二聚体是反映继发性纤溶亢进的特异性指标,正常时血浆 D-二聚体值<200 μg/L。

2. 防治原发病　积极预防和迅速去除导致 DIC 的致病因素,是防治 DIC、提高治愈率的一项重要措施。可针对 DIC 的不同病因进行防治。

(二)改善微循环

主要目的在于疏通被微血栓阻塞的微循环,增加、改善其血液灌注量。可采用扩充血容量,解除血管痉挛;应用阿司匹林等抗血小板药,以稳定血小板膜,抑制血小板黏附和聚集等措施,有效改善微循环,提高 DIC 的治愈率。

(三)恢复凝血与纤溶间的动态平衡

1. 合理应用抗凝疗法　即在 DIC 的高凝期和消耗性低凝期,适当应用肝素、AT-Ⅲ及其他新型抗凝剂来及时阻断高凝血状态的恶性循环。

2. 补充支持疗法　及时应用新鲜全血或血浆、浓缩血小板血浆或凝血因子制剂,力求尽快建立凝血与纤溶之间新的动态平衡。

(四)保护、维持重要器官功能

可通过应用人工心肺机、血液透析等办法,保护和维持心、肺、脑、肾等重要器官功能。

问题分析与能力提升

1. 某男性,胃溃疡穿孔患者,实施胃大部切除术后:血红蛋白(HGB)<90 g/L,红细胞形态有明显小细胞低色素的表现,且红细胞血红蛋白量(MCH)<26 pg,血清铁<10.74 μmol/L。确诊为缺铁性贫血,遂使用蔗糖铁注射液进行治疗 2 周。

请问:①其出现缺铁性贫血的机制?②除了缺铁性贫血外,实施胃大部分切除术的患者还有可能因手术患上什么类型的贫血?

2. 男婴,足月顺产,出生后第 2 天检查见患儿全身皮肤呈黄色、巩膜有轻度黄染。全身健康状况尚好,轻度嗜睡和拒食。实验室检查:母 O 型血;血清抗体 IgG 抗 A 阳性;患儿 A 型血,脐血胆红素 15 mg/dL,尿中胆红素阳性,粪内胆色素明显增多,Hb 115 g/L。诊断:新生儿 ABO 溶血。

请问:①患儿皮肤黄染,脐血胆红素增高,尿中胆红素阳性,粪内胆色素明显增多、Hb 降低说明什么?②母 O 型血,血清抗体 IgG 抗 A 阳性;患儿 A 型血。这些与患儿的临床表现有何关系?

3. 男婴,早产儿。出生后第 2 天皮肤发黄并迅速加深且出现嗜睡。小便呈酱油色。检查见患儿一般情况较差,全身皮肤呈黄色,巩膜严重黄染。肝脾肿大,吸吮无力,拥抱反射消失。实验室检查:母为 Rh 阴性血型,血清中抗 Rh 抗体阳性。患儿为 Rh 阳性血型,Hb 50 g/L。诊断:新生儿 Rh 溶血。

请问:患儿发生溶血的机制是什么?

4. 患者,女,29 岁。因胎盘早期剥离急诊入院。妊娠 8 个多月,昏迷,牙关紧闭,手足强直;眼球结膜有出血,身体多处有瘀点、瘀斑,消化道出血,血尿;血压 10.64/6.65 kPa,脉搏 95 次/min、细数;尿少。实验室检查(括号内是正常值):Hb 70 g/L,RBC 2.7×10^{12}/L,外周血见裂体细胞;血小板

85×10^9/L,纤维蛋白原1.78 g/L;凝血酶原时间20.9 s,鱼精蛋白副凝试验(3P试验)阳性。尿蛋白+++,RBC++。4 h后复查血小板75×10^9/L,纤维蛋白原1.6 g/L。

试分析该病例是否出现DIC？证据、发病机制、诱发因素和分期分别是什么？

同步练习

(一)选择题

1.50 kg体重的正常人的体液与血量分别为 （　　）

A.约为40 L与5.0~6.0 L　　B.约为30 L与3.5~4.0 L

C.约为20 L与2.0~3.0 L　　D.约为30 L与2.0~2.5 L

E.约为20 L与1.5~2.0 L

2.血细胞比容是指红细胞 （　　）

A.与血浆容积之比　　B.与血清容积之比

C.与血管容积之比　　D.在血液中所占容积百分比

E.在血液中所占重量百分比

3.组织液与血浆含量差异最大的是 （　　）

A. Mg^{2+}　　B. Na^+

C. Cl^-　　D.有机酸

E.蛋白质

4.关于比重的叙述,正确的是 （　　）

A.红细胞>血液>血浆　　B.血液>血浆>红细胞

C.血浆>血液>红细胞　　D.红细胞>血浆>血液

E.血液>红细胞>血浆

5.血浆胶体渗透压主要来自 （　　）

A. γ-球蛋白　　B.纤维蛋白原

C. β-球蛋白　　D. α_1-球蛋白

E.白蛋白

6.血浆晶体渗透压降低时引起 （　　）

A.红细胞膨胀甚至破裂　　B.红细胞皱缩

C.组织液生成增多　　D.组织液生成减少

E.抗利尿激素分泌增加

7.血浆胶体渗透压降低时引起 （　　）

A.红细胞膨胀甚至破裂　　B.红细胞皱缩

C.组织液生成增多　　D.组织液生成减少

E.尿量减少

8.正常人血浆pH值为 （　　）

A.6.35~6.45　　B.7.05~7.15

C.7.35~7.45　　D.7.65~7.75

E.8.35~8.45

9.血浆中起关键作用的缓冲对是 （　　）

A. $KHCO_3$/H_2CO_3　　B. $NaHCO_3$/H_2CO_3

C. K_2HPO_4/KH_2PO_4　　D. Na_2HPO_4/NaH_2PO_4

E.蛋白质钠盐/蛋白质

10.各种血细胞起源于骨髓的 （ ）
　　A.定向祖细胞 　　　　　　　　B.造血干细胞
　　C.淋巴系祖细胞 　　　　　　　D.基质细胞
　　E.前体细胞

11.红细胞渗透脆性增大时 （ ）
　　A.对高渗盐溶液的抵抗力增大 　　B.对高渗盐溶液的抵抗力减小
　　C.对低渗盐溶液的抵抗力增大 　　D.对低渗盐溶液的抵抗力减小
　　E.红细胞不易破裂

12.人血液中主要的吞噬细胞是 （ ）
　　A.T-淋巴细胞 　　　　　　　　B.B-淋巴细胞
　　C.中性粒细胞 　　　　　　　　D.嗜酸性细胞
　　E.嗜碱性粒细胞

13.启动外源性凝血途径的物质是 （ ）
　　A.因子Ⅶ 　　　　　　　　　　B.血小板的膜磷脂表面（PF$_3$）
　　C.Ca^{2+} 　　　　　　　　　　D.组织因子（因子Ⅲ）
　　E.凝血酶原

14.凝血过程的内源性与外源性激活的区别在于 （ ）
　　A.因子X被激活的主要途径不同 　　B.凝血酶形成过程不同
　　C.纤维蛋白形成过程不同 　　　　D.维生素K是否参与而不同
　　E.因Ca^{2+}是否起作用而不同

15.纤溶酶的主要作用是 （ ）
　　A.水解凝血酶及因子Ⅴ、Ⅶ 　　　B.激活因子Ⅻ
　　C.激活补体系统 　　　　　　　D.水解纤维蛋白原和纤维蛋白
　　E.抑制激肽系统

16.某人的红细胞与B型血的血清凝集,而其血清与B型血的红细胞不凝,此人的血型为 （ ）
　　A.A型 　　　　　　　　　　　　B.B型
　　C.AB型 　　　　　　　　　　　D.O型
　　E.无法判断

17.ABO血型系统的天然抗体类型主要是 （ ）
　　A.IgG 　　　　　　　　　　　　B.IgA
　　C.IgM 　　　　　　　　　　　　D.IgD
　　E.IgE

18.Rh血型系统的抗体类型主要是 （ ）
　　A.IgG 　　　　　　　　　　　　B.IgA
　　C.IgM 　　　　　　　　　　　　D.IgD
　　E.IgE

19.新生儿溶血症可能发生在 （ ）
　　A.Rh阳性母亲第一次妊娠所生Rh阴性婴儿
　　B.Rh阳性母亲第一次妊娠所生Rh阳性婴儿
　　C.Rh阴性母亲第二次妊娠所生Rh阳性婴儿
　　D.Rh阴性母亲第二次妊娠所生Rh阴性婴儿
　　E.Rh阳性母亲第二次妊娠所生Rh阴性婴儿

20.输血原则是 （ ）

A. 输同型血,且交叉配血试验的主侧和次侧都不发生凝集反应

B. 紧急情况下可大量输 O 型血给其他血型的受血者

C. 只要交叉配血主侧不发生凝集反应就可以输血

D. 只要血型相同,可不做交叉配血试验

E. 第一次配血相合,输血顺利,第二次接受同一供血者血液不必做交叉配血试验

21. 引起弥散性血管内凝血最常见的疾病是　　　　　　　　　　　　(　　)

    A. 败血症　　　　　　　　　　　　　B. 宫内死胎

    C. 大面积烧伤　　　　　　　　　　　D. 胰腺癌

    E. 器官移植

22. DIC 患者最初常表现为　　　　　　　　　　　　　　　　　　　(　　)

    A. 少尿　　　　　　　　　　　　　　B. 出血

    C. 呼吸困难　　　　　　　　　　　　D. 贫血

    E. 嗜睡

23. 导致 DIC 发生的关键环节　　　　　　　　　　　　　　　　　(　　)

    A. FXII 的激活　　　　　　　　　　　B. FIII 的大量入血

    C. 凝血酶大量生成　　　　　　　　　D. 纤溶酶原激活物的生成

    E. FV 的激活

24. DIC 引起的贫血属于　　　　　　　　　　　　　　　　　　　(　　)

    A. 再生障碍性贫血　　　　　　　　　B. 失血性贫血

    C. 中毒性贫血　　　　　　　　　　　D. 溶血性贫血

    E. 缺铁性贫血

25. DIC 最主要的病理生理学特征是　　　　　　　　　　　　　　(　　)

    A. 大量微血栓形成　　　　　　　　　B. 凝血功能失常

    C. 纤溶过程亢进　　　　　　　　　　D. 凝血物质大量被消耗

    E. 溶血性贫血

26. 引起微血管病性溶血性贫血发生的主要因素是　　　　　　　　(　　)

    A. 微血管内皮细胞大量受损　　　　　B. 纤维蛋白丝在微血管内形成细网

    C. 小血管内血流淤滞　　　　　　　　D. 微血管内大量微血栓形成

    E. 小血管强烈收缩

27. 关于 D-二聚体的表述,哪一项是错误的　　　　　　　　　　　(　　)

    A. 在继发性纤溶亢进时,血中 D-二聚体增高

    B. 在原发性纤溶亢进时,血中 FDP 增高,D-二聚体并不增高

    C. D-二聚体是纤溶酶分解纤维蛋白的产物

    D. D-二聚体是纤溶酶分解纤维蛋白原的产物

    E. D-二聚体是 DIC 诊断的重要指标

28. DIC 时,血液凝固性表现为　　　　　　　　　　　　　　　　(　　)

    A. 凝固性增高　　　　　　　　　　　B. 凝固性降低

    C. 凝固性先增高后降低　　　　　　　D. 凝固性先降低后增高

    E. 凝固性无明显变化

29. 大量使用肾上腺皮质激素容易诱发 DIC 是因为　　　　　　　(　　)

    A. 组织凝血活酶大量入血　　　　　　B. 血管内皮细胞广泛受损

    C. 增加溶酶体膜稳定性　　　　　　　D. 单核-吞噬细胞系统功能抑制

    E. 肝素的抗凝活性减弱

（二）思考题

1. 某人患萎缩性胃炎 4 年,最近发现存在巨幼红细胞性贫血,这两种疾病有关联吗?

2. 为什么高原地区居民红细胞数量高于平原地区居民?

3. 影响血液凝固过程的因素有哪些?

4. 某患者因外伤大失血 1 000 mL 左右送医院救治,他的体重是 60 kg,请问该患者是否需要输血? 该患者半年前曾接受过输血治疗,怎样设计他的输血方案?

5. 简述严重感染导致 DIC 的机制。

（刘　靖　刘　芳）

第四章 循环系统与相关疾病

第一节 心脏的泵血功能

一、心脏的泵血过程和机制

（一）心动周期和心率

心脏的主要功能是泵血。心房或心室每收缩和舒张一次，称为一个心动周期。心动周期分别包括心房和心室的收缩期和舒张期。由于心室在心脏泵血活动中起主要作用，故心动周期通常是指心室的活动周期。

每分钟心跳的次数称为心率，正常成人安静状态下心率的生理变动范围为60～100次/min，平均75次/min。心动周期的长短取决于心率的快慢，二者呈反变关系。以正常成人安静时平均心率为75次/min计算，则每个心动周期历时0.8 s（图4-1）。在一个心动周期中，无论心房还是心室，其舒张期均明显长于收缩期，这样有利于静脉血回流，使心室有足够的血液充盈，还能使心肌得到充分的休息。

心率加快时，心动周期缩短，收缩期和舒张期均缩短，但舒张期缩短更明显。因

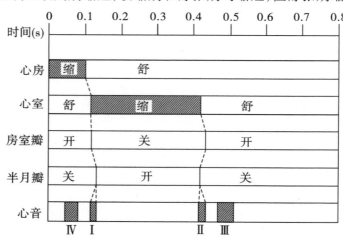

图4-1 心动周期中心房和心室活动的顺序和时间关系

此,心率过快时,心脏血液充盈时间、心肌休息时间均缩短,不利于心脏的泵血功能。

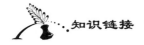知识链接

心率与长寿的关系

科学家研究发现,在哺乳动物中,心率越慢,可能的预期寿命越长。如兔的心率每分钟可达数百次,它的寿命仅为 1~3 年,而鲸的心率仅为 20 次/min 左右,它的寿命可长达 30~40 年。人一生总心跳次数约为 25 亿~30 亿次,如果静息心率在 60 次/min,其寿命可达 93 岁。因此,静息心率偏慢的人寿命延长;相反,静息心率大于 80 次/min 的人寿命就会缩短。大量临床研究也证实,静息心率偏快的人,发生各种心血管疾病的危险性明显增加,故死亡率也高。所以,通过科学的长期锻炼使静息心率保持在 60 次/min 左右,会有效延长寿命。

(二)心脏的泵血过程

在心脏的泵血过程中,左右心室将血液分别射入体循环和肺循环,两心室活动过程相似,泵血量也基本相等。下面以左心室为例,说明心脏的泵血过程(图 4-2)。

1. 心室的收缩射血过程 心室收缩期包括等容收缩期、快速射血期和减慢射血期三个时期。

(1)等容收缩期 心房收缩结束转入舒张后,心室开始收缩。此时,室内压迅速上升,很快超过房内压,心室内的血液推动房室瓣关闭,防止血液倒流入心房。但此时室内压仍低于主动脉压,主动脉瓣处于关闭状态,心室处于密闭状态。由于封闭的心室腔内充满了不可压缩的血液,虽然心室肌的强烈收缩使室内压急剧升高,但心室的容积没有变化,故称此期为等容收缩期,持续约 0.05 s。

(2)快速射血期 心室继续收缩,室内压上升超过主动脉压,主动脉瓣开放。由于心室和主动脉之间的压力差及心室仍在强烈地收缩,使心室内的血液快速、大量地射入主动脉,故称快速射血期,历时约 0.1 s。在快速射血期,心室射出的血液量占总射血量的 2/3,由于心室内的血液很快射入动脉,心室容积明显缩小。心肌的强烈收缩,使室内压在射血后继续上升并达到峰值。

(3)减慢射血期 快速射血期后,因大量血液进入动脉,动脉内压力上升,同时心室收缩力量和室内压开始下降,导致射血速度减慢,称为减慢射血期,历时约 0.15 s。此时室内压已低于主动脉压,但因血液具有较大的动能,仍能依靠惯性作用继续流入动脉。

2. 心室的舒张充盈过程 心室舒张期包括等容舒张期、快速充盈期、减慢充盈期和心房收缩期四个时期。

(1)等容舒张期 心室开始舒张,室内压急剧下降。当低于动脉压时,主动脉内的血液向心室方向反流,推动主动脉瓣关闭,防止血液倒流入心室。此时,室内压仍高于房内压,房室瓣未打开,心室再次处于密闭状态,心室容积不变,进入等容舒张期,历

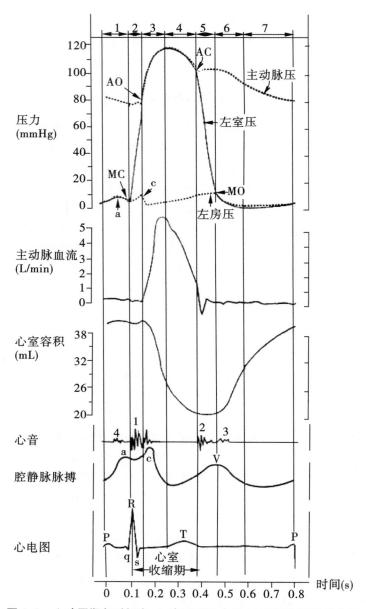

图 4-2 心动周期各时相中,心脏(左侧)内压力、容积和瓣膜等的变化及对应于心音图、心电图的关系

1. 心房收缩期;2. 等容收缩期;3. 快速射血期;4. 减慢射血期;5. 等容舒张期;
6. 快速充盈期;7. 减慢充盈期

AO 与 AC 分别表示主动脉瓣开启和关闭;MO 和 MC 分别表示二尖瓣开启和关闭

时 0.06~0.08 s。

　　(2)快速充盈期　心室继续舒张,室内压继续下降,一旦低于房内压,血液冲开房室瓣,顺房室之间的压力梯度快速流入心室,称为快速充盈期,历时约 0.11 s。此时,由于心室舒张使室内压下降,甚至为负压,对心房内的血液形成"抽吸"作用,使心房

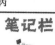

甚至大静脉内的血液快速流入心室。此期内,进入心室的血液量约占心室总充盈量的2/3。

（3）减慢充盈期　随着进入心室的血液量增多,房室压力梯度逐渐减小,血流速度减慢,心室容积继续增大,称为减慢充盈期,历时约 0.22 s。接着进入下一个心动周期,心房开始收缩。

（4）心房收缩期　在心室舒张的最后 0.1 s,心房开始收缩,房内压上升,将血液进一步挤入仍处于舒张状态的心室,使心室进一步充盈。通过心房收缩增加的心室充盈量仅占心室总充盈量的 10% ~ 30%。

综上所述,推动血液在心房和心室之间以及心室和主动脉之间流动的主要动力是压力梯度。心室肌的收缩和舒张是造成室内压变化以及室内压和房内压、主动脉压之间的压力梯度的根本原因。心室肌的收缩造成的室内压上升推动射血,而心室肌的舒张造成的室内压急剧下降所形成的抽吸力是心室快速充盈的主要动力。房室瓣和半月瓣的开启和关闭完全取决于瓣膜两侧的压力梯度,是一个被动的过程。但瓣膜的活动保证了血液的单方向流动和室内压的急剧变化,有利于心室射血和充盈。如果瓣膜关闭不全,血液将发生反流,等容收缩期和等容舒张期心室内压的大幅度升降也不能实现,心脏的泵血功能将被削弱。

右心室泵血活动的过程和左心室相同,但因肺动脉压较低,仅为主动脉压的 1/6,故右室射血的阻力较低。在心动周期中,右心室内压变化幅度比左心室小得多。

二、心脏泵血功能的评定

（一）心脏的输出量

心脏不断泵出血液以满足机体新陈代谢的需要。因此,对心脏的泵血功能进行正确评价具有重要的生理学意义和临床应用价值。心脏在单位时间内泵出血量的多少是衡量心脏功能的基本指标。

1. 每搏输出量和每分输出量　一侧心室一次收缩射入动脉的血量称为每搏输出量,简称搏出量。一侧心室每分钟射入动脉的血量称为每分输出量,简称心输出量。心输出量等于搏出量与心率的乘积。左右两侧心室的心输出量大致相等,一般所说的心输出量是指左心室的心输出量。

安静状态下,正常成年人的每搏输出量为 60 ~ 80 mL,按心率平均 75 次/min 计算,心输出量为 4.5 ~ 6.0 L/min,平均约为 5.0 L/min。心输出量与机体代谢水平相关,可因性别、年龄及活动情况而不同。成年男性的心输出量比同体重的女性高,青壮年高于老年。在运动、情绪激动、怀孕时,心输出量可增加。每搏输出量和每分输出量是评价心脏泵血功能最基本的指标。

2. 心指数　身材不同的个体,心输出量不同,故单纯用心输出量衡量不同个体的心脏泵血功能是不全面的。静息状态下,心输出量与体表面积(m^2)成正比。以每平方米体表面积计算的心输出量称为心指数。我国中等身材成年人的体表面积为1.6 ~ 1.7 m^2,静息状态下心输出量约为 4.5 ~ 6.0 L/min,则心指数为 3.0 ~ 3.5 L/(min · m^2)。这一指标是分析比较不同个体心功能的常用指标。在心指数的测定过程中,并没有考虑心室舒张容积的变化。因此,对病理状态下心脏的心泵血功能评估,其价值不如射血分数。

3. 射血分数　心室舒张末期心室腔的容积称为心室舒张末期容积。正常成年人静息状态下,心室舒张末期容积左心室约为 145 mL,右心室约为 137 mL,搏出量为 60～80 mL,心室收缩时并不能将充盈于心室内的血液全部射入动脉,即射血结束后,心室内尚有一定的余血量。将搏出量占心室舒张末期容积的百分比称为射血分数(ejection fraction,EF),正常值为 55%～65%。心肌收缩能力越强,搏出量越多,射血分数越大。正常情况下,射血分数基本不变,搏出量始终与心室舒张末期容积相适应,即当心室舒张末期容积增加时,搏出量也相应增加。当心脏出现代偿性扩张、心室功能减退时,由于心室舒张末期容积增加,即使搏出量与正常时相比没有明显区别,但射血分数已明显下降。因此,选用射血分数这一指标,能更灵敏地反映出心脏泵血功能的改变。

(二)心脏作功量

心输出量固然可以作为反映心泵血功能的指标,但相同的心输出量并不完全等同于相同的工作量或消耗相同的能量。如左右心室尽管输出量相等,但其作功量和能量消耗显然不同。因此,心脏作功量比心输出量更能全面地对心脏泵血功能进行评价。心脏收缩一次所做的功称为搏出功。心脏作功所释放的能量一方面表现为压强能,将静脉内较低的血压提升为动脉内较高的血压;另一方面,还有少量表现为动能,用于驱使血液流动。正常情况下,动能在整个搏出功中占的比例很小,可以忽略不计。因此,搏出功=搏出量×(射血期左心室内压–舒张末期左心室压)。

心室每分钟所做的功称为每分功,是每搏功与心率的乘积。因为肺动脉的压力仅为主动脉压的 1/6,故右心室的作功量仅为左心室的 1/6 左右。

作为评定心脏泵血功能的指标,心脏作功量比单纯的心输出量更加全面、合理。尤其在对动脉压高低不等的各个体之间以及同一个体动脉血压发生变动前后的心脏泵血功能进行比较时更是如此。当动脉血压升高时,心脏要射出与原先相同量的血液就必须加强收缩,即心脏作功量增加;如果此时心脏作功量不变,搏出量将会减少。

三、影响心输出量的因素

心输出量等于搏出量乘以心率,凡能影响搏出量和心率的因素都可以影响心输出量。在心率不变的条件下,搏出量的多少取决于心室肌缩短的程度。后者取决于心肌收缩的力量(动力)和阻碍心肌缩短的力量(阻力)的大小。心肌收缩的力量决定于前负荷的大小和心肌收缩能力的高低;阻碍心肌缩短的力量则决定于后负荷的大小。

(一)搏出量

搏出量取决于心肌收缩的强度和速度。和骨骼肌一样,心肌的收缩强度与速度也受前负荷、后负荷和心肌收缩能力的影响。

1. 前负荷　心肌收缩前所承受的负荷称为前负荷,前负荷决定着心肌的初长度。心肌的初长度取决于心室舒张末期的血液充盈量,即心室舒张末期容积。由于测量心室内压力比测定心室容积方便,且二者具有良好的相关性,因此常用心室舒张末期压力来反映前负荷。在实验中,逐步改变心室舒张末期压力,同时将相对应的左心室的搏出功的数据绘制成心室功能曲线(图4-3)。该曲线显示 1.6～2.0 kPa 的心室舒张末期压力是左心室最适前负荷,此时心肌细胞处于最适初长度。在正常情况下,左室舒张末期压为0.7~0.8 kPa,远低于最适前负荷。因此,当前负荷在一定范围内增大时,搏出功增加。这种心肌收缩力随心肌初长度的改变而增强的调节,称为异长自身调节。早在1895年,德国生理学家Frank在离体蛙心实验中就已观察到这种心肌收缩力随心肌初长度增加而增强的现象。1914年,英国生理学家Starling在狗的心-肺制备标本上也观察到,在一定范围内增加静脉回心血量,心室收缩力随之增强;而当静脉回心血量增大到一定限度时,则心室收缩力不再增强而室内压开始下降。Starting将心室舒张末期容积在一定范围内增大可增强心室收缩力的现象称为心定律,后人称之为Frank-Starling定律,而把心室功能曲线称为Frank-Starting曲线。异常自身调节的生理意义在于对搏出量进行精细调节,使心室射血量和静脉回心血量相平衡。在静脉回心血量突然增加或减少、或动脉血压突然升高、或左右心室搏出量不匹配等使充盈量发生微小变化时,都可通过异长自身调节改变搏出量,使之和充盈量保持平衡。但对于持久、剧烈的循环功能变化,例如运动时心搏出量的变化,则需要靠神经体液因素来进行调节。

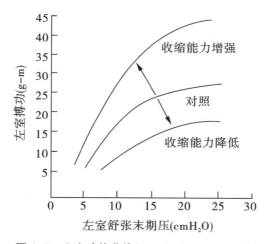

图4-3　心室功能曲线(1 cmH₂O=0.098 kPa)

当心肌细胞达到最适初长度以后,心肌细胞的长度不再随心室舒张末期容积的增加而增加,搏出功也就不会随之而明显减小。只有当心脏发生严重的病理变化时,心室功能曲线才出现降支,表明心肌细胞的收缩功能已严重受损。

心室舒张末期容积是静脉回心血量和心室射血后剩余血量之和。静脉回心血量取决于心室舒张持续时间和静脉回流速度,其中心室舒张时间受心率的影响。心率过快时,心动周期尤其是舒张期缩短,因而心室充盈时间缩短,充盈不完全,使回心血量减少。静脉回流速度快,则静脉回心血量多,而静脉回流速度取决于外周静脉压与心房压之差。压力差增大,静脉血回流加快。

2. 后负荷　指心室肌开始收缩后才遇到的负荷。心室肌收缩时必须克服大动脉内的压力,才能冲开动脉瓣将血液射入动脉。因此,主动脉血压就是心脏的后负荷。在整体条件下,当主动脉压在10.64~22.61 kPa范围内变化时,心输出量无明显改变。只有当动脉血压高于22.61 kPa时,心输出量才开始下降。这是体内多种调节机制协同作用的结果。

当动脉血压突然增高时,因搏出量减少,左心室内残余血量增多,在右心室正常泵血的情况下,左心室舒张末期容积增大,通过异长自身调节使心肌收缩力增强,搏出量增大,心室舒张末期容积逐渐恢复。此后,尽管主动脉压仍维持在高水平,但搏出量不再减少,这是心肌收缩能力增强的结果。

如果动脉血压持续升高,心室肌将因收缩活动长期加强而出现心肌肥厚等病理变化,最后可因失代偿而出现泵血功能减退,导致心力衰竭,搏出量显著降低。这时若给予扩血管药物以降低后负荷,可以提高心输出量。

心室收缩时只有当室壁张力等于后负荷时肌肉才能开始缩短射血,在射血过程中张力不再增加,因此心室射血期的室壁张力可以直接反映心室后负荷。室壁张力取决于室内压和心室的半径。室内压越高,即后负荷越高,室壁张力越大。当动脉血压升高时,心室必须增强收缩,产生更大的室壁张力才能射血。另一方面,心室半径增大时,要维持室内压就必须增大室壁张力,因而使心脏效率下降。例如,当心室舒张末期容积(前负荷)增大时,舒张末期心室壁被动张力增大,阻碍心肌收缩时心肌缩短的负荷(后负荷)也增大,使心脏效率下降。上述心室舒张末期容积增大导致后负荷增加的情况主要见于病理状态下的心脏。在健康心脏,这一不利影响可以被异长自身调节引起的心肌收缩力增强所掩盖。

3. 心肌收缩能力　前负荷、后负荷是影响心脏泵血功能的外在因素,肌肉内部的功能状态是决定肌肉收缩的内在因素。心肌不依赖于外部负荷而改变其收缩功能(包括强度和速度)的内在特性称为心肌收缩能力,又称为心肌的变力状态。当心肌收缩能力增强时,心肌在任一初长度下进行等长收缩时产生的最大张力和张力的上升速率都增加,在一定的后负荷条件下进行等张收缩时缩短的速度增快。在完整心室,心肌收缩能力增强可使心室功能曲线向左上方移位。这表明在同一前负荷或同一舒张末期容积的条件下,等容收缩期的心室内压峰值增高,射血后心室容积缩小的程度增加,同时,室内压的上升速率和射血期容积缩小的速率都增加,使搏出量和搏功都增加,心脏泵血功能明显增强。这种通过改变心肌收缩能力调节心脏泵血功能的机制,称为等长自身调节。

心肌收缩能力受多种因素影响,凡能影响兴奋收缩耦联过程各个环节的因素都能影响收缩能力,其中活化横桥数目和肌球蛋白头部 ATP 酶的活性是调控收缩能力的主要因素。活化的横桥数目越多,心肌细胞的收缩能力越强,搏出量增多;反之,则减少。神经、体液、药物等多种因素都可影响心肌收缩能力,如交感神经活动增强、血液中肾上腺素浓度增加,能使心肌收缩能力增强,搏出量增多。而乙酰胆碱、酸中毒等可使心肌收缩能力减弱,搏出量减少。

心肌收缩能力的评定不能采用衡量心脏泵血功能的指标如搏出量、搏功等,因为后者受前、后负荷的影响很大。目前常用许多速度指标来评定收缩能力,如等容收缩期心室内压变化速率(dP/dt)、射血期心室容积变化速率(dV/dt)和心室直径变化速率(dD/dt)等。它们对收缩能力的变化较为敏感,而且受负荷的影响较小,现已被广泛采用。

(二)心率

正常健康成人在安静状态下,心率在 60～100 次/min 之间,有明显的个体差异。

不同年龄、性别和不同生理情况,心率都不同。新生儿的心率较快,可达 130 次/min 以上。随着年龄的增加,心率逐渐减慢。成年人中,女性的心率比男性稍快。同一个人,安静或睡眠时心率较慢,运动或情绪激动时心率加快。在一定范围内心率增加,心输出量将随之增加。但心率过快时(超过 180 次/min),心输出量反而减少。这是由于心率过快导致心室舒张期缩短,心室充盈不足,使搏出量减少。心率过慢(低于 40 次/min),心输出量也减少。这是因为心室舒张期过长,心室的充盈早已接近极限。即使延长心舒期,搏出量也不会相应增多。因此,心率过快或过慢都会减少心输出量。

四、心脏泵血功能的储备

心输出量随机体代谢需要而增加的能力称为心脏泵功能储备或心力储备。健康成年人安静时心输出量约为 5 L/min,剧烈运动时心输出量可达 25～35 L/min,是安静时的 5～7 倍,可见健康人有相当大的心力储备。心力储备来源于心率和搏出量两方面的储备。

1. 心率储备　健康成人安静时,心率平均为 75 次/min,剧烈运动后可增快至 180～200 次/min。一般情况下,动用心率储备是提高心输出量的主要途径,可使心输出量增加 2.0～2.5 倍。

2. 搏出量储备　正常人安静时搏出量约 70 mL,剧烈活动后可达 150 mL。搏出量储备包括收缩期储备和舒张期储备两部分。收缩期储备是通过增强心肌收缩能力,提高射血分数来增加搏出量,安静时心室收缩末期容积约 75 mL,当心肌做最大收缩后,收缩末期容积可减少至 15～20 mL,故充分动用收缩期储备可使搏出量增加 55～60 mL。舒张期储备是通过增加心室舒张末期容积来增加搏出量。正常情况下,心室舒张末期容积约为 145 mL,由于心肌延展性很小,心室容积最大只能达到 160 mL,因此舒张期储备只有 15 mL。所以收缩期储备是搏出量储备的主要成分。收缩期储备通过提高心肌收缩力而实现。

心力储备的意义在于当机体活动增强时,心输出量能相应增加,以满足机体代谢活动的需要,心力储备在很大程度上反映心脏的功能状况。坚持体育锻炼可增加心力储备。缺乏锻炼或有心脏疾病的人,因心力储备较小,剧烈活动时,心输出量不能相应增加,会出现心慌、气短、头晕等症状。

五、心音

心动周期中,心肌收缩、瓣膜开闭、血流变速对心血管壁的冲击以及血流的涡流引起振动,所产生的声音称为心音。心音通过周围组织传递到胸壁,用耳朵直接贴附在胸壁上或用听诊器放置在胸壁上均可听到心音。用传感器把这些机械振动转换成电信号记录下来,便是心音图。

正常心脏搏动产生四个心音,即第一、第二、第三和第四心音。在多数情况下,用听诊的方法只能听到第一和第二心音。第一心音发生在心缩期,音调低、持续时间相对较长,标志着心室收缩开始。第一心音的产生是由房室瓣关闭、心室收缩时冲击房室瓣引起的心室壁振动,以及心室射出的血液撞击动脉壁引起的振动等形成的。第一心音的强弱可以反映心室收缩力量的强弱。第二心音发生在舒张早期,音调高,持续时间短,标志着心室舒张开始。第二心音是由于肺动脉瓣和主动脉瓣迅速关闭,血流冲击大动脉根部和心室内壁振动而产生的。

在某些正常人偶尔可听到第三心音和第四心音。第三心音发生于心室快速充盈期末,是低频低振幅的心音。它是由于快速充盈期之末,血流突然减慢,使心室壁和瓣膜发生振动,在某些健康儿童和青年人可以听到第三心音。第四心音是由于心房收缩,心室主动充盈所造成的血液和心室壁振动而形成的,故也称心房音。正常情况下一般听不到第四心音,仅见于心音图记录。

心音听诊在判断心脏收缩力量强弱和瓣膜功能方面具有重要价值。瓣膜关闭不全或狭窄时,血流产生涡流,因而产生杂音。根据杂音产生时间、性质和音响,可以推断瓣膜病变的性质和程度。此外,听心音还可以判断心率和心脏节律是否正常。

第二节　心脏的生物电活动

一、心肌细胞的分类

心房和心室不断地进行收缩和舒张交替活动是心脏实现泵血功能的必要条件,而心肌细胞的生物电活动则是触发心肌收缩和泵血的动因。因此,掌握心肌细胞生物电活动的规律,将有助于理解心肌的生理特性。

根据电生理特性可将心肌细胞分为两大类,一类是自律细胞,这是一些特殊分化的心肌细胞,具有自动产生节律性兴奋的能力,但是细胞内肌原纤维稀少且排列不规则,几乎无收缩功能,这类细胞的主要功能是产生和传播兴奋,控制心脏活动的节律,包括窦房结、房室交界区、房室束、左右束支和浦肯野纤维(Purkinje fiber),其自律性高低依次递减,合称为心脏的特殊传导系统;另一类是非自律细胞,是构成心房和心室壁的普通心肌细胞,这类细胞含丰富的胶原纤维,具有兴奋性、传导性和收缩性,主要执行收缩功能,故又称为工作细胞。两类心肌细胞各司其职,相互配合,共同完成心脏有效的泵血功能。

另外,根据心肌细胞动作电位去极化速率的快慢,又可将心肌细胞分为快反应细胞和慢反应细胞。由快钠通道激活,Na^+快速内流而引发动作电位的心肌细胞,其去极化速率快,称为快反应细胞;由慢钙通道激活,Ca^{2+}内流而引发动作电位的心肌细胞,其去极化速率慢,称为慢反应细胞。

综上所述,可将心肌细胞分为以下四种类型:快反应自律细胞(浦肯野细胞)、快反应非自律细胞(心房肌和心室肌细胞)、慢反应自律细胞(窦房结 P 细胞、房结区和结希区细胞)和慢反应非自律细胞(结区细胞)。

二、心肌细胞的跨膜电位及其机制

(一)工作细胞的跨膜电位及其离子机制

以心室肌细胞为例,介绍其跨膜电位及其离子机制。

1.静息电位　人和哺乳动物心室肌细胞的静息电位,与神经纤维和骨骼肌细胞相

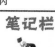

似,稳定在约-90 mV,其形成机制也相同,主要由 K^+ 向膜外扩散形成 K^+ 平衡电位而产生。静息电位的大小主要决定于细胞内、外液中 K^+ 的浓度差和膜对 K^+ 的通透性。

2. 动作电位 心室肌动作电位与神经纤维、骨骼肌细胞相比有很大差别,主要特点是复极化过程复杂、持续时间长。心室肌细胞动作电位的波形上升支与下降支不对称,动作电位可分为 0、1、2、3、4 五个时期(图 4-4)。

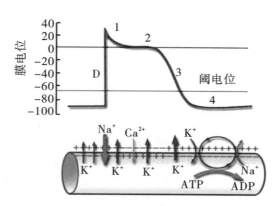

图 4-4 心室肌细胞动作电位和主要离子流示意

0 期又称去极化期。在适宜刺激作用下,心室肌细胞膜内电位由静息状态下的 -90 mV 迅速上升到 +30 mV 左右,构成动作电位的上升支。0 期去极化时间短,仅持续 1~2 ms,速度快。其产生机制是心肌细胞受刺激后,膜上部分钠通道开放,少量 Na^+ 内流,使膜局部去极化。当去极化达到阈电位水平时,大量钠通道被激活,出现再生性 Na^+ 内流,使膜迅速去极化,膜电位迅速上升到 +30 mV,接近 Na^+ 平衡电位。决定 0 期去极化的 Na^+ 通道是一种快通道,它激活开放和失活关闭过程都很迅速,开放时间约 1 ms。

1 期又称快速复极初期。动作电位达到峰值后,膜内电位迅速由 +30 mV 恢复到 0 左右,耗时约 10 ms。0 期去极化和 1 期复极化的速度均较快,构成锋电位。1 期主要由 K^+ 外流引起。

2 期又称为缓慢复极期,即平台期。1 期复极化电位达到 0 左右之后,复极过程变得非常缓慢,膜电位基本停滞于 0,历时 100~150 ms。这是整个动作电位持续时间长的主要原因,是心室肌细胞动作电位的主要特征。平台期同时存在着持续而缓慢地 Ca^{2+} 内流、K^+ 外流和少量 Na^+ 内流,Ca^{2+} 内流和 K^+ 外流的跨膜电荷量相当,使膜电位稳定于 0 左右。随着时间推移,Ca^{2+} 内流的量逐渐减少并停止,K^+ 外流逐渐增强,使 2 期结束,进入 3 期。

3 期又称为快速复极末期。此期,复极速度加快,膜内电位由 0 迅速下降到 -90 mV,完成复极化过程,持续约 100~150 ms。主要是由于 Ca^{2+} 内流终止,K^+ 外流进行性增强所致。

4 期又称为静息期。此时膜电位恢复到静息电位水平,但膜内外离子分布状态尚未恢复。通过 Na^+-K^+ 泵活动,将动作电位期间进入细胞的 Na^+ 泵出,将流到细胞外的 K^+ 泵入,同时通过 Na^+-Ca^{2+} 交换,将 Ca^{2+} 逆浓度梯度运出细胞,使细胞内外的离子分布逐步恢复到静息时的水平。

心房肌细胞动作电位的形成机制和心室肌细胞相似,但历时较短,为 150 ~ 200 ms,主要原因是心房肌细胞膜对 K^+ 的通透性增大,K^+ 外流使复极化速度较快,2 期平台期不明显。

(二) 自律细胞的跨膜电位及其离子机制

如前所述,工作细胞 4 期膜电位稳定,未受到刺激时不会产生动作电位。而自律细胞在动作电位复极化到最大值,即最大复极电位之后,膜开始自动去极化,一旦去极化达到阈电位水平,可爆发新的动作电位。因此,自律细胞和非自律细胞动作电位的最大区别是在 4 期。4 期自动去极化是自律细胞产生自动节律性兴奋的基础,以下分别介绍窦房结 P 细胞和浦肯野细胞的跨膜电位及离子机制。

1. 窦房结 P 细胞 与心室肌细胞动作电位比较,窦房结 P 细胞的动作电位有以下特点:①0 期去极化速度慢,幅度小(70 mV),膜内电位仅上升到 0,无明显超射;②动作电位无 1 期和平台期,由 0 期、3 期和 4 期构成;③复极化 3 期的最大复极电位为 -60 mV;④4 期膜电位不稳定,在复极化达到最大复极电位后,出现自动去极化。当去极化到阈电位水平时,就爆发一次新的动作电位。窦房结 P 细胞的 0 期是当膜电位从最大复极电位自动去极化达到阈电位水平时,细胞膜上钙通道被激活,Ca^{2+} 内流,引起去极化。钙通道激活和失活缓慢,故 P 细胞去极化缓慢。此后,钙通道逐渐失活,Ca^{2+} 内流停止,钾通道被激活,K^+ 外流增加,形成复极化 3 期。当达到最大复极电位 -60 mV 时,钾通道逐渐失活,K^+ 外流进行性衰减,同时 Na^+ 内流逐渐增强,使膜内电位缓慢上升,出现 4 期自动去极化(图 4-5)。

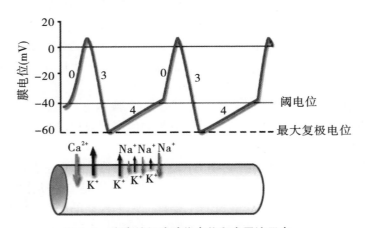

图 4-5 窦房结细胞动作电位和离子流示意

2. 浦肯野细胞 动作电位分为 0、1、2、3、4 五个时期,除 4 期外,动作电位的形态和形成机制与心室肌细胞相似(图 4-6)。形成浦肯野细胞 4 期自动去极化的离子基础是 K^+ 外流进行性衰减,而 Na^+ 内流进行性增强,但浦肯野细胞 4 期自动去极化的速度较窦房结 P 细胞慢。房室交界区细胞的动作电位与窦房结 P 细胞的动作电位相似。其中,房结区和结希区细胞存在 4 期自动去极化,但去极化时间较长,结区细胞无 4 期自动去极化。

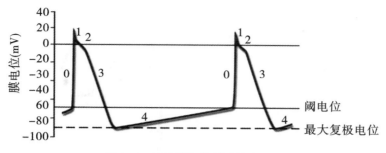

图4-6　浦肯野细胞的动作电位

三、心肌的生理特性

心肌的生理特性包括自动节律性、兴奋性、传导性和收缩性。其中自动节律性、兴奋性和传导性是在心肌细胞生物电活动的基础上形成的电生理特性,而收缩性则是以心肌细胞收缩蛋白的功能活动为基础的机械特性。

(一)自动节律性

自动节律性(简称自律性)是指组织或细胞在没有外来因素的刺激下,能够自动地发生节律性兴奋的特性。自律性的高低可用单位时间(min)内组织、细胞能自动产生兴奋的次数来衡量。窦房结P细胞的自律性最高,每分钟能自动兴奋100次,其次是房室交界区(约50次/min),浦肯野纤维的自律性最低(约25次/min)。

1. 心脏的起搏点　正常情况下,由自律性最高的窦房结发出兴奋向外扩布,通过抢先占领和超速驱动压抑机制使心脏各部分接受由窦房结传来的冲动按一定顺序发生兴奋和收缩。因此,将窦房结称为心脏的正常起搏点。以窦房结为起搏点的心搏节律,称为窦性心律。心脏其他自律细胞的自律性较低,正常生理情况下,只起着传导兴奋的作用而不表现本身的自律性,故称为潜在起搏点。异常情况下,当窦房结的兴奋传导阻滞或潜在起搏点的自律性升高时,潜在起搏点就可取代窦房结控制心脏的兴奋和收缩,成为异位起搏点。由异位起搏点引起的心脏活动,称为异位心律。

2. 影响自律性的因素　根据自律性发生的机制,自律性的高低取决于两种因素。

(1)4期自动去极化速度　4期自动去极速度快,到达阈电位的时间缩短,单位时间内发生兴奋的次数多,即自律性高,心率加快;反之,则自律性低,心率减慢。

(2)最大复极电位与阈电位的差距　差距小,则除极达到阈电位所需时间短,因而自律性高;反之,最大复极电位与阈电位的差距大,则自律性低。

(二)兴奋性

所有心肌细胞都具有兴奋性,即具有受到刺激后产生兴奋(动作电位)的能力。

1. 心肌细胞兴奋性的周期性变化　心肌细胞在发生一次兴奋时,其兴奋性会发生一系列周期性变化(图4-7),这些变化和膜电位的变化密切相关。

笔记栏

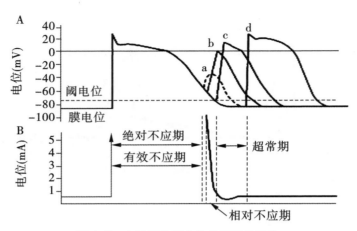

图4-7 心肌细胞兴奋性的周期性变化

(1)绝对不应期和有效不应期 从动作电位的0期去极化开始到复极化3期膜电位达-55 mV的这段时间,不论给予多强的刺激,心肌细胞都不会产生任何反应,即兴奋性下降至0,这一时期称为绝对不应期。原因是此时膜电位过低,钠通道完全失活,使膜的兴奋性完全丧失。稍后,从-55 mV复极化到-60 mV的期间,很强的刺激可引起少量钠通道开放,产生局部去极化,仍不能产生动作电位,此期称为局部反应期。从0期去极化开始到复极化3期至-60 mV这段期间,由于钠通道完全失活或大部分没有恢复到备用状态,任何刺激均不能产生动作电位,故称为有效不应期。

(2)相对不应期 从复极化-60 mV至-80 mV的期间,虽然心肌的兴奋性逐渐恢复,但仍低于正常,此时若给予阈上刺激可使心肌细胞再次兴奋,产生可传导的动作电位,这一段时间称为相对不应期。此期内产生的动作电位0期去极化的速度和幅度都小于正常,兴奋的传导也较慢,因为此时虽然钠通道的活性逐渐恢复,但其开放能力仍未恢复正常,故细胞的兴奋性仍低于正常。

(3)超常期 膜电位从-80 mV复极化到-90 mV的时间为超常期。此期钠通道已基本恢复到备用状态,且膜电位与阈电位的差距小于正常,兴奋性高于正常,用阈下刺激即可引发动作电位,但动作电位去极化的速度和幅度仍小于正常,兴奋的传导速度也较正常慢。复极化完毕后,膜电位恢复至正常静息电位水平,兴奋性也恢复正常。每次兴奋后,可兴奋细胞的兴奋性都会发生周期性变化,但心肌细胞兴奋后的有效不应期特别长,相当于心脏整个收缩期和舒张早期(图4-8)。这是心肌重要的生理特性,使心肌在有效不应期内,不能再次接受刺激产生兴奋,因此不会发生像骨骼肌那样的强直收缩,保证心脏始终是收缩和舒张交替活动,更好地实现泵血功能。

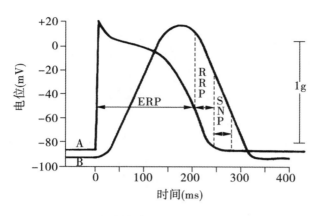

图4-8　心室肌细胞的动作电位与其兴奋性的变化及其
机械收缩的关系

A：动作电位；B：机械收缩；ERP：有效不应期；RRP：相对不应期；
SNP：超常期

2.期前收缩和代偿间歇　正常情况下,整个心脏是正常窦房结的兴奋按照窦房结的节律而兴奋。但在某些异常情况下,如在心房或心室有效不应期后,受到一个"额外"刺激,就可发生一次兴奋和收缩。由于这次兴奋和收缩发生在下一次窦房结的兴奋到达之前,所以称为期前收缩。由于期前收缩也有自己的有效不应期,若紧接在期前收缩之后的一次窦房结兴奋传到心室时,恰好落在期前收缩的有效不应期内,则不能引起心室兴奋和收缩,即出现一次兴奋的"脱失"现象,需要等待下一次窦房结的兴奋到来才能引起心室的兴奋和收缩。所以,在一次期前收缩之后往往出现一段较长的心室舒张期,称为代偿间歇(图4-9)。

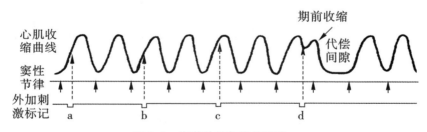

图4-9　期前收缩与代偿间歇

3.影响兴奋性的因素

(1)静息电位与阈电位之间的差距　是决定兴奋性高低的因素。在一定范围内,静息电位减小或阈电位水平下移,使两者的差值减小,可使兴奋性升高;反之,当静息电位增大或阈电位水平上移,使两者的差距增大,则兴奋性降低。

(2)Na^+通道的活性　心肌快反应细胞产生兴奋是以 Na^+ 通道能够被激活为前提的。Na^+ 通道有备用、激活和失活三种状态。Na^+ 通道的状态是决定兴奋性正常、低下和丧失的主要因素。Na^+ 通道处于其中哪一种状态,则取决于当时的膜电位及有关的时间进程。Na^+ 通道的上述三种状态的转换是电压依赖性和时间依赖性的。在静息状态下,快反应细胞正常的膜电位为-90 mV,钠通道处于备用状态;当膜电位由静息水平去极到阈电位(-70 mV)时,钠通道被激活,Na⁺迅速内流,形成动作电位的 0 期;Na⁺通道激活后就迅速失活,处于失活状态的钠通道不仅限制了 Na⁺ 的内流,并且暂时不能被激活,只有当膜电位复极化超过-60 mV 时,钠通道才开始复活,等膜电位恢复到静息电位水平时,复活完成,钠通道又恢复到备用状态,具有再次被激活的能力。

(三)传导性

心肌细胞传导兴奋的能力称为传导性。传导性的高低用动作电位的传导速度衡量。心肌细胞在形态上虽然是彼此隔开的,但细胞间闰盘处的缝隙连接有利于局部电流的通过,心脏内的兴奋不仅可以沿着特殊传导系统进行,还可以在心肌细胞之间迅速传播,实现心肌细胞的同步性活动。因此,心房和心室各自成为一个功能性合胞体。

1. 心脏内兴奋的传播途径及特点 由窦房结发出的兴奋通过心房肌传至左、右心房,尤其是通过心房肌组成的"优势传导通路"迅速到达房室交界,经房室束和左、右束支传到浦肯野纤维网,最后到达心室肌(图 4-10)。由于心房和心室之间由纤维结缔组织环将二者隔开,没有心肌纤维的直接联系。因此,心房的兴奋必须通过房室交界才能传入心室。

兴奋在心脏不同部位传导的速度不同。兴奋从窦房结开始传导到整个心室,时间约为 0.22 s。其中兴奋传遍左、右心房仅需 0.06 s,两侧心房肌细胞几乎同步兴奋和收缩;兴奋传遍左、右心室也仅需 0.06 s,因此两侧心室肌细胞也几乎同步兴奋收缩;但兴奋通过房室交界区的传导速度很慢,约需 0.1 s,称为房-室延搁。房-室延搁的意义在于使心房收缩完毕后心室才开始收缩,避免心房和心室收缩重叠的现象,保证心室有足够的血液充盈,利于心室射血。但由于传导速度慢,房室交界处也是传导阻滞的好发部位。

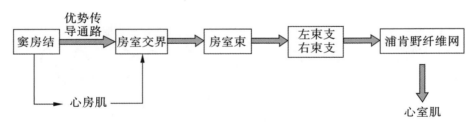

图 4-10 心内兴奋传播途径

2. 影响传导性的因素 心肌细胞兴奋传导的速度与细胞直径的粗细有关。直径粗者横截面积较大,对电流的阻力较小,局部电流传布的距离远,兴奋传导速度快;反之,直径较细,则兴奋传导慢。心房肌、心室肌和浦肯野细胞的直径大于窦房结和房室交界细胞。因此,前一类细胞的兴奋传导速度比后者快。但结构是一个比较固定的因素,细胞直径不会突然发生明显的变化,因此不是影响心肌传导性的主要因素。影响传导性的主要因素是:

(1)0 期去极幅度和速度 0 期去极幅度和速度大时,传导速度快;反之,则慢。因为 0 期幅度大,形成的局部电流强,已兴奋部位和未兴奋部位的电位差大,局部电流的形成也快,使传导速度加快。

（2）邻近部位膜的兴奋性 兴奋在心肌细胞上的传导,是心肌细胞膜依次兴奋的过程。只有邻近未兴奋部位细胞的兴奋性是正常的,处于不应期时,兴奋就不可以传导。如果邻近部位膜的钠通道处于失活状态,兴奋性尚未恢复,则不能产生动作电位,导致传导中断。

（3）阈电位与静息电位的差距 邻近部位静息电位和阈电位的差距小,邻近部位易产生动作电位,兴奋传导快;反之,静息电位和阈电位差距增大,则兴奋传导减慢。

（四）收缩性

心肌接受刺激而发生收缩反应的能力称为心肌的收缩性。收缩性是以肌丝收缩蛋白相互作用为基础,是机械特性的。心肌的收缩机制与骨骼肌的相似,但不完全相同,具有其自身的特点。

1. 不发生强直收缩 心肌细胞的有效不应期特别长,相当于整个收缩期和舒张早期,因此心肌不会出现像骨骼肌那样多个收缩过程融合的现象。心肌在一次收缩后必定跟随一个舒张期,不会发生强直收缩。

2. "全或无"式的收缩 闰盘缝隙连接使兴奋在心肌细胞之间迅速传播,使整个心房肌或整个心室肌成为一个功能性合胞体,再加上心脏的特殊传导系统传导快,可使整个心房或整个心室几乎同步收缩,称为"全或无"式的收缩。这种形式的收缩力量大,有利于提高泵血的效率。

3. 依赖细胞外液的 Ca^{2+} 心肌细胞的终池不如骨骼肌的发达,Ca^{2+} 储备量很少,因此心肌兴奋收缩耦联所需要的 Ca^{2+} 有赖于细胞外 Ca^{2+} 的内流。在一定范围内,细胞外液 Ca^{2+} 浓度升高,细胞兴奋时内流的 Ca^{2+} 增多,心肌收缩力增强;反之,细胞外液 Ca^{2+} 浓度降低时,心肌收缩力减弱。当细胞外液 Ca^{2+} 浓度很低,甚至无 Ca^{2+} 时,心肌细胞虽然仍能产生动作电位,但不发生收缩,这一现象称为"兴奋收缩脱耦联"。

四、心电图

人和动物的机体是容积导体,心脏的生物电活动可以传播到全身,用记录电极放置在身体任何部位,均可记录到有规律的电位变化,但波形因电极放置部位不同而不同。为便于分析对比,临床上将记录电极放在统一的肢体和胸前规定部位记录,分别称为肢（体）导联和胸（前）导联,所记录到的规律性的电位变化图形,称为心电图（electrocardiogram,ECG）。心电图反映的是心脏节律性兴奋的发生、传播和恢复过程中的生物电变化,和心脏泵血功能无直接关系。

（一）正常心电图的波形及其意义

正常心电图由 P 波、QRS 波群和 T 波组成,有时在 T 波之后还有一个小的 U 波（图4-11）。心电图记录纸上有横线和纵线画出的小方格,其高和宽均为 1 mm,作为测量时间和电压的坐标,以横线表示时间,纵线表示电压。

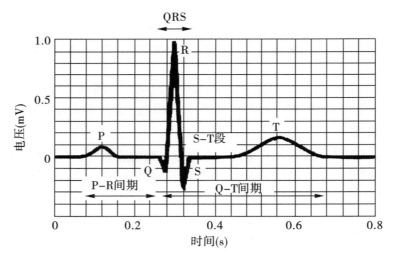

图 4-11　正常心电图

1. P 波　由右、左心房的去极化产生，波形小而圆钝，波幅小于 0.25 mV，时间 0.08～0.11 s。右心房肥大造成 P 波高耸，左心房肥大造成 P 波时间延长或伴切迹。在 P 波前有窦房结的去极化，但其电位变化太微弱，一般的心电图记录方法难以显示。故心电图用 P 波间接反映窦房结的电位变化。

2. P-R 间期　指从 P 波起点到 QRS 波群起点之间的时间，一般为 0.12～0.20 s。它反映兴奋从窦房结产生后，经过心房、房室交界区、房室束、束支、浦肯野纤维到达心室肌所需要的时间。其中大部分时间是在房室交界区内的传导。当房室传导延缓时，P-R 间期延长；如果房室传导完全阻滞，则 P 波后不继以 QRS 波群。

3. QRS 波群　反映左、右心室按一定顺序的去极化过程，历时 0.06～0.10 s。QRS 波群中第一个向下的波称为 Q 波，第一个向上的波称为 R 波，在 R 波后面向下的波称为 S 波。由于各个导联在机体容积导体中所处的电场位置不同，所以在不同导联中这三个波并不一定都出现。QRS 波群增宽，反映兴奋在心室内传导时间延长，可能有室内传导阻滞或者心室肥厚；QRS 波群幅值增大，提示心室肥厚。如果是室性期前收缩，由于在心室内传导途径改变，传导速度减慢，QRS 波群宽大畸形而且在它的前面没有与之有关的 P 波。

4. S-T 段　指 QRS 波群终点到 T 波起点之间的线段。正常心电图 S-T 段位于近基线的等电位水平，反映心室各部分之间电位差很小。S-T 段的上抬或下移离开基线达到一定范围，具有重要的疾病诊断意义。

5. T 波　由心室复极化产生。波幅一般为 0.1～0.8 mV，历时 0.05～0.25 s。T 波方向和 QRS 波群的主波方向应该一致。在 QRS 波群主波向上的导联中，T 波波幅不应低于 R 波的 1/10。T 波是由于各部分心室肌的复极化不同步，出现电位差而形成。在不同导联 T 波形态各异。

心房复极波（心房 T 波，atrial T wave，Ta）：Ta 波紧接在 P 波之后，方向与 P 波方向相反。由于心房复极电位微弱，波幅低，在时间上和 P-R 段、QRS 波群重合在一起而被掩盖，一般不能看到。如果房室传导完全阻滞，房室脱节或心房肥大时，有时在心电图上可以看到 Ta 波。

6. Q-T 间期　指从 QRS 波起点到 T 波终点的时间。代表心室开始兴奋去极化至完全复极的时间。Q-T 间期的时间长短和心率呈负相关,这主要是由于心室肌动作电位时程因心率增快而缩短的缘故。

7. U 波　在 T 波后 0.02~0.04 s 有时可以记录到一个低而宽的电位波动,称为 U波。其方向与 T 波一致,波宽 0.1~0.3 s,波幅常低于 0.5 mV。U 波的成因和生理意义尚不十分清楚。

第三节　血管生理

一、血管结构与特点

循环系统是一套连续的、封闭的管道系统,由心血管系统和淋巴系统两部分组成。其中,心血管系统包括心脏、动脉、毛细血管和静脉。血液由心脏泵出,流经动脉、毛细血管和静脉,然后返回心房,如此循环往复。淋巴系统则由淋巴管和淋巴器官构成,其中的淋巴液从外周流向心脏方向,最后汇入静脉,构成血液的一部分。

动脉和静脉管壁从内向外一般依次可分为内膜、中膜和外膜。内膜由内皮细胞(endothelial cell,EC)和内皮下层组成。内皮细胞作为血管的内衬面,为血液流动提供光滑的表面;同时构成通透性屏障,血液中的液体、气体和大分子物质可选择性地透过此屏障;内皮细胞还具有内分泌功能,能合成和分泌多种生物活性物质。中膜主要由弹性纤维、胶原纤维及血管平滑肌三种成分组成,其厚度及组成成分的比例因血管种类不同而异。弹性纤维可使动脉扩张和回缩,血管平滑肌的收缩和舒张可调节器官和组织的血流量。外膜由疏松结缔组织组成,其中含弹性纤维、胶原纤维及成纤维细胞(图 4-12)。

(一)血管的组织学分类及生理功能

1. 动脉　动脉可分为大动脉、中动脉、小动脉和微动脉。大动脉指的是主动脉及靠近心脏的大动脉分支、肺动脉主干及其发出的最大分支。这些血管的管壁坚厚,富含弹性纤维,有明显的可扩张性和弹性。左心室收缩射血时,主动脉压升高,一方面推动动脉内的血液向前流动,另一方面使主动脉扩张、容积增大,暂时储存了一部分血液。因此,左心室射出的血液在射血期内只有一部分进入外周,另一部分则被储存在大动脉内。在心室舒张期,主动脉瓣关闭,已被扩张的大动脉管壁弹性回缩,推动射血期多容纳的部分血液继续流向外周。大动脉的这种功能称为弹性储器作用,可使心室的间断射血成为血液在血管中的连续流动。因此大动脉又称为弹性储器血管。

中动脉主要指从弹性储器血管以后到分支为小动脉前的动脉管道,其功能是将血液输送至各器官组织,故又称为分配血管。小动脉和微动脉的管径较细,对血流的阻力较大,因此也称为毛细血管前阻力血管,其管壁含有丰富的血管平滑肌,后者在平时保持一定的紧张性收缩,形成血管的外周阻力,对于维持一定的动脉血压起着重要的作用。血液在血管中流动时受到的外周阻力大部分发生在微动脉,微动脉的收缩与舒

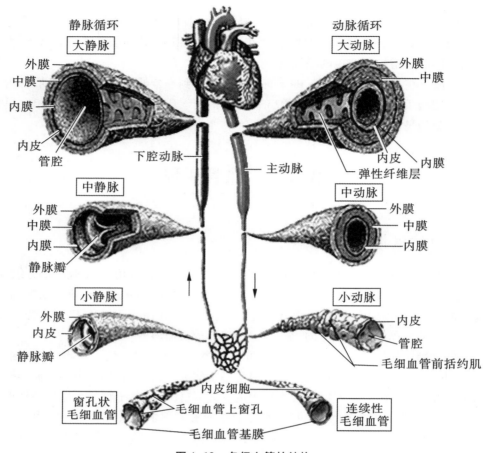

图4-12　各级血管的结构

张活动可明显改变所灌流的器官、组织的血流量。

2.毛细血管　毛细血管连接动脉和静脉,分布广泛,之间互相连通形成毛细血管网。毛细血管管径较细,管壁仅由一层毛细血管内皮细胞组成,其外有基膜包绕。在真毛细血管的起始部常有平滑肌环绕,称为毛细血管前括约肌。实际上,毛细血管前括约肌是末梢微动脉管壁上末端的一些平滑肌,属于阻力血管的一部分。它的舒、缩活动可以控制毛细血管的开放或关闭,因此可控制毛细血管开放的数量。真毛细血管通透性很高,是血管内血液和血管外组织液进行物质交换的主要场所,在功能上属于交换血管。

3.静脉　根据管径大小,静脉可分为大静脉、中静脉、小静脉和微静脉。和同级的动脉比较,静脉的数量较多、口径较粗、管壁较薄、可扩张性较大,即较小的压力变化就可使容积发生较大的变化,故其容量较大。在安静状态下,60%～70%的循环血量容纳在静脉系统中。当静脉的口径发生较小变化时,静脉内容纳的血量就可发生很大的变化,回流到心房的血流量明显改变,而静脉内压力变化却较小。因此,静脉在血管系统中起着血液储存库的作用,也称为容量血管。微静脉的管径较小,可对血流产生一定的阻力,又称为毛细血管后阻力血管,但其产生的阻力在血管系统总阻力中只占很

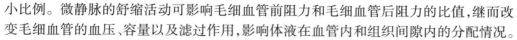

小比例。微静脉的舒缩活动可影响毛细血管前阻力和毛细血管后阻力的比值,继而改变毛细血管的血压、容量以及滤过作用,影响体液在血管内和组织间隙内的分配情况。

在血管床中还存在小动脉和小静脉之间的直接吻合,称为短路血管或动-静脉短路,主要分布于手指、足趾、耳郭等处的皮肤中,在功能上与体温调节有关。短路血管开放时,小动脉内的血液不经过毛细血管而直接流入小静脉。当周围环境温度升高时,短路血管开放增多,皮肤血流量增加,因此皮肤温度升高,散热量增加。相反,当环境温度降低时,短路血管关闭,减少皮肤的散热量。而且,短路血管的开放会相对减少组织对血氧的摄取,例如在某些病理状态下(如感染性和中毒性休克时),短路血管大量开放,加重了组织的缺氧状态。

(二)血管内皮细胞的内分泌功能

血管内皮细胞具有复杂的酶系统,可以合成和分泌多种生物活性物质,参与血管收缩和舒张、凝血、免疫功能以及细胞增殖的调节。正常情况下,血管内皮细胞释放的各种活性物质在局部维持一定的浓度比,对于调节血液循环、维持内环境稳定和生命活动的正常进行具有十分重要的意义。

血管内皮细胞合成和释放的舒血管物质包括一氧化氮、前列环素等,它们与血管内皮细胞合成释放的主要缩血管活性物质内皮素(endothelin,ET)相互制约,保持动态平衡。血管内皮细胞一旦受损,则释放 NO 等舒血管物质减少,因此容易诱发高血压、动脉粥样硬化等疾病。

二、血流量、血流阻力和血压

血液在心血管系统中流动的一系列物理学问题属于血流动力学的范畴,主要包括血流量、血流阻力、血压及其相互之间的关系。

(一)血流量和血流速度

1. 血流量　单位时间内流经血管某一截面的血量称为血流量,也称为容积速度,单位为 mL/min 或 L/min。按流体力学的原理,血流量(Q)的大小与血管两端压力差(Δp)成正比,与血流阻力(R)成反比,即:

$$Q = \Delta p/R$$

在体循环中,单位时间内的血流量(Q)就是心输出量,Δp 为主动脉压与右心房压之差。由于右心房压接近于零,所以 Δp 接近于平均主动脉压。R 是体循环阻力。

2. 血流速度　血流速度是指血液中一个质点(微粒)在血管内移动的线速度。血流速度与血流量成正比,与同类血管的横截面积成反比。人体内毛细血管的横截面积最大,主动脉的横截面积最小,故在毛细血管血流速度最慢,主动脉血流速度最快。

3. 血液流动方式　血管内血液流动的方式可分为层流和湍流两类(图 4-13,图 4-14)。层流时,液体每个质点流动方向一致,且与血管长轴平行,由轴心向管壁,各质点流速依次递减。当血流速度过快、血管口径突然变化、血液黏滞度低,或遇到障碍物等情况下,血液各个质点的流动方向不再一致,出现旋涡,使血流阻力增大,称为湍流。在生理情况下,发生湍流的部位多在心室腔和主动脉,其他血管系统内的血流都属层流。但若某处血管系统发生狭窄,可使局部血流加速,在其下游形成湍流,并在相应的体表处听到杂音。临床上常通过听取这些杂音为某些心血管疾病的诊断提供

笔记栏

依据。

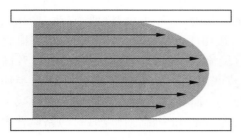

图4-13　血液的层流方式

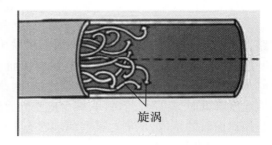

旋涡

图4-14　血液的湍流方式

(二)血流阻力

血液向前流动时,血液各组成成分之间的摩擦力和血液与血管壁之间的摩擦力,形成血流阻力。维持血液不断向前流动,需消耗能量以克服阻力,故流动血液的势能或动能逐渐降低,血压下降。血流阻力与血管的口径、长度和血液黏滞度有关,各因素之间的关系可用公式表示为:

$$R = 8L\eta / \pi r^4$$

式中 R 为血流阻力,L 为血管长度,r 为血管半径,η 为血液黏滞度。在同一血管床内,L 和 η 在一段时间内变化不大,因此血管半径是影响血流阻力的主要因素。在整个体循环系统中,小动脉和微动脉口径细小,且易受神经体液因素的影响而改变,是形成血流阻力的主要部位。小动脉和微动脉口径稍有变化,血流阻力可发生很大的改变。

(三)血压

血压是指血管内流动的血液对于单位面积血管壁的侧压力,也即压强。分为动脉血压、静脉血压和毛细血管血压,平常所说的血压是指动脉血压。临床上常用的血压计量单位是千帕(kPa)或毫米汞柱(mmHg)。

三、动脉血压和动脉脉搏

(一)动脉血压的正常值

在一个心动周期中,动脉血压会发生规律性的波动。当心室收缩时,动脉血压逐渐升高,达到的最高值称为收缩压;当心室舒张时,动脉血压下降,达到的最低值称为舒张压。收缩压与舒张压的差值称为脉搏压(脉压)。整个心动周期内动脉血压的平均值称为平均动脉压。由于一个心动周期中收缩期比舒张期短,即一个心动周期中血压处于低水平的时间远远长于处于高水平的时间,平均动脉压不能是舒张压与收缩压的简单平均值,平均动脉压较接近于舒张压,约等于舒张压+1/3 脉压。

通常所说的动脉血压是指主动脉压,但血压在大动脉中降低的速度很慢,为了测量方便,临床上常用测量肱动脉血压代表主动脉压。我国健康成年人安静时,动脉血压较为稳定,收缩压为 100 ~ 120 mmHg,舒张压为 60 ~ 80 mmHg,脉压为 30 ~ 40 mmHg,平均动脉压为 90 mmHg 左右。临床上记录血压的习惯写法是" 收缩压/舒张压"。如安静时收缩压持续超过 140 mmHg 或舒张压持续超过 90 mmHg,即可认为是高血压;收缩压持续低于 90 mmHg,舒张压持续低于 50 mmHg,则认为是低血压。

（二）动脉血压的形成

循环系统内足够的血液充盈量是形成动脉血压的前提,心脏收缩射血和外周阻力是形成血压的两个基本因素,大动脉壁的弹性储器是缓冲动脉血压条件。以上四种因素共同作用,形成动脉血压。

1. 心血管系统内有足够的血液充盈　正常生理状态下,心血管系统内有足够量的血液充盈是形成动脉血压的前提。动物实验显示,当心跳停止时,血液停止流动,此时循环系统各段血管内压力相等,这一压力数值称为循环系统平均充盈压,正常值约为 7 mmHg。

2. 心脏射血和外周阻力　心室收缩射血时,升高的室内压力赋予血液能量,推动血液在血管内迅速流动。但由于小动脉和微动脉对血流有较高的阻力(外周阻力),以及主动脉和大动脉管壁具有良好的可扩张性,因此左心室一次收缩所射出的血量,在心缩期内大约只有 1/3 流至外周血管,其余约 2/3 被暂时储存在大动脉内,使血管壁扩张,即心室收缩时释放的能量有一部分转变成势能(压强能),作用于主动脉和大动脉管壁,使动脉血压升高。心室舒张时,射血停止,被扩张的主动脉和大动脉管壁发生弹性回缩,将储存的势能再转变成动能,推动剩余的 2/3 血液流向外周血管,同时也使主动脉血压在心舒期仍能维持在较高的水平,而不像左心室内压在心室舒张期接近 0。

3. 大动脉管壁的弹性储器作用　在一个心动周期中,心室的收缩射血是间断的,但由于有大动脉的弹性储器作用,使左心室间断的射血变为动脉内连续的血流;同时缓冲了动脉血压,使动脉血压的变动幅度远小于左心室内压的变动幅度。临床上常见老年人由于大动脉管壁硬化,对血压的缓冲作用减弱,使每个心动周期中动脉血压的波动幅度明显增大,导致脉压增大(图 4-15)。

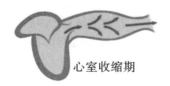心室收缩期　　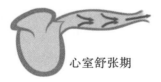心室舒张期

图 4-15　大动脉弹性储器作用

（三）影响动脉血压的因素

凡是形成动脉血压的各种因素都能影响动脉血压。

1. 每搏输出量　如果每搏输出量增大,心室收缩射入主动脉的血量增多,动脉管壁所受的张力也就增大,故收缩压明显升高。由于收缩压升高,使得血流速度加快,大动脉内增多的血量仍可在心室舒张期流至外周,所以到舒张期末,大动脉内存留的血量和每搏输出量增加之前相比,增加并不多。因此,当每搏输出量增加时,动脉血压的升高主要表现为收缩压的升高,舒张压可能升高不多,故脉压增大。反之,当每搏输出量减少时,则主要使收缩压降低,脉压减小。可见,在一般情况下,收缩压的高低主要

反映心脏每搏输出量的多少。

2. 心率　心率加快时,心动周期变短,心室舒张期明显缩短,在心室舒张期内流至外周的血量减少,致使心室舒张末期存留于大动脉内的血量增多,舒张压明显升高。而动脉血压升高可使血流速度加快,从而在心室收缩期内可有较多的血液流至外周。因此,收缩压的升高不如舒张压的升高显著,脉压比心率增加前减小。相反,心率减慢时,舒张压降低,脉压增大。

3. 外周阻力　外周阻力的大小主要取决于小动脉和微动脉的口径。若小动脉收缩,外周阻力增大,大动脉内的血液不易流向外周,在心室舒张末期存留于大动脉内的血量就会增多,致使舒张压明显升高。在心室收缩期,由于动脉血压升高使血流速度加快,而收缩压的升高不如舒张压的升高明显,故脉压减小。因此,舒张压的高低主要反映外周阻力的大小。原发性高血压多由于阻力血管广泛持久收缩或硬化,使外周阻力增大,故患者主要表现为舒张压显著升高。另外,血液黏滞度也影响外周阻力。如果血液黏滞度增高,外周阻力增大,舒张压就升高。

4. 大动脉管壁的弹性　如前所述,大动脉管壁的良好弹性,可以缓冲动脉血压的波动。因老年人的大动脉管壁硬化,大动脉的弹性储器功能减弱,致使收缩压升高,舒张压降低,脉压增大。但若合并小动脉硬化,外周阻力增加时,舒张压也会逐渐升高。

5. 循环血量与血管容积的比值　正常人的循环血量与血管容积相适应,才能使血管系统足够充盈,维持一定的循环系统平均充盈压,保持正常血压。在循环血量减少(如急性大失血)或血管容积增大(如中毒性休克)时,由于循环血量与血管容积的比值减小,因而血压下降。

实际上,在人体各种不同的生理情况下,以上影响动脉血压的各因素是密切相关的。因此,在分析血压发生变化的原因时,应根据不同的生理情况进行综合考虑。

(四)动脉血压相对稳定的意义

稳定的动脉血压是推动血液流动和保持各器官足够灌注量的必要条件之一,对于维持机体的正常生命活动具有十分重要的意义。若血压低则机体各器官供血不足,难以满足其代谢的需要,心、脑等重要器官会因缺血而发生功能障碍;若血压过高,则心脏的后负荷过重,长时间可引起心脏扩大,甚至发生心力衰竭。此外,血压过高还能促进动脉硬化、血管壁受损,甚至破裂。

(五)动脉脉搏

在每一个心动周期中,动脉血压发生周期性的变化。这种周期性的压力变化可引起动脉管壁发生搏动,称为动脉脉搏。动脉脉搏以波的形式沿着动脉管壁向外周传播,其传播速度远比血流速度快。一般说来,动脉管壁的可扩张性愈大,脉搏波的传播速度就愈慢。大动脉脉搏传播速度为 3～5 m/s,小动脉为 15～35 m/s。随着年龄的增长,可因主动脉硬化,其脉搏波的传播速度加快到 10 m/s。

动脉脉搏波可用脉搏描记仪记录下来,从波形图上可反映出心室射血速度、心输出量及外周阻力的大小。也可用手指在身体浅表动脉处触及,常选用桡动脉。通过切脉可以了解患者的脉搏频率和节律是否规则。在正常情况下,脉搏的频率与心率是一致的,脉搏的节律反映心脏活动的节律(图4-16)。

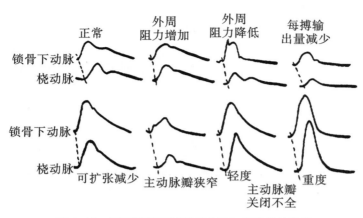

图4-16 不同情况下锁骨下动脉与桡动脉的脉搏

四、静脉血压

静脉在功能上是汇集来自毛细血管网的血液,并使其流回心脏的通道,还是血液的储存库,安静时体循环中60%～70%血液量容纳于静脉系统。由于静脉系统的整体容量大,管壁容易被扩张,又能够收缩,因此通过改变静脉系统的容量,可有效地调节回心血量和心输出量,以便适应机体在各种生理状态下的需要。

(一)静脉血压

静脉管壁薄、管壁的弹力纤维较少、管腔较大,因而静脉血压低。当血液到达微静脉时,血压降至15～20 mmHg,最后到达右心房时,血压接近于零。通常将胸腔大静脉或右心房内的压力称为中心静脉压,将各器官的静脉血压称为外周静脉压。中心静脉压的正常值为4～12 cmH_2O。中心静脉压的高低取决于心脏射血能力和静脉回心血量。心脏射血能力强,可及时将回心的血液射入动脉,中心静脉压就较低;相反,心脏射血能力弱,中心静脉压高。此外,若静脉回流量增多或回流速度加快,中心静脉压升高。因此,中心静脉压的测定可作为临床判断心脏功能和控制输液速度、输液量的指标。当中心静脉压超过16 cmH_2O时,提示输液量较大,需慎重输液或暂停输液。

(二)影响静脉血液回流的因素

静脉回流指血液自外周静脉返回右心房的过程。静脉回心血量是指单位时间由外周静脉返回右心房的血液量,通常以 mL/min 或 L/min 为单位。外周静脉压与中心静脉压的差值是静脉回流的主要动力,故凡能引起外周静脉压及中心静脉压变化的因素都能影响静脉回心血量。

1. 体循环平均充盈压 循环系统平均充盈压是反映循环系统充盈程度的指标。体循环平均充盈压增大(如血量增加或容量血管收缩)时,则静脉回心血量增多;反之,体循环平均充盈压减少(如大出血或容量血管收缩)时,静脉回心血量则减少。

2. 心肌收缩力 心室收缩时将血液射入动脉,舒张时则从静脉将血液抽吸回心脏。如果心脏收缩力强,射血量增多,则舒张时心室内剩余血量较少,室内压力较低,从而对心房和大静脉内血液的抽吸力量较大,所以静脉回心血量增多;反之,则减少。

因此,左心衰竭时,左心房压和肺静脉压升高,造成肺淤血和肺水肿;右心衰竭时血液淤积在右心房和大静脉内,回心血量大大减少,患者可出现颈静脉怒张、肝充血肿大及下肢水肿等体征。

3.重力和体位 当体位由卧位变为立位时,受重力的影响,身体低垂部分静脉扩张,血容量增大,因此回心血量减少,导致心输出量减少(图4-17)。如久蹲的人突然站立,血液在重力作用下使下肢静脉扩张,血容量增多(可多容纳约500 mL左右血液),造成回心血量减少,心输出量减少,血压降低,脑供血不足,最终引起头晕。在高温环境中,体位改变对静脉回心血量的影响更加明显。环境温度升高,使皮肤血管舒张,容纳的血量增多。因此,若在高温环境中长时间站立不动,回心血量就会明显减少,导致心输出量减少和脑供血不足,可引起头晕,甚至昏厥。

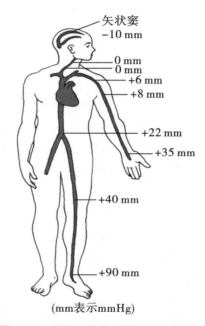

图4-17 重力和体位对静脉血压的影响

4.骨骼肌的挤压和静脉瓣的作用 如果进行下肢肌肉运动,位于肌肉内或肌肉间的静脉受到挤压,使静脉血回流加速。加之静脉内有瓣膜存在,使静脉内的血液只能向心脏方向流动而不能倒流。下肢肌肉节律性舒缩活动对静脉产生的挤压作用和静脉瓣的定向作用协调一致,对静脉回流起着"泵"的作用,称为"肌肉泵"。当站立不动时,足部的静脉压为90 mmHg,而步行时则降低至25 mmHg以下。由此可见下肢肌肉泵的作用促进了静脉血的回流,降低了静脉压并在相当程度上加速了全身的血液循环,对心脏的泵血起到一定的辅助作用。若肌肉泵的作用不能发挥(如久立不动时)或静脉瓣的功能减弱,容易引起下肢静脉淤血,导致下肢静脉曲张。

5.呼吸运动 也能影响静脉回流,称为"呼吸泵"。胸膜腔内压一般低于大气压,称为胸腔负压。胸腔负压可对胸腔内大静脉产生吸引作用,使其经常处于充盈扩张状态。吸气时,胸腔负压增大,胸腔内大静脉和右心房受到吸引而进一步扩张,中心静脉压下降,使外周静脉压与中心静脉压的差值增大,促进静脉血回流右心房。反之,呼气时胸内负压减小,回流到右心的血液减少。

五、微循环与组织液

微循环是指微动脉和微静脉之间的血液循环。

(一)微循环的组成与通路

1.微循环的组成　典型的微循环由微动脉、后微动脉、毛细血管前括约肌、真毛细血管、通血毛细血管、动静脉吻合支和微静脉七个部分组成(图4-18)。

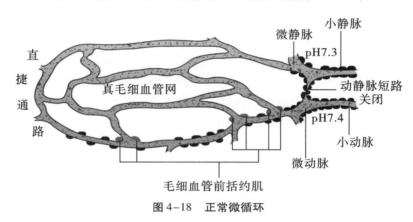

图4-18　正常微循环

微循环的起始部位是微动脉,其管壁内环行的平滑肌在神经体液因素的控制下舒缩,从而控制该处微循环的血流量,可看作是微循环的"总闸门";后微动脉和毛细血管前括约肌则是微循环的"分闸门",能决定其所属毛细血管的血流量。生理学上常把微动脉、后微动脉和毛细血管前括约肌统称为前阻力血管。微静脉是微循环的最后出口,可称为"后闸门",也称为后阻力血管。

2.微循环的通路及其生理功能

(1)直捷通路　是指血液从微动脉经后微动脉和通血毛细血管进入微静脉的通路。该通路常见于骨骼肌组织中,且经常处于开放状态。通血毛细血管是后微动脉的直接延伸,管腔较大,且短而直,故阻力较小,血流速度较快。直捷通路的主要功能是使一部分血液能迅速通过微循环经静脉回流心脏,以保证静脉回心血量。

(2)迂回通路　血液从微动脉经后微动脉、毛细血管前括约肌、真毛细血管网汇集到微静脉的通路称为迂回通路。该通路中的真毛细血管管壁很薄,通透性好,且迂回曲折穿行于各细胞间隙,加之真毛细血管数量多,总横截面积大,血流速度慢,因此是血液和组织液间进行物质交换的主要场所,该通路又常称为"营养通路"。

组织、细胞和血液之间的物质交换需通过组织液作为中介。血液和组织液之间的物质交换主要是通过以下几种方式进行的:①扩散,是体内物质交换最主要的方式,在毛细血管内外,只要直径小于毛细血管壁孔隙的分子,就能通过管壁进行扩散;②滤过和重吸收,将液体由毛细血管内向毛细血管外的移动称为滤过,而将液体向相反方向的移动称为重吸收;③吞饮,较大的分子如血浆蛋白可被血管内皮细胞膜包围并吞饮入细胞内,形成吞饮囊泡,囊泡被运送至细胞的另一侧,并被排出至细胞外。

(3)动静脉短路　血液从微动脉经过动静脉吻合支流入微静脉的通路称为动静

脉短路。人体某些部位的皮肤,尤其是手指、足趾、耳郭等处皮肤中有较多的动静脉吻合支,其管壁结构类似微动脉,较厚,故动静脉短路不能进行物质交换,主要功能是参与体温调节活动。一般情况下,该通路经常处于关闭状态,使皮肤血流量减少,皮肤温度降低,利于保温;当环境温度升高时,此通路开放,使皮肤血流量增加,皮肤温度升高,以利于散热。

3. 微循环的调节 微循环中的微动脉和微静脉主要受神经和体液因素的调节。交感神经兴奋,以及体液中的缩血管物质(肾上腺素、去甲肾上腺素、血管紧张素等)都可使微动脉和微静脉收缩,导致微循环中血流量减少。但后微动脉和毛细血管前括约肌则主要受局部代谢产物的调节。在静息状态下,组织代谢水平较低,局部代谢产物(如 CO_2、乳酸、腺苷、组胺、K^+、H^+ 等)较少,则该处毛细血管前括约肌处于收缩状态,真毛细血管网关闭;但一段时间后,局部代谢产物积聚增多,使该处毛细血管前括约肌舒张,而导致真毛细血管网开放。这样增加了微循环的血流量,通过物质交换将积聚的代谢产物及时清除;之后毛细血管前括约肌再度收缩,使真毛细血管网重新关闭,如此周而复始,每分钟交替舒缩 5～10 次。

(二)组织液与淋巴液的生成与回流

组织液是一种细胞外液,存在于组织、细胞的间隙内,是血液与组织、细胞之间进行物质交换的媒介。绝大部分组织液呈胶冻状,因其基质含胶原纤维和透明质酸细丝,所以组织液不能自由流动,也不会因受重力而流至身体的低垂部分,用注射器也不能抽出组织液。另外,有极小一部分组织液呈液态,可自由流动。组织液中除蛋白质浓度明显低于血浆外,其他成分与血浆相似。因此,组织液晶体渗透压与血浆晶体渗透压相等,但组织液胶体渗透压低于血浆胶体渗透压。

1. 组织液的生成与回流 组织液是血浆经毛细血管壁滤过而形成。组织液生成的结构基础是毛细血管壁的通透性,而生成的动力是有效滤过压。有效滤过压的大小取决于四个因素,即毛细血管血压、组织液胶体渗透压、血浆胶体渗透压和组织液静水压(图4-19)。其中前两者促使液体由毛细血管内向血管外滤出,称为滤出力;后两者促进血管外的液体重吸收,称为重吸收力。滤出力与重吸收力的差值称为有效滤过压,即有效滤过压=(毛细血管血压+组织液胶体渗透压)-(血浆胶体渗透压+组织液静水压)。

生理情况下,组织液静水压约为 10 mmHg,且一般不变。同时,由于毛细血管壁的通透性相对稳定,只允许小分子物质自由通过,而不允许大分子(如血浆蛋白)通过,因此组织液胶体渗透压(约为 15 mmHg)和血浆胶体渗透压(约为 25 mmHg)也相对稳定。当血液由毛细血管动脉端流向静脉端时,只有毛细血管血压在逐渐减小,毛细血管动脉端血压约为 30 mmHg,毛细血管静脉端血压约为 12 mmHg。按上式计算,毛细血管动脉端的有效滤过压=(30+15)-(25+10)= 10 mmHg,液体滤出,生成组织液;而毛细血管静脉端的有效滤过压=(12+15)-(25+10)= -8 mmHg,组织液重吸收入毛细血管。由于有效滤过压是逐渐变化的,故毛细血管中液体的滤过和重吸收也是渐变的。以上数据还表明,促使滤过的力量大于重吸收的力量,因而经毛细血管动脉端滤过的液体,约 90% 在毛细血管静脉端重吸收回血液,其余部分则进入毛细淋巴管形成淋巴液,经淋巴系统回流入血。

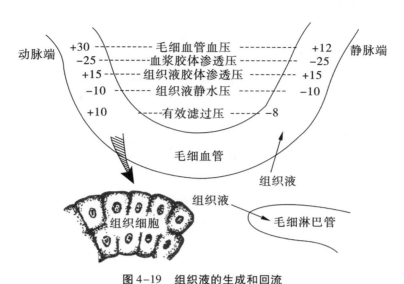

图 4-19　组织液的生成和回流
+代表使液体滤出毛细血管的力量；−代表使液体吸收回毛细血管的力量

2. 影响组织液生成与回流的因素　在正常情况下，组织液不断地在毛细血管动脉端生成，又不断地在毛细血管静脉端被重吸收，其生成与回流保持动态平衡，故血量和组织液量能维持相对稳定。

（1）毛细血管血压　是促使组织液生成的滤出力。若毛细血管血压升高，使有效滤过压加大，组织液生成增多，可引起水肿。右心衰竭时，中心静脉压升高，外周静脉血回流受阻，造成静脉淤血，使毛细血管血压逆行性升高，组织液的生成增加，引起水肿。

（2）血浆胶体渗透压　是促使组织液回流的重吸收力。血浆胶体渗透压降低时，有效滤过压增大，组织液生成增多。某些肾脏疾病，排出大量蛋白尿，使血浆蛋白质减少，胶体渗透压下降，有效滤过压增大，产生水肿。

（3）淋巴液的回流　通常有 10% 的组织液经淋巴管回流入血液，从而保持组织液生成量和回流量的平衡。若淋巴回流受阻，可导致组织水肿。患丝虫病时，淋巴管阻塞，受阻部位远端的组织液积聚，形成水肿。

（4）毛细血管壁的通透性　正常时，血浆蛋白不易通过毛细血管壁，从而使得血浆胶体渗透压与组织液胶体渗透压保持正常水平并有一定差距。在烧伤或出现过敏反应时，毛细血管壁的通透性增高，一部分血浆蛋白可渗出进入组织液，使组织液胶体渗透压升高，导致组织液生成增多而发生局部水肿。

3. 淋巴循环及其生理意义　组织液进入毛细淋巴管成为淋巴液，全身的淋巴液经淋巴管收集，最后由右淋巴导管和胸导管回流入静脉。毛细淋巴管起始端为袋状盲管，构成管壁的单层内皮细胞的边缘呈叠瓦状相互覆盖，形成向管腔内开启的单向活瓣，其通透性比毛细血管的大。组织液及其中的红细胞、细菌等可经活瓣进入毛细淋巴管而不倒流。

淋巴循环的生理意义主要在于：①回收蛋白质，每天由淋巴液带回大量的蛋白质回流入血液，从而维持了血浆蛋白的正常浓度，并使组织液中蛋白质浓度保持较低水平,有利于组织液的正常生成和回流;②调节体液平衡,约10%的组织液经淋巴系统回流入血,在调节血浆量和组织液量中起重要作用;③运输脂肪及其他营养物质,由小肠吸收的营养物质,经小肠绒毛的毛细淋巴管途径进入血液,尤其是脂肪;④防御和免疫功能,淋巴液在回流的途中,要经过淋巴结,淋巴结内有大量巨噬细胞,能将红细胞、细菌等异物清除掉,此外,淋巴结还产生淋巴细胞和浆细胞,参与机体的免疫反应。

第四节 心血管活动的调节

心血管系统通过神经和体液等调节机制的作用,维持动脉血压的相对恒定;并在不同的代谢状况下,为组织、细胞提供足够的血流量。

一、神经调节

心肌和血管平滑肌主要接受自主神经支配。机体对心血管活动的神经调节是通过各种心血管反射来实现的。

(一)心脏的主要神经支配

支配心脏的传出神经为心迷走神经和心交感神经(表4-1)。

表4-1 心脏的主要神经支配

类别	起源	节后末梢释放的神经递质	作用部位	主要功能
心迷走神经	延髓的迷走神经背核和疑核	乙酰胆碱	窦房结、房室交界,房室肌少量	心率减慢、心房肌收缩力减弱、房室传导速度减慢
心交感神经	脊髓第1~5胸段中间外侧柱	去甲肾上腺素	窦房结、房室交界、房室束、房室肌	心率加快、心肌收缩力增强,房室交界传导速度加快

1. 心迷走神经 支配心脏的迷走神经节前纤维起源于延髓的迷走神经背核和疑核,在心内神经节换元。其节前和节后神经元都是胆碱能神经元,末梢释放的神经递质都是乙酰胆碱。心迷走神经节后纤维支配窦房结、心房肌、房室交界、房室束及其分支,心室肌也有少量迷走神经纤维支配,但纤维末梢的数量远较心房肌中少。两侧心迷走神经对心脏的支配也有差别,右侧迷走神经主要影响窦房结,左侧迷走神经主要作用于房室交界。

心迷走神经兴奋时,引起心率减慢、心房肌收缩力减弱、房室传导速度减慢,即具有负性变时、变力和变传导作用。心迷走神经对心脏负性作用的产生机制是由于其节后纤维末梢释放的乙酰胆碱作用于心肌细胞膜的 M 型胆碱能受体,使细胞膜对 K^+ 的通透性增大，K$^+$外流增多，并降低了对Ca^{2+}的通透性，Ca^{2+}内流减少。主要表现为窦房结4期自动去极化速度减慢及最大复极电位增大，导致自律性降低、心率减慢；心房肌细胞3期复极加速，平台期缩短，Ca^{2+}内流减少，心房肌收缩能力减弱；房室交界区细胞0期去极化速度和幅度减小，使房室传导减慢，甚至传导完全阻滞。M受体阻断剂阿托品可阻断迷走神经对心脏的抑制作用。

2.心交感神经　支配心脏的交感神经节前神经元，位于脊髓第1～5胸段的中间外侧柱，在星状神经节及颈交感神经节中换元，节后纤维组成心脏神经丛，支配心脏各个部分，包括窦房结、房室交界、房室束、心房肌和心室肌。

心交感神经节后纤维末梢释放的去甲肾上腺素（NE），与心肌细胞膜上的β1受体结合，导致心率加快、心肌收缩力增强，房室交界传导速度加快，可称为正性变时、变力和变传导作用。这种正性作用产生的主要机制是：①加强窦房结细胞4期内向电流，使4期自动除极速度加快，自律性增高，心率加快；②加强房室交界区细胞0期Ca^{2+}内流，动作电位上升速度和幅度增大，使房室交界处兴奋传导速度增快；③使心肌细胞动作电位平台期的Ca^{2+}内流增加，肌浆网释放的Ca^{2+}增加，促进兴奋收缩耦联过程，引起心肌收缩能力增强。同时去甲肾上腺素还能促进糖原分解，为心肌活动提供所需的能量，使心肌收缩力增强。β受体阻断剂普萘洛尔可阻断心交感神经对心脏的兴奋作用。

（二）血管的神经支配

1.缩血管神经　其纤维一般都是交感神经纤维，称为交感缩血管神经纤维。其节前神经纤维起自脊髓胸1至腰3节段侧角，在椎旁和椎前神经节换元。节后纤维末梢释放的递质为去甲肾上腺素。

体内交感缩血管纤维的支配范围广泛，且多数血管只接受交感缩血管纤维的单一支配。但不同部位的血管中，缩血管纤维分布的密度不同。在皮肤血管，缩血管纤维分布最密，骨骼肌和内脏的血管次之，冠状血管和脑血管中分布最少。在同一器官中，动脉中缩血管纤维的密度高于静脉，在微动脉中密度最高，而毛细血管前括约肌中一般没有神经纤维分布。在安静状态下，交感缩血管神经持续发放每秒1～3次的低频冲动，称为交感缩血管紧张，这种紧张性活动使血管平滑肌保持一定程度的收缩状态，维持一定的外周阻力。通过改变交感缩血管神经的紧张性，使血管口径发生变化，从而调节不同器官的血流阻力和血流量。

2.舒血管神经　体内有少部分血管除接受缩血管神经纤维支配外，还接受舒血管纤维支配。舒血管神经纤维主要有两种，即：①交感舒血管神经，其节后纤维末梢释放的递质为乙酰胆碱，与血管平滑肌M受体结合，引起血管舒张，用阿托品可阻断这一效应，如支配狗和猫的骨骼肌微动脉的交感神经中就有舒血管纤维，交感舒血管纤维在平时没有紧张性活动，只有在机体处于情绪激动或发生防御反应时才发放冲动，使骨骼肌血管舒张，血流量增多。人体内可能也有少量交感舒血管纤维存在。②副交感舒血管神经纤维，如脑膜、唾液腺、胃肠外分泌腺和外生殖器等少数器官，其血管平滑肌除接受交感缩血管纤维支配外，还接受副交感舒血管纤维支配，副交感舒血管神经节后纤维末梢释放的递质为乙酰胆碱，与血管平滑肌的M受体结合，引起血管舒张，其活动只对组织、器官的局部血流量起调节作用，对循环系统的总外周阻力影响很小。

（三）心血管中枢

在生理学中，将参与控制心血管活动的神经元集中的部位称为心血管中枢。心血管中枢不是集中在中枢神经系统的一个部位，而是分布在从脊髓到大脑皮层的各个水平上，各部位具有不同的功能，又互相密切联系，使整个心血管系统的活动协调一致，并与整个机体的活动相适应。

1. 延髓心血管中枢　一般认为，最基本的心血管中枢位于延髓。动物实验显示，如果在延髓上缘横断脑干后，动物的血压并无明显的变化，刺激坐骨神经引起的升血压反射也仍存在。但如果将横断水平逐渐向脑干尾端移动，则动脉血压就逐渐降低，刺激坐骨神经引起的升血压反射也减弱。若在延髓后 1/3 水平横断脑干，破坏了延髓结构的完整性，血压则降至脊椎动物水平。这些结果说明，心血管正常的紧张性活动起源于延髓，只要保留延髓及其以下中枢部分完整，就可以维持心血管系统正常的紧张性，并完成一定的心血管反射活动。

位于延髓心血管中枢内，参与调节心血管活动的相关神经元包括心迷走神经元、心交感神经元和交感缩血管神经元。这些神经元通常都发出一定的低频传出冲动，保持紧张性活动，分别称为心迷走紧张、心交感紧张和交感缩血管紧张。这些紧张性活动除了受高级中枢下传的和外周感受器上传的神经冲动的影响，还与这些中枢神经元所处的局部内环境变化有关。心脏受交感神经和迷走神经双重支配，二者在功能上相互拮抗。安静时心迷走神经紧张占优势，窦房结的自律性受到一定程度的抑制，使心率保持在每分钟 75 次左右；而在情绪激动或运动时，心交感神经紧张占优势，心率明显加快。交感缩血管中枢的紧张性活动，使血管平滑肌处于一定程度的收缩状态，维持一定的外周阻力。

2. 其他心血管中枢　在延髓以上的脑干、下丘脑、小脑和大脑中，都存在与心血管活动有关的神经元，这些神经元能够根据不同的环境刺激或机体不同的功能状况对心血管活动进行更为复杂的整合，使各器官之间的血液分配能满足机体当时主要功能活动的需要。例如电刺激下丘脑的"防御反应区"，可立即引起动物的警觉状态，表现出防御的姿势等行为反应，同时心率加快，心缩力加强，心输出量增加，皮肤和内脏血管收缩，骨骼肌血管舒张，血压稍有升高。这些心血管反应显然是与当时机体所处的状态相协调的，主要是使骨骼肌有充足的血液供应，以适应防御、搏斗或逃跑等行为的需要。

（四）心血管反射

心血管活动的神经调节以反射的方式进行，可在几秒内生效，是所有血压调节机制中最迅速的一种方式。当机体处于不同的生理状态或机体内、外环境发生变化时，可引起各种心血管反射，使心输出量和各器官的血管收缩状况发生相应的改变，动脉血压也可发生变动，以适应当时机体所处的状态或环境的变化。

1. 颈动脉窦和主动脉弓压力感受器反射

（1）压力感受器　动脉压力感受器是位于颈动脉窦和主动脉弓血管壁的外膜下的感觉神经末梢（图 4-20）。压力感受器并不直接感受动脉血压的变化，而是感受血压升高时血液对血管壁的机械牵张刺激，也称机械感受器或牵张感受器。当动脉血压升高时，动脉管壁被牵张的程度增大，动脉压力感受器发放的神经冲动也就增多。在一定范围内,动脉压力感受器传入冲动的频率与动脉血管壁受到的牵张刺激正相关。

（2）传入神经和中枢联系　颈动脉窦压力感受器的传入神经纤维组成窦神经,在其上行过程中汇入舌咽神经,进入延髓。主动脉弓压力感受器的传入神经纤维行走于迷走神经干内,然后进入延髓。当压力感受器的传入神经冲动到达延髓后,可通过延髓内的神经通路抑制血管运动神经元活动,从而使交感神经紧张性活动减弱;还可与延髓内其他神经核团以及脑干其他部位如脑桥、下丘脑等的一些神经核团发生联系,其效应也是使交感神经紧张性活动减弱。另外,压力感受器的传入冲动可与迷走神经背核和疑核发生联系,使迷走神经的活动加强。故颈动脉窦和主动脉弓压力感受器反射的中枢是位于延髓的心迷走中枢、心交感中枢和交感缩血管中枢。该反射的传出神经分别是心迷走神经、心交感神经和交感缩血管神经。最终的效应器则是心脏和血管。

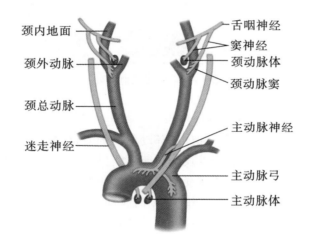

图4-20　颈动脉窦和主动脉弓的压力感受器及化学感受器

（3）反射效应　动脉血压升高时,颈动脉窦和主动脉弓压力感受器受到的动脉管壁的牵张刺激增大,通过窦神经和迷走神经传入到心血管中枢。通过相关心血管中枢的整合作用,使心迷走中枢紧张性加强,心交感和交感缩血管中枢紧张性降低,则使心迷走神经兴奋,传出冲动增加;心交感神经和交感缩血管神经抑制,其传出冲动减少,最终使得心率减慢,心输出量减少,外周血管阻力降低,动脉血压下降,故此反射又称为降压反射。反之,当动脉血压降低时,压力感受器传入冲动减少,压力感受性反射活动减弱,使心迷走神经紧张性减弱,心交感和交感缩血管神经紧张性加强,使心率加快,心输出量增加,外周血管阻力增高,血压回升。该反射对血压的调节具有双向作用,也常被称为稳压反射,是体内维持正常动脉血压相对稳定的最重要的反射（图4-21）。

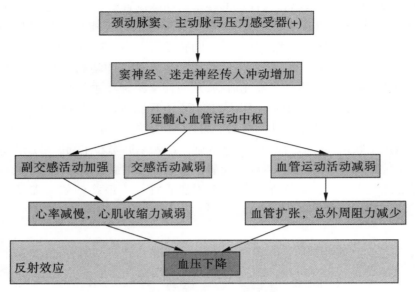

图4-21　降压反射示意

　　(4)压力感受器反射的特点与生理学意义　在体动物实验表明,如果人为地改变颈动脉窦区内的灌注压,就可以引起体循环动脉压的变化,根据窦内压和动脉血压变化的对应关系,可绘制出压力感受性反射功能曲线(图4-22)。该曲线的中间部分较陡,向两端渐趋平坦。这说明压力感受器对动脉血压的调节有一定的敏感范围,当窦内压在正常动脉血压(大约100 mmHg)范围内波动时,压力感受性反射最为敏感,纠正偏离正常水平血压的能力最强。当动脉血压偏离正常水平愈远,压力感受性反射纠正异常血压的能力愈低。

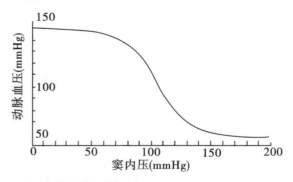

图4-22　在实验中测得的颈动脉窦内压力与动脉血压的关系

　　压力感受性反射是一种负反馈调节机制,其意义在于:当心输出量、外周血管阻力、血量等发生突然变化时,通过压力感受性反射对动脉血压进行快速调节,使动脉血压不致发生过分的波动,而保持相对稳定。由于压力感受器对血压的突然变化敏感,而对血压的缓慢变化不敏感,所以该反射在动脉血压的长期调节中并不起重要作用。例如,当人体蹲下后突然站起时,会出现眼前发黑、头晕等现象,但很快就恢复正常。

这是由于体位改变造成回心血量减少、血压下降，这一结果迅速通过降压反射的升压效应，使血压回升到正常水平。

在慢性高血压患者或实验性高血压动物中，压力感受性反射功能曲线向右移位。这种现象称为压力感受性反射的重调定，表示长期增高的血压使压力感受器敏感的工作范围发生了改变，即在高于正常血压水平上进行工作，使动脉血压维持在比较高的水平。重调定的机制比较复杂，可能由于感受器部位或中枢部位发生变化引起。

2. 颈动脉体和主动脉体化学感受器反射　在颈总动脉分叉处和主动脉弓下方，存在一些特殊的感受装置，对血液中化学成分的改变很敏感，故称为颈动脉体和主动脉体化学感受器（图4-20）。当血液中的某些化学成分发生变化时，如低氧、PCO_2升高、H^+浓度升高等，可以刺激这些化学感受器兴奋。

由颈动脉体和主动脉体化学感受器引起的传入冲动分别由舌咽神经和迷走神经传向中枢，反射性地兴奋呼吸中枢，使呼吸加深加快，同时还直接或间接地影响心血管功能，使皮肤、骨骼肌和内脏血管收缩，外周阻力增大，血压升高。此外，由于呼吸加深加快，还可反射性地引起心率加快，心输出量增加，血压进一步升高。

化学感受性反射在正常生理情况下，对调节呼吸活动有重要作用，而对心血管活动的调节作用并不明显。只是在低氧、窒息、失血、酸中毒和动脉血压过低等情况下才发生作用，主要是使心输出量增多、外周阻力增加、腹腔内脏及肾血流量减少而脑和心脏的血流量增加，从而保证重要器官血液供应量，起到了"移缓济急"的效应，也被称为加压反射。

3. 心肺感受器引起的心血管反射　在心房、心室和肺循环大血管壁上存在许多感受器，总称为心肺感受器，其传入神经纤维汇入迷走神经干内。这些心肺感受器可分为两类，一部分属于压力感受器，感受的是血管壁的机械牵张刺激。在生理情况下，心房壁的牵张主要是由血容量增多引起的，因此心房壁的牵张感受器也称为容量感受器。由于心肺感受器位于循环系统压力较低的部分，故常称之为低压力感受器。另一部分心感受器所感受的刺激是一些化学物质，如前列腺素、缓激肽等。有些药物如藜芦碱等也能刺激心肺感受器。

当心房、心室和肺循环大血管内压力升高或血容量增多使心脏和血管壁受到牵拉刺激，感受器兴奋，引起交感紧张性降低，心迷走紧张性加强，导致心率减慢，心输出量减少，外周血管阻力降低，故血压下降；也可通过肾交感神经活动的抑制，使肾血流量增加，肾排水和排钠量增多。这表明心肺感受器引起的反射在血量及体液的量和成分的调节中有重要的生理意义。

4. 脑缺血反应　当脑血流量减少时，心血管中枢的神经元可对脑缺血发生反应，引起交感缩血管神经紧张性显著加强，外周血管高度收缩，动脉血压升高，称为脑缺血反应。动脉血压过低时也可引起这种反应。这种反应主要在某些紧急情况下起一定的调节作用，使动脉血压升高，有利于改善脑组织的血液供应。

二、体液调节

心血管活动的体液调节是指血液和组织液中一些化学物质对心脏和血管的调节作用。有些体液性因素是通过血液运到全身，广泛作用于心血管系统；有些体液性因素则主要作用于邻近的血管,调节局部血流量。

（一）肾上腺素和去甲肾上腺素

循环血液中的肾上腺素和去甲肾上腺素在化学结构上都属于儿茶酚胺类,主要由肾上腺髓质分泌,其中肾上腺素约占80%,去甲肾上腺素约占20%。肾上腺素能神经末梢释放的神经递质去甲肾上腺素也有一小部分进入血液循环。

肾上腺素和去甲肾上腺素都可与 α 和 β（又分为 β₁ 和 β₂）受体结合。但由于两者对不同肾上腺素能受体的结合能力不同,故对心脏和血管的作用也不完全相同。

1. 肾上腺素 肾上腺素若与心肌细胞膜上的 β₁ 受体结合,可对心脏产生正性变时、变力作用,导致心输出量增加;若与皮肤、肾、胃肠等处血管平滑肌上的 α 受体结合,可使这些器官的血管收缩;若与骨骼肌、肝脏和冠状动脉的血管平滑肌上的 β₂ 受体结合,则引起上述血管舒张。小剂量的肾上腺素以兴奋 β₂ 受体为主,大剂量时也兴奋 α 受体。肾上腺素对血管的调节作用是使全身各器官的血流分配发生变化,以保证在某些情况下对重要脏器的供血。因为肾上腺素既可以收缩血管,又可以舒张血管,其对外周阻力的影响不大,所以肾上腺素升高血压的作用主要是通过增强心脏的活动而实现的,临床上常把肾上腺素当作强心剂使用。

2. 去甲肾上腺素 主要与血管平滑肌上的 α 受体结合,也可与心肌细胞上的 β₁ 受体结合,与血管平滑肌上的 β₂ 受体的结合能力较弱。静脉注射去甲肾上腺素,可使体内大多数器官的血管广泛收缩,外周阻力增加,动脉血压明显升高。继而,升高的血压使压力感受性反射活动加强,反射性引起心率减慢,其作用超过去甲肾上腺素对心脏的直接作用,故表现为心率减慢。临床上常把去甲肾上腺素用做升压剂。

（二）肾素-血管紧张素系统

肾素-血管紧张素系统（renin angiotensin system,RAS）是人体内重要的体液调节系统,对于动脉血压的长期调节有重要意义。其中肾素是一种酸性蛋白酶,由肾脏近球细胞合成和分泌,经肾静脉进入血液循环。肾素分泌受神经和体液机制的调节,交感神经兴奋和肾血流灌注减少均可导致肾素分泌增多。肾素引起血浆中的血管紧张素原水解,产生十肽的血管紧张素Ⅰ。血管紧张素Ⅰ不具有活性,也很不稳定,在血浆和组织,特别是在肺循环血管内皮表面的血管紧张素转换酶的作用下,又被水解为八肽的血管紧张素Ⅱ。最终,在血浆和组织中的血管紧张素酶A的作用下,还可将血管紧张素Ⅱ再脱去一个氨基酸残基,水解成七肽的血管紧张素Ⅲ。

肾素-血管紧张素系统中对心血管系统作用最重要的是血管紧张素Ⅱ,具有以下生理作用:①直接促使全身小动脉、微动脉收缩,增加外周阻力,使静脉收缩,回心血量增多,最终导致血压升高;②促进交感神经末梢释放去甲肾上腺素;③作用于中枢神经系统内一些神经元,使交感缩血管中枢紧张加强;④强烈刺激肾上腺皮质球状带细胞合成和释放醛固酮,醛固酮可促进肾小管对钠、水的重吸收,使细胞外液量增加;⑤可引起或增强口渴感,并导致饮水行为。血管紧张素Ⅲ的缩血管效应仅为血管紧张素Ⅱ的10%～20%,但刺激醛固酮的合成和释放作用较强。

在某些病理（如失血）情况下,肾素-血管紧张素系统的活动加强,对循环功能的调节起重要作用。当肾脏血管周围发生感染或血管壁因硬化等原因狭窄,引起肾脏血液供应不足时,肾素分泌增加,导致血浆中血管紧张素Ⅱ的浓度增高,可形成慢性肾性高血压。通过服用血管紧张素转换酶抑制剂,减少血管紧张素Ⅱ的生成,可有效降低血压。

(三)血管升压素

血管升压素(vasopressin,VP)是由下丘脑视上核和室旁核神经元合成的一种神经激素,经下丘脑-垂体束到神经垂体储存,需要时释放入血。血管升压素又称为抗利尿激素,可促进肾远曲小管和集合管对水的重吸收,使尿量减少。

在正常情况下,血浆中血管升压素浓度轻度升高时,首先出现抗利尿效应;只有当其在血浆中浓度急剧增高时,才引起全身血管平滑肌收缩,导致血压升高。血管升压素是已知的最强的缩血管物质之一。在人体大量失血、严重失水等情况下,血管升压素释放增加,不仅对保留体内液体,而且对维持动脉血压,都起着重要的作用。

(四)心房钠尿肽

心房钠尿肽(atrial natriuretic polypeptide,ANP),也称心钠素,是由心房肌细胞合成和释放的一类多肽。心房钠尿肽可使血管舒张,外周阻力降低,并且使每搏输出量减少,心率减慢,故心输出量减少,导致血压降低。心房钠尿肽还可以作用于肾的受体,使肾排水和排钠增多,可导致体内细胞外液量减少。心房钠尿肽是体内调节水盐平衡、血容量和血压的一种重要的体液因素。当心房壁受到牵拉时,如血容量增加或血压升高,可引起心房钠尿肽的释放。

(五)血管内皮生成的血管活性物质

血管内皮细胞不仅仅是血管内壁的屏障,还能生成并释放多种血管活性物质,引起血管平滑肌舒张或收缩。血管内皮细胞分泌的多种缩血管物质,称为内皮缩血管因子(endothelium-derived contracting factor,EDCF)。其中以内皮素最为重要,是目前已知的最强烈的缩血管物质之一,比血管紧张素Ⅱ至少强10倍。内皮素能明显加强心肌收缩力,刺激肾上腺释放醛固酮和儿茶酚胺,表现出强烈的升压作用。血管内皮可以生成和释放的舒血管物质有多种,如前列环素和内皮舒张因子(endothelium-derived relaxing factor,EDRF)。正常生理情况下,体内的舒血管因素与缩血管因素保持相对平衡,使血管处于一定的舒缩状态,以便维持正常血压。

(六)激肽释放酶-激肽系统

激肽释放酶是体内的一类蛋白酶,可使激肽原分解为激肽。激肽释放酶可分为两大类,一类存在于血浆,称为血浆激肽释放酶;另一类存在于肾、唾液腺、胰腺等器官组织内,称为腺体激肽释放酶或组织激肽释放酶。激肽原是存在于血浆中和肾、唾液腺、胰腺、汗腺以及胃肠黏膜等组织中的一些蛋白质,在激肽释放酶作用下,可分别生成缓激肽和血管舒张素。后者在氨基肽酶的作用下失去赖氨酸,成为缓激肽。在人体和动物实验中证实,缓激肽和血管舒张素是已知的最强烈的舒血管物质,可以使器官局部的血管舒张,参与对局部组织血流和血压的调节。缓激肽在激肽酶的作用下水解失活。

(七)组胺

组胺是由组氨酸脱羧后产生的。在皮肤、肺和肠黏膜等许多组织的肥大细胞中含有大量的组胺。当组织受到损伤或发生感染和过敏反应时,可释放组胺。组胺有强烈的舒血管作用,并能使毛细血管和微静脉的管壁通透性增加,血浆漏入组织,导致局部组织液生成增多,出现水肿。

人体的循环功能和其他生理现象一样,时刻会受到各种社会心理因素的影响。不但急性心理因素会引起心血管病的发生,如受惊吓时心跳加强加快、激动时血压升高、羞怯时面部血管扩张等;慢性的心理因素也会引起心血管病,当人受到心理刺激后会出现心理体验,然后产生生理反应,如血压升高、心率加快等,这是一种保护机制,也是暂时的反应,但如果这种反应持续很久,就会损伤心血管系统,导致内膜发生病变,发生心血管病。

实验已经证明,长期巨大的生活、工作压力,极度紧张的工作氛围,会导致自主神经系统功能亢进,血中儿茶酚胺浓度增高,心率加快,血管收缩,血压持续升高。如果没有良好的生理和心理调节,最终会演变成高血压病。此外,吸烟、酗酒等不良生活习惯通过激活体内的多条途径,引起冠状动脉内皮的功能损伤,促进粥样斑块形成,造成心肌缺血,使冠心病的发病率明显高于无此类不良习惯的人群。这说明社会心理因素对心血管系统的生理功能以及心血管疾病的发生、发展有着不可忽视的影响。

第五节　循环系统相关疾病

一、缺血–再灌注损伤

缺血–再灌注损伤(ischemia–reperfusion injury)或称再灌注损伤,是指组织缺血一段时间,当血流重新恢复后,组织的损伤程度较缺血时进一步加重、器官功能进一步恶化的综合征。

缺血–再灌注损伤早已为临床观察和动物实验所证实。如有些休克患者经过早期复苏,在血流动力学和血氧供应恢复后,反见组织细胞损伤加重、脏器功能进一步降低;动物实验亦发现,缺血(血流量降至正常的20%)3 h后再灌注1 h所造成的组织损伤,比同样条件下单纯缺血4 h的结果严重得多。缺血–再灌注损伤是当今医学研究中活跃的领域。自1960年Jennings首次提出心肌再灌注损伤以来,临床医生陆续发现在休克治疗、心肺复苏、心脑血管栓塞再通、器官移植时均会发生缺血–再灌注损伤。防治缺血–再灌注损伤直接关系到疾病的治疗效果。因此,对缺血–再灌注损伤机制的阐明具有重要的理论和实际意义。

(一)缺血–再灌注损伤的原因和影响因素

1. 原因　凡能引起血流重新恢复而导致组织损伤的因素都有可能成为再灌注损伤的发生原因,常见的有:组织器官缺血后恢复血液供应,如休克时微循环的再灌注、冠状动脉痉挛的解除等;一些新的医疗技术的应用,如动脉搭桥术、心脑梗死时的溶栓疗法等;心脏外科体外循环后重新恢复血流供应;其他,如断肢再植、器官移植等。

2. 影响因素　缺血再灌注后是否发生再灌注损伤与下列因素有关:

(1)缺血时间　缺血时间长短与再灌注损伤的发生与否有关,在组织器官所能耐受的缺血时间内予以再灌注,可使其功能恢复,一般不引起再灌注损伤;而缺血时间过长使组织细胞坏死也没有再灌注损伤发生的基础。

（2）侧支循环　缺血后容易形成侧支循环的组织,不易发生再灌注损伤。

（3）对氧的需求程度　对氧需求高的组织器官,因氧易接受电子使氧自由基产生增多,故容易发生再灌注损伤,根据需氧程度,发生再灌注损伤的概率:脑>心>肺>肝>肾。

（4）灌注条件　一定程度的低温、低压、低 pH 值、低钠、低钙灌流液灌注,可减轻再灌注损伤,而高钠、高钙可诱发再灌注损伤。

（二）缺血-再灌注损伤的发生机制

缺血与再灌注损伤是两个不同的病理过程,同时二者又密切相关。缺血性损伤是再灌注损伤发生、发展的基础。在缺血期,缺血、缺氧导致 ATP 合成减少、分解代谢物增多,尤其是嘌呤碱及细胞内酸性代谢产物增多。在基础上,再灌注后由于恢复供氧产生自由基,并由于钙离子超载及炎性反应等原因引发再灌注损伤。目前认为,缺血-再灌注损伤的发生机制主要与以下三个方面的因素有关。

1. 自由基生成增多及其损害作用

（1）自由基的概念和分类　自由基（free radical, FR）是指外层轨道上有未配对电子的原子、原子团或分子的总称。因其含有未配对的电子,故化学性质非常活泼,极易与其生成部位的其他物质发生反应,而这种反应的最大特点是以连锁反应的形式进行。

氧自由基（oxygen free radical, OFR）在生理和病理情况下,机体内有多种自由基产生,其中最为重要的是由氧诱发产生的自由基,即氧自由基。氧自由基包括:超氧阴离子（O_2^-）、羟自由基（$OH\cdot$）、单线态氧（$^1O_2$）。其中,O_2^- 是其他氧自由基产生的基础。

脂性自由基:是氧自由基与多聚不饱和脂肪酸作用后生成的中间代谢产物,如烷自由基（$L\cdot$）、烷氧自由基（$LO\cdot$）、烷过氧自由基（$LOO\cdot$）等。

H_2O_2 虽不是自由基,但化学性质与自由基相似,与氧自由基、一氧化氮（NO）等同属于活性氧（reactive oxygen species, ROS）,即在化学反应性能方面比氧活泼的含氧化合物。

（2）缺血-再灌注损伤时自由基生成增多的机制

1）通过黄嘌呤氧化酶途径产生自由基:黄嘌呤氧化酶（xanthine ocidase, XO）的前身是黄嘌呤脱氢酶（xanthine dehydrogenase, XD）。这两种酶主要存在于毛细血管内皮细胞内。正常时只有 10% 以 XO 的形式存在,90% 为 XD。缺血时由于 ATP 减少,膜泵功能失灵,Ca^{2+}进入细胞激活 Ca^{2+}依赖性蛋白水解酶,使 XD 大量转变为 XO。缺血时 ATP 不能用来释放能量,而且还依次降解为 ADP、AMP 和次黄嘌呤,故在缺血组织内次黄嘌呤大量堆积。再灌注时,大量分子氧随血液进入缺血组织,黄嘌呤氧化酶在催化次黄嘌呤转变为黄嘌呤并进而催化黄嘌呤转变为尿酸的两步反应中,都同时以分子氧为电子接受体,从而产生大量的 O_2^- 和 H_2O_2,后者再在金属离子参与下形成 $OH\cdot$。因此,再灌注时组织内 O_2^-、$OH\cdot$ 等氧自由基大量增加（图 4-23）。

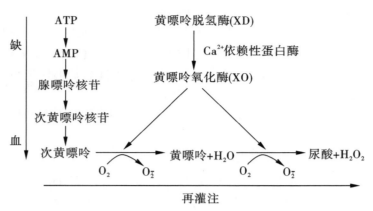

图 4-23　黄嘌呤氧化酶在自由基生成增多中的作用

2）中性粒细胞：中性粒细胞在吞噬活动时耗氧量显著增加，所摄取的 O_2 绝大部分经细胞内的 NADPH 氧化酶和 NADH 氧化酶的作用而形成氧自由基，并用以杀灭病原微生物。如氧自由基产生过多或机体清除氧自由基的酶系统活性不足或抗氧化剂不够时，中性粒细胞形成的氧自由基就可损害组织。白细胞吞噬时伴耗氧量显著增加的现象，称呼吸爆发。

3）线粒体膜损伤：可能是由于缺氧使 ATP 减少，Ca^{2+} 进入线粒体增多而使线粒体功能受损，细胞色素氧化酶系统功能失调，以致进入细胞内的氧，经单电子还原而形成的氧自由基增多而经 4 价还原而形成的水减少。细胞色素氧化酶的功能失调，也可能是缺氧时细胞内氧分压降低的结果。

4）儿茶酚胺的增加：交感-肾上腺髓质系统是机体在应激时的重要调节系统。在各种应激包括缺氧的条件下，此系统分泌大量的儿茶酚胺，儿茶酚胺一方面具有重要的代偿调节作用，但过多的儿茶酚胺特别是它的氧化产物，往往又成为对机体的有害因素。

（3）自由基的损伤作用　由于自由基有极为活泼的反应性，所以它们能与各种细胞成分（膜磷脂、蛋白、核酸）发生反应。

1）膜脂质过氧化增强：是构成膜脂质双层的重要结构及功能成分，富含不饱和脂肪酸，自由基与不饱和脂肪酸作用引发脂质过氧化反应。脂质过氧化物的形成使膜受体、膜蛋白酶和离子通道的脂质微环境改变，从而改变它们功能，由于脂质过氧化反应的增强，细胞膜内多价不饱和脂肪酸减少，生物膜不饱和脂肪酸/蛋白质比例失常，膜的液态性、流动性改变，通透性增强。自由基可通过诱致过氧化而影响脂质，从而产生短链脂酰衍化物和副产物丙二醛。丙二醛反应可介导各种交联反应。自由基也能催化氨基酸氧化、蛋白质-蛋白质交联和蛋白质链的断裂（图 4-24）。

2）蛋白质功能抑制：在自由基的作用下，胞质及膜蛋白及某些酶可交联成二聚体或更大的聚合物。这种交联既可借助于蛋白质之间的二硫键形成也可由自由基损伤的氨基酸残基间的反应形成。蛋白质的交联将使其失去活性，结构改变。

3）核酸：自由基对细胞的毒性作用主要表现为染色体畸变，核酸碱基改变或 DNA 断裂。80% 是 OH· 的作用。OH· 易与脱氧核糖及碱基反应并使其改变。

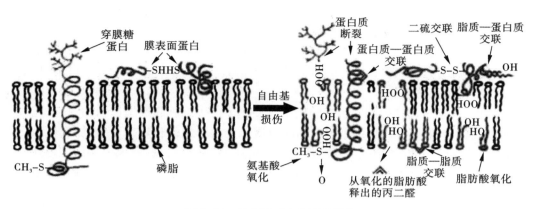

图 4-24　自由基对生物膜的损伤

2. 钙超载　正常时细胞外钙浓度高出细胞内约万倍，Ca^{2+} 进入胞液的途径：①质膜钙通道，质膜钙通道主要有两类，一类是电压依赖性 Ca^{2+} 通道（voltage operated calcium channels，VOC），当膜电位达一定程度时开放，使细胞外的 Ca^{2+} 进入细胞内。另一类是受体操纵性 Ca^{2+} 通道（receptor operated calcium channels，ROC），又称配体门控 Ca^{2+} 通道。当与激动剂结合后开放，使细胞外的 Ca^{2+} 进入细胞内。②细胞内钙库释放通道，细胞内游离 Ca^{2+} 主要储存于内质网/肌浆网中，通过 IP_3 敏感和不敏感的通道释放到胞质中。

Ca^{2+} 离开胞液的途径：① Ca^{2+} 泵的作用，Ca^{2+} 泵即 Ca^{2+}-ATP 酶，其活性依赖 Ca^{2+} 和 Mg^{2+}，存在于细胞膜、内质网膜和线粒体膜上。当 Ca^{2+} 升高到一定浓度时，Ca^{2+} 泵被激活，将 Ca^{2+} 逆浓度梯度泵出细胞或泵入细胞器，降低细胞内 Ca^{2+} 浓度。② Na^+-Ca^{2+} 交换，Na^+-Ca^{2+} 交换载体是一种非耗能的转运方式，转运方向为双向性。生理情况下，细胞外 Na^+ 浓度高于细胞内，Na^+ 通过 Na^+-Ca^{2+} 交换载体顺电化学梯度进入细胞，Ca^{2+} 逆电化学梯度移出细胞，一般是 3 个 Na^+ 交换 1 个 Ca^{2+}（图 4-25），Na^+-Ca^{2+} 交换主要受跨膜 Na^+ 梯度调节。③ Ca^{2+}-H^+ 交换，胞内 Ca^{2+} 升高时，可被线粒体摄取，H^+ 则排至胞液。

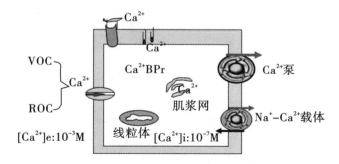

图 4-25　正常细胞钙的稳态调节

（1）细胞内钙超载的产生机制　1966 年 Zimmerman 和 Hulsmann 发现，用无 Ca^{2+} 的"生理盐溶液"灌注大鼠离体心脏，短时间内即发生肌膜损伤，随后灌注正常含钙的生理溶液,心脏发生更为严重的结构和功能改变,这称为钙反常,这种现象与细胞内的钙离子增多即钙超载有关。各种原因引起的细胞内钙含量异常增多并导致细胞结构损伤和功能代谢障碍的现象,称为钙超载。细胞内 Ca^{2+} 浓度与细胞受损程度呈正相关,钙超载可引起组织器官严重的结构及功能障碍。1986 年 Young 证实脑缺血-再灌注损伤后也存在钙超载。

缺血-再灌注损伤引起钙超载的机制(图 4-26):①细胞膜通透性增加,缺血造成细胞膜外板与糖被分离,使细胞膜对钙的通透性大大增加;细胞内 Ca^{2+} 增加又可激活磷脂酶,使膜磷脂降解,细胞膜通透性进一步增加。当再灌注时,钙离子顺细胞内外的浓度差大量进入细胞内。②Na^+-Ca^{2+} 交换异常,缺血缺氧时,细胞内 pH 值降低(细胞内酸中毒),恢复灌注使细胞内外形成 pH 值梯度差,Na^+-H^+ 交换增强,使细胞内 Na^+ 增加,从而使 Na^+-Ca^{2+} 交换发生反向转运,细胞外 Ca^{2+} 大量内流,造成细胞内钙超载。③儿茶酚胺增多,缺血-再灌注时儿茶酚胺大量产生,通过 α 受体激活磷脂酶 C,产生三磷酸肌醇(IP_3),导致内质网/肌浆网上钙通道开放,使细胞内钙库释放钙。④活性氧产生增加,缺血-再灌注时产生的大量活性氧可以破坏细胞膜,造成膜通透性增加从而使钙内流增加。活性氧还可以损伤线粒体膜,导致 ATP 生成减少,抑制钙泵活性;损伤肌浆网和内质网,影响钙的转运,加剧细胞内钙超载。

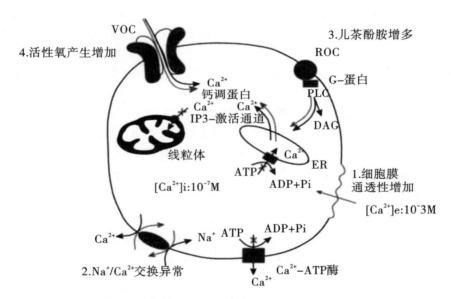

图 4-26　缺血-再灌注损伤时钙超载的机制

(2)钙超载引起细胞损伤的机制　①线粒体功能障碍:胞质内高浓度的 Ca^{2+} 使线粒体摄取 Ca^{2+} 增加,Ca^{2+} 浓度增高使线粒体内形成磷酸钙沉积,影响 ATP 合成,导致 ATP 合成减少。②激活钙依赖性降解酶:Ca^{2+} 浓度增高可激活多种钙依赖性降解酶。磷脂酶激活促进膜磷脂水解,造成细胞膜及细胞器质膜受损;蛋白酶和核酸内切酶激活可引起细胞骨架和核酸分解,导致细胞损伤。③促进活性氧生成:在自由基学说中已讲述钙超载激活 Ca^{2+} 依赖性蛋白酶,促使黄嘌呤脱氢酶转变为黄嘌呤氧化酶,致使活性氧生成增加,损害组织细胞。此外,钙超载还可激活磷脂酶 A_2,通过环加氧酶和脂加氧酶,在花生四烯酸形成过程中产生 H_2O_2 和 $\cdot OH$。④破坏细胞骨架。

3. 白细胞的作用　许多研究证实,组织缺血早期即可见大量白细胞浸润,再灌注时白细胞聚集进一步增加。

（1）白细胞聚集的机制　正常情况下,微血管内皮细胞仅表达少量黏附分子（黏附分子是指由细胞合成的,并可促进细胞与细胞之间、细胞与细胞外基质之间黏附的一类分子的总称,如整合素、选择素、细胞间黏附分子、血管细胞黏附分子及血小板内皮细胞黏附分子等）,故血管内皮细胞和血液中流动的中性粒细胞互相排斥保证血流通畅。缺血-再灌注后数分钟内,血管内皮细胞和白细胞表达大量黏附分子,如 P-选择素表达增加,使白细胞沿内皮细胞表面缓慢滚动,形成不稳定黏附。再灌注 4 h 后,整合素表达增加,白细胞和内皮细胞出现牢固黏附。同时,再灌注损伤时,内皮细胞和白细胞释放具有趋化作用的炎症介质如 LTB_4,这些趋化因子吸引大量白细胞穿过血管壁游走到细胞间隙,从而导致白细胞黏附聚集（图 4-27）。

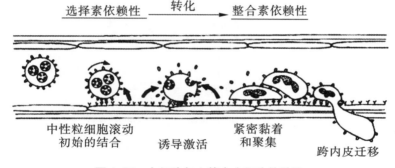

图 4-27　白细胞与血管内皮细胞的黏附

（2）白细胞聚集在缺血-再灌注损伤中的作用　①阻塞微循环:出现无复流现象,即恢复血液灌注后,缺血区依然得不到充分血流灌注的现象称无复流现象。②释放活性氧:白细胞呼吸爆发会释放超氧阴离子、过氧化氢、次氯酸等活性氧。

4. 高能磷酸化合物生成障碍　缺血缺氧时 ATP 合成显著减少,而有实验证明,心脏再灌注 20 min 后 ATP 仅为正常值的一半,再灌注 24 h 仍维持在低水平。

（1）线粒体受损　再灌注时,活性氧和钙超载使线粒体损伤,受损线粒体对氧利用能力下降,合成 ATP 能力下降。

（2）ATP 合成的前身物质减少　ATP 合成的前身物质（如腺苷、肌苷、次黄嘌呤等）在再灌注时被冲洗出去,使缺血区组织失去再合成高能磷酸化合物的底物。

（三）机体主要器官的缺血-再灌注损伤

缺血-再灌注损伤在所有的器官均可发生,心脏和大脑是对氧需求比较高的器官,因此两者更容易发生缺血-再灌注损伤。

心脏缺血-再灌注损伤研究得比较深入,其主要功能、代谢变化包括:

1. 缺血-再灌注性心律失常　心肌缺血-再灌注过程中心律失常发生率较高,多为室性心动过速和心室颤动。自由基和钙超载造成的心肌损伤及 ATP 减少使 ATP 敏感性钾通道激活是缺血-再灌注性心律失常发生的主要原因。

2. 心肌舒缩功能下降　心肌舒缩功能下降表现为心肌顿抑,后者是指心肌经短暂缺血并恢复供血后,在一段较长时间内处于"低功能状态",常需数小时或数天才可恢复正常功能的现象。心肌顿抑是心肌缺血-再灌注损伤的表现形式之一。心肌顿抑的产生与活性氧生成、钙超载、白细胞活化、合成高能磷酸化合物能力降低以及微血管灌注障碍有关(图4-28)。

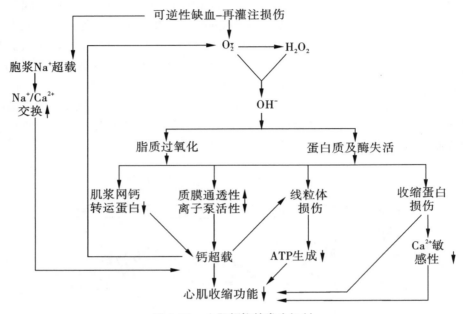

图4-28 心肌顿抑的发生机制

3. 心肌结构的变化 表现为心肌细胞水肿、心内膜下出血或出血性梗死。

(四)防治的病理生理学基础

1. 尽早恢复血流,尽量减少缺血时间。这是防治缺血-再灌注损伤的基本原则。

2. 注意再灌注时的低流、低压、低温。低流低压的意义在于使灌注氧的供应不至突然增加而引起大量氧自由基的形成;低温则是使缺血器官代谢降低,代谢产物聚积减少。

3. 缺血组织有氧代谢下,酵解过程增强,因而补充糖酵解底物如磷酸己糖有保护缺血组织的作用;外源性ATP作用于细胞表面与ATP受体结合,或使细胞膜蛋白磷酸化,有利于细胞膜功能恢复,并可穿过细胞膜进入细胞直接供能;针对缺血时线粒体损伤所致的氧化磷酸化受阻,可以应用氢醌、细胞色素C等进行治疗,以加强NAD-黄素蛋白-细胞色素链的功能,延长缺血组织的可逆性改变期限。实验证明,细胞色素C能增加线粒体的ADP磷酯化;醌类化合物则能加速电子传递或将电子直接传递给氢。

4. 清除自由基实验证明,外源性SOD、黄嘌呤氧化酶抑制剂别嘌呤醇、维生素E、维生素C、过氧化氢酶、二甲基亚砜(dimethylsulfoxide,DMSO)等自由基清除剂对缺血-再灌注损伤的心肌有防护作用。

例如,外源性SOD能显著地降低缺血所致的血管通透性增高。预先用SOD给动物做静脉内注射,然后进行肠管缺血实验,则血管通透性无大变化。

二、休克

休克(shock)一词源于希腊文,原意是打击或震荡。1731 年法国医生 Le Dran 将机体受到剧烈震荡或打击产生的临床危重状态,称为 shock。此后,这一术语沿用于各种原因引起的休克。人们对休克的认识和研究,从最初对临床表现的认知到现在的细胞—亚细胞—分子水平。

目前认为休克是指机体受到强烈致病因素作用时,发生急性循环障碍,组织器官微循环灌流急剧减少而引起缺血、缺氧,使组织器官功能障碍、代谢紊乱及结构损伤的病理过程。

(一)休克的病因

1. 失血与失液　大量快速失血可导致失血性休克。常见于食管静脉曲张破裂出血、创伤失血、胃溃疡出血、宫外孕、产后大出血和 DIC 等。失血性休克的发生取决于失血量和失血的速度,一般成人 15 min 内失血少于全血量 10% 时,机体可通过代偿使血压和组织灌流量保持稳定,但若快速失血量超过全血量 20% 左右即可导致休克,超过全血量 50% 则往往导致迅速死亡。此外剧烈呕吐或腹泻、肠梗阻、大汗等情况下大量的体液丢失也可因机体有效循环血量的锐减而导致休克。

2. 烧伤　大面积烧伤早期可因大量血浆、体液丢失以及剧烈疼痛而引起的休克称烧伤性休克。

3. 创伤　严重创伤常因疼痛和失血而引起休克称创伤性休克。

4. 感染　细菌、病毒、霉菌、立克次体等病原微生物的严重感染而引起的休克称感染性休克。

5. 心力衰竭　大面积急性心肌梗死、急性心肌炎、心包填塞及严重的心律失常(房颤、室颤)和心脏破裂等急性心力衰竭及慢性心力衰竭失代偿期,均可引起心输出量明显减少,有效循环血量和灌流量下降而导致的休克,称为心源性休克。

6. 过敏　具过敏体质的人经注射某些药物(如青霉素)、血清制剂或疫苗后而引起的休克,称为过敏性休克。这种休克属 I 型变态反应。发病机制与 IgE 及抗原在肥大细胞表面结合,引起组胺和缓激肽大量入血,造成血管床容积扩张,毛细血管通透性增加有关。

(二)休克的分类

1. 按病因分类　失血性休克、烧伤性休克、创伤性休克、感染性休克、心源性休克、过敏性休克等。

2. 按休克的始动发病环节分类　机体有效循环血量的维持,是由三个因素共同决定的:足够的循环血量、正常的血管舒缩功能、正常心泵功能。各种病因均通过这三个环节中的一个或几个来影响有效循环血量,继而导致微循环障碍,引起休克。我们把血容量减少,血管床容量增加,心泵功能障碍这三个环节称为休克的始动环节。根据引起休克的始动环节不同,一般可将休克分为三类。即:

(1)低血容量性休克　低血容量性休克指各种病因引起的机体血容量减少所致的休克。常见于失血、失液、烧伤、创伤及感染等情况。

(2)血管源性休克　血管源性休克指由于外周血管扩张,血管床容量增加,大量血液淤滞在扩张的小血管内,使有效循环血量减少而引起的休克,又称分布性休克或低阻力性休克。

（3）心源性休克　心源性休克指由于心泵功能障碍,心输出量急剧减少,有效循环血量和微循环灌流量显著下降所引起的休克。其病因可分为心肌源性和非心肌源性两类。现将休克的各病因与始动环节之间的关系用图4-29所示。

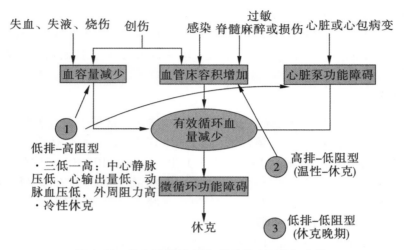

图4-29　休克的常见病因、始动发病环节与分类

3. 按血流动力学特点分类

（1）高排-低阻型休克　亦称高动力型休克,其血流动力学特点是总外周血管阻力低,心脏排血量高。由于皮肤血管扩张,血流量增多,使皮肤温度升高,故亦称"温性休克"。部分感染性休克属本类。

（2）低排-高阻型休克　亦称低动力型休克,其血流动力学特点是心排血量低,而总外周血管阻力高。由于皮肤血管收缩,血流量减少,使皮肤温度降低,故又称为"冷性休克"。本型休克在临床上最为常见。低血容量性、心源性、创伤性和大多数感染性休克均属本类。

（3）低排-低阻型休克　心排血量降低,总外周阻力也降低,常见于各种类型休克的晚期。

（三）休克的发展过程与发病机制

1. 微循环障碍机制　休克发生的本质是微循环灌流剧减。我们学过正常微循环是指微动脉和微静脉之间的血液循环,是血液和组织进行物质代谢交换的基本结构和功能单位。简单说它由七个组成部分构成了三条通路。正常微循环由微动脉、后微动脉、毛细血管前括约肌、微静脉、真毛细血管、直捷通路及动静脉短路构成,主要受神经及体液因素的调节(图4-30)。第一条通路血液经微动脉、后微动脉、毛细血管前括约肌、真毛细血管回到微静脉,它血流速度比较慢,主要是进行物质交换的单位;第二条通路血液经微动脉、后微动脉、直捷通路回到微静脉,它血流速度比较快,主要是加速血液回流的;第三条通路血液经微动脉、后微动脉、动静脉短路回到微静脉,这条通路在正常状态下处于关闭的状态。

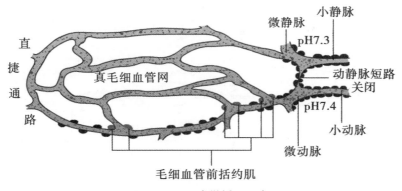

图 4-30　正常微循环示意

微循环主要受神经体液的调整。交感神经支配微动脉、后微动脉及毛细血管前括约肌,兴奋时通过 α-肾上腺素受体(α-adrenoceptor)使血管收缩、血流减少。全身性体液因子,如儿茶酚胺(catecholamine,CAs)、血管紧张素Ⅱ(angiotensin Ⅱ,Ang Ⅱ)、血管升压素(vasopressin,VP)亦称抗利尿激素(antidiuretic hormone,ADH)、血栓素 A_2(thromboxane A_2,TXA_2)、内皮素(endothelin,ET)、白三烯(leukotrienes,LTs)类物质等可使微血管收缩而局部血管活性物质(如组胺、激肽、腺苷、PGI_2、内啡肽、TNF 和 CO等)则引起血管舒张;乳酸等酸性产物的堆积则降低血管平滑肌对缩血管物质的反应性,而导致血管扩张,生理情况下,全身血管收缩物质浓度很少发生变化,微循环的舒缩活动及血液灌流主要由局部产生的舒血管物质进而反馈调整,以保证毛细血管前括约肌节律性的收缩与舒张及毛细血管的交替开放,调节微循环的灌流。当毛细血管前括约肌及后微动脉收缩时,微循环缺血、缺氧,局部代谢产物及扩血管活性物质增多,可降低血管平滑肌对缩血管物质的反应性,使毛细血管前括约肌和后微动脉扩张,微循环灌流量增多。在冲走或稀释这些扩血管物质后,血管平滑肌又恢复对缩血管物质的反应性,使微血管再次收缩。

20 世纪 60 年代,人们对休克的深入研究认为各种类型休克发生的本质是微循环灌流剧减,提出休克的微循环障碍学说,并以失血性休克为例将休克病程分为以下三期。

(1)休克代偿期　此期是休克发展的早期阶段,亦称休克早期或微循环缺血缺氧期。

1)微循环改变特点:此期全身小血管,包括小动脉、微动脉、后微动脉、毛细血管前括约肌和微静脉、小静脉都持续收缩痉挛,口径明显变小,但各自收缩的程度不一致,其中以微动脉收缩明显,也就是前阻力增加显著。毛细血管前阻力大于后阻力。组织灌流少、灌少于流(图 4-31)。

休克的分期

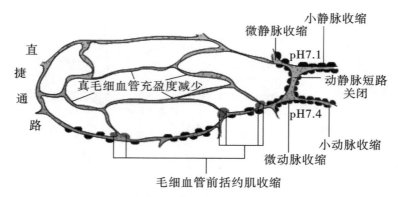

图4-31 休克代偿期微循环改变

2)发生机制:①交感神经兴奋,当血容量急剧减少、疼痛、内毒素等各种致休克病因作用于机体时,机体最早最快的反应是交感-肾上腺髓质系统兴奋,使儿茶酚胺大量释放入血,比正常时可高出几十倍、几百倍,同时作用于 α 和 β 受体,产生不同效应。α 受体效应:皮肤、腹腔内脏和肾脏的小血管 α-肾上腺素受体的分布占优势。在交感神经兴奋、CAs 增多时,这些脏器的小血管收缩或痉挛,导致相应组织器官的血液灌注不足,而出现缺血缺氧。β 受体效应:β-肾上腺素受体受刺激则使动静脉短路开放,血液通过直捷通路和开放的动一静脉短路回流,微循环非营养性血流增加、营养性血流减少,组织发生严重的缺血性缺氧。若发生在肺循环则影响肺的换气,加重机体缺氧状态。②其他缩血管体液因子释放除 CAs 外其他缩血管因子释放,均可产生缩血管效应。如血管紧张素 II,交感-肾上腺髓质系统兴奋和血容量减少,可激活肾素-血管紧张素系统,产生大量血管紧张素,其中 Ang II 的缩血管作用最强,比去甲肾上腺素的强 10 倍。

3)微循环代偿意义:一方面引起皮肤、腹腔脏器及肾脏等器官局部缺血缺氧,另一方面对整体却具有一定的代偿意义。

维持动脉血压:本期患者血压可轻度下降或不下降,有时甚至因代偿作用反而比正常略高。主要通过三个方面机制来维持。①增加回心血量。首先,休克时体液因子释放导致缩血管效应是增加回心血量的基础。静脉系统属容量血管,可容纳总血量的60% ~70%。肌性微静脉和小静脉收缩,肝、脾储血库紧张可迅速而短暂地减少血管床容积、增加回心血量,这种代偿起到"自身输血"的作用,是休克时增加回心血量的"第一道防线"。由于微动脉、后微动脉及毛细血管前括约肌比微静脉对 CAs 更为敏感,导致毛细血管前阻力大于后阻力,毛细血管中流体静压下降,促使组织液回流进入血管,起到"自身输液"的作用,是休克时增加回心血量的"第二道防线"。其次,动静脉短路回流增加,虽使得微循环营养性血流减少,但同时也可使回心血量增加。另外,休克时肾血管的收缩使肾小球滤过率降低,ADH 和醛固酮(肾素-血管紧张素-醛固酮系统)的分泌增加使肾小管重吸收增加,使得肾水、钠排出减少,弥补了血容量的不足,进一步增加了回心血量。②增加心排出量。休克早期心脏尚有足够的血液供应,在回心血量增加的基础上,交感神经兴奋和 CAs 的释放增多可使心率加快、心收缩力加强及心排出量增加。③增高外周阻力。在回心血量和心排出量增加的基础上,全身小动脉痉挛收缩,使外周阻力增高、血压回升。

维持心脑血液供应:由于不同器官的血管对 CAs 反应不同。皮肤、腹腔内脏及肾等内脏血管的 α 受体分布密度高,对 CAs 的敏感性较高,收缩明显而冠状动脉血管的 α 受体分布较少,以 β 受体为主,激活时引起冠状动脉舒张;脑动脉则主要受局部扩血管物质影响,只要血压>60 mmHg,脑血管可通过自身调节维持脑血流量的相对正常。因此,在微循环缺血性缺氧期,心、脑微血管灌流能维持基本正常。这种不同器官微循环反应的不均一性使全身血流重新分布,保证了心、脑重要脏器的血液供应,起到了"移缓救急"的作用。

4)临床表现:①皮肤血管收缩和交感神经兴奋,汗腺分泌增加患者面色苍白、四肢湿冷小血管收缩和心率加快,导致脉搏细速;肾脏微血管收缩,灌流量减少,导致尿量减少。②血液重新分布和脑血流正常,休克早期患者神志可正常或因交感神经兴奋而烦躁,意识觉醒,可步行就诊,向医生叙述自己的病情。③血压可骤降(如大失血),也可略降,甚至正常(代偿),但脉压多明显缩小。微血管收缩在减轻血压下降的同时,也引起某些内脏器官灌流不足,引起组织缺血、缺氧。由于组织器官灌流不足可发生在血压明显下降之前,故脉压缩小比血压下降更具早期诊断意义。

休克代偿期是可逆的,应尽早去除休克动因,及时补充血容量,恢复有效循环血量,防止休克进一步发展。如得不到治疗,休克继续发展进入淤血性缺氧期。

(2)休克进展期　此期是休克的可逆性失代偿阶段,亦称淤血性缺氧期。

1)微循环改变特点:此期小血管痉挛较休克代偿期明显减轻,血管口径明显变大,毛细血管前括约肌出现明显扩张现象,但由于大量的白细胞黏附于微静脉,增加了微循环流出通路的血流阻力,导致毛细血管后阻力显著增加,因此期毛细血管后阻力大于前阻力。由于酸中毒、局部扩血管代谢产物增多,此期微循环血液流变学发生了明显改变,血液流速显著减慢,红细胞和血小板聚集,白细胞滚动、贴壁、嵌塞、血液黏滞度增加,血液"泥化"淤滞,微循环淤血,组织灌流量进一步减少,组织灌流量进一步减少,灌大于流。缺氧更为严重,形成恶性循环,机体失代偿(图4-32)。

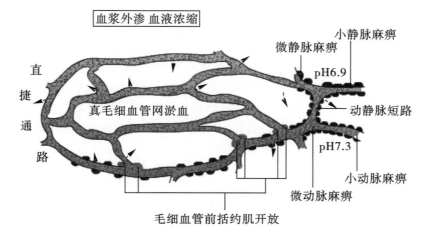

图4-32　休克淤血性缺氧期微循环改变

2)发生机制:此期主要是组织细胞长时间缺氧,导致酸中毒、扩血管物质生成增多及白细胞黏附。

神经-体液机制:休克持续一定时间,虽然交感-肾上腺髓质系统更加兴奋,缩血管物质产生进一步增加,但微血管的反应性降低。其发生机制如下:①酸中毒,持续缺氧引起组织氧分压下降,CO_2和乳酸堆积导致酸中毒,后者使终末血管床对 CAs 的反应性降低,尤其是微动脉、后微动脉及毛细血管前括约肌,使微循环前阻力血管舒张,而后阻力血管(微静脉)则舒张不明显,相对仍处于收缩状态。②局部扩血管物质生成增多,长期缺血、缺氧及酸中毒可刺激肥大细胞释放组胺增多,ATP 分解其代谢产物(腺苷)在局部堆积,激肽系统被激活,使缓激肽生成增多。这些舒血管物质使血管平滑肌舒张和毛细血管扩张。此外,细胞解体时释出 K^+ 增多,ATP 敏感的钾通道开放 K^+ 外流增加致使电压门控性钙通道受抑制,Ca^{2+} 内流减少,血管反应性及收缩性降低,也是此期微血管扩张的重要原因之一。③内毒素作用,内脏持续缺血、缺氧达 30 ~ 45 min,使肠屏障受损导致肠源性细菌(如大肠杆菌和 LPS)入血,产生内毒素血症。LPS 及其他毒素可通过激活巨噬细胞促进 NO 生成增多等途径,使血管平滑肌舒张,导致持续性的低血压。

血液流变学机制:此期血液流速明显降低,使微静脉中红细胞、血小板易聚集;组胺、激肽等物质使毛细血管通透性增加,血浆外渗,血液黏滞度增高灌流压下降,以及由细胞表面黏附分子(cell adhesion molecules,CAMs)介导,使白细胞在血管内皮细胞(vascularendothelial cell,VEC)上黏附、脱落,再黏附,如此交替进行,产生白细胞滚动。贴壁、黏附及嵌塞的白细胞增大了微循环流出通路的血流阻力,导致毛细血管中血流淤滞。此外,黏附并休克激活的白细胞通过释放氧自由基和溶酶体酶,导致血管内皮细胞和其他组织细胞损伤,进一步引起微循环障碍及组织损伤。

3)微循环改变后果:此期微血管反应性低下,尤其是前阻力血管,使血液淤滞在微循环内,促使整个心血管系统功能恶化,形成恶性循环。

回心血量急剧减少:由于微循环后阻力血管的相对收缩作用,血液流出减少,大量滞留在肠、肝、肺等器官的微循环,回心血量减少,使有效循环血量进一步下降,缺血、缺氧更为严重,血管床继续开放,形成恶性循环。

"自身输血""自身输液"停止:微循环血管舒张,血管床容积增大,使回心血量减少,"自身输血"的效果丧失。内脏毛细血管血液淤滞,毛细血管内流体静压升高,加之组胺、激肽及前列腺素等增加毛细血管通透性的作用,不仅使休克早期组织液进入毛细血管的"自身输液"功能停止,反而致血浆外渗到组织间隙,引起血液浓缩,血液黏滞度进一步升高,促进红细胞聚集,有效循环血量进一步减少,加重恶性循环。

心、脑血液灌流量减少:回心血量和有效循环血量不断减少,动脉血压进行性下降。当平均动脉压<50 mmHg 时,心、脑血管对血流量的自身调节作用丧失,导致心、脑血液灌流量明显减少。

4)临床表现:①血压和脉压,进行性下降,冠状动脉和脑血管灌流不足,出现心、脑功能障碍。患者心搏无力、心音低钝、神志淡漠甚至昏迷。意识丧失的症状是昏迷,而休克是一个病理过程,可有许多症状。②肾血流量:长时间严重不足,出现少尿甚至无尿。③微循环淤血:使还原型血红蛋白增多,皮肤黏膜发绀,可出现花斑。

此期机体进入失代偿期,经积极救治仍属可逆,故又称可逆性失代偿期。但若持续时间较长,则进入休克难治期。

（3）休克难治期　是休克发展的终末阶段,亦称休克晚期、休克的不可逆性失代偿期、微循环衰竭期或DIC期。此期微循环淤滞更加严重,但不像休克由微循环缺血性缺氧期进入微循环淤血性缺氧期那样,具有明显的微循环变化特征。因此,如何从微循环和临床角度判断休克难治期的出现,一直存在争议。也有人将该期包括在休克失代偿期中,认为休克难治期是休克失代偿期的终末表现。

1）微循环变化特点:此期微循环淤滞更加严重,微血管平滑肌麻痹对血管活性物质失去反应而舒张、毛细血管大量开放,微循环内可有微血栓形成,血流停止,甚至出现毛细血管无复流现象,组织几乎不能进行物质交换,得不到足够的氧气和营养物质供应。毛细血管无复流现象是指在输血补液治疗后血压可一度回升,但微循环灌流量无明显改善,毛细血管中淤滞的血流仍不能恢复的现象。其原因主要有白细胞黏着和嵌塞、毛细血管内皮肿胀、并发DIC及微血栓堵塞管腔等(图4-33)。其特点为不灌不流,微循环处于衰竭状态。

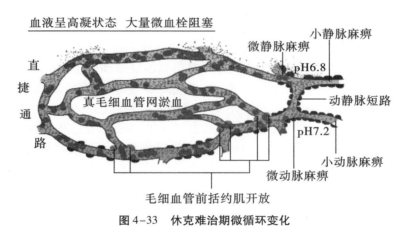

图4-33　休克难治期微循环变化

2）微循环变化机制:长期严重的酸中毒、大量NO和局部代谢产物的释放,以及血管内皮细胞、血管平滑肌的损伤等,均使微循环衰竭、血管反应性进行性下降及弥散性血管内凝血形成。

血管反应性进行性下降:由于缺氧和酸中毒持续存在并加重,血管对CAs的反应性显著下降,反馈性引起CAs浓度越来越高,而血管收缩反应越来越不明显,导致血压进行性下降。此期血管反应性进行性下降的机制尚不完全清楚,既与酸中毒有关,也可能与炎症介质刺激NO和氧自由基生成增多有关。

弥散性血管内凝血形成的机制:血液流变学改变,如血液浓缩、血细胞聚集及血液黏滞度增高,使血流速度显著减慢而处于高凝状态,促进DIC的发生;凝血系统的激活,如严重缺氧、酸中毒或LPS等损伤VEC,暴露胶原纤维,激活因子Ⅻ,同时组织因子(tissue factor,TF)在内皮损伤时释放入血,使内、外凝血系统激活。此外,严重的创伤性休克,TF直接入血而启动凝血过程,红细胞破坏释放ADP等可启动血小板的释放反应而促进凝血(具体参见第三章)。

3）微循环变化后果:微循环的无复流及微血栓形成,导致全身器官的持续低灌流,内环境受到严重破坏,特别是溶酶体酶的释放以及细胞因子、活性氧等的大量产生,造成组织器官和细胞功能严重损害,甚至可导致多器官功能障碍及死亡。

4)临床表现:①循环衰竭,血压进行性下降,给予升压药仍难以恢复。患者表现为脉搏细速、中心静脉压降低及静脉塌陷。②并发 DIC,微血栓可阻塞微循环通道出血导致循环血量进一步减少,会加重循环障碍;血液中纤维蛋白原、纤维蛋白裂解产物(fibrinogen and fibrin degradation products,FDPs)及某些补体成分,增加血管通透性,加重微血管舒缩功能紊乱;单核-吞噬细胞系统功能封闭或下降,使肠源性内毒素及其他有害物质的清除能力降低。但是,并非所有休克患者都一定会发生 DIC。③多器官功能障碍,由于微循环淤血不断加重,导致 DIC 的发生,全身微循环灌流严重不足,细胞受损乃至死亡,肠、肺、肾、心及脑等脏器出现功能障碍甚至衰竭。

难治性休克的变化及其机制是近年来关于休克研究的重点。由于休克的病因及始动环节不同,不同类型休克的发展并不完全遵循这一发展规律。例如,严重的过敏性休克,由于微血管大量开放和毛细血管通透性增高,可能一开始就出现休克进展期的改变,严重的感染性体克则可能很快发生 DIC 和多器官功能障碍综合征(multiple organ dysfunction syndrome,MODS),而迅速进入休克难治期。

2.细胞分子机制 20 世纪 60 年代提出的微循环障碍学说认为,休克时导致的细胞损伤及功能代谢异常,是继发于微循环障碍引起的缺氧和酸中毒。然而,随后的研究发现,恢复灌流量并不能消除生命器官的功能障碍(包括中枢神经紊乱、心肌抑制、血管张力丧失,以及肺、肝、肾的功能不全),说明此时细胞已发生了严重的变化。休克时在未发生循环紊乱以前,细胞膜电位就发生变化,细胞氧化过程受到抑制;细胞功能恢复能够改善微循环,临床上应用促进细胞功能恢复的药物,能够明显改善休克。这说明休克时细胞和器官功能障碍,既可继发于微循环紊乱之后,也可由休克的原始病因直接或通过释放多种有害因子引起。

(四)休克时机体代谢和功能变化

休克时因细胞受损可引起机体的重要器官功能障碍和衰竭,严重休克易导致 MODS 的发生。据统计约有 80% 的多器官功能障碍综合征患者有休克的背景,其死亡率高达 30% ~100%。其发生机制甚为复杂,是多种因素综合作用的结果。现将几个最常发生器官功能障碍情况简述如下:

1.肺功能障碍 肺是全身静脉血液的滤器,机体的许多代谢产物、活性物质、活化的炎症细胞等都要经过肺,有的被肺扣留,有的被肺吞噬、灭活、转化,因此极易引起肺损伤。故休克时,肺是最常累及的器官。若损伤较轻,可称为急性肺损伤(acute lung injury,ALI),若损伤较重,可导致急性呼吸功能衰竭,称休克肺,属急性呼吸窘迫综合征(acute respiratory distress syndrome,ARDS)。主要病理变化是淤血、水肿、出血、血栓形成、肺不张、肺泡透明膜形成等。休克患者一旦发生休克肺,死亡率较高。

发病机制主要是与休克动因通过补体-白细胞-氧自由基损伤呼吸膜有关。当肺毛细血管内皮细胞受损,毛细血管通透性增加,出现间质性肺水肿,刺激毛细血管旁J感受器,反射性引起呼吸迫促(呼吸窘迫),可造成呼吸性碱中毒。当肺毛细血管通透性进一步增加,大量血浆蛋白透过毛细血管沉着在肺泡壁而形成透明膜。当肺泡Ⅰ型和Ⅱ型肺泡上皮受损时,分别引起肺顺应性降低和肺泡表面活性物质减少,肺泡微萎陷。其结果是 V/Q 比例失调,气体弥散障碍,临床表现为动脉血氧分压进行性降低、发绀和呼吸困难进行性加重,最后导致急性呼吸衰竭甚至死亡。

2.肾功能障碍　各类休克时常伴发的急性肾功能衰竭称为休克肾。临床表现为少尿、氮质血症、高钾血症及代谢性酸中毒等。休克患者,如合并急性肾功能衰竭,往往预后不好,死亡率也甚高。

发病机制早期主要由于血液重分布,使肾血流量严重减少,导致肾灌流量不足,这时肾并没有器质性病变,恢复肾灌流后,肾功能可迅速恢复,称为功能性肾衰或肾前性肾衰;但到了休克晚期,由于肾持续严重缺血和肾毒素(包括血红蛋白、肌红蛋白等)的毒性作用可引起肾小管坏死而产生器质性肾衰。

3.肝功能障碍　由于肝脏的解剖部位和组织学的特征,休克时合并肝功能障碍的发生率也很高。主要病理变化特点是肝细胞有脂变和空泡变性,肝线粒体氧化磷酸化功能障碍。临床表现为血胆红素增加而出现黄疸,谷丙转氨酶、谷草转氨酶、乳酸脱氢酶和碱性磷酸酶均超过正常上限数值2倍。

发病机制是休克时因肠道缺血、肠黏膜屏障功能降低,肠道内细菌大量吸收入血,通过门静脉循环到达肝脏,并损伤肝细胞。肝脏富含具有吞噬功能的库普弗细胞,此时库普弗细胞被激活后分泌白介素-8引起嗜中性粒细胞趋化和黏附,再分泌肿瘤坏死因子、白介素-1和释放氧自由基,可损伤相邻的肝细胞。肝脏有丰富的黄嘌呤氧化酶,当肝缺血-再灌注损伤时可产生大量氧自由基而损伤肝细胞。

4.胃肠道功能障碍　休克时由于胃肠道缺血引起胃肠黏膜受损而出现胃肠功能障碍。主要病理变化是胃肠黏膜损伤、应激性溃疡。早期只有黏膜表层损伤(糜烂),但损伤进一步发展可穿透黏膜到黏膜下层甚至破坏血管,引起溃疡和出血。临床表现有腹痛、消化不良、呕血和黑便。临床上常以24 h内胃肠道出血量超过600 mL作为诊断胃肠功能衰竭的指征。

发生机制主要是休克的原始病因引起机体的应激反应而出现胃肠道缺血;其次是缺血-再灌注损伤时,因胃肠道富含黄嘌呤氧化酶,产生大量氧自由基,损伤肠黏膜。此外,长期静脉营养,胃肠道黏膜萎缩,屏障功能减弱,大量细菌和毒素吸收入肝,激活库普弗细胞,产生细胞因子损伤胃肠黏膜。

5.心功能障碍　休克时心功能障碍发生率不很高,除心源性休克外,其他各类休克的早期因通过代偿可使心功能维持正常,但到晚期可发生心功能障碍。主要病理变化是心肌可出现局灶性坏死,线粒体减少和心内膜下出血。临床表现心功能降低,心输出量减少,心指数下降。

发生机制主要是血压下降和心率过快使冠脉灌流量减少,不能满足心肌高代谢、高耗氧的需要,使心肌严重缺血缺氧以及酸中毒引起心肌兴奋收缩耦联障碍,导致心肌收缩力下降;严重高钾血症可引起心肌兴奋性、传导性、自律性以及收缩性下降;内毒素、肿瘤坏死因子、白介素-1、氧自由基以及心肌抑制因子(MDF)等多种体液因子的毒性作用可使心肌受损和收缩力下降。MDF是当内脏器官(主要是胰腺)缺血时,细胞溶酶体破裂,释放组织蛋白酶,水解组织蛋白生成的对心肌有抑制作用的一类小分子多肽类物质。

除了以上几个常见的系统器官功能障碍外,还可因脑缺血缺氧产生脑功能障碍,表现脑水肿,甚至脑疝形成,患者可由兴奋转抑制,甚至昏迷。此外,免疫系统、凝血系统等其他系统器官亦可出现功能障碍。

笔记栏

（五）防治原则

休克的防治,应针对病因和发病学环节,以恢复生命器官的微循环灌流和防治细胞损害为目的,采取综合措施进行防治。

1. 病因学防治　首先应积极处理引起休克的原发病,如止血、补充血容量、控制感染、镇痛等。

2. 发病学防治

（1）改善微循环　这是休克治疗的中心环节,应尽早采取有效措施改善微循环,提高组织灌流量。

1）补充血容量:各种休克都存在有效循环血量相对或绝对不足。因此,除了心源性休克外,应尽早及时补充血容量以提高心输出量、改善组织血液灌流。特别在低血容量性休克进展期,微循环淤血和血浆外渗使液体进一步丢失,故补液量应大于失液量。感染性休克和过敏性休克时虽无明显的体液丢失,但由于血管床容积扩大,使有效循环血量显著减少,亦应及时、尽早地输液扩容。但应该注意的是,充分扩容并不等于超量补液,输液过多、过快会导致肺水肿的发生。因此,扩容前要正确估计补液的总量,量需而入,临床上输液原则是"需多少,补多少",可通过动态观察静脉充盈程度、尿量、血压及脉搏等指标,监控输液量多少。有条件时应动态监测肺动脉楔压（pulmonary wedge pressure,PAWP）和中心静脉压（CVP）,其中 PAWP 反映进入左心的血量及左心功能,而 CVP 则反映进入右心的血量及右心功能。若 CVP 和 PAWP 超过正常值（CVP>12 cmH₂O,PAWP>10 mmHg）,则说明补液过多;反之说明补液不足,需继续补液。

临床上常应用等渗晶体液及胶体液进行扩容,但由于休克时血液流变学紊乱,可参考血细胞比容的变化决定晶体液和胶体液的比例,正确选择全血、胶体或晶体溶液,将血细胞比容控制在 35% ~40% 的范围,以纠正血液浓缩、黏度增高等变化。

2）纠正酸中毒:休克早期可因过度通气发生呼吸性碱中毒外,休克时缺血缺氧必然导致乳酸血症性酸中毒。后者可加重微循环障碍、降低血管对 CAs 的反应性、促进 DIC 发生,并进一步导致高血钾及抑制心肌收缩等,而且其引起 H^+ 和 Ca^{2+} 的竞争作用还会影响血管活性药物的疗效。因此,应根据程度纠正酸中毒。

3）合理使用血管活性药物

扩血管药物选择:扩血管药物可以解除小血管痉挛而改善微循环,但可使血压出现一过性降低,因此必须在充分扩容的基础上使用。

缩血管药物选择:缩血管药物因可能减少微循环的灌流量,加重组织缺血缺氧,目前不主张在休克患者中大量长期使用。但是,对过敏性休克和神经源性休克,使用缩血管药物则是最佳选择。

（2）保护细胞功能,防止细胞损伤　休克时细胞损伤有原发性的,也有继发于微循环障碍之后发生的。去除休克动因,改善微循环是防止细胞受损的基本措施。

（3）拮抗体液因子的作用　涉及休克的体液因子有多种,可以通过抑制某些体液因子的合成,拮抗其受体和对抗其作用等方式来减弱某种或几种体液因子对机体的有害影响。如用 TNF-α 单克隆抗体拮抗 TNF-α 的作用;用苯海拉明拮抗组胺;用抑肽酶减少激肽的生成等。

（4）防治器官功能障碍与衰竭　休克时,如出现器官功能障碍或衰竭,除采取一般治疗外,还应针对不同器官衰竭,采取不同的治疗措施。如发生休克肾时,应尽早利尿和透析;如出现休克肺时,则应正压给氧,改善呼吸;当出现急性心力衰竭时,应减少或停止输液,并强心利尿,适当降低前后负荷。

三、心功能不全

生理条件下,心脏协调地收缩和舒张为血液循环提供强大的动力,心脏的这种活动就像一台动力泵,使血液在心血管系统内不停地运转,为全身各组织器官提供氧和营养物质并及时带走各种代谢产物,使生命得以维持。

心力衰竭又称泵衰竭,指在各种病因作用下心脏舒缩功能受损或心室血液充盈受限,使心输出量减少,以致不能满足全身组织代谢需要的病理过程。

心功能不全与心力衰竭本质相同,只是程度不同:心力衰竭一般指心功能不全的失代偿阶段,患者已有明显的心力衰竭的临床症状和体征,而心功能不全则指心功能从完全代偿到失代偿的整个过程。但是,在实际应用中,这两个概念往往通用。

(一)病因

1.原发性心肌损害

(1)心肌病变　临床上常见于冠心病、心肌炎、心肌纤维化等,心肌病变使心肌收缩性减弱。如损害严重或发展迅速,可致急性心力衰竭;若损害较轻或病变呈慢性,则表现心肌肥大等代偿适应性变化,但在一定条件下,如在某些诱因的作用下,代偿状态可转向失代偿而发生心力衰竭。

(2)心肌代谢障碍　心肌对氧的需求量很大,必须有充分的血液和氧的供应才能保证其正常的功能。因此,长期严重的缺血缺氧,心肌收缩性可逐渐减弱而发生心力衰竭。此外,严重的维生素 B_1 缺乏和贫血等也可致心肌代谢障碍而发生心力衰竭。

2.心脏负荷过重

(1)压力负荷(或后负荷)过重　指心脏射血所需克服的阻力增大,见于高血压病、主动脉瓣狭窄、肺动脉高压、肺动脉瓣狭窄等。

(2)容量负荷(或前负荷)过重　指心脏舒张时承受的血量增多,见于主(肺)动脉瓣,二、三尖瓣关闭不全,房(室)间隔缺损,高动力循环状态等。

(二)诱因

促使心力衰竭发生的诱因是使心肌耗氧增加或供氧(供血)减少的因素,如感染(尤其是肺部感染)、心律失常,水、电解质、酸碱平衡紊乱,妊娠与分娩、输液过多过快、劳累、情绪激动、洋地黄中毒等都可促使代偿失调而导致心力衰竭。

(三)分类

1.按心力衰竭发展速度分类　分急性心力衰竭和慢性心力衰竭。

(1)急性心力衰竭　发病急骤。心输出量急剧减少,机体来不及充分发挥代偿作用。常可伴有心源性休克。常见原因为急性心肌梗死、严重的心肌炎等。

(2)慢性心力衰竭　较常见,患者长期处于一种持续的心力衰竭状态,并伴有静脉淤血和水肿。常见原因为心脏瓣膜病、高血压病、肺动脉高压等。

2.按心力衰竭发病部位分类　分左心衰竭、右心衰竭和全心衰竭。

(1)左心衰竭　主要是左心室泵血功能障碍,多见于冠状动脉粥样硬化性心脏病

（冠心病）高血压病、主动脉瓣狭窄或关闭不全、二尖瓣关闭不全等。机体的病理变化是由心输出量减少以及肺部淤血、水肿所引起。

（2）右心衰竭　主要是右心室泵血功能障碍，见于肺心病、三尖瓣或肺动脉瓣的疾病，并常继发于左心衰竭。此时心输出量减少，体循环淤血，静脉压增高，常伴有下肢水肿，严重时可发生全身性水肿。

（3）全心衰竭　左、右心都发生衰竭称为全心衰竭，见于：①持久的左心衰竭可使右心负荷长期加重而导致右心衰竭；②心肌炎、心肌病等病变如发生于全心亦可引起全心衰竭。

3. 按心力衰竭时心输出量的高低分类

（1）低输出量性心力衰竭　此类心衰时心输出量低于正常，常见于冠心病、高血压病、心瓣膜病、心肌炎等引起的心力衰竭。

（2）高输出量性心力衰竭　此类心衰发生时心输出量较发病前有所下降，但其值仍属正常，甚至高于正常。见于甲状腺功能亢进、严重贫血、妊娠、维生素 B_1 缺乏症、动-静脉瘘等。然而，由于组织需氧量增高、外周血管扩张、动静脉短路等原因，这些患者的心输出量虽可比正常水平稍高。但组织的供氧量仍然不足。

心力衰竭

（四）发生过程中的代偿反应

当心肌受损或心脏负荷加重时，机体并不一定立即发生心力衰竭，这是由于心输出量下降时，机体会动员所有的代偿机制来进行代偿。

1. 神经-体液调节机制激活　神经-体液调节机制的激活是心力衰竭时机体全部代偿与适应反应的基本机制，也是心力衰竭逐步发展、加重的机制。

（1）交感神经系统激活　心力衰竭时，心输出量减少可以通过压力感受器和容量感受器激活交感神经系统。此外，心输出量减少导致组织低灌流产生的代谢产物 CO_2 和 H^+ 增多，兴奋化学感受器使呼吸中枢兴奋性增高，可间接引起交感中枢兴奋性增高。

交感神经系统激活，血中儿茶酚胺增多，带来心率加快、心肌收缩增强、体循环脏器血流重分配、激活心肌改建等代偿效应。但交感神经系统过度兴奋也会出现不利影响，导致心力衰竭恶化。

（2）肾素-血管紧张素-醛固酮系统激活（RAAS 激活）　心力衰竭时，心输出量减少可以激活肾素-血管紧张素-醛固酮系统，使血管紧张素Ⅱ（AngⅡ）和醛固酮水平增高。AngⅡ具有强缩血管作用，可促进心肌细胞肥大、心肌间质纤维化，激活心肌改建。醛固酮可引起水钠潴留，使机体血容量增加，心输出量增加而发挥一定的代偿作用。

2. 心脏本身的代偿

（1）心率加快　一定程度的心率加快是一种最快速有效的代偿活动。发生机制主要是心力衰竭时心输出量减少，引起右心房及腔静脉淤血和（或）动脉血压低，通过容量及压力感受器反射性引起交感-肾上腺髓质系统兴奋，或因心输出量减少，组织缺氧，通过化学感受器反射性引起交感神经兴奋，心率加快。在一定程度内心率加快，可以增加心输出量和冠脉灌流而发挥代偿效应。但如果心率过快（如成人超过 180 次/min 或以上）时，则由于心肌耗氧量增加，舒张期缩短导致冠脉灌流量下降和心输出量下降，加重心力衰竭而失去代偿意义。

（2）心脏紧张源性扩张　根据 Frank-Starling 定律，在一定的范围内（心肌节被拉长不超过 2.2 μm），心肌收缩力随心脏前负荷（心肌初长度）的增加而增加，当心肌初长被拉长超过 2.2 μm 时，其收缩力反而下降甚至丧失。心力衰竭时，由于心输出量降低，使心室舒张末期容积增加，或因钠水潴留、容量血管收缩使回心血增加，使心室前负荷增加，导致心肌纤维初长被拉长，使心肌收缩力增加，从而增加心输出量。但如果前负荷过重，心肌初长被拉长超过 2.2 μm 时，收缩力明显下降而失去代偿，称为肌源性扩张。

（3）心肌收缩性增强　不依赖于心脏前后负荷变化的心肌本身的收缩力的增强即心肌收缩性增强，主要受神经-体液因素调节。心输出量减少，激活交感-肾上腺髓质系统，儿茶酚胺增加，激活心肌细胞膜 β1 受体，通过兴奋性 G 蛋白（Gs）激活腺苷酸环化酶使 cAMP 增多，cAMP 激活蛋白激酶 A（PKA），使心肌细胞膜钙通道蛋白磷酸化引起钙通道开放速率和时间增加，钙内流增多使收缩能力增强。

（4）心室重塑　心室重塑指心室在持续容量和压力负荷过重及神经-体液过度激活时，通过心室在结构、功能、代谢方面的改变所发生的慢性代偿适应性变化。上述变化既有量的变化（心肌肥大），又有质的变化（心肌细胞表型改变）；既发生在心肌细胞，又发生在非心肌细胞和细胞外基质；既有代偿作用，又产生不利影响。

1）心肌肥大：指心肌细胞体积增大伴间质增生，心脏重量增加。这是心肌形态结构的代偿，能使心肌总收缩力增强，心输出量增多；由于心室壁增厚，可以通过降低室壁张力而减少心肌耗氧量。

向心性肥大：长期压力超负荷使收缩期心室壁张力增加，引起心肌纤维中肌节以并联增生为主。心肌纤维变粗，室壁增厚，心腔无明显扩大，常见于高血压病。

离心性肥大：长期容量负荷增大使舒张期心室壁张力增大，引起心肌纤维中肌节以串联增生为主。心肌纤维长度增加，心腔扩大明显，常见于主动脉瓣关闭不全。

2）心肌细胞表型改变：由于心肌细胞合成蛋白质的种类变化导致的心肌"质"的变化。如胚胎期基因重新表达；或一些基因的表达受抑制，或发生蛋白同工型的转变。心肌细胞表型改变后，可通过分泌活动增强，使心肌由收缩型向合成型转化。

3）非心肌细胞及细胞外基质的变化：RAAS 的激活，Ang Ⅱ 和醛固酮水平增高，可通过刺激心肌成纤维细胞合成 Ⅰ 和 Ⅲ 型胶原增多，也可抑制间质金属蛋白酶的胶原降解功能，从而实现对胶原代谢和间质纤维化起到重要的调控。早期 Ⅲ 型胶原增多有利心室结构性扩张；后期 Ⅰ 型胶原增多可提高心肌抗张力防止室壁变薄和腔扩大，但可使心肌顺应性下降，心肌僵硬度增加和舒缩功能障碍。

3.心外代偿

（1）血容量增加　心力衰竭时，RAAS 激活，通过降低肾小球滤过率，增加肾小管对水钠的重吸收导致水钠潴留，使血容量增加。但长期容量增加会增加心脏容量负荷而加重心衰。

（2）血流重新分配　心力衰竭时，交感-肾上腺髓质系统兴奋性增高，血中儿茶酚胺增加，通过 α 受体引起外周血管选择性收缩使体循环脏器血流重分配，皮肤、骨骼肌、腹腔内脏器官供血减少，心脑血流量供应增加，保障心、脑等重要脏器灌流量。但外周血管长期收缩可加重心脏后负荷使心输出量减少。

（3）红细胞增多　心力衰竭时静脉淤血、血流减慢等都可引起缺氧，刺激肾脏分泌促红细胞生成素增加,后者促进骨髓造血,以提高血液的携氧能力。但红细胞过多可增加血液黏稠度,使心脏后负荷加重。

(4)组织用氧能力增强　心力衰竭时,组织低灌注而发生缺氧,组织细胞通过线粒体数量增多和增加线粒体的呼吸酶活性,使组织的利用氧的能力增强。

综上所述,心力衰竭时,机体通过神经-体液机制的调节,动用了心脏自身和心外的多种代偿方式,这种代偿贯穿心衰的全过程(图4-34)。

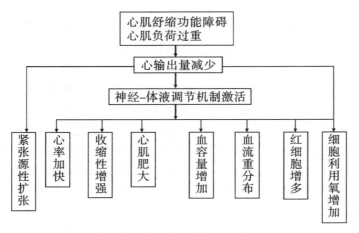

图4-34　心力衰竭时机体的代偿

(五)心力衰竭的发生机制

心肌负荷过重和心肌受损等病因引起心肌舒缩功能障碍是心力衰竭的本质。心肌要进行正常的舒缩活动,必须具备三个条件:收缩蛋白与调节蛋白性能正常;能量代谢正常(ATP 的产生与利用);Ca^{2+} 运转正常(Ca^{2+} 在电信号与机械运动中起耦联作用)。

1.心肌收缩功能障碍

(1)心肌收缩相关蛋白改变　心肌受损导致心肌细胞死亡,有效收缩的心肌细胞数量减少从而导致心肌收缩相关蛋白数量减少或结构破坏;或心肌肥大造成心肌收缩蛋白表型异常都可使心肌收缩力下降。

(2)心肌能量代谢障碍　心肌收缩活动是主动耗能的过程,故心肌能量代谢障碍可致心肌收缩力下降。

1)能量生成障碍:心肌活动的能量几乎全部来自有氧氧化。缺血缺氧是引起心肌细胞能量代谢障碍的常见原因。维生素 B_1 缺乏或氧化还原酶的损伤也可使心肌细胞的有氧氧化发生障碍,ATP 生成减少。

2)能量储备减少:ATP 和磷酸肌酸是心肌能量的储存形式。肥大的心肌产能减少,且在改建过程中,磷酸肌酸同工酶同工型发生转换,高活性的成人型(MM 型)磷酸肌酸减少,而低活性的胎儿型(MB 型)磷酸肌酸增加,使肥大心肌的能量转化储存障碍。

3)能量利用障碍:心肌细胞内氧化磷酸化所产生的 ATP 经肌球蛋白头部 ATP 酶的作用而水解,为心肌收缩提供能量。当心肌过度肥大时,肌球蛋白头部 ATP 酶活性下降,ATP 利用障碍,心肌收缩性减弱。

2.心肌兴奋收缩耦联障碍

心肌兴奋收缩耦联过程中,Ca^{2+} 发挥了重要作用。Ca^{2+} 的转动和分布异常,必定导致心肌收缩功能障碍。

(1)肌浆网 Ca^{2+} 转运障碍 心力衰竭时,缺血缺氧,ATP 供应不足,肌浆网 Ca^{2+} 泵活性减弱,或酸中毒时 Ca^{2+} 与肌浆网结合更牢固,影响 Ca^{2+} 的释放,从而使肌浆网摄取、储存、释放 Ca^{2+} 的量均减少。

(2)心肌细胞膜 Ca^{2+} 转运障碍 心衰时细胞膜钙通道开放减少,Ca^{2+} 内流减少。

(3)肌钙蛋白功能障碍 酸中毒时,H^+ 与 Ca^{2+} 竞争肌钙蛋白结合位点;或通过引起高钾血症,使 K^+ 与 Ca^{2+} 在心肌细胞膜上竞争而导致 Ca^{2+} 内流减少;或使 Ca^{2+} 与肌浆网结合更牢固,Ca^{2+} 的释放减少,使肌钙蛋白与 Ca^{2+} 结合障碍。

以上均造成心肌兴奋收缩耦联障碍,导致心肌收缩功能降低。

3.心室舒张功能障碍 心脏的舒张功能正常保证心室有足够血液充盈,绝大多数心力衰竭患者有心室舒张功能异常。心室舒张功能障碍可能的机制主要有:

(1)Ca^{2+} 复位延缓 心力衰竭时 ATP 不足或肌浆网 Ca^{2+}-ATP 酶活性降低,使 Ca^{2+} 复位延缓,胞质中 Ca^{2+} 的浓度不能迅速降至脱离肌钙蛋白的水平,导致心肌舒张迟缓,影响心脏的充盈。

(2)肌球-肌动蛋白复合体解离障碍 心力衰竭时,由于 ATP 不足或 Ca^{2+} 与肌钙蛋白亲和力增加,Ca^{2+} 难脱离,肌球-肌动蛋白复合体解离困难,使心肌处于不同程度的收缩状态而舒张功能障碍。

(3)心室舒张势能减少 心室舒张势能来源于心室收缩。心室收缩末期由于心室几何结构的改变可产生一种促使心室复位的舒张势能。心肌肥大、冠脉病变(痉挛、堵塞)、心室壁张力过大、心室内压过高等均可引起心室舒张势能减少,影响心室舒张。

(4)心室顺应性降低 心室顺应性指心肌随顺应力而改变长度的特性,以心室在单位压力变化下所引起的容积改变(Dv/dp)表示。心肌肥大、间质增生、心肌纤维化、水肿、心肌炎等均可引起心肌僵硬度增加,顺应性下降,使心室充盈减少、舒张末期压升高、冠脉灌流减少而影响心室舒张功能。

4.心脏各部分舒缩功能不协调 心功能的稳定有赖于心房和心室有规律地进行舒缩活动。若心房和心室舒缩活动的协调性被破坏,将导致心脏泵功能紊乱而使心输出量下降。常见于各种类型的心律失常。

综上所述,心力衰竭往往是多种机制共同作用的结果,其发病原因不同,发生机制也不同(图 4-35)。

笔记栏

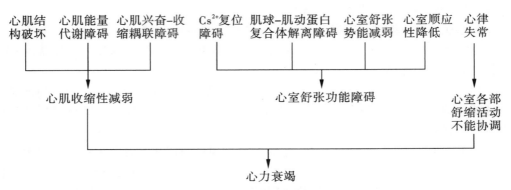

图4-35　心力衰竭的发生机制

(六)机体功能与代谢变化

心力衰竭是由于心脏泵功能下降及神经-体液调节机制过度激活,主要引起心输出量减少,静脉系统淤血综合征。

1. 低排出量综合征(前向衰竭)

(1)心脏泵血功能降低　心泵功能降低是心力衰竭的根本变化,表现为心力储备降低。心力储备是心肌代谢随机体需要而增加的能力,反映心脏代偿能力。①心输出量减少及心脏指数降低:多数心力衰竭患者心输出量可低于 3.5 L/min,心脏指数可低于 2.2 L/(min·m^2);②射血分数降低:射血分数是心搏出量占心室舒张末期容量的百分比,反映心肌收缩能力的变化,收缩性心力衰竭时射血分数降低;③心室充盈受损:因射血分数降低,心室射血不全,使容量负荷增加,心室充盈受限;④心率增快:心力衰竭时交感神经系统激活,早期就有心率增快,临床表现为心悸,但心率过快则使心输出量反而降低,也可造成心肌缺血缺氧,加重对心肌的损害。

(2)心输出量不足　出现心输出量不足后,机体可表现一系列组织灌注不足的症状与体征。①皮肤苍白和发绀:心输出量不足,交感神经兴奋,皮肤血管收缩,患者表现出皮肤苍白、皮温低和出冷汗等,严重时当血中脱氧血红蛋白超过 5 g/dL 即出现发绀。②疲乏无力、失眠、嗜睡:心输出量不足,肌肉供血不足,肌活动能量减少出现四肢疲乏无力;脑供血不足,中枢神经系统功能紊乱而出现失眠、嗜睡等症状。③尿量减少:心输出量下降,交感神经兴奋使肾动脉收缩,肾血流减少,降低了肾小球滤过率,增加了肾小管对水钠的重吸收而使尿量减少。心功能改善时,尿量则增加。④心源性休克:急性心力衰竭时,心输出量锐减,动脉血压随之下降,组织灌流明显减少,发生心源性休克。慢性心力衰竭时,由于机体代偿作用,动脉血压可维持在正常范围。

2. 静脉淤血综合征(前后衰竭)　静脉淤血与心力衰竭时心排出量减少,静脉回流受阻或因交感兴奋及 RAAS 兴奋所导致的肾小球滤过率下降及肾小管重吸收钠、水增多有关。

(1)体循环淤血　体循环淤血多见于全心衰竭或右心衰竭,主要表现如下。①静脉淤血和静脉压升高:右心衰竭,静脉回流受阻,体循环静脉系统淤血,过度充盈。临床表现为颈静脉怒张、充盈,肝-颈静脉反流征阳性等。②心性水肿:是右心衰竭及全心衰竭的主要临床表现之一。全身性水肿,以低垂部位最早或最显著,主要因水钠潴留和毛细血管血压增高引起。此外,摄食减少、肝功能障碍导致的低蛋白血症也是导致水肿的原因。③肝大及肝功能障碍:右心衰竭,体循环静脉系统淤血,肝静脉压增高,肝脏发生淤血性肿大,长时间可引起淤血性肝硬化。肝功能检查出现转氨酶升高,患者可有黄疸。④胃肠功能变化:胃肠道淤血、水肿,功能减退,表现消化不良、食欲缺乏等。

(2)肺循环淤血 左心衰竭患者常见肺循环淤血,主要表现为呼吸困难和肺水肿。

1)呼吸困难:出现呼吸困难的机制为肺淤血、肺水肿时肺顺应性降低,患者感到呼吸费力;刺激肺泡毛细血管感受器,经迷走神经传入中枢,反射性引起呼吸运动增强,出现浅快呼吸;肺淤血、水肿引起缺氧,通过化学感受器反射性兴奋呼吸中枢,呼吸加深加快;常伴有支气管黏膜充血、水肿,使呼吸道阻力增大,患者感到呼吸费力。

a.劳力性呼吸困难:指轻度心力衰竭患者仅体力活动时出现呼吸困难,休息后消失,为左心衰竭的最早表现。其机制是体力活动时:①四肢血流量增多,回心血增加,加重肺循环淤血;②心率加快,舒张期缩短,左室充盈减少,肺循环淤血加重;③需氧量增加但左心心输出量不足,缺氧加重,刺激呼吸中枢,使呼吸加深加快,出现呼吸困难。

b.端坐呼吸:指重症心衰患者为了减轻呼吸困难而被迫采用的端坐或半卧体位。其机制是:①端坐位时下半身回心血减少,减轻肺淤血;②端坐位时膈肌下移,胸腔容积增大,肺活量增加,使肺通气改善;③端坐位时可以减少下肢水肿液的吸收,血容量减少,从而减轻肺淤血。端坐呼吸可以见于左心衰、右心衰及呼衰。

c.夜间阵发性呼吸困难:指心力衰竭患者入睡后突然感到气闷而惊醒,坐起咳嗽和喘气后缓解。多见于左心衰。其机制是:①平卧时下半身静脉回心血增加,组织水肿液吸收入循环也增多,加重肺淤血;②入睡后迷走神经兴奋性增高,使支气管平滑肌收缩,气道阻力增加;③熟睡后神经反射敏感性下降,当肺淤血、水肿严重时,缺氧加重才能刺激呼吸中枢,患者因感到呼吸困难而惊醒;④卧位时膈肌上移,肺活量变小。若患者在咳嗽气促时伴哮鸣音,则称为心源性哮喘。

2)肺水肿:严重急性左心衰竭时,肺循环严重淤血使肺毛细血管内压力升高,毛细血管通透性增加,血浆渗到肺泡和肺间质而引起急性肺水肿,患者有发绀、气促、端坐呼吸、咳粉红色泡沫痰等症状和体征,是急性左心衰竭最严重的表现。

(七)心力衰竭预防原则

1.治疗原发病,消除诱因 积极防治原发病如高血压、甲亢、风湿性心脏病、冠心病、肺心病等,与此同时,积极寻找并消除诱因如感染,心律失常,水、电解质与酸碱失衡等,缓解心力衰竭的恶化进展。

(1)改善心脏泵血功能

1)减轻心脏后负荷、调整心脏前负荷:降低心脏后负荷可运用合适的动脉血管扩张剂如肼屈哒嗪、钙拮抗剂、ACEI 等,可通过降低外周阻力,减少心肌耗氧量,增加心输出量;调整心脏前负荷可通过限钠饮食、运用利尿剂、静脉扩张剂(如硝酸甘油、硝苯地平等)减少回心血量,减轻肺循环淤血,增加冠脉血流。

2)改善心肌代谢:对于严重的心力衰竭患者,可给予吸氧、能量合剂,葡萄糖、氯化钾、丙酮酸脱氢酶激动剂、α 受体阻断剂等以改善心肌的代谢,增加心肌输出量。

3)改善心肌舒缩功能:选用有效药物改善心脏的舒缩功能。对于心肌收缩功能减退者,可适当选用正性肌力药物如洋地黄制剂、多巴胺类等提高心肌的收缩性增加心输出量。对于心肌舒张功能障碍者,可选用钙通道拮抗剂、β-受体阻断剂、ACEI 类药物等改善舒张性能。

2. 干预心肌改建　应用 ACE I、Ag II 受体阻断剂、β-受体阻断剂可阻断神经-体液系统过度激活,对心肌重塑进行干预。

3. 促进心肌生长或替代衰竭的心脏　利用细胞移植、转基因技术等促进心肌生长。对于"难治性心衰",药物不起作用时可考虑心脏移植、人工心脏、左室辅助泵等手段。

问题分析与能力提升

1. 两男性患者,每博输出量均为 70 mL,心率均为 80 次/min,左心室舒张末期容积均为 160 mL。其中甲患者身高 1.5 m,体重 50 kg,体表面积为 1.4 m^2;乙患者身高 1.6 m,体重 68 kg,体表面积为 1.7 m^2。

请问:①衡量心功能的主要指标有哪些?②如何判断两患者的心功能?

2. 患者男性,41 岁。连日加夜班工作后,感觉心悸、头晕和乏力。曾有类似病史。检查发现第一心音强度变化不定、心室律极不规则;正常 P 波消失,代以大小不等、形态各异的颤动波(f 波),心房活动频率约 350～450 次/min,心室率为 120～160 次/min。医生用维拉帕米(钙通道阻滞剂)为患者治疗。诊断:心房颤动。

请问:①房室结在兴奋传导过程中有何作用?②心房颤动对心室射血有何影响?③维拉帕米在治疗心房颤动中起何作用?

3. 患者男性,68 岁。1 年前因头晕、头痛就诊。查体发现血压升高(190/120 mmHg),其余未见异常。现已服降压药(扩张小血管)1 年,治疗后症状好转,舒张压降至正常,但收缩压仍保持在较高水平(150/70 mmHg)。诊断:高血压病。

请问:①高血压病的诊断标准是什么?②为什么患者服用降压药后,舒张压降至正常,而收缩压仍在较高水平?

4. 某医院调查了 186 名护士,下肢静脉曲张 76 名,患病率 40.9%。医生建议:护士应该正确选择和使用弹力袜,并辅以完善的保健方案,以降低下肢静脉曲张的发病率。弹力袜的科学原理是借助于专业的压力梯度设计,由踝处逐渐向上递减压力,即踝部压力最大,小腿次之,膝往上最小。

请问:①为什么护士是下肢静脉曲张的高发人群?②为什么弹力袜可以防治下肢静脉曲张?

5. 患者,男,54 岁,因胸闷、大汗 1 h 入急诊病房。

体查:血压 65/40 mmHg,意识淡漠,心率 37 次/min,律齐。既往有高血压病史 10 年,否认冠心病史。心电图示Ⅲ度房室传导阻滞。给予低分子右旋糖酐等进行扩冠治疗。入院上午 10 时用尿激酶静脉溶栓。10 时 40 分出现阵发性心室颤动(室颤),立即给予除颤,至 11 时 20 分反复发生室性心动过速、室颤,冠状动脉造影证实:右冠状动脉上段 85% 狭窄,中段 78% 狭窄。

请问:①患者溶栓前发生了什么病理过程?②为何溶栓后出现室颤?机制?

6. 男,24 岁。因石块砸伤右下肢 3 h 急诊入院。

急性痛苦病容。脸色苍白,前额、四肢冷湿,BP12.8/9.33 kPa,脉搏 96 次/min、呼吸 28 次/min、急促。神志清楚、烦躁不安、呻吟。尿少、尿蛋白++、RBC+。右下肢小腿部肿胀,有骨折体征。

请问:上述病例是否出现休克?其微循环变化特点和临床症状的发生机制是什么?

7. 患者有 10 余年的风湿性心脏病史,曾多次住院治疗。近 3 个月来又出现心慌、闷气,伴水肿、腹胀,不能平卧而入院。

体查:重病容,半坐卧位,颈静脉怒张。呼吸 36 次/min,两肺底可闻湿性啰音。心界向左右两侧扩大,心率 130 次/min,BP14.6/10.7 kPa(110/80 mmHg)心尖部可闻Ⅳ级收缩期吹风样杂音及舒张期雷鸣样杂音。肝脏在右肋下 6 cm 可触及,有压痛,腹部有移动性浊音,骶部及下肢明显凹陷性水肿。腹腔抽出液体为漏出液,血浆白蛋白 22 g/L,球蛋白 15 g/L。

请问:患者是否存在心力衰竭? 诊断依据是什么? 解释临床表现的病理生理基础。

同步练习

(一)选择题

1. 区分心肌快、慢反应细胞的主要依据是什么　　　　　　　　　　(　　)
   A. 静息电位的大小　　　　　　　　B. 0 期去极化的速度
   C. 平台期的长短　　　　　　　　　D. 动作电位复极化的速度
   E. 4 期有无自动去极化

2. 心室肌细胞与浦肯野细胞动作电位的主要区别是　　　　　　　(　　)
   A. 0 期去极化的速度和幅度　　　　B. 1 期复极化的速度
   C. 平台期形成的机制　　　　　　　D. 3 期复极化的机制
   E. 4 期自动去极化的有无

3. 下面关于窦房结细胞动作电位的描述,哪项是正确的　　　　　(　　)
   A. 最大复极电位为-80 mV　　　　　B. 阈电位为-60 mV
   C. 无明显的复极 1 期和 2 期　　　　D. 4 期自动去极化速度慢于浦肯野细胞
   E. 0 期去极化幅度较大,时程较短,去极化的速率较快

4. 心室肌动作电位与骨骼肌动作电位的主要区别是　　　　　　(　　)
   A. 前者去极化速度快　　　　　　　B. 前者有较大的幅度
   C. 前者复极化时间短暂　　　　　　D. 前者动作电位有平台期
   E. 前者有超射现象

5. 快反应自律细胞是　　　　　　　　　　　　　　　　　　　　(　　)
   A. 心房肌细胞　　　　　　　　　　B. 心室肌细胞
   C. 浦肯野细胞　　　　　　　　　　D. 窦房结细胞
   E. 房室结细胞

6. 慢反应自律细胞是　　　　　　　　　　　　　　　　　　　　(　　)
   A. 心房肌细胞　　　　　　　　　　B. 心室肌细胞
   C. 浦肯野细胞　　　　　　　　　　D. 窦房结细胞
   E. 心肌膜细胞

7. 窦房结能成为心脏正常起搏点的原因是　　　　　　　　　　(　　)
   A. 静息电位仅为-60 mV 至-65 mV　　B. 阈电位为-50 mV
   C. 0 期去极速度快　　　　　　　　D. 动作电位没有明显的平台期
   E. 4 期去极速率快

8. 兴奋在心脏中传导时,传导速度最慢的部位是　　　　　　　(　　)
   A. 心房　　　　　　　　　　　　　B. 房室交界
   C. 左、右束支　　　　　　　　　　D. 浦肯野纤维
   E. 心室

9. 心脏中传导速度最快的组织是　　　　　　　　　　　　　　(　　)
   A. 窦房结　　　　　　　　　　　　B. 心房优势传导通路
   C. 房室交界　　　　　　　　　　　D. 心室肌

E. 末梢浦肯野纤维

10. 房室延搁的生理意义是 （　）

A. 使心室肌动作电位幅度增加　　　　B. 使心肌有效不应期延长

C. 使心室肌不会产生完全强直收缩　　D. 增强心室肌收缩能力

E. 使心房和心室不会同时收缩

11. 衡量传导性高低的指标是 （　）

A. 动作电位产生的速度　　　　　　　B. 0 期去极速度

C. 兴奋的传播速度　　　　　　　　　D. 平台期时程

E. 4 期自动去极速度

12. 兴奋在心室内传导组织传导速度快的意义是 （　）

A. 使心室肌不产生强直收缩　　　　　B. 避免心房、心室收缩重叠

C. 有利于心室肌几乎同步收缩　　　　D. 使心室肌有效不应期缩短

E. 使心室肌动作电位幅度增加

13. 心室肌的有效不应期较长，一直持续到 （　）

A. 收缩早期结束　　　　　　　　　　B. 收缩期末

C. 舒张早期结束　　　　　　　　　　D. 舒张中期末

E. 舒张期结束

14. 心室肌有效不应期的长短主要取决于 （　）

A. 动作电位 0 期去极的速度　　　　　B. 动作电位 2 期的长短

C. 动作电位 3 期的长短　　　　　　　D. 阈电位水平的高低

E. 钠-钾泵功能

15. 室性期前收缩之后出现代偿间期的原因是 （　）

A. 窦房结的节律性兴奋延迟发放　　　B. 窦房结的节律性兴奋少发放一次

C. 窦房结的节律性兴奋传出速度大大减慢　D. 室性期前收缩的有效不应期特别长

E. 窦房结的一次节律性兴奋落在室性期前收缩的有效不应期内

16. 心肌不产生强直收缩的原因是 （　）

A. 心脏是功能上的合胞体　　　　　　B. 心肌肌浆网不发达，Ca^{2+} 储存少

C. 心肌有自律性，会自动节律性收缩　D. 心肌呈"全或无"收缩

E. 心肌的有效不应期长

17. 乙酰胆碱通过增加心肌 K^+ 通道的开放，影响心肌细胞的电活动，以下哪一项是不存在的

（　）

A. 静息电位绝对值增大　　　　　　　B. 阈电位绝对值增大

C. 窦房结最大复极电位也增大　　　　D. 窦房结 4 期自动去极化时间增加

E. 动作电位时程缩短

18. 下列哪种细胞为非自律细胞 （　）

A. 窦房结细胞　　　　　　　　　　　B. 房室交界细胞

C. 末梢浦肯野细胞　　　　　　　　　D. 房室束细胞

E. 心室肌细胞

19. 心室肌细胞是否具有兴奋性的前提是 Na^+ 通道是否处于 （　）

A. 备用状态　　　　　　　　　　　　B. 激活状态

C. 启动状态　　　　　　　　　　　　D. 失活状态

E. 以上均不是

20. 心室肌细胞绝对不应期的产生是由于 （　）

A. Na^+ 通道处于激活状态　　　　　　B. Na^+ 通道处于失活状态

C.Ca^{2+}通道处于激活状态　　　　　　D.Ca^{2+}通道处于失活状态

E.K^+通道处于失活状态

21.下列哪项可致心肌细胞自律性降低　　　　　　　　　　　　（　　）

A.4 期自动去极速率增大　　　　　　B.阈电位绝对值增大

C.最大复极电位绝对值增大　　　　　D.部分 Na^+ 通道处于失活状态

E.细胞直径增粗

22.心室肌细胞动作电位的平台期在时间上大约相当于心电图的　　（　　）

A.P 波　　　　　　　　　　　　　B.QRS 波群

C.T 波　　　　　　　　　　　　　D.S-T 段

E.Q-T 间期

23.房室交界区传导减慢可致心电图　　　　　　　　　　　　　（　　）

A.P 波增宽　　　　　　　　　　　B.QRS 波群增宽

C.T 波增宽　　　　　　　　　　　D.P-R 间期延长

E.以上都不是

24.心动周期中,心室的血液充盈主要取决于　　　　　　　　　　（　　）

A.胸内负压促进静脉血回心　　　　B.心房收缩的挤压作用

C.心室舒张时的"抽吸"作用　　　　D.骨骼肌的挤压作用促进静脉血回心

E.血液的重力作用

25.在一次心动周期中,心室内压升高速度最快的是　　　　　　　（　　）

A.心房收缩期　　　　　　　　　　B.等容收缩期

C.快速射血期　　　　　　　　　　D.减慢射血期

E.等容舒张期

26.主动脉瓣关闭发生在　　　　　　　　　　　　　　　　　　（　　）

A.等容收缩期开始时　　　　　　　B.快速射血期开始时

C.等容舒张期开始时　　　　　　　D.快速充盈期开始时

E.减慢充盈期开始时

27.房室瓣开放发生在　　　　　　　　　　　　　　　　　　　（　　）

A.等容收缩期末　　　　　　　　　B.心室射血期初

C.等容舒张期初　　　　　　　　　D.等容收缩期初

E.等容舒张期末

28.正常人心率超过 180 次/min 时,引起心输出量减少的主要原因是　（　　）

A.等容收缩期缩短　　　　　　　　B.快速射血期缩短

C.减慢射血期缩短　　　　　　　　D.等容舒张期缩短

E.心室充盈期缩短

29.第一心音的产生主要是由于　　　　　　　　　　　　　　　（　　）

A.半月瓣开放　　　　　　　　　　B.半月瓣关闭

C.房室瓣开放　　　　　　　　　　D.房室瓣关闭

E.心室射血入大动脉,引起动脉管壁振动

30.第二心音的产生主要是由于　　　　　　　　　　　　　　　（　　）

A.半月瓣开放　　　　　　　　　　B.半月瓣关闭

C.房室瓣开放　　　　　　　　　　D.房室瓣关闭

E.心房收缩

31.心输出量是指　　　　　　　　　　　　　　　　　　　　　（　　）

A.每分钟由左、右心室射出的血量之和　B.每分钟由一侧心房射出的血量

C. 每分钟由一侧心室射出的血量　　　　　　D. 一次心跳一侧心室射出的血量

E. 一次心跳两侧心室同时射出的血量

32. 射血分数的概念与下列哪个因素有关　　　　　　　　　　　　（　　）

A. 回心血量　　　　　　　　　　　　　　B. 心输出量

C. 等容舒张期容积　　　　　　　　　　　D. 心室收缩末期容积

E. 心室舒张末期容积

33. 健康成年男性静息状态下,心输出量为　　　　　　　　　　　（　　）

A. 3.5~4.0 L/min　　　　　　　　　　　B. 4.5~6.0 L/min

C. 7.0~8.0 L/min　　　　　　　　　　　D. 9.0~10 L/min

E. 11~12 L/min

34. 心指数等于　　　　　　　　　　　　　　　　　　　　　　（　　）

A. 每搏输出量×体表面积　　　　　　　　B. 每搏输出量/体表面积

C. 心输出量×体表面积　　　　　　　　　D. 每搏输出量×心率×体表面积

E. 每搏输出量×心率/体表面积

35. 安静状态下,收缩末期容积与余血量之差即为　　　　　　　　（　　）

A. 舒张期储备　　　　　　　　　　　　　B. 收缩期储备

C. 搏出量储备　　　　　　　　　　　　　D. 泵功能储备

E. 心率储备

36. 心室肌的前负荷可以用下列哪项来间接表示　　　　　　　　　（　　）

A. 收缩末期容积或压力　　　　　　　　　B. 舒张末期容积或压力

C. 等容收缩期容积或压力　　　　　　　　D. 等容舒张期容积或压力

E. 舒张末期动脉压

37. 关于 Frank-Starling 机制的叙述,以下哪项是错误的　　　　　（　　）

A. 对搏出量的微小变化进行精细的调节

B. 搏出量取决于心室舒张末期充盈的血液量

C. 通过改变心肌兴奋收缩耦联的过程来调节心脏泵血功能

D. 使心室的射血量与静脉回心血量之间保持平衡

E. 可以使心室舒张末期压力和容积保持在正常范围内

38. 心室肌的后负荷是指　　　　　　　　　　　　　　　　　　　（　　）

A. 心房压力　　　　　　　　　　　　　　B. 快速射血期心室内压

C. 减慢射血期心室内压　　　　　　　　　D. 大动脉血压

E. 等容收缩期初心室内压

39. 心肌的等长调节是通过改变下列哪个因素来调节心脏的泵血功能　（　　）

A. 心肌初长度　　　　　　　　　　　　　B. 肌小节的初长度

C. 前负荷　　　　　　　　　　　　　　　D. 心肌收缩能力

E. 后负荷

40. 安静状态下,60%~70%的循环血量容纳于　　　　　　　　　（　　）

A. 弹性储器血管　　　　　　　　　　　　B. 微动脉

C. 静脉　　　　　　　　　　　　　　　　D. 毛细血管

E. 心脏

41. 影响外周阻力的主要因素是　　　　　　　　　　　　　　　　（　　）

A. 血液黏滞度　　　　　　　　　　　　　B. 小动脉口径

C. 血管长度　　　　　　　　　　　　　　D. 大动脉弹性

E. 红细胞数目

42. 关于动脉血压的叙述,下列哪一项是正确的 （　）
   A. 心室开始收缩时,血液对动脉管壁的侧压,称为收缩压
   B. 平均动脉压是收缩压和舒张压之和的平均值
   C. 在减慢充盈期末动脉血压达最低值
   D. 其他因素不变时,心率加快使脉压加大
   E. 其他因素不变时,搏出量增加使脉压加大

43. 老年人的动脉管壁组织发生硬化可引起 （　）
   A. 大动脉弹性储器作用增强　　　B. 收缩压和舒张压变化都不大
   C. 收缩压降低,舒张压升高　　　D. 脉压增大
   E. 脉压减小

44. 在外周阻力减小时,动脉血压的变化是 （　）
   A. 收缩压升高,舒张压降低　　　B. 收缩压降低,舒张压升高
   C. 收缩压轻度升高,舒张压明显升高　　　D. 收缩压轻度降低,舒张压明显降低
   E. 以上都不是

45. 下列关于中心静脉压的叙述,哪一项是错误的 （　）
   A. 是指胸腔大静脉和右心房的血压　　　B. 是反映心血管功能状态的一个指标
   C. 心脏射血能力减弱时,中心静脉压较高　　　D. 心脏射血能力减弱时,中心静脉压较低
   E. 全身静脉广泛收缩时中心静脉压升高

46. 心脏收缩力增强时,静脉回心血量增加,这是因为 （　）
   A. 动脉血压升高　　　B. 血流速度加快
   C. 心输出量增加　　　D. 心舒期室内压低
   E. 静脉压增高

47. 右心衰竭时,组织液生成增多导致水肿的主要原因是 （　）
   A. 血浆胶体渗透压降低　　　B. 组织液静水压降低
   C. 组织液胶体渗透压升高　　　D. 毛细血管血压升高
   E. 淋巴回流受阻

48. 关于减压反射,错误的是 （　）
   A. 随着动脉血压的波动而发生相应的变化　　　B. 在动脉血压的长期调节中并不重要
   C. 是一种负反馈调节机制　　　D. 在平时安静状态下不起作用
   E. 当动脉血压突然升高时,反射活动加强,导致血压下降

49. 迷走神经对心脏的作用是 （　）
   A. 心率加快,传导加速,不应期缩短　　　B. 心率加快,传导减慢,不应期延长
   C. 心率减慢,传导加快,不应期缩短　　　D. 心率减慢,传导减慢,不应期延长
   E. 心率减慢,传导减慢,不应期缩短

50. 关于颈动脉体、主动脉体化学感受器反射的叙述,下列哪项是错误的 （　）
   A. 可引起动脉血压升高
   B. 在平时对心血管的活动不起明显的调节作用
   C. 感受缺氧、酸中毒,发挥作用
   D. 对感受动脉血低氧十分重要
   E. 可引起呼吸减慢

51. 最易发生缺血-再灌注损伤的器官是 （　）
   A. 心　　　B. 肝
   C. 肺　　　D. 肾
   E. 胃肠道

52. 下述哪种物质不属于自由基　　　　　　　　　　　　　　　（　　）
　　A. O_2^-　　　　　　　　　　　　　B. H_2O_2
　　C. OH·　　　　　　　　　　　　　　D. LOO·
　　E. Cl·

53. 黄嘌呤脱氢酶主要存在于　　　　　　　　　　　　　　　　（　　）
　　A. 血管平滑肌细胞　　　　　　　　　B. 血管内皮细胞
　　C. 心肌细胞　　　　　　　　　　　　D. 肝细胞
　　E. 白细胞

54. 黄嘌呤脱氢酶转变为黄嘌呤氧化酶需要　　　　　　　　　　（　　）
　　A. Na^+　　　　　　　　　　　　　B. Ca^{2+}
　　C. Mg^{2+}　　　　　　　　　　　D. Fe^{2+}
　　E. K^+

55. 呼吸爆发是指　　　　　　　　　　　　　　　　　　　　　（　　）
　　A. 缺血-再灌注性肺损伤　　　　　　B. 肺通气量代偿性增强
　　C. 中性粒细胞氧自由基生成大量增加　D. 线粒体呼吸链功能增加
　　E. 呼吸中枢兴奋性增高

56. 破坏核酸及染色体的主要自由基是　　　　　　　　　　　　（　　）
　　A. O_2^-　　　　　　　　　　　　　B. H_2O_2
　　C. OH·　　　　　　　　　　　　　　D. $^1O_2$
　　E. LOO·

57. 再灌注时自由基引起蛋白质损伤的主要环节是　　　　　　　（　　）
　　A. 抑制磷酸化　　　　　　　　　　　B. 氧化巯基
　　C. 抑制蛋白质合成　　　　　　　　　D. 增加蛋白质分解
　　E. 促进蛋白质糖基化

58. 自由基损伤细胞的早期表现是　　　　　　　　　　　　　　（　　）
　　A. 膜脂质过氧化　　　　　　　　　　B. 蛋白质交联
　　C. 糖键氧化　　　　　　　　　　　　D. 促进生物活性物质生成
　　E. 减少 ATP 生成

59. 再灌注时激活细胞 Na^+/Ca^{2+} 交换的主要因素是　　　　（　　）
　　A. 细胞内高 Na^+　　　　　　　　 B. 细胞内高 H^+
　　C. 细胞脂质过氧化　　　　　　　　　D. PKC 活化
　　E. 细胞内高 K^+

60. 产生无复流现象的主要病理生理学基础是　　　　　　　　　（　　）
　　A. 中性粒细胞激活　　　　　　　　　B. 钙超载
　　C. 血管内皮细胞　　　　　　　　　　D. ATP 减少
　　E. 微循环血流缓慢

61. 最常见的再灌注性心律失常是　　　　　　　　　　　　　　（　　）
　　A. 室性心动过速　　　　　　　　　　B. 窦性心动过速
　　C. 心房颤动　　　　　　　　　　　　D. 房室传导阻滞
　　E. 室性期前收缩

62. 列哪项再灌注措施不适当　　　　　　　　　　　　　　　　（　　）
　　A. 低压　　　　　　　　　　　　　　B. 低温
　　C. 低 pH 值　　　　　　　　　　　　D. 低钙
　　E. 低镁

63. 休克是 （　　）
    A. 以血压下降为主要特征的病理过程
    B. 以急性微循环功能障碍为主要特征的病理过程
    C. 心输出量降低引起的循环衰竭
    D. 外周血管紧张性降低引起的周围循环衰竭
    E. 机体应激反应能力降低引起的病理过程

64. 低血容量性休克的典型表现不包括 （　　）
    A. 中心静脉压降低　　　　　　B. 心输出量降低
    C. 动脉血压降低　　　　　　　D. 肺动脉楔压增高
    E. 总外周阻力增高

65. 下列哪项不属于高排-低阻型休克的特点 （　　）
    A. 总外周阻力降低　　　　　　B. 心输出量增高
    C. 脉压增大　　　　　　　　　D. 皮肤温度增高
    E. 动-静脉吻合支关闭

66. 下列哪项不是休克Ⅰ期微循环的变化 （　　）
    A. 微动脉、后微动脉收缩　　　B. 动-静脉吻合支收缩
    C. 毛细血管前括约肌收缩　　　D. 真毛细血管关闭
    E. 少灌少流,灌少于流

67. 休克Ⅰ期"自身输血"主要是指 （　　）
    A. 动-静脉吻合支开放,回心血量增加　　B. 醛固酮增多,钠水重吸收增加
    C. 抗利尿激素增多,重吸收水增加　　　　D. 容量血管收缩,回心血量增加
    E. 缺血缺氧使红细胞生成增多

68. 休克Ⅰ期"自身输液"主要是指 （　　）
    A. 容量血管收缩,回心血量增加　　　　　B. 毛细血管内压降低,组织液回流增多
    C. 醛固酮增多,钠水重吸收增加　　　　　D. 抗利尿激素增多,重吸收水增加
    E. 动-静脉吻合支开放,回心血量增加

69. 下列哪项因素与休克Ⅱ期血管扩张无关 （　　）
    A. 酸中毒　　　　　　　　　　B. 组胺
    C. 5-羟色胺　　　　　　　　　D. 腺苷
    E. 激肽

70. 下列哪型休克易发生 DIC （　　）
    A. 感染性休克　　　　　　　　B. 心源性休克
    C. 过敏性休克　　　　　　　　D. 失血性休克
    E. 神经源性休克

71. 休克时细胞最早受损的部位是 （　　）
    A. 微粒体　　　　　　　　　　B. 线粒体
    C. 溶酶体　　　　　　　　　　D. 高尔基体
    E. 细胞膜

72. 休克初期发生的急性肾功能衰竭是由于 （　　）
    A. 肾灌流不足　　　　　　　　B. 持续性肾缺血
    C. 肾毒素作用　　　　　　　　D. 急性肾小管坏死
    E. 输尿管阻塞

73. 下列哪项是监测休克输液量的最佳指标 （　　）
    A. 动脉血压　　　　　　　　　B. 心率

C. 心输出量　　　　　　　　　　　　D. 肺动脉楔压

E. 尿量

74. 选择扩血管药治疗休克应首先　　　　　　　　　　　　　　　（　　）

　　A. 纠正酸中毒　　　　　　　　　　B. 改善心脏功能

　　C. 应用皮质激素　　　　　　　　　D. 充分扩容

　　E. 给予细胞保护剂

75. 应首选缩血管药治疗的休克类型是　　　　　　　　　　　　　（　　）

　　A. 心源性休克　　　　　　　　　　B. 感染性休克

　　C. 过敏性休克　　　　　　　　　　D. 失血性休克

　　E. 创伤性休克

76. 心力衰竭概念的主要内容是　　　　　　　　　　　　　　　　（　　）

　　A. 心肌收缩功能障碍　　　　　　　B. 心肌舒张功能障碍

　　C. 心输出量绝对下降　　　　　　　D. 心输出量相对下降

　　E. 心输出量不能满足机体需要

77. 下列哪种疾病可引起低输出量性心力衰竭　　　　　　　　　　（　　）

　　A. 甲状腺功能亢进　　　　　　　　B. 严重贫血

　　C. 心肌梗死　　　　　　　　　　　D. 脚气病（维生素 B_1 缺乏）

　　E. 动-静脉瘘

78. 下列哪项是心肌向心性肥大的特征　　　　　　　　　　　　　（　　）

　　A. 肌纤维长度增加　　　　　　　　B. 心肌纤维呈并联性增生

　　C. 心腔扩大　　　　　　　　　　　D. 室壁增厚不明显

　　E. 室腔直径与室壁厚度比值大于正常

79. 心力衰竭时心肌收缩性减弱与下列哪项因素无关　　　　　　　（　　）

　　A. ATP 供给不足　　　　　　　　　B. 心肌细胞坏死

　　C. 肌浆网 Ca^{2+} 摄取能力下降　　　D. 肌浆网 Ca^{2+} 释放能力下降

　　E. 肌钙蛋白活性下降

80. 下列哪种疾病可引起左心室后负荷增大　　　　　　　　　　　（　　）

　　A. 甲状腺功能亢进　　　　　　　　B. 严重贫血

　　C. 心肌炎　　　　　　　　　　　　D. 心肌梗死

　　E. 高血压病

81. 下列哪种情况可引起右心室前负荷增大　　　　　　　　　　　（　　）

　　A. 肺动脉高压　　　　　　　　　　B. 主动脉高压

　　C. 室间隔缺损　　　　　　　　　　D. 主动脉瓣狭窄

　　E. 肺动脉瓣狭窄

82. 下列哪种情况可引起心肌向心性肥大　　　　　　　　　　　　（　　）

　　A. 心肌梗死　　　　　　　　　　　B. 主动脉瓣关闭不全

　　C. 脚气病　　　　　　　　　　　　D. 高血压病

　　E. 严重贫血

83. 左心衰竭患者出现端坐呼吸的机制是　　　　　　　　　　　　（　　）

　　A. 端坐体位迷走神经兴奋性增高　　B. 端坐时回心血量增多

　　C. 端坐时机体缺氧加剧　　　　　　D. 端坐时减轻肺淤血

　　E. 端坐时膈肌位置相应上移

84. 下列哪项属于心力衰竭时肺循环淤血的表现　　　　　　　　　（　　）

　　A. 肝颈静脉反流征阳性　　　　　　B. 夜间阵发性呼吸困难

C.下肢水肿　　　　　　　　　　D.肝大压痛

E.颈静脉怒张

85.右心衰竭主要表现为　　　　　　　　　　　　　　　（　　）

A.端坐呼吸　　　　　　　　　　B.肺水肿

C.肺淤血　　　　　　　　　　　D.体循环淤血

E.劳力性呼吸困难

(二)思考题

1.心室内压上升最快的时期、室内压最低的时期、心室容积最大的时期分别是在哪一期？

2.运动时心输出量增加,主要动用心力储备的哪些方面？

3.用电刺激蟾蜍心脏,发现在连续心跳基础上会出现偶尔短暂停跳,然后恢复,请分析为什么会出现这种现象？

4.心肌缺血-再灌注时氧自由基生成增多的途径是什么？

5.应如何控制再灌注条件才能减轻再灌注损伤？

6.休克Ⅰ期微循环改变有何代偿意义？

7.休克Ⅱ期微循环改变会产生什么后果？

8.休克Ⅲ期为何发生 DIC？

9.试述心力衰竭发生的原因。

10.试述心肌收缩性减弱导致心力衰竭发生的机制

11.试述心功能不全时心脏的代偿作用。

12.心力衰竭时的主要临床表现是什么？

（刘　靖　刘　芳　张　妍）

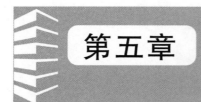

第五章

呼吸系统与相关疾病

　　机体与外界环境之间的气体交换过程,称为呼吸。通过呼吸,机体摄取新陈代谢所需要的 O_2,排出代谢过程中产生的 CO_2。因此,呼吸是维持机体新陈代谢和其他功能活动所必需的基本生理过程之一,一旦呼吸停止超过一定时间,生命也将终止。

　　人体呼吸过程由三个相互衔接并且同时进行的环节来完成(图5-1),即:①外呼吸,包括肺通气和肺换气;②气体在血液中的运输;③内呼吸,即组织换气,有时也将细胞内的氧化过程包括在内。其中任一阶段或环节发生异常均可导致机体缺氧,还可能导致体内 CO_2 含量改变,造成内环境酸碱平衡紊乱。

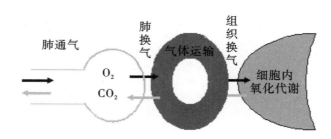

图5-1　呼吸的全过程

第一节　肺通气

　　肺通气是指肺与外界环境之间的气体交换过程。参与肺通气的器官包括呼吸道、肺泡和胸廓等。呼吸道是沟通肺泡和外界环境的气体通道,不仅具有加温、湿润、过滤和清洁吸入气体的作用,同时还具有防御反射和免疫调节等保护功能。肺泡是肺泡气与血液气体进行交换的场所,而胸廓的呼吸运动则是实现肺通气的动力。

一、肺通气原理

　　肺通气是气体流动进出肺的过程,取决于推动气体流动的动力和阻止气体流动的阻力的相互作用,动力必须克服阻力,才能实现肺通气。

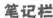

笔记栏

（一）肺通气的动力

气体进出肺是由于肺泡气与外界大气之间存在着压力差。通常情况下，大气压力为一常数，故气体能否进出肺主要取决于肺内压的变化。肺本身不具有主动扩张和回缩的能力，其容积的变化依赖于胸廓的扩大与缩小，而胸廓的扩大与缩小又是通过呼吸肌的收缩和舒张来实现的。因此，大气与肺泡气之间的压力差是实现肺通气的直接动力，呼吸肌的收缩和舒张是实现肺通气的原动力。

（二）呼吸运动

呼吸肌收缩和舒张引起胸廓节律性扩大和缩小称为呼吸运动，包括吸气运动和呼气运动。主要的吸气肌有膈肌和肋间外肌，主要的呼气肌有肋间内肌和腹肌。此外，还有一些辅助吸气肌，如斜角肌、胸锁乳突肌等。

1. 呼吸运动的过程 呼吸运动包括吸气运动和呼气运动。根据呼吸深度的不同，可将呼吸运动分为平静呼吸和用力呼吸。

平静吸气时，膈肌和肋间外肌收缩，当膈肌收缩时，膈顶下降，从而使胸腔上下径增大；当肋间外肌收缩时，肋骨和胸骨上举，并使肋骨下缘和肋弓稍外展，从而增大胸腔前后径和左右径。胸腔上下径、前后径和左右径均增大，引起胸腔容积增大，肺随之扩张，肺内压下降至低于大气压，外界气体进入肺内。平静呼气时，膈肌和肋间外肌舒张，肋骨和胸骨回位，胸廓各径减小，肺随之缩小，肺内压上升，肺内气体经呼吸道排出体外。平静呼吸时，只有吸气肌收缩，呼气肌没有收缩活动，因此吸气是主动过程，呼气是被动过程。

用力吸气时，除膈肌与肋间外肌收缩外，辅助吸气肌也参与收缩，因此能吸入更多的气体。用力呼气时，除吸气肌舒张外，还有肋间内肌收缩，使肋骨和胸骨下移，肋骨还向内旋转，使胸腔的前后和左右径进一步缩小，呼出更多的气体，同时腹肌收缩可压迫腹腔器官，推动膈肌上移，从而使胸腔容积缩小，协助呼气。

2. 呼吸运动的形式

（1）平静呼吸与用力呼吸 安静时，平稳而均匀的自然呼吸称平静呼吸，频率为 12～18 次/min。当进行运动或者吸入气中 CO_2 含量增加或 O_2 含量减少时，呼吸运动将加深、加快，这种形式的呼吸运动称为用力呼吸或深呼吸。在缺 O_2 或 CO_2 增多较严重的情况下会出现呼吸困难，这时不仅呼吸大大加深，而且出现鼻翼扇动，同时还会产生胸部困压的感觉。

（2）腹式呼吸和胸式呼吸 膈肌的收缩和舒张可引起腹腔内器官位移，造成腹部的起伏，这种以膈肌舒缩活动为主的呼吸运动，称为腹式呼吸。肋间外肌收缩和舒张时主要表现为胸部的起伏，因此，以肋间外肌舒缩活动为主的呼吸运动称为胸式呼吸。一般情况下，正常成人呼吸大多是胸式呼吸和腹式呼吸共存的混合式呼吸。而婴幼儿因胸廓尚不发达，肋骨趋于水平位置不易上提，以腹式呼吸为主。临床上，胸廓有病变的患者如胸膜炎、肋骨骨折等，胸廓活动受限，主要表现为腹式呼吸，妊娠晚期妇女或腹腔有巨大肿块、严重腹腔积液的患者，腹部活动受限，主要表现为胸式呼吸。

（三）肺内压和胸膜腔内压

1. 肺内压 肺泡内的压力称为肺内压。在呼吸运动过程中，肺内压随胸腔容积的变化而改变。平静吸气开始时，肺容积随着胸廓逐渐扩大而相应增加，肺内压逐渐下

笔记栏

降,通常低于大气压0.133~0.266 kPa,外界空气经呼吸道进入肺泡。随着肺内气体的逐渐增多,肺内压也逐渐升高,至吸气末时肺内压升至与大气压相等,气体在肺与大气之间停止流动。呼气开始时,肺容积随着胸廓的逐渐缩小而相应减小,肺内压逐渐升高,可高于大气压,肺泡内气体经呼吸道流出体外。随着肺泡内气体逐渐减少,肺内压逐渐降低,至呼气末时肺内压与大气压又相等,气体在肺与大气之间又停止流动(图5-2)。呼吸过程中,肺内压变化的大小与呼吸运动的深浅、缓急和呼吸道通畅程度有关。若呼吸浅而快,则肺内压变化幅度较小;反之,呼吸深而慢,或呼吸道不够通畅,则肺内压变化较大。用力呼吸时,肺内压的升降幅度会有所增加。

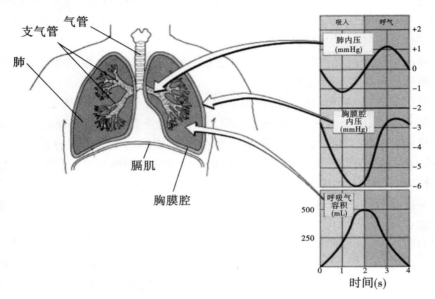

图5-2 吸气和呼吸时,肺内压和胸膜腔内压的变化

由此可见,在呼吸运动过程中,肺内压的交替变化是肺通气的直接动力,这一点有重要意义。临床上抢救呼吸停止的患者常采用的人工呼吸,尽管方法多样,但都是根据这一原理人为地造成肺与大气之间的压力差来暂时维持肺通气,以纠正人体缺氧,促进自主呼吸的恢复。

2.胸膜腔内压 如上所述,在呼吸运动过程中,肺容积随胸廓容积变化而改变。肺之所以会随胸廓的运动而张缩,是由胸膜腔的结构特点和胸膜腔内压决定的,而不是由胸部的结构决定的,因为肺与胸廓在结构上并不相连。

胸膜腔是肺与胸廓之间一密闭的潜在腔隙,其中没有气体,只有少量起润滑作用的浆液存在,用以减轻呼吸运动时两层胸膜的摩擦,而且由于液体分子的内聚力,使脏层胸膜与壁层胸膜紧紧相贴,不易分开,以保证肺可随胸廓的运动而张缩。

胸膜腔内的压力称为胸膜腔内压,可用连接检压计的针头刺入胸膜腔内直接测定。测量表明,胸膜腔内压通常低于大气压,称为胸膜腔负压,或简称胸内负压(图5-3)。平静呼气末胸膜腔内压为-0.67~-0.4 kPa,吸气末为-1.33~-0.67 kPa。

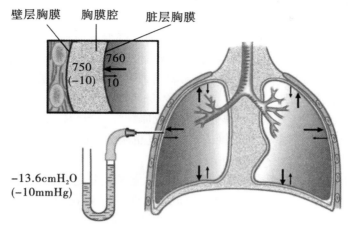

图5-3　胸膜腔负压产生示意

　　胸内负压的形成与作用于胸膜腔的两种力有关,一种是促使肺泡扩张的肺内压,另一种是促使肺泡缩小的肺回缩力,胸膜腔内压力是这两种方向相反的力的代数和,可表示为胸膜腔内压=肺内压-肺回缩力。在吸气末或呼气末,肺内压等于大气压,因而胸膜腔内压=大气压-肺回缩力。若将大气压视为零,则胸膜腔内压=-肺回缩力。

　　可见胸膜腔负压实际上是由肺回缩力所决定的,故其值也随呼吸过程的变化而变化。吸气时,肺扩大,回缩力增大,胸膜腔负压增大;呼气时,肺缩小,回缩力减小,胸膜腔负压也减小。呼吸愈强,胸膜腔负压的变化愈大。

　　胸膜腔负压具有重要的生理意义。首先,负压的牵拉作用可使肺总处于扩张状态,并使肺随胸廓的扩大而扩张。其次,负压还加大了胸膜腔内一些腔壁薄、压力低的管道内外压力差,有利于静脉血和淋巴液的回流。由于胸膜腔的密闭性是胸膜腔负压形成的前提,因此胸膜受损,气体将顺压力差进入胸膜腔而造成气胸。此时,胸膜腔负压减小甚至消失,肺将因其本身的回缩力而塌陷,造成肺不张,这时尽管呼吸运动仍在进行,肺却不能随胸廓的运动而舒缩,从而影响肺通气功能。

二、肺通气的阻力

　　肺通气的动力必须克服阻力才能实现肺通气。气体在进出肺的过程中所遇到的各种阻止其流动的力,统称为肺通气的阻力。阻力有弹性阻力和非弹性阻力两种,正常情况下,弹性阻力约占总通气阻力的70%。临床上通气阻力增大是肺通气障碍的最常见原因。

(一)弹性阻力和顺应性

　　弹性组织在外力作用下变形时,有对抗变形和弹性回位的倾向,为弹性阻力。用同等大小的外力作用时,弹性阻力大者,变形程度小;弹性阻力小者,变形程度大。一般用顺应性来度量弹性阻力。顺应性是指在外力作用下弹性组织的可扩张性。容易扩张者顺应性大,弹性阻力小;不易扩张者,顺应性小,弹性阻力大。可见顺应性(C)与弹性阻力(R)呈反变关系:$C=1/R$。

笔记栏

顺应性用单位压力变化(ΔP)所引起的容积变化(ΔV)来表示,单位是 L/cmH_2O,即 $C=[(\Delta V/\Delta P)L]/cmH_2O$。

1.肺弹性阻力和肺顺应性　肺具有弹性,肺扩张变形时所产生的弹性回缩力,其方向与肺扩张的方向相反,因此是吸气的阻力。

肺弹性阻力来自肺组织本身的弹性加回缩力和肺泡内液体层同肺泡内气体之间的液-气界面的表面张力。

肺组织的弹性阻力主要来自弹力纤维和胶原纤维。当肺扩张时,这些纤维受牵拉便倾向于回缩。肺扩张越大,对纤维的牵拉程度也越大,回缩力也越大,弹性阻力也越大,反之则小。

肺泡表面活性物质是复杂的脂蛋白混合物,主要成分是二棕榈酰卵磷脂,由肺泡Ⅱ型细胞合成并释放,表面活性物质可形成单分子层排列在肺泡液-气界面上,并随肺泡的张缩而改变其密度。肺泡表面活性物质具有降低表面张力的作用,其重要的生理意义是:①降低吸气阻力,有利于肺的扩张。②有助于维持肺泡容积的稳定性,根据Laplace定律,$P=2T/r$(P是肺内的压力,T是肺泡表面张力,r是肺泡半径),如果大、小肺泡的表面张力相等,则大肺泡因半径大,肺泡内的压力小,小肺泡半径小,压力大。若这些大小肺泡彼此连通,会导致小肺泡塌陷,大肺泡膨胀,肺泡将失去稳定性,而肺泡内的表面活性物质密度随肺泡的张缩而改变,故大肺泡因其表面积扩大,表面活性物质分子密度减小,降低表面张力的作用减弱,表面张力大,可防止肺泡过度膨胀,同理,小肺泡内的表面张力则小,可防止肺泡塌陷,从而保持了肺泡的稳定性。③减少肺间质和肺泡内组织液的生成,防止肺水肿的发生。

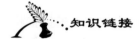**知识链接**

若某些肺部疾患损伤了Ⅱ型细胞,表面活性物质减少,可导致肺不张和肺水肿。胎儿发育至30周左右才有肺泡表面活性物质的分泌,因此有些早产儿可因缺乏肺泡表面活性物质,发生肺不张,造成严重呼吸困难,甚至死亡。

2.胸廓的弹性阻力和顺应性　胸廓也具有弹性,呼吸运动时也产生弹性阻力。但是,因胸廓弹性阻力增大而使肺通气发生障碍的情况较为少见,所以临床意义相对较小。胸廓处于自然位置时的肺容量,相当于肺总容量的67%左右,此时胸廓无变形,不表现弹性回缩力。若肺容量小于肺总量的67%,胸廓被牵引向内而缩小,胸廓的弹性回缩力向外,是吸气的动力,呼气的阻力;若肺容量大于肺总量的67%,胸廓被牵引向外而扩大,其弹性回缩力向内,成为吸气的阻力,呼气的动力,这与肺不同,肺的弹性回缩力总是吸气的阻力。

(二)非弹性阻力

非弹性阻力包括惯性阻力、黏滞阻力和气道阻力。惯性阻力、黏滞阻力小,可忽略不计。气道阻力是非弹性阻力的主要成分,占80%~90%。

气道阻力受气流流速、气流形式和管径大小影响。流速快,阻力大;流速慢,阻力小。气流形式有层流和湍流,层流阻力小,湍流阻力大。气流太快和管道不规则容易发生湍流。由于气道阻力与气道口径的 4 次方成反比,因此,气道管径大小是影响气道阻力的主要因素。气道口径的大小又受神经、体液因素的影响。交感神经兴奋引起气道平滑肌舒张,气道口径增大,气道阻力减小;副交感神经兴奋引起气道平滑肌收缩,气道口径缩小,气道阻力增大。体液因素中儿茶酚胺使平滑肌舒张,气道阻力减小,而组胺、5-羟色胺、缓激肽等则使平滑肌收缩,气道阻力增大。

三、肺通气功能的评价

呼吸运动的目的是实现肺通气,而肺通气是呼吸的一个重要环节,因此有必要对肺通气功能做出客观的评价。

(一)肺容量

肺容量是指肺容纳气体的量。在呼吸运动的过程中,肺容量随着气体的吸入或呼出而发生变化,其变化的幅度与呼吸深度有关。肺可容纳的最大气体量,称肺总量(total lung capacity,TLC)。其大小因性别、年龄、身材、锻炼情况而异。成年男子平均约为 5.0 L,女子约为 3.5 L。肺总量是由潮气量、补吸气量、补呼气量及残气量四部分组成(图 5-4),它们也是四种基本肺容积。除残气量外,其他三部分均可用肺量计测定。

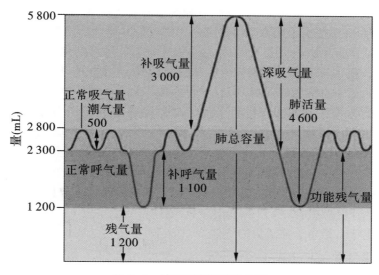

图 5-4　肺容积和肺容量示意

1.潮气量　平静呼吸时每次吸入或呼出的气量称为潮气量(tidal volume,TV)。潮气量似潮汐的涨落,故名。潮气量可随呼吸强弱而变,正常成人为 0.4 ～ 0.6 L,平均约为 0.5 L。用力呼吸时,潮气量增大。

2.补吸气量　平静吸气末再尽力吸气,所能增加的吸入气量,称为补吸气量(inspiratory reserve volume,IRV)或吸气储备量。正常成人为 1.5 ～ 2.0 L。补吸气量与潮气量之和,称为深吸气量(inspiratory capacity,IC),是决定最大通气潜力的一个重要因素,深吸气量大,表示吸气储备能力大。

3. 补呼气量　平静呼气末再尽力呼气,所能增加的呼出气量,称补呼气量(expiratory reserve volume,ERV)或呼气储备量。正常成人为 0.9 ~ 1.2 L,其大小表示呼气储备能力。

4. 残气量　最大呼气后,肺内仍残留不能呼出的气量,称为残气量(residual volume,RV)。正常成人为 1.0 ~ 1.5 L。平静呼气末肺内所余留的气量,称功能残气量(functional residual capacity,FRC),是补呼气量与残气量之和,正常成人约为 2.5 L。肺弹性回缩力降低(如肺气肿)时,功能残气量增大;肺纤维化、肺弹性阻力增大的患者,功能残气量减小。

功能残气量的存在有重要的生理意义。功能残气量可缓冲呼吸过程中肺泡内 PO_2 和 PCO_2 的急剧变化,从而保证肺泡内和血液中的 PO_2 和 PCO_2 不会随呼吸运动而出现大幅度的波动。

5. 肺活量、用力肺活量和用力呼气量　在做一次最深吸气后,尽力吸气,从肺内所能呼出的最大气量称为肺活量(vital capacity,VC),是潮气量、补吸气量和补呼气量三者之和。正常成人男子平均约为 3.5 L,女子约为 2.5 L。肺活量的大小反映一次呼吸的最大通气能力,因此,肺活量的测定在一定程度上可作为肺通气功能的指标,但肺活量个体差异较大,故只宜作自身比较。

由于肺活量测定时,只测呼出气量而没有时间的限制。因此,一些通气功能障碍的患者,在测定时可通过任意延长呼气时间,使测得的肺活量仍可能在正常范围内,所以肺活量不能充分反映肺组织的弹性状态和气道的通畅程度,即不能充分反映通气功能的状况。为此,便提出了用力肺活量和用力呼气量的概念。用力肺活量(forced vital capacity,FVC)是指一次最大吸气后,尽力尽快呼气所能呼出的最大气量。正常时,用力肺活量小于在无时间限制条件下测得的肺活量。用力呼气量(forced expiratory volume,FEV),过去也称为时间肺活量(timed vital capacity,TVC),指的是尽力吸气后再尽力尽快呼气,在一定时间内所能呼出的气量,通常以其占用力肺活量的百分数表示 $FEVt/FVC(\%)$,t 秒内呼出的气量称为 t 秒用力呼气量($FEVt$)。正常时 $FEV1/FVC$ 约为 80%,$FEV2/FVC$ 约为 96%,$FEV3/FVC$ 约为 99%。在临床上 $FEV1/FVC$ 最为常用,以考核通气功能损害的程度和鉴别阻塞性通气障碍和限制性通气障碍。肺纤维化等限制性肺疾病患者,$FEV1$ 和 FVC 均下降,但 $FEV1/FVC$ 可正常甚至超过 80%;而在哮喘等阻塞性肺疾病患者,$FEV1$ 降低比 FVC 更明显,因而 $FEV1/FVC$ 变小,往往需要较长时间才能呼出相当于肺活量的气体。

(二)肺通气量

肺容量中的指标都是测一次吸入或呼出的气量,用来衡量肺的通气功能尚欠全面,所以又提出了肺通气量的指标。肺通气量是指单位时间内吸入或呼出肺的气体总量,分为每分通气量和肺泡通气量。

1. 每分通气量　每分钟内吸入或呼出肺的气体量称每分通气量,其值为潮气量与呼吸频率的乘积。正常成人平静状态下,呼吸频率每分钟为 12 ~ 18 次,潮气量约为 0.5 L,则每分通气量为 6.0 ~ 9.0 L。每分通气量随年龄、性别、身材和活动量的不同而异。

尽力做深快呼吸时,每分钟所能吸入或呼出的气量称最大随意通气量,能反映单位时间内呼吸器官发挥最大潜力后所能达到的最大通气量,是评价个体能进行多大运动量的一项重要指标。测定时,一般只测 15 s,将所测得值乘 4 即得每分钟最大随意通气量,健康成人一般可达 70～120 L/min。

最大随意通气量与每分平静通气量之差值,占最大随意通气量的百分数,称为通气储量百分比,反映通气功能的储备能力,通气储量百分比=〔(最大通气量−每分平静通气量)/最大通气量〕×100%。正常人在 93% 以上,若小于 70% 表明通气储备功能不良。

2. 无效腔与肺泡通气量　无效腔是指整个呼吸道中无气体交换功能的管腔,包括解剖无效腔和肺泡无效腔两部分,二者合称为生理无效腔。解剖无效腔是指从鼻到终末细支气管止不能与血液进行气体交换的腔道,其容量在正常成年人较恒定,约为 0.15 L。进入肺泡的气体,也可因血流在肺内分布不均匀而未能与血液进行气体交换,未能发生气体交换的这一部分肺泡容积,称为肺泡无效腔。健康成人平卧时,肺泡无效腔接近于零。

由于解剖无效腔的存在,每次吸气时,最先吸入的气体是上次呼气末存留在无效腔中已进行过气体交换的气体,这部分气体含量氧较低;每次呼气时,则首先呼出前次吸入的最后一部分新鲜空气。可见,由于解剖无效腔的存在,使每分通气量中有一部分气体不能进行气体交换,所以每分通气量并不等于真正能与血液进行气体交换的气量。

肺泡通气量是指每分钟吸入肺泡的新鲜气量,由于这部分气体一般情况下都能与血液进行气体交换,是真正有效的通气量。因此,也称为有效通气量。其计算方法为:
肺泡通气量 =(潮气量−无效腔气量)× 呼吸频率。

按此式计算,平静呼吸时,潮气量为 0.5 L,减去解剖无效腔容积 0.15 L,每次吸入肺泡的新鲜空气约为 0.35 L,若功能余气量为 2.5 L,则每次呼吸仅使肺泡气更新 1/7 左右。此外,由于解剖无效腔是个常数,所以肺泡通气量主要受潮气量和呼吸频率的影响,且这两者对肺通气和肺泡通气有不同的影响。当潮气量减半而呼吸频率加倍,或者是潮气量加倍而呼吸频率减半时,肺通气量不变,但因无效腔的存在,前者肺泡通气量明显低于后者。因此,浅而快的呼吸不利于肺换气。

第二节　肺换气和组织换气

气体交换包括肺换气和组织换气。肺换气是指肺泡与肺毛细血管血液之间的气体交换;组织换气是指血液或组织液与组织细胞之间的气体交换。

一、气体交换的原理

气体分子总是由分压高处向分压低处移动,直至分布均匀为止,这一过程称为扩散。肺换气和组织换气就是以扩散方式进行的。单位时间内气体分子扩散的量为气体扩散速率,受下列因素影响:

(一)气体的分压差

大气是由 O_2、CO_2、N_2 等多种成分组成的混合气体,其总压力在海平面约为

101.3 kPa。在混合气体的总压力中,某种气体所占有的压力,称为该气体的分压。混合气体中各组成气体分子扩散只与该气体的分压差有关,即从分压高处向分压低处扩散,而与总压力和其他气体的分压差无关。分压差愈大,扩散速率也愈大。

在液体中,气体分子可扩散而溶解于液体中,溶解在液体中的气体分子也可从液体中逸出。溶解的气体分子从液体中逸出的力,称为张力,亦即液体中气体的分压,其数值与分压相同。

(二)气体的物理特性与扩散速率

气体扩散速率不仅取决于分压差大小,也与气体的分子量溶解度有关。气体扩散率与该气体分子量的平方根成反比。如果扩散发生于气相和液相之间,气体的扩散速率还与气体的溶解度有关。溶解度指的是某种气体在单位分压下,能溶解于单位容积液体中的毫升数。溶解度大,扩散速率也大。CO_2 的溶解度比 O_2 的溶解度大,CO_2 的分子量大于 O_2 的分子量,在肺泡与静脉血之间,O_2 的分压差比 CO_2 分压差大,故上述因素综合结果是 CO_2 扩散速率比 O_2 的扩散速率大 2 倍。由于 CO_2 比 O_2 容易扩散,故临床上缺氧比 CO_2 潴留更为常见,呼吸困难的患者常常先出现缺氧。

此外,温度越高、扩散面积越大,气体扩散越快。距离大,则扩散速率慢。

二、气体交换的过程

气体交换过程包括肺换气和组织交换。肺换气过程在肺泡中进行。肺泡气的 PO_2 大于静脉血的 PO_2,而肺泡气的 PCO_2 则小于静脉血的 PCO_2,故来自肺动脉的静脉血流经肺毛细血管时,在分压差的推动下,O_2 由肺泡扩散入血液,CO_2 则由静脉血扩散入肺泡,完成肺换气过程。肺泡处 O_2 和 CO_2 的扩散仅需 0.3 s 即可平衡,而通常血液流经肺毛细血管的时间约 0.7 s。所以,当静脉血流经肺毛细血管时,有足够的时间进行气体交换。组织换气在各种组织中进行。在组织部位,PO_2 较动脉血的 PO_2 低,而 PCO_2 较动脉血的 PCO_2 高,当动脉血流经组织毛细血管时,在分压差的推动下,O_2 由血液扩散入组织细胞,CO_2 则从组织细胞扩散入血液,完成组织换气(图 5-5)。

大气

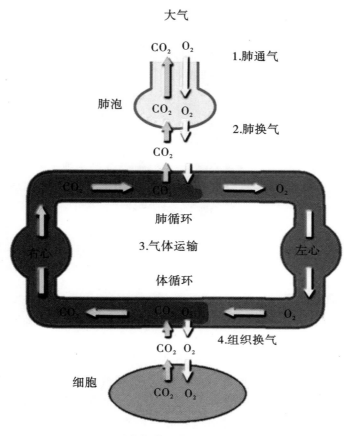

图5-5　肺内气体交换和组织内气体交换

三、影响肺换气的因素

前已述及,影响气体扩散速度的因素都可以影响气体交换的进行,其中扩散距离和扩散面积是影响肺换气的主要因素,另外,肺换气过程还受通气/血流比值的影响。

(一)呼吸膜的厚度和面积

呼吸膜是指肺泡腔与肺毛细血管腔之间的膜,它由六层结构组成(图5-6)。正常呼吸膜非常薄,平均厚度不到1.0 mm,有的部位仅厚约0.2 mm,因此通透性极大,气体很容易扩散通过。在肺水肿、肺纤维化等病理情况下,呼吸膜的厚度增加,将导致气体扩散量减少。正常成人肺的总扩散面积很大,约100 m^2。平静呼吸时,可供气体交换的呼吸膜面积约为40 m^2,用力呼吸时,肺毛细血管开放增多,呼吸膜面积可增大到约70 m^2。呼吸膜广大的面积及良好的通透性,保证了肺泡与血液间能迅速地进行气体交换。但肺不张、肺气肿或肺毛细血管阻塞均使呼吸膜的面积减小,影响肺换气。

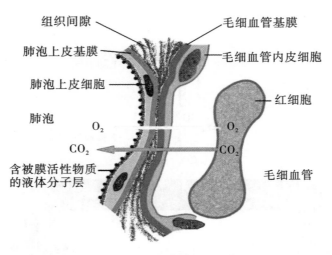

图 5-6 呼吸膜结构示意

(二)通气/血流比值

通气/血流比值(ventilation/perfusion ratio,V/Q)指的是每分钟肺泡通气量与肺血流量之间的比值。由于肺换气是发生在肺泡与血液之间,要达到高效率的气体交换,肺泡既要有充足的通气量,又要有足够的血流量供给,通气量与血流量之间应有一个适当的比值。正常成人在安静状态下,每分钟肺泡通气量约为 4.2 L,肺血流量即心输出量约为 5.0 L/min,V/Q =4.2/5.0 =0.84。在此情况下,肺泡通气量与肺血流量配合适当,气体交换的效率高,静脉血流经肺毛细血管时,将全部变为动脉血。但当 V/Q 比值增大时,可能是肺通气过度或肺血流量不足,如部分肺血管栓塞,使相对过多的肺泡气不能与足够的血液充分交换,意味着肺泡无效腔增大,降低了肺换气的效率;当 V/Q 比值减小时,可能是肺通气不足或肺血流量过多,多见于部分肺泡通气不良,如支气管痉挛,使相对过多的血流量流经通气不良的肺泡,不能充分进行气体交换,形成了功能性动-静脉短路,换气效率也降低。由此可见,从换气效率来看,V/Q 比值维持在 0.84 左右是适宜状态。V/Q 比值大于或小于 0.84,都将使换气效率降低。肺气肿是临床上常见的换气功能障碍疾病,患者可因细支气管的阻塞或肺泡壁的破损,致上述两种 V/Q 异常都可以存在,肺换气功能降低而出现缺 O_2。

此外,由于肺的各部分肺泡通气量和肺毛细血管血流量是不均匀的。所以,在肺的各部分 V/Q 比值并不一样。如人在直立时,肺上区的肺泡血流量较肺下区少,V/Q 比值就偏大。

第三节　气体在血液中的运输

气体在血液中的运输,是实现肺换气和组织换气的中间环节。O_2 和 CO_2 在血液中的运输形式有两种,即物理溶解和化学结合。O_2 和 CO_2 在血中溶解的都较少,都是以化学结合为主要运输形式。通常情况下气体必须先溶解于血液,才能进行化学结合,结合状态的气体,也必须先解离成溶解状态,才能逸出血液。物理溶解与化学结合两者之间处于动态平衡。

一、氧的运输

血液中 O_2 的物理溶解量极少,仅占血液总量的 1.5%。血液中 O_2 的化学结合形式,主要是与红细胞内的血红蛋白(hemoglobin,Hb)结合进行运输,占总量的 98.5%。

(一)氧与血红蛋白的可逆结合

血液中的 O_2 主要是以氧合血红蛋白(HbO_2)的形式运输。

Hb 与 O_2 的结合有以下特征:①反应快、可逆、不需酶的催化、受 PO_2 的影响,当血液流经 PO_2 高的肺部时,红细胞内 Hb 与 O_2 结合,形成 HbO_2,当血液流经 PO_2 低的组织时,HbO_2 迅速解离,释放 O_2,成为去氧 Hb(或还原 Hb);②Fe^{2+} 与 O_2 结合后仍是二价铁,所以该反应是氧合,不是氧化;③1 分子 Hb 可以结合 4 分子 O_2,1 g Hb 可以结合 1.34~1.39 mL 的 O_2。

100 mL 血液中,Hb 所能结合的最大 O_2 量称为 Hb 的氧容量,此值受 Hb 浓度的影响。而 100 mL 实际结合的 O_2 量称为 Hb 的氧含量,此值可受 PO_2 的影响。Hb 氧含量和氧容量的百分比为 Hb 氧饱和度。通常情况下,物理溶解的 O_2 极少,故可忽略不计。因此,Hb 氧容量、Hb 氧含量和 Hb 氧饱和度可分别视为血氧容量、血氧含量和血氧饱和度。正常人动脉血氧饱和度为 93%~98%,静脉血氧饱和度为 60%~75%。

HbO_2 呈鲜红色,去氧 Hb 呈紫蓝色,动脉血含 HbO_2 较多而呈鲜红色,静脉血含去氧 Hb 较多而呈紫红色。当体表表浅毛细血管床血液中去氧 Hb 含量达 5 g/100 mL 以上时,皮肤、黏膜、甲床等呈浅蓝色,称为紫绀或发绀。临床上发绀可作为缺氧的征兆,但严重贫血者,由于 Hb 总量太少,去氧 Hb 浓度达不到 5 g/100 mL 血液,故缺氧时不发生发绀。红细胞增多症的人(如高原性红细胞增多症),血液中 Hb 含量明显升高,即使不缺 O_2,由于去氧 Hb 浓度可超过 5 g/100 mL 血液,因此可出现发绀。在一氧化碳(CO)中毒时,CO 也能与 Hb 结合成一氧化碳血红蛋白(HbCO),使 Hb 丧失运输 O_2 的能力,而且 CO 与 Hb 的结合力是 O_2 的 210 倍,在极低的 PCO 下,CO 就可取代 HbO_2 中的 O_2,由于 HbCO 呈樱桃红色,患者虽严重缺氧却不出现发绀。亚硝酸盐或苯胺中毒,Hb 中的 Fe^{2+} 被氧化成 Fe^{3+},成为高铁血红蛋白,呈紫蓝色,丧失运输 O_2 的能力,此时可出现发绀。

(二)氧解离曲线

氧解离曲线是表示 PO_2 与血氧饱和度之间关系的曲线(图 5-7),在一定范围内,随着 PO_2 的升高,氧饱和度愈高,100% 表示最高的血氧饱和度。从氧解离曲线可以看出,PO_2 和血氧饱和度之间,并非是直线关系,而是呈现"S"形的曲线。

1. 氧离曲线的上段　曲线上段较平坦,表明 PO_2 在此范围内变化时,对 Hb 氧饱和度影响不大。这一特点使身处高原环境或有某些呼吸系统疾病时,尽管吸入气或肺泡气 PO_2 降低,但只要 PO_2 不低于 60 mmHg,血氧饱和度仍能保持在 90% 以上,血液仍可携带足够量的 O_2,不致发生明显的低氧血症。

2. 氧离曲线的中段　曲线中段坡度较陡。在这一范围内,随着 PO_2 下降,血氧饱和度较明显降低,可解离出大量的 O_2。有利于组织细胞从血液中摄取 O_2。

3.氧离曲线的下段 曲线下段坡度最陡,意味着在这一范围内,只要血中的 PO_2 稍有下降,血氧饱和度就会大幅度下降,释放出大量的 O_2。在组织活动加强时,每 100 mL 动脉血能供给组织 15 mL 的 O_2,为安静时的 3 倍。可见该段曲线代表血液释放 O_2 的储备。

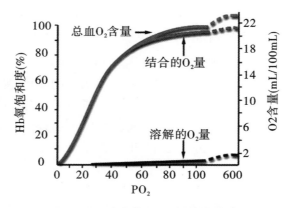

图5-7 正常人体血红蛋白氧解离曲线

(三)影响氧解离曲线的因素

Hb 与 O_2 的结合和解离受多种因素影响,使氧解离曲线的位置偏移,Hb 对 O_2 的亲和力发生变化。通常用 P_{50} 来表示 Hb 对 O_2 的亲和力,P_{50} 是使 Hb 氧饱和度达50%时的 PO_2,正常为 26.5 mmHg。P_{50} 增大,表示 Hb 对 O_2 的亲和力降低,需更高的 PO_2 才能使 Hb 氧饱和度达到50%,曲线发生右移;P_{50} 降低,则表示 Hb 对 O_2 的亲和力增加,达50% Hb 氧饱和度所需 PO_2 降低,曲线发生左移。影响 Hb 与 O_2 亲和力或 P_{50} 的因素有血液的 pH 值、PCO_2、温度和有机磷化合物等(图5-8)。

(1)pH 值和 PCO_2 的影响 pH 值降低或 PCO_2 升高时,Hb 对 O_2 的亲和力降低,P_{50} 增大,曲线右移;而 pH 值升高或 PCO_2 降低时,则 Hb 对 O_2 的亲和力增加,P_{50} 降低,曲线左移。酸度对 Hb 氧亲和力的这种影响称为波尔效应。波尔效应有重要的生理意义,它既可促进肺毛细血管血液的氧合,又有利于组织毛细血管血液释放 O_2。

(2)温度的影响 温度升高时,氧解离曲线右移,促进 O_2 的释放;温度降低时,曲线左移,不利于 O_2 的释放。温度对氧解离曲线的影响,可能与温度变化会影响 H^+ 的活度有关。温度升高时,H^+ 的活度增加,可降低 Hb 对 O_2 的亲和力;反之,可增加其亲和力。组织代谢活动增强(如体育运动)时,局部组织温度升高,CO_2 和酸性代谢产物增加,都有利于 HbO_2 解离,因此组织可获得更多的 O_2,以适应代谢增加的需要。临床上进行低温麻醉手术时,低温有利于降低组织的耗氧量。然而,当组织温度降至 20 ℃ 时,即使 PO_2 为 40 mmHg,Hb 氧饱和度仍能维持在90%以上,此时由于 HbO_2 对 O_2 的释放减少,可导致组织缺氧,而血液因氧含量较高而呈红色,因此容易疏忽组织缺氧的情况。

(3)2,3-双磷酸甘油酸(2,3-bisphosphogly cerate,2,3-BPG) 红细胞中含有的 2,3-双磷酸甘油酸在调节 Hb 与 O_2 的亲和力中具有重要作用。2,3-双磷酸甘油酸浓度升高时,Hb 对 O_2 的亲和力降低,氧解离曲线右移;反之,曲线左移。此外,红细胞膜对 2,3-双磷酸甘油酸的通透性较低,当红细胞内 2,3-二磷酸甘油酸生成增多时,还可提高细胞内 H^+ 浓度,进而通过波尔效应降低 Hb 对 O_2 的亲和力。在血库中用抗凝剂枸橼酸—葡萄糖液保存 3 周后的血液,糖酵解停止,红细胞内 2,3-双磷酸甘油酸含量因此而下降,导致 Hb 与 O_2 的亲和力增加,O_2 不容易解离出来。所以,在临床上,给患者输入大量经过长时间储存的血液时,应考虑到这种血液在组织中释放的 O_2 量较少。

(4)其他因素 Hb 与 O_2 的结合还受其自身性质的影响。如果 Hb 分子中的 Fe^{2+} 氧化成 Fe^{3+},Hb 便失去运 O_2 的能力。胎儿的 Hb 与 O_2 的亲和力较高,有助于胎儿血液流经胎盘时从母体摄取 O_2。异常 Hb 的运 O_2 功能则较低。CO 可与 Hb 结合,因占据 Hb 分子中 O_2 的结合位点,因此使血液中 HbO_2 的含量减少。CO 与 Hb 的亲和力是 O_2 的 250 倍,这意味着在极低的 PCO 下,CO 即可从 HbO_2 中取代 O_2。此外,当 CO 与 Hb 分子中一个血红素结合后,将增加其余 3 个血红素对 O_2 的亲和力,使氧解离曲线左移,妨碍 O_2 的解离。所以 CO 中毒既可妨碍 Hb 与 O_2 的结合,又能妨碍 Hb 与 O_2 的解离,因而危害极大。

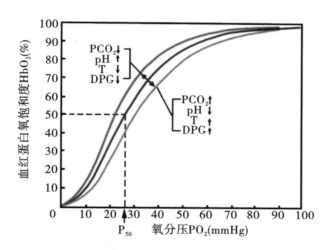

图 5-8　影响氧解离曲线的主要因素

二、二氧化碳的运输

(一)CO_2 的运输形式

血液中 CO_2 以物理溶解和化学结合的形式运输。物理溶解的 CO_2 约占血液中 CO_2 总运输量的 5%,其余 95% 是以化学结合形式运输。在血浆中溶解的 CO_2 绝大部分扩散进入红细胞,生成碳酸氢盐和氨基甲酸血红蛋白。

1.碳酸氢盐 以碳酸氢盐形式运输的 CO_2,约占血液 CO_2 运输总量的 88%。组织细胞生成进入血液的 CO_2 大部分在红细胞内碳酸酐酶的催化下与 H_2O 结合形成 H_2CO_3,H_2CO_3 又迅速解离成 HCO_3^- 和 H^+。生成的 HCO_3^- 除一小部分与细胞内的 K^+ 结合成 $KHCO_3$ 外,大部分扩散入血浆与 Na^+ 结合生成 $NaHCO_3$,同时血浆中的 Cl^- 向细胞内

笔记栏

转移,以保持红细胞内外电荷平衡,这一现象称为氯转移,可使 HCO_3^- 不会在红细胞内堆积,有利于 CO_2 的运输。由于红细胞膜对正离子通透性极小,在上述反应中解离出的 H^+ 则与红细胞内的 HbO_2 结合,同时促进 O_2 释放(图5-9)。由此可见,进入血浆的 CO_2 最后主要以 $NaHCO_3$ 形式在血浆中运输。

在肺毛细血管,CO_2 向肺泡扩散,血液中 CO_2 减少,反应向相反方向进行,解离出 CO_2,然后排出体外。

2. 氨基甲酸血红蛋白　以氨基甲酸血红蛋白形式运输的 CO_2 量,占运输总量的7%。进入红细胞中的 CO_2 能直接与 Hb 的氨基结合,形成氨基甲酸血红蛋白($HbNHCOOH$)。这一反应无须酶的参与,反应迅速,可逆。其结合量主要受 Hb 含 O_2 量的影响。HbO_2 与 CO_2 的结合能力比 Hb 与 CO_2 的结合力小,所以,当动脉血流经组织时,HbO_2 释放出 O_2 成为 Hb,与 CO_2 结合力增加,形成大量的氨基甲酸血红蛋白;在肺部,由于 HbO_2 形成,减小了结合力,迫使 CO_2 从 Hb 解离,扩散入肺泡。以氨基甲酸血红蛋白形式运输的 CO_2 量虽然只占7%,但在肺部排出的 CO_2 总量中,约有18%是由氨基甲酸血红蛋白所释放,可见这种形式的运输对 CO_2 的排出有重要意义。

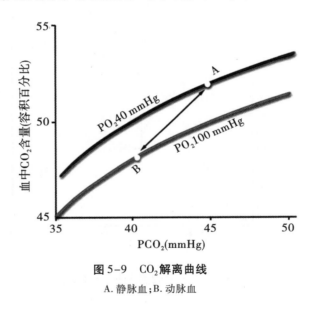

图5-9　CO_2解离曲线
A. 静脉血;B. 动脉血

第四节　呼吸运动的调节

呼吸运动是由呼吸肌舒缩活动来完成的一种节律性运动,其深度和频率随体内外环境的改变而改变,从而使肺通气量与人体代谢水平相适应。呼吸运动的深度和频率主要受两个系统调节:一是随意的呼吸调节系统,中枢主要位于大脑皮层;二是不随意的自主呼吸节律调节系统,中枢主要位于低位脑干。下面主要讨论后一系统。

一、呼吸中枢与呼吸节律的形成

（一）呼吸中枢

呼吸中枢是指在中枢神经系统内产生和调节呼吸运动的神经细胞群。多年来，对于这些细胞群在中枢神经系统内的分布和在呼吸节律产生及调节中的作用，进行了大量的实验性研究。

1. 脊髓　脊髓中支配呼吸肌的运动神经元位于第 3～5 颈段（支配膈肌）和胸段（支配肋间肌和腹肌）脊髓灰质前角。动物实验中，在延髓和脊髓之间横断脊髓，呼吸就停止。说明节律性呼吸运动不是在脊髓产生的。脊髓只是起着联系上位脑和呼吸肌的中继站以及整合某些呼吸反射的初级中枢。

2. 低位脑干　在动物中脑和脑桥之间进行横切（图 5-10，A 平面），呼吸节律无明显变化。在延髓和脊髓之间横切（D 平面），呼吸停止，表明呼吸节律产生于下位脑干，上位脑对节律性呼吸不是必需的。如果在脑桥上、中部之间横切（B 平面），呼吸将变慢变深；如再切断双侧迷走神经，吸气便大大延长，仅偶尔被短暂的呼气中断，这种形式的呼吸称为长吸呼吸。这一结果提示脑桥上部有抑制吸气的中枢结构，称为呼吸调整中枢；来自肺部的迷走传入冲动也有抑制吸气的作用，当延髓失去来自这两方面对吸气活动的抑制作用后，吸气活动不能及时中断，便出现长吸呼吸。在脑桥和延髓之间横切（C 平面），不论迷走神经是否完整，长吸、呼吸都消失，而呈喘息样呼吸，呼吸不规则。因而认为脑桥中下部有活化吸气的长吸中枢。后来的研究证明，延髓有产生原始呼吸节律的基本中枢，脑桥上部有呼吸调整中枢，这两个呼吸中枢共同形成基本正常的呼吸节律。目前未能证实脑桥中下部存在着结构上特定的长吸中枢。

（1）延髓　是产生原始呼吸节律的基本中枢，称为延髓呼吸中枢。在延髓，呼吸神经元主要集中在背侧和腹侧两组神经核团内，分别称为背侧呼吸组和腹侧呼吸组。

背侧呼吸组呼吸神经元主要集中在延髓背侧孤束核的腹外侧部，主要含吸气神经元，其轴突交叉到对侧，下行至脊髓颈段和胸段，支配膈肌运动神经元和肋间外肌运动神经元，兴奋时产生吸气。背侧呼吸组有的吸气神经元的轴突投射到腹侧呼吸组或脑桥、边缘系统等。背侧呼吸组接受来自中枢和外周感受器、肺牵张感受器、本体感受器、对侧腹侧呼吸组头端、脑桥、大脑皮层等的传入，可调节吸气的速率和深度。

腹侧呼吸组呼吸神经元主要集中于疑核、后疑核和面神经后核附近的包钦格复合体（Botzinger complex，Bot C）。疑核内主要含吸气神经元，其轴突交叉下行至脊髓颈段和胸段，也支配膈肌和肋间外肌运动神经元，兴奋时引起吸气。后疑核内主要含呼气神经元，其轴突交叉下行至脊髓胸段，支配肋间内肌和腹肌运动神经元，仅在呼吸运动加强时兴奋，引起主动呼气。包钦格复合体内主要含呼气神经元，其轴突投射到延髓内侧部和脊髓，抑制吸气神经元的活动，此区也含有调节咽喉部呼吸辅助肌的呼吸运动神经元。

近来有实验证明在位于疑核和外侧网状核之间的前包钦格复合体（pre-Botzinger complex，pre-Bot C）有起搏样放电活动，认为其可能起呼吸节律发生器的作用，是呼吸节律起源的关键部位。

（2）脑桥　在脑桥上部，呼吸神经元相对集中于臂旁内侧核（nueleus

parabraehialis mediali，NPBM）和相邻的 Kolliker-Fuse（KF）核，合称 PBKF 核群，其中含有一种跨时相神经元，其表现在吸气相与呼气相转换期间发放冲动增多。PBKF 核群和延髓的呼吸神经核团之间有双向联系，形成调控呼吸的神经元回路。将猫麻醉后，切断双侧迷走神经，损坏 PBKF 核群，可出现长吸式呼吸，这说明脑桥上部有抑制吸气的中枢结构，称此为脑桥呼吸调整中枢。该中枢主要位于 PBKF 核群，其作用为限制吸气，促使吸气向呼气转换，防止吸气过长过深。

3.高位脑　高位脑不是产生节律性呼吸必需的部位，但呼吸运动受高位脑（大脑皮层、边缘系统、下丘脑等）的影响，尤其是大脑皮层。人可有意识地控制呼吸深度和频率，使呼吸运动在一定范围内可以随意进行，屏气、深呼吸、说话、唱歌、饮水、进食等活动都必须靠呼吸运动配合，这些活动和呼吸运动的协调变化都是在大脑皮层严密控制和协调下完成的。

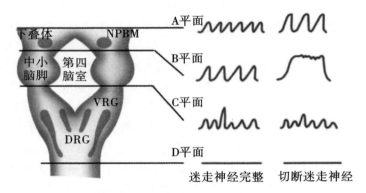

图 5-10　在脑干不同平面横切时引起的呼吸变化

（二）呼吸节律的形成

早已肯定基本呼吸节律起源于延髓，但是其确切部位尚不完全清楚。关于呼吸节律的形成，也尚未完全阐明。平静呼吸时，由于吸气是主动的，故有人提出中枢吸气活动发生器和吸气切断机制模型，认为延髓有一些起着吸气发生器作用的神经元，引起吸气神经元呈渐增性放电，产生吸气；另有一些起着吸气切断机制作用的神经元，当其活动增强达到一定阈值时，使吸气活动终止（切断吸气）而转为呼气。呼气末吸气切断机制的活动减弱，吸气活动便再次发生。吸气切断机制接受来自吸气神经元、脑桥 PBKF 核群和肺牵张感受器的冲动（图 5-11）。

切断迷走神经并损坏 PBKF 核群，动物吸气延长，频率变慢。

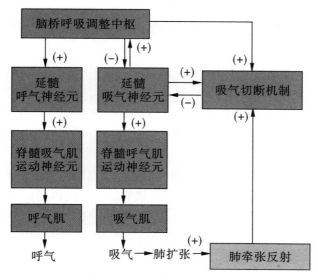

图 5-11　呼吸节律形成模式

二、呼吸运动的反射性调节

呼吸节律虽然产生于脑,但可受来自呼吸器官本身以及循环系统感受器传入冲动的反射性调节。这些反射可分为机械感受性反射、化学感受性反射和防御性反射三类。

(一)机械感受性反射

1. 肺牵张反射　在麻醉动物肺充气时,则抑制吸气;肺缩小,则引起吸气。切断迷走神经,上述现象消失,所以这是一种反射,称为肺牵张反射,也称黑-伯二氏反射,包括肺扩张反射与肺缩小反射。

(1)肺扩张反射　是肺充气或扩张时抑制吸气的反射。感受器位于气管至细支气管的平滑肌中,是一种牵张感受器,阈值低,属于慢适应感受器。当吸气时,肺扩张牵拉呼吸道使之扩张时,肺牵张感受器兴奋,冲动经迷走神经中的粗纤维传入延髓。在延髓内通过一定的神经联系使吸气切断机制兴奋,使吸气转为呼气。

肺扩张反射的意义是能及时抑制吸气,加速吸气和呼气的交替,使呼吸深度减小,呼吸频率增加,即呼吸变浅变快。当切断迷走神经后,吸气延长、加深,呼吸变慢。

(2)肺缩小反射　是肺强烈缩小时引起吸气的反射。感受器同样位于气道平滑肌内,传入神经也在迷走神经干中。肺缩小反射在较强的缩肺时才出现,其在平静呼吸调节中意义不大,但对阻止呼气过深和肺不张等可能起一定作用。还可能与气胸时发生的呼吸增强有关。

2. 呼吸肌本体感受性反射　肌梭是呼吸肌的本体感受器。如肌梭受到刺激时可以反射性地引起受刺激肌梭所在肌肉的收缩,为骨骼肌牵张反射,属本体感受性反射。呼吸肌的本体感受器传入冲动在呼吸调节中有一定作用,在呼吸肌负荷增加时通过该反射发挥更大的作用。

（二）化学感受性反射

化学因素对呼吸的调节也是一种呼吸的反射性调节,化学因素是指动脉血或脑脊液中的 O_2、CO_2 和 H^+。机体通过呼吸调节血液中的 O_2、CO_2 和 H^+ 的水平,动脉血中 O_2、CO_2 和 H^+ 水平的变化又通过化学感受器调节着呼吸,以维持血液中的 PO_2、PCO_2 和 H^+ 浓度的相对稳定。

1. 化学感受器　化学感受器是指其适宜刺激为某些特殊的化学物质的感受器。参与呼吸调节的化学感受器因其所在部位的不同,分为外周化学感受器和中枢化学感受器。

（1）外周化学感受器　即颈动脉体和主动脉体,当动脉血中 PO_2 降低、PCO_2 升高时,可刺激外周化学感受器,其冲动经窦神经和主动脉神经传送到延髓中与呼吸有关的核团,反射性引起呼吸加深加快。

（2）中枢化学感受器　位于延髓腹外侧浅表部位。其生理刺激是脑脊液和局部细胞外液中的 H^+。血液中的 CO_2 能迅速透过血脑脊液屏障,与脑脊液中的 H_2O 结合成 H_2CO_3,然后解离出 H^+,刺激中枢化学感受器。中枢化学感受器的兴奋通过一定的神经联系,能引起呼吸中枢的兴奋,增强呼吸运动。血液中的 H^+ 不易通过血脑屏障,故血液 pH 值的变化对中枢化学感受器的直接作用不大,也较缓慢（图 5-12）。

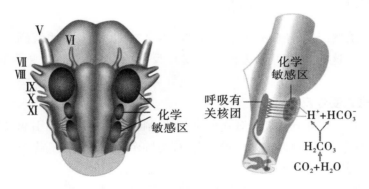

图 5-12　中枢化学感受器

2. PCO_2 和 PO_2 对呼吸的调节

（1）CO_2 对呼吸的调节　CO_2 是调节呼吸最重要的生理性刺激因素,一定水平的 PCO_2 对维持呼吸中枢的兴奋性是必要的。人在过度通气后,由于呼出较多 CO_2,使动脉血中 PCO_2 下降,减弱了对化学感受器的刺激,使呼吸中枢的兴奋减弱,可出现呼吸运动的下降或暂停,直到机体代谢产生的 CO_2 使动脉血液中 PCO_2 升高至正常水平,才会恢复正常呼吸。

吸入气中 CO_2 浓度适当升高,肺泡气和动脉血中 PCO_2 也随之升高,呼吸加深加快,肺通气量增加。增加 CO_2 排出,肺泡气和动脉血中 PCO_2 可回降至正常水平。如当吸入气体中 CO_2 浓度由正常的 0.04% 增加到 1.00% 时,肺通气量即明显增加;CO_2 浓度增加到 4.00% 时,肺通气量将加倍,呼吸频率也见增加。但是,吸入气中 CO_2 浓度超过 7.00% 时,通气已不能再相应增加,动脉血中 PCO_2 陡然升高,CO_2 堆积在体内,反而会压抑中枢神经系统包括呼吸中枢的活动,引起呼吸困难、头痛、头昏甚至昏迷,出

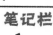

现 CO_2 麻醉。

CO_2 的刺激作用:一是通过刺激中枢化学感受器,二是通过刺激外周化学感受器,反射性调节呼吸中枢的活动。但主要是通过中枢化学感受器起作用。如切断外周化学感受器的传入神经,CO_2 对呼吸运动的调节作用仅略有下降,只有动脉血中 PCO_2 比正常高 10 mmHg 时,才刺激外周化学感受器,增强呼吸,而对中枢化学感受器只要 PCO_2 升高 2 mmHg 就可以引起呼吸的增强。但因中枢化学感受器的反应慢,所以当动脉血 PCO_2 突然大增时,外周化学感受器在引起快速呼吸反应中起重要作用;当中枢化学感受器受到抑制,对 CO_2 的反应降低时,外周化学感受器就起重要作用。

(2)pH 值对呼吸的调节　当动脉血中增加时,可引起呼吸加深加快;反之,则抑制呼吸。对呼吸的调节,主要是通过刺激外周化学感受器实现的,其次是刺激中枢化学感受器。由于 H^+ 不易透过血-脑屏障,因此限制了血液中 H^+ 对中枢化学感受器的作用。如实验中切断动物的双侧窦神经,原来血液在 pH 值 7.3~7.5 之间变动所引起的肺通气反应就会消失。

(3)缺 O_2 对呼吸的调节　吸入气体中 PO_2 降低时,肺泡气和动脉血的 PO_2 也随之降低,能反射性地引起呼吸加深加快,肺通气量增加。

低 O_2 对呼吸的刺激作用完全是通过外周化学感受器实现的。切断动物外周化学感受器的传入神经或摘除颈动脉体,急性低 O_2 的呼吸刺激反应完全消失。低 O_2 对呼吸中枢的直接作用是抑制作用。这种抑制作用随低 O_2 程度的加重而增强,这可能是由于中枢神经系统对低 O_2 的耐受力低而导致呼吸中枢神经元代谢障碍所致。但在一定程度(轻、中度低 O_2)上低 O_2 可以通过对外周化学感受器的刺激而兴奋呼吸中枢,对抗低 O_2 对中枢的直接抑制作用,使呼吸加强。不过在严重低 O_2 时,外周化学感受性反射已不足以克服低 O_2 对中枢的抑制作用,终将导致呼吸障碍。

正常安静状态下,动脉血 PO_2 一般要下降到 80 mmHg 以下时,肺通气才出现可觉察到的增加,可见动脉血 PO_2 对正常呼吸的调节作用不大,仅在特殊情况下低 O_2 刺激才有重要意义。如严重肺气肿、肺心病患者,肺换气受到障碍,导致长时间的低 O_2 和 CO_2 潴留。CO_2 潴留使中枢化学感受器对 CO_2 的刺激作用发生适应,而外周化学感受器对低 O_2 刺激适应很慢,这时低 O_2 对外周化学感受器的刺激成为驱动呼吸的主要刺激。对这种患者不宜给予 O_2,以免突然解除低 O_2 对呼吸中枢的刺激作用,导致呼吸抑制。

3. PCO_2、pH 值和 PO_2 在呼吸调节中的相互作用　图 5-13 表示了只改变 PCO_2、pH 值和 PO_2 三个因素中的一个,其他两个因素保持不变时,各自对通气量的影响。由图可见,PO_2 的波动对呼吸的影响最小。一般动脉血 PO_2 变动范围在 80~140 mmHg,通气量变化不明显,只在 PO_2 低于 80 mmHg 以后,通气量才逐渐增大。PCO_2 和 H^+ 则不然,只要略有波动,就能出现肺通气量明显变化,尤其是 PCO_2 作用更明显。可见在正常呼吸的调节中 PCO_2 起着重要作用,而 PO_2 只在缺 O_2 情况下才起作用。

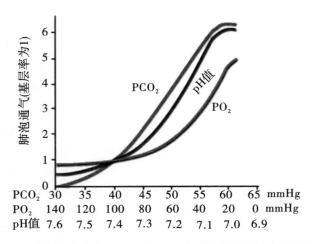

图 5-13　改变动脉血液 PCO_2、PO_2、pH 值对肺泡通气反应的影响

但是,在实际整体情况下不可能只是单因素的改变,而其他因素不变。往往是 PCO_2、pH 值和 PO_2 三个因素同时改变,三者间相互影响、相互作用,既可因相互总和而加大,也可因相互抵消而减弱。如当 PCO_2 增高时,也提高了 H^+ 的浓度,两者的刺激作用相加,使肺通气量比 PCO_2 单独增高时明显加大。当 PCO_2 增加使肺通气量增大时,由于通气增加而降低了 PCO_2,抵消了一部分 H^+ 的刺激作用;也因排出大量 CO_2,使也有所下降。因此,这时的通气量比单独增加时为小。当 PO_2 下降时,也因肺通气量增加,呼出较多 CO_2,使 PCO_2 下降,从而降低了缺氧的刺激作用。由此可见,上述三因素是相互联系、相互影响的,在探讨它们对呼吸的调节时,必须全面地辩证地进行观察分析,才能有正确的结论。

(三)防御性反射

呼吸道的黏膜受到机械性或化学性刺激时,会引起一些对人体有保护作用的呼吸反射,称为防御性呼吸反射。

1.咳嗽反射　咳嗽反射的感受器在喉、气管和支气管黏膜中。大支气管以上部位对机械刺激比较敏感,二级支气管以下部位对化学刺激比较敏感。传入纤维在迷走神经中上行进入延髓。

咳嗽时,先有短促的深吸气,接着紧闭声门,呼气肌强烈收缩,使胸膜腔内压与肺内压都迅速上升。然后突然开放声门,由于压差大,使肺泡内气体高速冲出,同时排出气道中的异物或分泌物。

2.喷嚏反射　喷嚏反射是鼻黏膜受刺激引起的防御性反射。传入神经为三叉神经,反射动作与咳嗽类似,不同的是腭垂下降,舌压向软腭,而不是声门关闭,气体主要从鼻腔急速喷出,以清除鼻腔中的刺激物。

第五节　呼吸系统相关疾病

一、缺氧

由于组织氧的供应减少或对氧的利用障碍,而引起代谢、功能和形态结构变化的病理过程称为缺氧。缺氧是临床多种疾病共有的病理过程,也是一些特殊环境(如高原、高空)所必有的现象,是许多疾病引起死亡的重要原因。了解和研究缺氧的发生和发展规律,对临床防治缺氧、增强机体代偿适应能力都有重要意义。

成人在静息状态下,每分钟耗氧量约为 250 mL,剧烈运动时可增加 8～9 倍。正常人体内氧储极为有限(约 1 500 mL),因此必须依赖呼吸、血液循环等功能的协调,完成氧的交换和运输,以保证组织氧的供应,其中任何一环节的障碍均可导致缺氧。

常用的血氧指标:

血氧分压(partial pressure of oxygen,PO_2):为溶解于血液的氧分子所产生的张力,故又称血氧张力。动脉血氧分压(PaO_2)的高低,主要取决于吸入气体的氧分压和外呼吸的功能状态,正常时约为 13.3 kPa。静脉血氧分压(PvO_2)正常约为 5.33 kPa,它可反映组织、细胞的内呼吸状态。

血氧容量(oxygen binding capacity,CO_2 max):是指 100 mL 血液中的血红蛋白,在氧分压为 13.3 kPa,温度为 38 ℃时,所能结合氧的最大毫升数,即每升血液中血红蛋白充分氧合时的最大携氧量,它取决于血液中 Hb 的质(与 O_2 结合的能力)和量(血红蛋白的含量)。成人正常血氧容量为 200 mL/L。

血氧含量(oxygen content,CO_2):指单位容积血液实际的带氧量,包括物理溶解的和化学结合的氧量,但因正常时溶解的氧量很少(通常为 3 mL/L),常可忽略不计。氧含量取决于氧分压和氧容量。正常动脉血氧含量(CaO_2)约为 190 mL/L,静脉血氧含量(CvO_2)约为 140 mL/L。动-静脉氧含量差(CaO_2-CvO_2)约为 50 mL/L。

血氧饱和度(blood oxygen saturation,SO_2):指血红蛋白的氧饱和度,即血红蛋白结合氧的百分数,约等于血氧含量和血氧容量的比值。正常动脉血氧饱和度(SaO_2)为 93%～98%,混合静脉血氧饱和度(SvO_2)为 70%～75%。SO_2 主要取决于 PO_2,PO_2 与 SO_2 间的关系曲线呈"S"形,称为氧离曲线。

此外,SO_2 还与血液 pH 值、温度、CO_2 分压,以及红细胞内 2,3-双磷酸甘油酸(2,3-BPG)的变化有关。血液 pH 下降、温度升高、CO_2 分压升高或红细胞内 2,3-BPG 增多时,血氧饱和度变小,氧离曲线右移;反之,氧离曲线左移,血氧饱和度增大。P_{50} 为反映 Hb 与 O_2 的亲和力的指标,是指血红蛋白氧饱和度为 50% 时的血氧分压,正常为 26.5 mmHg。影响氧离曲线左(或右)移的因素均可使 P_{50} 减小(或增大)。

(一)缺氧的原因、分类和血氧变化特点

根据缺氧的原因和血氧变化的特点,一般可分为以下四种类型,见图 5-14。

笔记栏

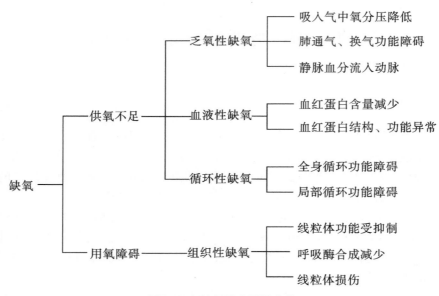

图5-14 缺氧的病因及分类

1.乏氧性缺氧 乏氧性缺氧主要表现为动脉血氧分压降低,氧含量减少,组织供氧不足,又称低张性缺氧或缺氧性缺氧。

工业盐
中毒事件

(1)原因 ①吸入气氧分压过低:多发生于海拔3 000 m以上的高原、高空,或通风不良的坑道、矿井作业,或吸入低氧混合气体及被稀有气体或麻醉剂过度稀释的空气。体内供氧的多少,首先取决于大气氧分压的高低(大气氧分压＝大气压×氧含量)。随着海拔的升高,大气压下降,氧分压也相应降低。②外呼吸功能障碍:肺的通气和(或)换气功能障碍,可致动脉血氧分压和血氧含量降低而发生缺氧,又称呼吸性缺氧。③静脉血分流入动脉:多见于某些先天性心脏病,如房间隔或室间隔缺损伴有肺动脉狭窄或肺动脉高压,或法洛四联症等,由于右心的压力高于左心,出现右向左的分流。

(2)血氧变化的特点 动脉血的氧分压、氧含量及血红蛋白的氧饱和度均降低。由于氧分压在60 mmHg以上时,氧合血红蛋白解离曲线近似水平线,只有当PaO_2降至60 mmHg以下才会使SaO_2、CaO_2显著减少,导致组织缺氧。此时组织对氧的利用代偿性加强,因此静脉血氧分压、氧含量也相应减少,动-静脉氧含量差接近于正常或减少。

低张性缺氧

正常毛细血管血液中还原血红蛋白浓度约为26 g/L。缺氧性缺氧时,动、静脉血中的还原血红蛋白浓度增高。当毛细血管血液中还原血红蛋白浓度达到或超过50 g/L时,可使皮肤和黏膜呈青紫色,称为发绀。在血红蛋白含量正常的人,发绀与缺氧同时存在,可根据发绀的程度大致估计缺氧的程度。当血红蛋白过多或过少时,发绀与缺氧常不一致。例如重度贫血患者,血红蛋白可降至50 g/L以下,出现严重缺氧,但不会发生发绀。红细胞增多症患者,血中还原血红蛋白超过50 g/L,出现发绀,但可无缺氧症状。

2.血液性缺氧 血液性缺氧是由于红细胞数量和血红蛋白含量减少,或血红蛋白性质改变,使血液携氧能力降低,血氧含量减少或与血红蛋白结合的氧不易释放,而导致组织缺氧。此时动脉血的氧分压和氧饱和度均正常,故又称等张性低氧血症。

(1)原因

1)血红蛋白含量减少:见于各种原因引起的严重贫血,血红蛋白含量减少。虽然血氧分压和氧饱和度正常,但氧容量降低,氧含量也随之减少。由于红细胞数目减少,血液黏滞度降低,血流速度加快,使单位时间内对组织运送的氧不致减少过多。一般当贫血使血细胞比容低于20%时,才会引起对组织的供氧不足。

2)血红蛋白性质改变:亚硝酸盐、过氯酸盐及磺胺衍生物等可使血红素中二价铁氧化成三价铁,形成高铁血红蛋白(methemoglobin,Hb-Fe^{3+}-OH)。高铁血红蛋白中的三价铁因与羟基结合牢固,失去结合氧的能力,或者血红蛋白分子中的四个二价铁中有部分氧化成三价铁,剩余的二价铁虽能结合氧,但不易解离,导致氧离曲线左移,使组织缺氧。生理情况下,血液中不断形成极少量的高铁血红蛋白,又不断被血液中的NADH、抗坏血酸、还原型谷胱甘肽等还原剂还原为二价铁。所以正常成人血液中的还原血红蛋白含量不超过血红蛋白总量的2%。当亚硝酸盐等氧化剂中毒时,如高铁血红蛋白含量超过血红蛋白总量的10%,就会出现缺氧表现。达到30%~50%,则发生严重缺氧,全身青紫、头痛、精神恍惚、意识不清甚至昏迷。

高铁血红蛋白血症最常见于亚硝酸盐中毒,如食用大量含硝酸盐的腌菜后,硝酸盐经肠道细菌作用还原为亚硝酸盐,大量吸收入血后,导致高铁血红蛋白血症。

3)一氧化碳中毒:一氧化碳(CO)与血红蛋白的亲和力比氧与血红蛋白的亲合力高210倍,当吸入气中含有0.1%的CO时,血液中的血红蛋白可能有50%为碳氧血红蛋白(carboxyhemoglobin,HbCO)。HbCO不能与O_2结合,同时还可抑制红细胞的糖酵解,使2,3-BPG生成减少,氧离曲线左移,HbO_2中的O_2不易释放,从而加重组织缺氧。当血液中的HbCO增至10%~20%时,可出现头痛、乏力、眩晕、恶心和呕吐等症状;增至50%时,可迅速出现痉挛、呼吸困难、昏迷,甚至死亡。此时,患者的动脉血氧分压不降低,其皮肤、黏膜等呈HbCO的樱桃红色。

4)血红蛋白与氧的亲和力异常增高:某些因素可增强氧与血红蛋白的亲和力,氧离曲线左移,氧不易释放。如输入大量库存血(库存血中2,3-BPG含量降低),或输入大量碱性液体(pH值升高通过Bohr效应增强Hb与O_2的亲和力);此外,已发现30多种血红蛋白疾病,由于肽链中存在氨基酸替代,例如α链第92位的精氨酸被亮氨酸取代,以致Hb与O_2的亲和力比正常的Hb高几倍,从而使组织缺氧,并有代偿性的红细胞增多。

(2)血氧变化的特点 血液性缺氧时,由于血红蛋白数量减少或性质改变,使血氧容量降低,动脉血氧含量也随之降低(Hb与O_2亲和力增强引起的血液性缺氧例外,其血氧容量和血氧含量可不低);由于外呼吸功能正常,动脉血氧分压和氧饱和度正常;由于O_2与Hb的亲和性增高,氧不易释放,使动-静脉氧含量差减小;贫血患者的动脉血氧分压正常,但毛细血管床中的平均血氧分压较低,血管-组织间的氧分压差减小,氧向组织弥散的驱动力减小,使动-静脉氧含量差减小。

单纯贫血时,患者皮肤、黏膜呈苍白色;CO中毒时,患者皮肤、黏膜呈樱桃红色;Hb的亲和性增高时,皮肤、黏膜呈鲜红色;高铁血红蛋白血症患者,皮肤、黏膜呈棕褐色(咖啡色)或类似发绀的颜色,称为肠源性发绀。

3.循环性缺氧　是指因血流速度减慢,血流量减少,单位时间内供给组织的氧量减少而引起的缺氧,又称为低血流性缺氧或低动力性缺氧。

循环性缺氧中,因动脉血灌流不足引起的缺氧称为缺血性缺氧,因静脉血回流障碍引起的缺氧称为淤血性缺氧。

(1)原因　①全身性循环障碍:见于心力衰竭和休克。心力衰竭患者心输出量减少,向全身各组织器官运送的氧量减少,同时又可因静脉回流受阻,引起组织淤血和缺氧。全身性循环障碍引起的缺氧,易致酸性代谢产物蓄积,发生酸中毒,使心肌收缩力进一步减弱,心输出量降低,加重循环性缺氧,形成恶性循环,患者可死于因心、脑、肾的重要器官严重缺氧而发生的功能衰竭。②局部性循环障碍:见于动脉硬化、血管炎、血栓形成和栓塞、血管痉挛或受压等。因血管阻塞或受压,引起局部组织缺血性或淤血性缺氧。

(2)血氧变化的特点　循环性缺氧时,动脉血氧分压、氧容量、氧含量和氧饱和度均正常。但因血流缓慢,血液通过毛细血管的时间延长,组织、细胞从血液中摄取的氧量相对较多,同时由于血流淤滞,二氧化碳含量增加,促使氧离曲线右移,释氧增加,致使静脉血氧分压和氧含量降低,因而动-静脉氧含量差增大。缺血性缺氧时,组织器官苍白。淤血性缺氧时,组织从血液中摄取的氧量增多,毛细血管中还原血红蛋白含量增加,易出现发绀。

4.组织性缺氧　组织性缺氧是指因组织、细胞利用氧的能力减弱而引起的缺氧。

(1)原因

1)线粒体功能受抑制:生物氧化过程中产生的部分(约50%)能量用于合成 ATP。氧化磷酸化是细胞生成 ATP 的主要途径,而线粒体是氧化磷酸化的主要场所。任何影响线粒体呼吸或氧化磷酸化的因素都可引起组织性缺氧。氧化磷酸化受抑制指某些药物或毒物可抑制或阻断呼吸链中某一部位的电子传递,使氧化磷酸化过程受阻,引起组织性缺氧,ATP 生成减少(图 5-15)。例如,氰化物中毒时,CN^- 与细胞色素 aa_3 铁原子中的配位键结合,形成氰化高铁 cyt aa_3,使细胞色素氧化酶不能还原,失去传递电子的功能,呼吸链中断,生物氧化受阻。

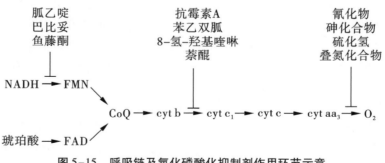

图 5-15　呼吸链及氧化磷酸化抑制剂作用环节示意

2)呼吸酶合成减少:维生素 B_1 是丙酮酸氧化脱羧所需辅酶的组成成分,维生素 B_2 (核黄素)是黄素酶(FMN 和 FAD)的组成成分,维生素 PP(烟酰胺)是 NAD^+ 和 $NADP^+$ 的组成成分,严重缺乏可影响氧化磷酸化过程,引起组织氧利用障碍。

3)线粒体损伤:高温、大量放射线辐射和细菌毒素等可损伤线粒体,引起线粒体

笔记栏

功能障碍,ATP 生成减少。

(2)血氧变化的特点　动脉血氧分压、血氧含量、血氧容量和血氧饱和度均正常。此时组织利用氧减少,静脉血氧分压、血氧含量和氧饱和度都高于正常,动-静脉血氧含量差降低。

虽然可将缺氧分为上述四种类型,但实际常见的缺氧多为两种或多种缺氧混合存在,如失血性休克患者,既有循环性缺氧,又可因大量失血加上复苏过程中大量输液使血液过度稀释,引起血液性缺氧,若并发肺功能障碍,则又可出现乏氧性缺氧。

各种类型缺氧的血氧变化特点见表5-1。

表5-1　各种类型缺氧的血氧变化

缺氧类型	动脉血氧分压	动脉血氧饱和度	血氧容量	动脉血氧含量	动-静脉氧含量差
低张性缺氧	↓	↓	N	↓	↓ 或 N
血液性缺氧	N	N	↓ 或 N	↓ 或 N	↓
循环性缺氧	N	N	N	N	↑
组织性缺氧	N	N	N	N	↓

↓示下降,↑示上升,N示正常

(二)缺氧时机体的功能与代谢变化

机体对缺氧的反应,取决于缺氧发生的速度、程度、部位、持续的时间以及机体的功能代谢状态。轻度缺氧或缺氧初期,机体各系统出现一系列代偿性变化,以增加氧的供应或提高组织利用氧的能力。严重缺氧而机体代偿不全时,可导致组织代谢障碍和各系统功能紊乱,甚至引起死亡。

1.呼吸系统的变化　动脉血氧分压降低,刺激颈动脉体和主动脉体化学感受器,反射性兴奋呼吸中枢,使呼吸加深加快,肺泡通气量增加,这是对急性缺氧最重要的代偿反应,其意义在于:①呼吸深快可把原来未参与换气的肺泡调动起来,以增大呼吸面积,提高氧的弥散,使 PaO_2 和 SaO_2 升高;②呼吸深快使更多的新鲜空气进入肺泡,从而提高肺泡气氧分压,降低二氧化碳分压;③呼吸深快时胸廓动度增大,胸腔负压增加,促进静脉回流,回心血量增多,促使肺血流量和心输出量增加,有利于气体在肺内的交换和氧在血液的运输。低张性缺氧引起的肺泡通气反应与缺氧持续的时间有关。如人进入高原后,立即发生轻度到中度的通气增加,4～7 d 后通气增加达到高峰(可达在平原的 5～7 倍),久居高原后,肺通气量逐渐回降,仅略高于平原水平。急性缺氧的通气反应是由外周化学感受器引起的,但此时的过度通气可导致低碳酸血症,脑积液中 CO_2 分压降低,对脑干化学感受器的化学刺激减弱,抑制通气反应,部分抵消外周化学感受器兴奋呼吸的作用。数日后,通过肾脏代偿性排出 HCO_3^-,脑积液中的 HCO_3^- 也逐渐通过血脑屏障进入血液,使脑组织中 pH 值逐渐恢复正常,解除对中枢化学感受器的抑制作用,使外周化学感受器的作用得以充分发挥。在高原停留一段时间后或久居高原的人,通气反应逐渐减弱,这可能是由于外周化学感受器对低氧的敏感性降低所致。据观察,世居高原者颈动脉体的体积较世居平原人的大 6.7 倍,慢性阻塞性肺疾病和先天性心脏病患者的颈动脉体也增大,但在缺氧晚期,增大的颈动脉体中嗜铖体的中心缩小、晕轮加宽,有时整个嗜铖体为空泡所取代,这可能是颈动脉体化学感受器敏感性降低的原因。血液性缺氧及组织性缺氧,由于动脉血氧分压正常,所以没有呼吸加强反应。严重的急性缺氧可直接抑制呼吸中枢,出现周期性呼吸,呼吸减弱甚至呼吸停止。主要因为缺氧直接影响中枢神经系统的能量代谢。

少数人从平原快速进入3 000 m以上高原时,发生高原肺水肿,表现为呼吸困难,咳粉红色泡沫痰或白色泡沫痰,肺部有湿啰音等。高原肺水肿的发生机制尚不十分明了,可能与下列因素有关:①缺氧导致肺内各部位小动脉不均匀收缩,血液转移至收缩弱的部位,使其毛细血管内压增高,液体渗出增多;②缺氧直接或间接引起肺血管内皮细胞通透性增强,液体渗出;③缺氧导致交感-肾上腺髓质系统兴奋性增强,外周血管收缩,肺血流量增多,液体容易外渗。寒冷、劳累、肺部感染、过量吸烟饮酒、精神紧张等都可能诱发高原肺水肿。高原肺水肿一旦形成,将明显加重机体缺氧。

2.循环系统的变化

(1)心脏功能变化

1)心率:急性轻度或中度缺氧时,心率增快,其原因可能为:①动脉血氧分压降低,兴奋颈动脉体和主动脉体化学感受器,反射性引起心率加快;②缺氧致呼吸运动增强,经肺牵张反射抑制心迷走神经,兴奋心交感神经,心率加快;③缺氧刺激心血管运动中枢,增强交感神经活动,兴奋心脏β-肾上腺素能受体,心率加快;④缺氧患者如伴有血管扩张,血压下降,还可通过压力感受器的作用,使心率加快。严重缺氧可直接抑制心血管运动中枢,并引起心肌能量代谢障碍,而使心率减慢。

2)心肌收缩力:缺氧初期,交感神经兴奋,作用于心脏β-肾上腺素能受体,使心肌收缩力增强。以后,由于缺氧所致的酸中毒和心肌抑制因子的形成,能抑制心肌,使心肌收缩力减弱。极严重的缺氧可直接抑制心血管运动中枢和心肌的能量代谢障碍,使心肌收缩力减弱。

3)心输出量:动物和人体观察均发现,在进入高原的初期,心输出量显著增加,久居高原后,心输出量逐渐回降。缺氧初期,心输出量的增加是由于交感神经兴奋使心率加快、心肌收缩力增强,以及因呼吸运动增强而致的回心血量增加。心输出量增加,使器官供血得以改善,是对缺氧有效的代偿。极严重的缺氧可因心率减慢、心肌收缩力减弱,出现心输出量降低。

久居高原、慢性阻塞性肺疾病和先天性心脏病患者,由于肺血管收缩、肺动脉压升高,可使右心室负荷加重,右心室肥大,严重时发生心力衰竭。

(2)器官血流量的变化 急性缺氧时,心肌和脑的血管扩张,血流增加,而皮肤和其他内脏的血管收缩,血流量减少。血液的这种重新分布有利于保证重要生命器官氧的供应,因而具有重要的代偿意义。

1)脑血流量的变化:脑的代谢活动有赖于脑血流量与脑的氧耗量之间的动态平衡。动脉血氧分压和血氧含量降低可引起脑血管扩张、脑血流量增加,以保证脑组织的供氧相对稳定。当PaO_2低于6.65 kPa或脑静脉血PO_2低于3.72 kPa时,脑血管扩张、脑血流量明显增加。脑血流对低氧的反应与低氧持续的时间有关。人初至高原时,脑血流量开始显著增加,以后逐渐降低。缺氧引起脑血管扩张、脑血流量增加的机制,尚不十分清楚,可能与下列因素有关:细胞外液的pH值下降有实验证明缺氧伴有高碳酸血症时,脑血流量增加更为显著,并与脑组织pH值下降相关。而严重过度通气可以降低急性低氧下的脑血流量;缺氧可反射性引起脑血管扩张,这可能是 PO_2 下降刺激颈动脉体和主动脉体化学感受器反射性引起的。有实验表明,动脉血氧含量减少比 PO_2 降低所导致的脑血流增加作用更强,其机制不清楚。

2)冠状血流量的变化:心肌的能量主要来源于有氧代谢。正常成人安静状态下的冠脉血流量约占心输出量的 4%。正常心肌对血中氧摄取量很大,可高达 65% ~ 70%,但心肌对氧的储备能力较小。因此,在缺氧时心肌靠增加摄氧量来纠正缺氧的能力有限。急性缺氧时,只能通过冠状动脉扩张,增加冠状动脉血流量来提高心肌的供氧量。

慢性缺氧时,心肌组织中毛细血管增生,有助于改善心肌供氧。缺氧时冠状血管的扩张,有重要的代偿意义。但当严重缺氧时,虽经代偿,仍不能保证心肌的血氧供应,心肌可出现功能紊乱,甚至变性坏死。

3)肺循环的变化:正常肺循环具有以下特点:①流量大(相当于体循环的血流量);②压力低(静息时的肺动脉平均压为 1.6 ~ 2.0 kPa,仅为体循环压的 1/6);③阻力低;④容量大(肺循环血容量约为 450 mL,约占全身血量的 9%)。

缺氧可引起肺动脉和肺静脉收缩,但主要使肺小动脉收缩,肺动脉压升高。肺血管收缩的代偿意义在于改变肺血流量及肺内的血液分布,使肺泡通气-灌流比率恢复平衡。例如,在高原缺氧时,肺血管收缩,肺动脉压升高,有可能使灌流不足的肺尖或肺的其他区域得到较多的血流,从而提高氧的弥散。

缺氧引起肺血管收缩的机制尚不十分清楚,目前认为与下列因素有关。①缺氧对平滑肌的直接作用:缺氧使平滑肌细胞膜对 Na^+、Ca^{2+} 的通透性增高,促使 Na^+、Ca^{2+} 内流,导致肌细胞兴奋性与收缩性增高。缺氧还可抑制平滑肌细胞膜上的通道,使外流减少,细胞膜去极化,Ca^{2+} 内流,血管收缩;②体液因素的作用:缺氧促使肥大细胞脱颗粒,释放组胺和 5-羟色胺,它们可引起肺血管收缩;③血管内皮细胞的作用:血管内皮细胞可产生和释放内皮舒张因子(endothelium derived relaxing factor,EDRF)和内皮收缩因子(endothelium derived contracting factor,EDCF),它们在血管张力的调节中具有重要作用。

4)毛细血管增生:慢性缺氧可引起组织中毛细血管增生,尤其是心脏、脑和骨骼肌的毛细血管增生更为显著。毛细血管的密度增加有利于氧向细胞的弥散,具有代偿意义。缺氧时毛细血管增生的机制不明。腺苷可刺激血管生成,缺氧时 ATP 生成减少,腺苷形成增多。此外,缺氧可促进血管内皮生长因子(vascular endothelial growth factor,VEGF)产生和释放,后者具有较强的促进毛细血管生成的作用。

3.血液系统的变化　缺氧时血液系统的变化主要表现为红细胞增多、骨髓造血增强和血红蛋白氧解离曲线右移,从而增加氧的运输和血红蛋白释放氧,在缺氧的适应中有重要意义。

(1)红细胞增多　急性缺氧时,主要是通过对外周化学感受器的刺激反射性地引起交感神经兴奋,使脾脏等储血器官收缩将储存的血液释放入体循环,循环血中的红细胞数增多。慢性缺氧时红细胞增多主要是由骨髓造血增强所致,这一过程是由肾脏产生的促红细胞生成素(erythropoietin,EPO)介导的。

红细胞和 Hb 增多可增加血液的氧容量和氧含量,增加组织的供氧量,使缺氧在一定程度内得到改善。但如果红细胞过度增多则可使血液黏滞度和血流阻力明显增加,以致血流减慢,并加重心脏负担,而对机体不利。

(2)红细胞内 2,3-BPG 含量增多,Hb 氧离曲线右移　正常人在短时间内登高并在数千米海拔的高山停留 6~24 h,红细胞中的 2,3-BPG 便可迅速增加,36 h 左右达高峰。2,3-BPG 水平往往与高度成正比,返回平原后数小时恢复。在高原长期居住后,可能因红细胞增多已为主要代偿方式,故 2,3-BPG 的升高不像登高初期那样明显。2,3-BPG 是哺乳动物红细胞中主要的含磷化合物,它是在红细胞内糖酵解支路中产生的,二磷酸变位酶催化它的合成,二磷酸甘油酸磷酸酶促进它的分解。

缺氧时,红细胞中的 2,3-BPG 含量增多,氧解离曲线右移,有利于红细胞释放出更多的氧,供组织、细胞利用。但同时又可减少肺毛细血管中血红蛋白与氧的结合。因此,缺氧时,氧解离曲线右移究竟对机体有利或有弊,取决于吸入气、肺泡气及动脉血氧分压的变化程度。若动脉血氧分压由 13.3 kPa 降至 7.98 kPa,其变动范围正处于氧解离曲线平坦段,对动脉血氧饱和度影响不大(如从 95% 降至 93%)。此时的曲线右移,有利于血液内的氧向组织释放;若动脉血氧分压降低处于氧解离曲线陡直部分,此时的氧解离曲线右移将严重影响肺泡毛细血管中血红蛋白与氧的结合,使动脉血氧饱和度下降,因而没有代偿意义。

高原缺氧、贫血、慢性心力衰竭、先天性紫绀性心脏病和慢性阻塞性肺疾病等,都可因缺氧而使 2,3-BPG 浓度增加。一般认为,急性缺氧时,过度通气引起的呼吸性碱中毒是 2,3-BPG 增加的主要原因。而慢性缺氧时(如先天性紫绀性心脏病),2,3-BPG 的增加主要是由脱氧血红蛋白比例增高所致。

4. 中枢神经系统的变化　脑组织的能量主要来源于葡萄糖的有氧氧化,而脑内葡萄糖和氧的储备量很少,因此脑组织对缺氧极为敏感,其中大脑皮层和小脑灰质耗氧最多对缺氧也最敏感。脑的重量仅为体重的 2%~3%,而脑血流量却占心输出量的 15%,脑的氧耗量占总氧耗量的 23%。一般情况下,脑组织完全缺氧 15 s,即可引起昏迷几分钟,完全缺氧 3 min 以上,可致昏迷数日,完全缺氧 8~10 min,常致脑组织发生不可逆损害。

急性缺氧可引起头痛、乏力、动作不协调、思维能力减退、多语好动、烦躁或欣快、判断能力和自主能力减弱、情绪激动和精神错乱等。严重缺氧时,中枢神经系统功能抑制,表现为表情淡漠、反应迟钝、嗜睡,甚至意识丧失。慢性缺氧时,精神症状较为缓和,可表现出精力不集中、容易疲劳、轻度精神抑郁等。缺氧引起脑组织形态学变化主要是脑细胞肿胀、变性、坏死及间质脑水肿。

5. 组织、细胞的变化　缺氧时组织、细胞可出现一系列功能、代谢和结构的改变。其中有的起代偿作用,有的是缺氧所致的损害性改变。

(1)ATP 生成减少,无氧酵解增强　细胞内的氧 80%~90% 在线粒体内用于氧化磷酸化生成 ATP。正常线粒体氧分压为 0.133~0.665 kPa,如果低于 0.07 kPa,将引起线粒体呼吸功能降低,ATP 生成减少。呼吸功能降低的主要原因是脱氢酶活性下降。由于 ATP 生成减少,ATP/ADP 比值降低,使磷酸果糖激酶活性增强,因而糖酵解加强,但糖酵过程中仅产生少量 ATP,只能在一定程度上补偿能量的不足。糖酵解加强,生成的 NADH 增多。NADH 在细胞内聚集,可抑制柠檬酸的合成,影响三羧酸循环。糖酵解加强,丙酮酸生成增加。丙酮酸不能氧化,它可在乳酸脱氢酶的催化下,从 NADH 接受氢还原为乳酸,NAD⁺ 又可作为酵解酶的受氢体,使糖酵解得以继续进行,

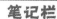

乳酸生成不断增加,结果将引起乳酸性酸中毒。

临床及实验研究中,常用血中乳酸浓度,或更精确些,用血中乳酸/丙酮酸比值作为判断缺氧程度的指标。正常时,全血乳酸盐含量约为 1 mmol/L(0.6~2.0 mmol/L),丙酮酸盐含量少于0.2 mmol/L,乳酸/丙酮酸比值小于6,缺氧时此值升高。

(2)神经递质合成减少及解毒功能降低 细胞内氧有 10%~20% 在线粒体外(核、内质网、高尔基体及过氧化物体等)用于类固醇激素、胆汁酸、胆色素的生物合成、药物及毒物的降解和生物转化(解毒)以及神经递质如儿茶酚胺的羟化过程等,线粒体外用氧的 Km 值(最大反应之1/2所需 O_2)远高于线粒体内用氧,因此缺氧时首先影响线粒体外用氧,影响神经递质等的合成及解毒功能。

(3)线粒体的改变 慢性缺氧可使线粒体数量增多,表面积增大,从而有利于氧的弥散。在慢性缺氧的适应过程中,线粒体中呼吸链的酶(如细胞色素氧化酶)含量增多,琥珀酸脱氢酶的活性增强,可起一定代偿作用。但严重缺氧可引起线粒体变性、肿胀、嵴断裂,甚至外膜破裂,基质外溢,加之线粒体内 Ca^{2+} 聚集,使 ATP 的产生进一步减少。

(4)细胞膜的变化 缺氧时由于 ATP 生成减少,供给膜上"钠钾泵"($Na^+ - K^+ -$ ATP 酶)的能量不足;同时细胞内乳酸增多,pH 值降低,使细胞膜通透性升高,因而细胞内 Na^+ 增多,K^+ 减少;由于细胞内渗透压升高,可发生细胞水肿;细胞内 Na^+ 增多和 K^+ 减少,还可使细胞膜电位负值变小,而使细胞功能减弱。严重缺氧时,细胞膜对 Ca^{2+} 的通透性增高,Ca^{2+} 内流增多,同时由于 ATP 减少影响 Ca^{2+} 的外流和摄取,使胞质 Ca^{2+} 浓度增加。Ca^{2+} 可抑制线粒体的呼吸功能,激活磷脂酶,使膜磷脂分解。

此外,Ca^{2+} 还可激活一种蛋白酶,使黄嘌呤脱氢酶转变为黄嘌呤氧化酶,从而增加氧自由基的形成,加重细胞的损伤。

(5)溶酶体的变化 严重缺氧时,ATP 生成减少,细胞内酸中毒,可使溶酶体膜稳定性降低,通透性升高,甚至破裂,溶酶体内蛋白水解酶(如酸性磷酸酶、组织蛋白酶、葡萄糖醛酸酶等)逸出,引起细胞自溶,基底膜破坏。

(6)肌红蛋白增加 久居高原的人或动物,骨骼肌组织中的肌红蛋白含量增加。由于肌红蛋白在体内的总量较多,它与氧的亲合力又大于血红蛋白(当氧分压为 1.33 kPa时,血红蛋白的氧饱和度为10%,而肌红蛋白的氧饱和度为70%),因而肌红蛋白增加可致血液中摄取更多的氧,成为机体一个重要的储氧库。另外,肌红蛋白增多还可加快氧在组织中的弥散。

(三)影响机体对缺氧耐受性的因素

缺氧对机体的影响与缺氧的原因、缺氧发生的速度、程度和持续时间有关。大剂量氰化物中毒时生物氧化过程迅速受阻,可在几分钟内死亡。而在 3 700 m 高原地区,适应良好的个体可正常工作、生活,一般情况下可不出现明显的症状。缺氧的发生速度不同,对机体的影响也不同。如 CO 中毒时,当半数血红蛋白与 CO 结合失去带氧能力时,即可危及生命。而贫血时,即使血红蛋白减少一半,患者仍可正常生活。这是因为前者发生速度快,机体代偿功能未能充分发挥,后者一般发生慢,可通过机体的代偿作用,增加对组织、细胞氧的供应和利用。

除了上述因素外,机体对缺氧的耐受性还受机体的代偿适应能力和代谢状态等多种因素的影响。

1. 年龄　随着年龄的增长,机体对缺氧的耐受性降低。其原因是全身血管逐渐硬化,重要器官的血流量减少,同时随着年龄的增长,呼吸的残气量增加,肺泡通气量减少,气体弥散障碍,动脉血氧分压降低。加上年老时的细胞代谢改变,膜通透性的变化,线粒体的损伤,呼吸酶活性的改变及骨髓造血功能减退等均易造成组织对缺氧的耐受性降低。

2. 机体的功能和代谢状态　机体代谢率高时,氧耗量大,需氧量多,对缺氧的耐受性就差。如精神过度紧张、中枢神经兴奋、甲状腺功能亢进、寒冷、发热等均可致机体代谢率增高,耗氧量增加,对缺氧的耐受性减弱。相反,中枢神经抑制、人工低温可降低脑的耗氧量,使机体对缺氧的耐受性增强。

3. 个体或群体差异　无论人或动物,个体之间或群体之间对缺氧的耐受性都有很大差异。进入相同高原的人,有的极易发生急性高山反应或急性高山病,而有的却能获得良好的适应。有的民族世代居住在高原,仍能繁衍昌盛,并可将这种适应能力遗传给下一代,提示对高原缺氧的适应与遗传机制有关。

4. 适应性锻炼　体育锻炼可使心、肺功能增强,氧化酶活性增高,血液运氧能力提高,从而增强机体对缺氧的耐受性。某些心肺疾病也能通过适当的体育运动提高对缺氧的耐受性,使病情得到适当改善。拟进入高原的人,通过在一定程度的缺氧环境中进行体育锻炼,如阶梯式适应运动(逐渐增加运动量和海拔高度),能使机体获得较好的适应,提高对缺氧的耐受性。此外,运动员在低氧环境中训练,能有效提高耐力和运动成绩。近年来研究发现,给机体一定程度的预缺氧刺激,可显著提高机体对再次缺氧的耐受性,其机制尚不十分清楚。有人认为,急性重复缺氧可能使组织、细胞发生某种可塑性的或适应性的变化,从而导致机体对缺氧具有非常高的耐受性。

(四)缺氧的治疗原则

缺氧的治疗原则主要是针对病因治疗和纠正缺氧。

1. 氧疗　①吸入氧分压较高的空气或纯氧对各种类型的缺氧均有一定的疗效,这种方法称为氧疗;②吸入气氧浓度提高 2% ~ 4%,可使 PaO_2 从 3.33 kPa 增至 5.32 kPa,血氧饱和度从 45% 增至 75%;③对于单纯低氧血症或低氧血症伴高碳酸血症进行机械通气者,氧浓度一般不超过 60%,如吸入气氧浓度超过 60%,则时间不宜太长;④对低氧血症伴高碳酸血症患者,机体长期处于缺氧和 CO_2 潴留状态,呼吸中枢对 CO_2 的敏感性降低,此时呼吸的驱动主要依赖于缺氧对外周化学感受器的兴奋,对这类患者应采用控制性氧疗,即持续低流量、低浓度给氧。

2. 氧中毒　氧是生命所必需的,但吸入气氧分压过高、给氧时间过长,则可引起细胞损害、器官功能障碍,即氧中毒。氧中毒的发生取决于吸入气氧分压,而吸入气氧分压(PiO_2)与吸入气体的压力(PB)和氧浓度(FiO_2)成正比,$PiO_2 = (PB - 6.27) \times FiO_2$(其中 6.27 为水蒸气压力)。在高气压环境下(高压舱、潜水)易发生氧中毒,相反,在低气压环境下(高原、高空)不易发生。吸入气的压力、氧浓度和给氧持续的时间不同,氧中毒的表现不同,常可分为两种类型:

(1)急性氧中毒　吸入 2~3 个大气压以上的氧,可在短时间(6 个大气压的氧数分钟,4 个大气压数十分钟)内引起氧中毒,主要表现为面色苍白、出汗、恶心、眩晕、幻视、幻听,抽搐、晕厥等神经症状,严重者可昏迷、死亡。此型氧中毒以脑功能障碍为主,故又称脑型氧中毒。

（2）慢性氧中毒　发生于吸入一个大气压左右的氧 8 h 以后,表现为胸骨后不适、烧灼或刺激感,胸痛,不能控制的咳嗽,呼吸困难,肺活量减小。肺部呈炎性病变,有炎细胞浸润、充血、出血、肺不张,两肺干湿啰音。此型氧中毒以肺的损害为主,故又称肺性氧中毒。氧中毒的发生机制尚不完全清楚,一般认为与活性氧的毒性作用有关。正常情况下,进入组织、细胞的氧有少部分在代谢过程中产生活性氧(包括超氧阴离子、过氧化氢、羟自由基和单线态氧),并不断被清除。当供氧过多时,活性氧的产生增多,超过机体的清除能力,则可引起组织、细胞损伤。

二、呼吸衰竭

呼吸是吸入的外界气体与血液之间进行气体交换的过程。通过呼吸摄入氧和排出二氧化碳,维持血液气体分压于正常范围内。气体交换过程分为通气、弥散、灌流和呼吸调控 4 个功能部分。通气是指空气从外界进入体内,在气管支气管系统内分布到气体交换单位即肺泡。弥散包括 O_2 和 CO_2 经肺泡毛细血管膜在肺泡腔和肺毛细血管之间运动。灌流是指肺动脉的混合静脉血经肺循环分布到肺泡毛细血管,再回到肺静脉的过程。呼吸调控即通气调节,通常与代谢需要的变化一致。

呼吸衰竭的概念:在海平地区静息时吸入空气的条件下,由于外呼吸功能障碍致动脉血氧分压(PaO_2)下降低于 8.0 kPa,或伴有动脉血二氧化碳分压($PaCO_2$)升高超过 6.7 kPa,同时有呼吸困难表现者,称为呼吸衰竭。我们将从轻到重不同程度的呼吸功能障碍都称为呼吸功能不全,呼吸衰竭是呼吸功能不全的严重阶段。本章阐述呼吸衰竭的分类、原因、发病机制、机能代谢变化,并专门介绍急性呼吸衰竭的一个例子——急性呼吸窘迫综合征。

(一)呼吸衰竭的分类

从不同角度出发,可将呼吸衰竭分成各种类型。

1.急性和慢性　根据发生的速度分为急性和慢性呼吸衰竭。急性呼吸衰竭可在数分钟到数日内发生,常出现明显症状。见于呼吸中枢病变、呼吸道阻塞和肺的急性病变。慢性呼吸衰竭的发展历时数月到数年,在代偿功能不足时出现呼吸衰竭的各种表现。最典型的是慢性阻塞性肺疾病。

2.通气性和换气性　根据发生机制,将呼吸衰竭分为通气性和换气性两类。通气性呼吸衰竭是因肺的舒缩受限或气道阻力增加所引起;换气性呼吸衰竭多因肺内分流、通气与血流比例失调和气体弥散障碍所引起。

3.低氧血症型和低氧血症伴高碳酸血症型　低氧血症型又称Ⅰ型呼吸衰竭,患者仅有低氧血症,PCO_2正常或降低。低氧血症同时伴有高碳酸血症又称为Ⅱ型呼吸衰竭。

4.中枢性和外周性　根据病变部位可分为中枢性和外周性呼吸衰竭。中枢性因颅内炎症、肿瘤或药物、毒物影响中枢,致通气不足。外周性呼吸衰竭乃因呼吸器官本身如支气管、肺、胸壁或胸膜病变引起。

(二)呼吸衰竭的原因和发病机制

外呼吸包括通气和换气两个基本环节。各种病因都是通过通气功能障碍或换气功能障碍而引起呼吸衰竭的。

1. 通气障碍   通气是肺泡与外界环境进行气体交换的过程。吸气时呼吸肌收缩使胸廓和肺扩张,克服阻力造成负压,使空气从体外进入肺泡腔。正常人在静息状态下每分钟肺泡通气量为 4 ~ 6 L,运动时可高达 70 L/min 以上。通气功能障碍时肺泡通气不足,可引起呼吸衰竭。通气功能障碍可分两类:

(1)限制性通气不足   胸廓和肺的扩张和回缩受限制所引起的通气不足,称为限制性通气不足,其特征为肺容量和肺活量都减少。正常肺的扩张和回缩有赖于呼吸中枢的兴奋性、呼吸肌的收缩力、胸廓的完整性以及胸廓和肺的弹性阻力。这些环节之一受损即引起限制性通气不足。见于:

1)呼吸中枢受损或抑制:①颅内感染,如化脓性脑膜炎、流行性乙型脑炎等侵犯呼吸中枢;②颅内压升高,脑外伤、常见的原因有:脑出血、脑水肿或颅内肿瘤压迫脑干呼吸中枢;③镇静药、安眠药或麻醉药过量。

2)呼吸肌功能障碍:重症肌无力、脊髓灰质炎、严重低钾血症和有机磷中毒等可引起呼吸肌收缩力减弱。颈部或高位胸部脊髓损伤可因呼吸肌麻痹而立即引起呼吸衰竭。

3)胸廓和胸膜疾患:脊柱严重畸形、肋骨骨折、胸腔积液、气胸和胸膜增厚等,引起胸廓运动受限制或胸膜腔负压消失,使肺的扩张受限制。

4)肺实质病变:肺炎、肺水肿、肺淤血、肺纤维化(硅肺、肺结核)等肺实质病变使肺组织变硬,弹性阻力增加,肺顺应性降低,影响肺泡舒张和回缩。患上述情况是否发生呼吸衰竭决定于其范围和严重程度。

肺泡表面活性物质减少引起肺泡萎陷,也限制肺泡通气。正常时肺泡、肺泡管和呼吸性细支气管表面被覆有一层肺泡表面活性物质,能降低肺泡表面张力,降低肺泡回缩力,防止肺泡萎陷,维持肺泡大小均匀性和稳定性;并阻止肺泡表面张力增加所引起的血管内液体渗出。

表面活性物质是肺泡Ⅱ型上皮细胞合成和分泌的磷脂和蛋白的复合物。肺的循环障碍、长时间吸入高浓度氧、脂肪栓塞等都可损害肺泡Ⅱ型上皮细胞,使肺泡表面活性物质产生减少。一些早产儿肺泡Ⅱ型上皮细胞未发育完全,致使表面活性物质分泌不足,引起新生儿呼吸窘迫综合征。肺泡内渗出液和血中的磷脂酶、蛋白水解酶可使肺泡表面活性物质分解;人工呼吸潮气量过大也可使其破坏。肺泡表面活性物质产生减少或破坏增多都使肺泡的表面张力增加而降低肺顺应性,使肺泡不易扩张甚至萎陷,发生限制性通气不足。由呼吸中枢抑制或呼吸肌麻痹引起的通气不足是全肺性均匀一致的,是单纯性的通气不足。由肺病变引起的常是局部性不均匀的,除有通气不足外,还有通气血流分布不均和气体弥散障碍。

(2)阻塞性通气不足   气道狭窄或阻塞所引起的肺泡通气不足称为阻塞性通气不足。气道阻力是气体流动时,气体分子之间、气流与呼吸道内壁之间发生摩擦而形成的阻力。气道阻力是通气过程中主要的非弹性阻力,正常约为每秒 1 ~ 3 cmH$_2$O/L。呼气时略高于吸气时。其中80%以上发生于直径在 2 mm 以上的气道,直径<2 mm 的外周小气道的阻力仅占总阻力的20%以下。影响气道阻力最主要的是气道内径。气道外的压迫和气道内的堵塞(黏液、渗出物、异物或肿瘤)以及气道本身痉挛、肿胀或纤维化等都可使气道内径狭窄或不规则而增加气流阻力,引起阻塞性通气不足。气道阻塞分为两类:①上呼吸道阻塞,指声门到气管隆凸间的气道阻塞。多见于气管异物、

喉头水肿、声带麻痹、肿瘤或白喉假膜堵塞。严重的阻塞可引起窒息。②下呼吸道阻塞,多见于慢性支气管炎、支气管哮喘和慢性阻塞性肺气肿等疾患。管径<2 mm 的小气道管壁薄,无软骨支撑,吸气时受周围弹性组织牵拉,使管径变大,管道伸长;呼气时管道缩短变窄。上述疾病时,小气道常因炎症痉挛、管壁肿胀增厚、分泌物堵塞以及肺泡壁弹力纤维破坏对小气道的弹性牵引力减弱等影响,致管腔狭窄,气道阻力增加。尤其是在呼气时,胸膜腔内压升高大于气道内压,使小气道受压而闭合阻塞,常发生呼气困难。

上呼吸道阻塞引起的是全肺通气不足。下呼吸道阻塞因病变部位和程度不均匀,其通气不足不是全肺性的,常同时存在肺泡通气与血流比例失调而伴有换气功能障碍。

2. 换气功能障碍 肺换气是肺泡气和肺毛细血管内血液之间的气体交换过程。肺泡通气和血流的比例、气体经肺泡-毛细血管膜弥散障碍以及肺内发生动静脉分流都影响肺的换气功能而引起呼吸衰竭。

(1)弥散障碍 弥散是指 O_2 和 CO_2 经呼吸膜在肺泡和血液之间进行交换的过程。影响气体弥散的因素有:气体分压差、气体在液体中的溶解度、弥散面积、弥散膜厚度等,肺泡-毛细血管膜的厚度仅 $1 \sim 4$ μm。血液与肺泡的总接触时间约 0.75 s,而完成气体弥散过程只需 0.25 s,因此静息时有足够的时间使气体在血液和肺泡之间达到平衡,虽有弥散障碍但不致引起低氧血症,除非极度严重。而运动时,心输出量增加,通过肺毛细血管的血流速度加快,血液与肺泡的接触时间缩短,未能充分完成弥散过程而引起动脉血氧分压降低。不过即使在运动时,单独的弥散障碍也很少引起呼吸衰竭,弥散能力要降低至正常的 20% 以下才会影响动脉血的氧合。弥散障碍主要是使其他机制引起的低氧血症加重。弥散障碍见于下列情况。①弥散面积减少:是影响弥散能力最主要的因素。肺叶切除、肺实变、肺不张和肺气肿等都可使弥散面积减少。②肺泡膜厚度增加:肺泡-毛细血管膜由肺泡表面液层、肺泡上皮、基底膜、间质和毛细血管内皮组成,厚 $1 \sim 4$ μm,易为气体透过。当发生肺泡和间质的炎症、水肿、纤维化以及肺泡内面形成透明膜时,都可使肺泡膜厚度增加,弥散距离加大,弥散速度延缓。由于 CO_2 的弥散速率比 O_2 大 20 倍,单纯的弥散障碍不致引起 $PaCO_2$ 升高。

(2)肺泡通气和血流比值失调 有效地进行换气不仅要求有正常的通气量和肺血流量,而且二者在量上应保持一定的比例。肺内通气和血流分布不均匀造成通气/血流比值(V/Q)失调,严重影响气体交换,是肺部疾病引起呼吸衰竭最常见的原因。正常人在静息状态下,肺泡通气量约为 4 L/min,肺血流量约 5 L/min,V/Q 比值为 0.8。直立时因重力关系,通气和血流自肺底递增,尤以血流量在肺底更大。V/Q 比值在肺尖最高为 1.7,肺中部为 0.9,肺下部为 0.7,但就整个肺来说,通过彼此补偿,仍可使血气保持在正常范围。

如果通气和血流任何一方增加或减少,就会引起 V/Q 比值失调。其形式有二:①V/Q比值降低,肺泡通气明显减少而血流无相应下降甚至还增多,使 V/Q 比值<0.8。静脉血流经通气不足的肺泡时,未经充分氧合便进入动脉血。这种情况类似肺内动-静脉分流,称为功能性分流。正常时由于肺内通气分布不均形成的功能分流占肺血流量的 3%,达 15% 时有明显的低氧血症。在肺炎、肺水肿、通气不足,使 V/Q 比值降低,出现低氧血症。②V/Q 比值增高,肺动脉栓塞、单纯肺气肿肺泡毛细血管床

减少、肺血管强烈收缩和循环血量减少等情况,相应部位的肺泡有通气而血流减少,使通气浪费,成为无效腔。因此 V/Q 比值增大的情况又称无效腔样通气(dead space-like ventilation)。通常以生理无效腔(VD)与潮气气量(VT)之比来表示。正常人生理性无效腔约占潮气量的 30%(VD/VT = 0.3),上述疾病时 VD/VT 可高达 0.6 ~ 0.7。若无效腔样通气的区域不大时,对 PaO_2 和 $PaCO_2$ 可无明显影响。若范围较大,虽流经此处的血液可完全氧合,但因血流太少,致使其他部分的肺泡血流量增加而通气相对不足,也发生功能性分流增加而出现低氧血症。无效腔样通气范围很大时除低氧血症外还可合并高碳酸血症。

(3)肺内动-静脉分流增加　正常有一部分静脉血不经肺泡而由支气管静脉和肺内动-静脉交通支汇入肺静脉,称为右-左分流或肺内动-静脉分流(图 5-16)。此外还有心最小静脉直接流入左心室。这些都属解剖分流,其量很小,仅占心输出量的 2% ~ 3%,不致引起血气的明显改变。肺内分流增加见于肺小动脉收缩和微循环栓塞,此时肺血管阻力增加和肺动脉压升高,使肺动静脉吻合支开放。支气管扩张时,支气管周围的炎性肉芽组织内、支气管静脉和肺静脉之间有许多吻合支形成。

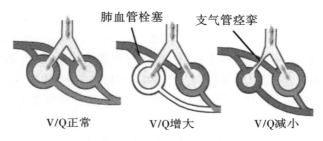

图 5-16　通气/血流比值及其变化示意

为了鉴别主要是功能性分流(V/Q 比值减小)或是解剖分流引起的低氧血症,可吸入纯氧 15 ~ 20 min。若低氧血症消除或减轻,PaO_2 > 50 mmHg,表示是由 V/Q 比值所引起,改善通气不良肺泡的供氧可使血液充分氧合。PaO_2 < 50 mmHg 提示主要存在肺内解剖分流,大量静脉血不能接触含高浓度氧的肺泡而径直进入动脉血。

呼吸衰竭的发生中,上述各因素单独起作用的很少,往往是综合起作用。但各个具体疾病各有其主要的发病机制,须做具体分析。

(三)呼吸衰竭时的功能代谢改变

呼吸衰竭时机体各系统的功能都受影响,其主要的共同机制是低氧血症和高碳酸血症。

1. 血气的变化

(1)低氧血症　PaO_2 正常范围为 10.7 ~ 13.3 kPa,低于 10.7 kPa 即为低氧血症。通气和换气障碍的结果都是 PaO_2 降低,其中以肺泡通气不足,V/Q 比值失调和肺内分流量增加最为重要。低氧血症由 PaO_2 可判断。

(2)高碳酸血症　常见于呼吸中枢病变,呼吸肌麻痹以及上呼吸道阻塞所引起的呼吸衰竭,这些情况下全肺呈均匀一致的肺泡通气不足。

在肺实质病变时,因肺泡、间质、血管或外周小气道的病变并非均匀一致,不仅有肺泡通气不足,而且还有通气/血流比值失调,使通气不足所引起的高碳酸血症在通气尚正常的肺泡得到部分代偿,因此 $PaCO_2$ 虽仍然增高,但小于 PaO_2 下降的程度,与低氧血症不呈固定的比例关系。

(3) $PaCO_2$ 正常或低碳酸血症   I 型呼吸衰竭表现为单纯的低氧血症,$PaCO_2$ 并不高,而是正常甚至降低。见于肺泡通气血流比例失调、弥散障碍和肺内动静脉分流等换气障碍的情况。这是因为:①部分肺泡通气过度致代偿性排出 CO_2 过多引起换气障碍的肺病变往往不是全肺均匀一致。炎症、水肿等病变兴奋肺泡壁牵张感受器或肺毛细血管旁 J 感受器,反射性地引起呼吸浅快。低氧血症刺激颈动脉体化学感受器反射性地增强通气。这些反射引起呼吸兴奋,使 CO_2 从尚正常的肺泡排出增多,抵消病变肺组织血中的 PCO_2 增高,结果 $PACO_2$ 正常甚至降低。②CO_2 的特性,CO_2 通过肺泡膜的弥散能力很强,约为 O_2 的 20 倍,只要 P_ACO_2 不增高,多可充分排出,甚至排出过度。此外,当 $PaCO_2$ 在 40~60 mmHg 时,血液 CO_2 解离曲线近似直线(图 5-17)。在代偿性过度通气的肺泡,随着 CO_2 排出,$PaCO_2$ 降低,血液 CO_2 含量也就相应减少,可代偿通气不足的肺泡所造成的 CO_2 潴留。而氧解离曲线的特点则与此不同。当 PO_2 为 100 mmHg 时,血氧饱和度已达 95%~98%,代偿通气的肺泡内 PO_2 即使提高,流经的血液氧饱和度和氧含量增加也极其有限,不能抵消病变部位所造成的低氧血症。

如上所述,换气功能障碍引起的呼吸衰竭一般不伴有高碳酸血症,但若病变范围过大,残存正常的肺泡太少无法代偿,也会出现 $PaCO_2$ 增高。

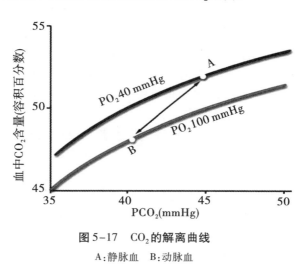

图 5-17 CO_2 的解离曲线

A:静脉血   B:动脉血

2. 酸碱平衡紊乱   呼吸衰竭时的酸碱平衡紊乱最为复杂,表现多样。常见的有呼吸性酸、碱中毒及合并代谢性酸、碱中毒。

(1)呼吸性酸中毒   II 型呼吸衰竭的主要肺功能变化是肺泡通气量不足,血中 CO_2 潴留,使 $PaCO_2$ 升高,引起呼吸性酸中毒。用呼吸兴奋剂和支气管扩张药物后提高肺泡通气量,可使呼吸性酸中毒减轻。

(2)呼吸性碱中毒   I 型呼吸衰竭的主要变化是肺实质病变所致的低氧血症。此时发生的过度通气引起低碳酸血症,造成呼吸性碱中毒。若人工呼吸机潮气量过大,也可引起呼吸性碱中毒。

（3）代谢性酸中毒　各种类型的呼吸衰竭都有低氧血症，组织缺氧，乳酸产生增加。进食少时，因饥饿还可有酮体生成增多，因此代谢性酸中毒在呼吸衰竭时甚为常见。由于乳酸和酮体增多，阴离子隙增大。

（4）代谢性碱中毒　慢性阻塞肺疾病患者使用排钾利尿剂和肾上腺皮质激素等可引起代谢性碱中毒。Ⅰ型呼吸衰竭若因创伤、大手术等引起，由应激反应引起的肾上腺皮质激素大量分泌也可引起代谢性碱中毒。呼吸衰竭的患者视病情和治疗措施不同可表现为上述酸碱紊乱的混合型。

3. 呼吸系统变化　呼吸衰竭患者可因原发病不同，而有各种形式的呼吸功能的改变。

（1）呼吸形式的改变　即呼吸频率、深度和节律的改变。通常有以下几种形式：①浅快呼吸，见于限制性通气不足。由肺内炎症和水肿刺激牵张感受器反射引起，胸腔积液和气胸限制肺的活动，也引起浅快呼吸。②浅慢呼吸。③深慢呼吸。④呼气时间延长，多发生于慢性阻塞性肺疾病。由于外周小气道在呼气时发生动态压缩，呼气比吸气更为困难，呼气时间延长。⑤周期性呼吸，为呼吸衰竭严重时的表现，因呼吸中枢兴奋性降低所引起。呼吸运动和呼吸暂停呈周期性的变化，最常见的是潮式呼吸。潮式呼吸多发生于严重缺氧、心力衰竭、尿毒症以及呼吸中枢受损或抑制时。其发生机制，一般认为是由于呼吸中枢兴奋性降低，血中 CO_2 浓度不足以引起中枢兴奋，于是发生呼吸暂停；呼吸暂停期间，血中 PCO_2 逐渐升高，达到足以兴奋呼吸中枢的程度时，则又出现呼吸。呼吸运动恢复后，$PaCO_2$ 逐渐下降，又出现呼吸暂停。如此反复交替，表现为潮式呼吸。

（2）呼吸困难　外周性呼吸衰竭多有代偿性的呼吸运动加强。患者感到呼吸费力，喘不过气；客观上也有呼吸困难的表现。这可能是由于呼吸中枢兴奋，呼吸肌过度用力和肺通气量增加而产生的。呼吸肌做功增加，使氧耗增多，更加重缺氧；同时呼吸肌更易疲劳，使缺氧和呼吸困难加重。

（3）呼吸中枢的兴奋性改变　高碳酸血症患者 $PaCO_2$ 升高，作用于延髓腹侧表面中枢化学感受器，使呼吸中枢兴奋，呼吸加深加快；但随着 $PaCO_2$ 进一步升高，中枢化学感受器渐趋抑制，对 CO_2 的敏感性降低。此时主要靠低氧血症对外周化学感受器的刺激来维持呼吸中枢的兴奋性，PaO_2 低于 8 kPa 启动此反应。如果给患者吸入高浓度氧，消除了缺氧对呼吸的兴奋作用，使呼吸进一步抑制，通气量更加减少而加重 CO_2 潴留。

4. 循环系统变化　缺氧和高碳酸血症起初可通过交感–肾上腺系统兴奋引起心跳加强加快、血压升高和全身血液再分配等代偿性反应。但发生急骤而严重时，则代偿不完全。心肌缺氧，能量产生不足，致收缩力减弱；心血管运动中枢抑制也减弱心血管反应，可使血压下降。有时还发生心律不齐。

呼吸衰竭常伴有肺动脉压升高，尤其是慢性阻塞性肺疾病所引起的更为重要。这是因为：①肺泡 PO_2 低或再伴有高碳酸血症和酸中毒，引起肺小动脉收缩；②肺气肿使肺泡壁毛细血管受压或萎缩，肺纤维化时肺小血管也受累，管壁狭窄，阻力增加；③慢性缺氧使红细胞生成增多，血液黏滞性增高，也增加肺血管阻力。肺血管阻力增加使肺动脉压升高，长久可使右心肥大，成为慢性肺源性心脏病。右心负担过重失代偿时发生右心衰竭。

5. 中枢神经系统变化　中枢神经系统对缺氧很敏感。当 PaO_2 降至 8.0 kPa 时,可出现智力和视力轻度减退;降到 5.3~6.7 kPa 以下,就会引起一系列精神神经症状。PaO_2 低于 2.7 kPa 时,几分钟就可造成神经细胞的不可逆损害。CO_2 潴留使 $PaCO_2$ 超过 10.7 kPa 时可引起头痛、头晕、烦躁不安、呼吸抑制、嗜睡、抽搐甚至昏迷。慢性呼吸衰竭时出现的中枢神经功能障碍称为肺性脑病。早期表现为神情淡漠、失眠、头痛、记忆力减退,继之出现烦躁、谵妄、定向障碍、嗜睡、抽搐甚至昏迷。开始是功能性改变,晚期则有脑水肿、出血等形态学变化。其发生机制仍未完全明了,一般认为是低氧血症、高碳酸血症和酸碱平衡紊乱综合作用的结果,引起下列改变。

(1)脑血管扩张　CO_2 可直接扩张脑血管,增加脑血流量。$PaCO_2$ 升高 1.33 kPa,脑血流量可增加 50%。脑血管过度扩张可引起脑水肿和颅内压升高。

(2)脑脊液　pH 值降低脑脊液的缓冲能力比血液为低。PCO_2 比动脉血内高 1.06 kPa 左右,HCO_3^- 与血中相似,故脑脊液的 pH 值较血中为低(7.33~7.40)。脑脊液内的缓冲盐只有 HCO_3^-,故 pH 值改变完全决定于 PCO_2 与 HCO_3^- 的比例。血中 PCO_2 升高时,CO_2 容易通过血脑屏障进入脑脊液,而 HCO_3^- 和 H 则很缓慢,致使脑脊液 pH 值下降更甚,引起神经细胞功能障碍以至结构改变。

(3)神经细胞能量供应不足　缺氧使神经细胞 ATP 产生减少,细胞膜钠泵功能障碍,引起神经细胞内水肿和钠积聚。这些情况在"缺氧"节已详述。

脑病的患者 $PaCO_2$ 都在 8.0 kPa 以上,$PaCO_2$ 达 10.7 kPa 时,大多数患者都发生肺性脑病。因此一些人将肺性脑病称为 CO_2 麻醉。

6. 胃肠道改变　慢性呼吸衰竭晚期可发生消化道出血,胃肠黏膜广泛充血糜烂,这可能是与缺氧和高碳酸血症引起皮肤和内脏小血管收缩,微循环障碍或发生播散性血管内凝血有关。有的患者可因消化道大量出血而死亡。器官的功能。除上述各系统的功能障碍外,还可出现肾功能衰竭、弥漫性血管内凝血以及肝功能障碍。

(四)防治原则

1. 防治原发病和诱因,打断发展到呼吸衰竭的中间环节,保持呼吸道通畅。

2. 吸氧:PaO_2 在 6.7 kPa 以上不致危及生命,在 8.0 kPa 以下将损害组织细胞。只有低氧血症而无 CO_2 潴留的患者,可吸入较高浓度的氧,使 $PaCO_2$ 升至 8.0 kPa 以上。但也不宜长时间吸入高浓度氧,以免发生氧中毒。对于慢性 Ⅱ 型呼吸衰竭患者,给氧的原则是持续低浓度低流量。即氧浓度为 24%~30%,流量为 1~2 L/min,使 $PaCO_2$ 维持在 6.7~7.3 kPa。这是因为:①严重低氧血症时 PaO_2 位于氧解离曲线的陡峭部,稍提高 PaO_2,氧饱和度就有较大的增加。PaO_2 在 6.7~7.3 kPa 时血氧饱和度已达 80%~85%。此时的氧含量足以维持有氧代谢。②慢性通气衰竭的患者,中枢化学感受器对 CO_2 的敏感性降低,呼吸中枢的兴奋主要靠低氧血症对颈动脉体化学感受器的刺激来维持。PaO_2 在 8.0 kPa 以上则不能使之兴奋,所以要控制给氧量,保持一定的缺氧状态,以维持呼吸中枢的兴奋性。给高浓度氧将使呼吸中枢抑制加深,通气量减少,加重 CO_2 潴留,诱发肺性脑病。

3. 正确判断酸碱平衡状况,同时还要注意检查心、脑、肾和胃肠道功能以及凝血系统状况,防治各器官的并发症。

(五)急性呼吸窘迫综合征

1. 概念　急性呼吸窘迫综合征是指原无心肺疾病,在各种因素作用下,发生急性肺泡毛细血管膜损伤而引起的呼吸功能不全。表现为在原始病因作用后数小时到数日之内,相继出现呼吸困难,持续性通气过度,进行性低氧血症,病程为数天到数周,时间稍长可发生肺纤维化。

ARDS 的死亡率甚高,达 40% ~ 70%。以往曾有多种名称如"休克肺""创伤后肺功能衰竭""湿肺""充血性肺不张"等。由于临床表现和病理检查与新生儿呼吸窘迫综合征十分类似,1967 年 Ashbaugh 建议称为成人呼吸窘迫综合征(adult respiratory distress syndrome,ARDS),后被广泛采用。1992 年美欧 ARDS 讨论会上改名为急性呼吸窘迫综合征(acute respiratory distress syndrome),缩写仍为 ARDS。将发展为 ARDS 的由轻到重的全过程称为急性肺损伤,ARDS 是急性肺损伤发展的严重阶段。左心衰竭引起的肺水肿不属于急性肺损伤。

2. 原因 引起 ARDS 的原因可分直接和间接两大类。

直接原因:胃内容物吸入肺内,肺挫伤、淹溺、烟雾或毒物吸入性损伤和弥漫性肺炎等。致病因素由气道进入,直接损伤肺泡毛细血管膜。

间接原因:通过细胞或体液机制,经循环而引起肺泡毛细血管膜病变。常发生在脓毒症、多发伤、大手术、氧中毒(吸入氧浓度在 60% 以上 24 ~ 48 h 或吸入纯氧 12 ~ 24 h 即可发生氧中毒)、急性胰腺炎、长骨骨折和弥散性血管内凝血等情况。有时也可发生血液透析和体外循环。以上情况被认为是发生 ARDS 的高危因素。

3. 发病机制 ARDS 的发病机制尚未最终阐明。各种不同的病因能引起共同的病理生理和临床改变,提示不同的损害通过共同的途径造成肺损伤。现在认为 ARDS 病理改变的中心环节是急性肺泡毛细血管膜损伤。间接因素经血液循环首先影响毛细血管内皮一侧,直接因素经气道进入首先损伤肺泡上皮。不论首先损伤哪一部位,最后都影响到整个肺泡-毛细血管膜。

肺泡毛细血管膜受损机制的机制是近 20 年来 ARDS 研究的焦点,并取得了长足进展。现认为这是全身性炎性反应失控在肺部的表现。创伤、感染使中性粒细胞和单核巨噬细胞(包括肺泡巨噬细胞)等吞噬细胞激活,释放大量炎症介质诱发肺部的炎性反应。同时体内还产生抗炎物质,损伤机体免疫功能,两方面共同作用使炎性反应失控。与肺泡毛细血管膜损伤有关的炎性反应有下列几类。

(1)补体系统和凝血纤溶系统激活 全身性感染、严重创伤等情况下有全身性的补体系统激活,产生 C5a 等活化补体。它使循环中的中性粒细胞互相聚集成为白细胞栓子,随血流嵌塞在各器官尤其是肺的小血管内;还促使它们黏附于血管内皮,并经小血管壁游出至肺间质和肺泡腔内。聚集和黏附的中性粒细胞处在激活状态,释放出氧自由基、蛋白酶和花生四烯酸代谢产物等,引起急性肺损伤。

ARDS 患者尸检常可见肺内有微血栓,DIC 患者发生 ARDS 较多。微血栓的来源可能是凝血途径被激活或血小板聚集之故。微血栓中血小板释放出的 5-羟色胺可使细支气管收缩。血栓中纤维蛋白降解产物可能引起肺微血管通透性增高。血小板也能释出血栓素等,参与肺损害的发生。

(2)细胞因子释放 激活的吞噬细胞释放 TNF、IL-1、IL-6、IL-8 等,一些 ARDS 患者和实验动物的血浆和支气管肺泡灌洗液中,这些细胞因子的水平升高。细胞因子通过与其受体结合,作用于吞噬细胞、血管内皮细胞和血小板,进一步诱导炎症介质的合成和释放,扩大了炎性反应。用 TNF 单抗、IL-1 受体拮抗剂阻断 TNF、IL-1 的作用,可防止肺和其他器官损伤,提示这些细胞因子在 ARDS 发生中起重要作用。

(3)黏附蛋白的作用 TNF、IL-1 等可刺激中性粒细胞和血管内皮细胞产生多种黏附蛋白,使中性粒细胞黏附在血管内皮细胞表面,并在趋化因子作用下向肺间质和肺泡内浸润。中性粒细胞激活产生氧自由基,释放溶酶体酶等内容物,损伤邻近细胞。肺毛细血管内皮细胞损伤使肺泡上皮屏障破坏,使间质内积聚的液体进入肺泡。正常情况下肺间质压若增高,肺泡 II 型上皮细胞可进行主动的离子转运清除肺泡内液体,产生肺泡表面活性物质来稳定肺泡表面张力;肺泡上皮受损使这些防御代偿作用丧失而发生肺水肿。

4.肺的形态和功能变化 各种原因引起的 ARDS 都有类似的形态和功能改变。

(1)形态改变 大体观肺有充血、出血、重量增加,似肝样。湿而硬,因此有"创伤性湿肺"之称。镜检有间质和肺泡水肿。肺小血管扩张充血,可有白细胞聚集物和微血栓形成,有散在的片状肺不张,肺的病变呈不均匀分布。在骨折和软组织损伤的患者,可能并发脂肪栓塞。渗到肺泡内的血浆蛋白久后可干缩成层,覆盖于肺泡内表面,称为透明膜。若患者存活,肺内炎症病变可消散恢复,肺泡 II 型上皮细胞增生,修复上皮屏障。一些患者可发生肺泡壁纤维化。

(2)功能改变 主要是换气功能障碍,通气功能也有损害。

1)肺内分流增加:肺内充满渗出物或肺泡完全不张的区域,血流经过时不能氧合;血管内有脂肪栓塞和微血栓的部位,肺循环阻力增加,致肺动静脉吻合支开放;这些情况造成肺内解剖分流增加,使未经氧合的静脉血直接注入动脉血内,静脉血掺杂,引起严重的低氧血症。有明显症状的患者,分流率可达心输出量的 25%～50%。

2)通气和血流比例失调:部分肺泡有渗出物或膨胀不足以至通气不良,V/Q 比值降低,流经的血液不能充分氧合,形成功能性分流。有些部位的血管栓塞无血流通过,而形成无效腔通气,使 V/Q 比值增大。这些情况都引起低氧血症。

3)弥散障碍:肺间质和肺泡水肿增大氧弥散的距离,肺泡内表面形成的透明膜影响氧的弥散。

4)肺顺应性降低:间质和肺泡充血水肿、肺泡不张都使肺的顺应性降低,造成一些区域限制性通气不足,以致呼吸功增加。

5)小气道痉挛收缩或被渗出物所堵塞的部分,发生阻塞性通气不足。上述病变中,最主要的是由于肺内分流、V/Q 比值降低和肺顺应性减小而引起进行性的低氧血症。早期因呼吸浅快、过度通气而伴有低碳酸血症。晚期随病变加重可发生 CO_2 潴留和呼吸性酸中毒。存在大量肺内分流,即使吸入纯氧,低氧血症也难纠正。

对 ARDS 的认识,最初集中在肺水肿发生的病理生理学上。以后强调急性肺微血管损伤、炎症连锁反应和中性粒细胞介导的肺损伤。目前的认识发展到第三阶段,认为 ARDS 不仅是肺本身的问题,它常常是全身多器官功能不全的重要组成部分。ARDS 可以认为是多器官功能不全综合征在肺部的表现。ARDS 死亡主要由于全身多个器官衰竭,死于低氧血症呼吸衰竭者仅约 25%。

5.防治原则 ARDS 的治疗 20 余年来没有大的进展。目前主要是进行呼气末正压通气(positive end expiratory pressure,PEEP),使呼气时受到 5～15 cmH₂O 压力的抵抗。这样可使萎陷的肺泡张开,增加功能余气量,以改善血液的氧合,减少分流,降低吸入氧浓度以避免发生氧中毒。针对全身性炎性反应在 ARDS 发生中的作用,实验研

笔记栏

究和临床试用种种措施阻断失控的炎性反应。糖皮质激素、环加氧酶抑制剂布洛芬、抗内毒素抗体、抗 TNF 单抗等均经试用,但尚无肯定效果。各种抗黏附分子单抗正在临床试用中。针对 ARDS 患者肺泡表面活性物质减少发生肺泡不张,给予外源性表面活性物质正用于临床。近年国内外给 ARDS 患者吸入一氧化氮,能够降低支气管肺泡灌洗液中炎症细胞因子的水平,抑制白细胞黏附,但对用一氧化氮治疗的利与弊评价不一。

近来还有研究给动物造成急性肺损伤之前 48 h 给予表皮细胞生长因子,可刺激肺泡Ⅱ型上皮细胞分化和增生,产生肺泡表面活性物质,降低肺微血管通透性,从而减轻肺损伤,此种方法正引起重视。

三、呼吸性酸中毒

正常机体不断生成和摄入酸碱性物质,同时机体通过代谢不断产生大量的酸性物质和一些碱性物质,使体液的酸碱度经常发生变化,正常人体在普通膳食时,酸性物质的产生量超过碱性物质,然而机体通过肾脏、血液、肺和组织细胞的调节作用,使内环境仍能稳定在正常范围内。其中血液的缓冲作用中碳酸氢盐缓冲系统(HCO_3^-/H_2CO_3)在细胞外液缓冲作用起最重要的作用。

正常人体适宜的酸碱度用动脉血 pH 值表示是 7.35 ~ 7.45,平均值为 7.4。血液的 pH 值取决于 HCO_3^- 与 H_2CO_3 的浓度比值,pH 值为 7.4 时比值为 20/1。机体这种处理酸碱物质的含量及能力,以维持 pH 值在恒定范围内的过程,称为酸碱平衡。在许多疾病或病理过程中,酸碱超负荷、严重不足或机体调节障碍等均可导致酸碱平衡紊乱,可使病情加重和复杂,对患者的生命造成严重的威胁。单纯性酸碱平衡紊乱有四种类型:代谢性酸中毒、呼吸性酸中毒、代谢性碱中毒和呼吸性碱中毒。临床上最为常见的是代谢性酸中毒,其次是呼吸性酸中毒。

呼吸性酸中毒的特征是体内 CO_2 潴留、血浆 H_2CO_3 浓度原发性增高。这也是临床上常见的一种酸碱平衡紊乱类型。

(一)原因和机制

有许多原因能引起呼吸性酸中毒,但其基本机制都是 CO_2 排出障碍。临床上最常见的情况是慢性呼吸系统疾病引起肺泡通气功能障碍,导致 CO_2 潴留和高碳酸血症。少数病例是由吸入过多 CO_2 所致。

1. 呼吸中枢深度抑制　凡是处于深昏迷状态的患者,均可因呼吸中枢深度抑制而致通气不足。例如严重颅脑损伤、脑炎、脑出血、呼吸中枢抑制药(如吗啡、巴比妥)及全身麻醉药用量过大、酒精中毒等,均可因此而致 CO_2 潴留,引起急性呼吸性酸中毒。

2. 呼吸肌麻痹　严重的急性脊髓灰质炎、传染性多发性神经根炎(Guillain-Barre综合征)、重症肌无力、有机磷中毒及严重低钾血症、周期性瘫痪、脊髓高位损伤等疾病,由于呼吸运动困难,可使 CO_2 潴留而发生呼吸性酸中毒。

3. 呼吸道阻塞　严重的喉头水肿、溺水及气管内异物、大量分泌物或水肿液堵塞呼吸道,均可引起肺泡通气功能障碍而致急性呼吸性酸中毒。

4. 胸廓及胸腔疾患　大量胸腔积液、气胸及严重胸部创伤和某些胸廓畸形,都能降低通气功能,使体内 CO_2 潴留,H_2CO_3 浓度增高。

5.广泛的肺组织病变　大范围的肺不张及严重的肺水肿、肺气肿,可显著损害肺泡通气功能,引起 CO_2 潴留和呼吸性酸中毒。

6. CO_2 吸入过多　某些坑道、深井和空气不流通的密闭空间内,含有过高浓度的 CO_2 ,人体在其中停留过久,便可吸入过多 CO_2 而引起呼吸性酸中毒。

(二)机体的代偿调节

呼吸性酸中毒本身是由肺通气功能障碍引起的,因此,呼吸系统往往不能发挥代偿调节作用。呼吸性酸中毒时,细胞外液的缓冲作用也很有限,不可能收到明显的调节效果。这是因为此种情况下, $NaHCO_3/H_2CO_3$ 缓冲对不起作用。随着 $PaCO_2$ 升高, H_2CO_3 浓度增加, H_2CO_3 解离后释放的 H^+ 只能与血浆中的 $Na-Pr$ 和 Na_2HPO_4 发生缓冲反应,产生少量 HCO_3 ,而血浆 $Na-Pr$ 和 Na_2HPO_4 含量较低,故缓冲效能不大。所以,呼吸性酸中毒时,只能依靠以下两种作用,发挥调节功能。

1.细胞内外离子交换和细胞内液缓冲作用　急性呼吸性酸中毒时,患者体内 CO_2 迅速潴留, $PaCO_2$ 急剧增高,可引起下列两种变化:

(1)血浆 H_2CO_3 浓度增高,进一步解离为 H^+ 和 HCO_3^- ,其中的 H^+ 与细胞内液 K^+ 交换,引起高钾血症,同时进入细胞的 $K-Pr$ 、 H^+ 与 H_2CO_3 浓度增高,进一步解离为 K_2HPO_4 发生缓冲反应。 H_2CO_3 解离时产生的 HCO_3^- 则留在细胞外液中,可以轻微增加缓冲碱。

(2)血浆中急剧增加的 CO_2 ,可通过弥散作用迅速进入红细胞,并在碳酸酐酶催化下很快生成。 H_2CO_3 进一步解离为 H^+ 和 HCO_3^- 。 H^+ 可与 Hb 结合为 $H-Hb$,而 HCO_3^- 则自红细胞逸出,与血浆 Cl 发生交换。其结果是血浆 Cl 浓度降低,同时 HCO_3^- 浓度有一些增高。

但是,应用这些方式提高血浆 HCO_3^- 浓度的效果极微,实际上也无明显代偿效能。大量研究工作提出一个经验公式,用以表述急性呼吸性酸中毒时血浆 HCO_3^- 浓度和 $PaCO_2$ 之间的关系为:

$$\Delta(HCO_3^-) = \Delta PaCO_2 \times 0.07 \pm 1.5$$

根据公式计算,如果患者 $PaCO_2$ 从 5.33 kPa 迅速升高至 10.7 kPa 时,血浆 HCO_3^- 浓度仅增加 3 mmol/L。因此,急性呼吸性酸中毒很容易发展成为失代偿性酸中毒。

2.肾脏的代偿调节作用　中毒多为慢性呼吸系统疾患引起,有长期的血 CO_2 潴留,且有进行性加重。随着 $PaCO_2$ 慢性呼吸性酸内升高和 H^+ 浓度增加,可使肾小管上皮细胞内碳酸酐酶活性增强,线粒体内谷氨酰胺酶活性增高,促进肾小管产生和排泌 H^+ 、 NH_4^+ ,并能加强 $NaHCO_3$ 的重吸收,对慢性呼吸性酸中毒进行有效的调节。

大量研究工作证明,慢性呼吸性酸中毒时血浆 HCO_3^- 浓度与 $PaCO_2$ 之间的关系,可用以下公式表述:

$$\Delta(HCO_3^-) = \Delta PaCO_2 \times 0.4 \pm 3$$

公式计算表明, $PaCO_2$ 每升高 1.33 kPa,血浆 HCO_3^- 浓度可增加 4 mmol/L。因此,这种调节作用具有显著代偿意义。

通过上述代偿性调节活动,特别是肾脏的代偿调节,多数慢性呼吸性酸中毒患者的血浆 pH 值可保持在正常范围内(正常下限附近),称为代偿性呼吸性酸中毒。严重呼吸衰竭患者,虽经各项有效调节,血浆 pH 值仍低于 7.35,称为失代偿性呼吸性酸中毒。由于慢性呼吸衰竭患者都有显著的 CO_2 潴留,因此,血气分析中可见反映呼吸因素的指标明显增高,$PaCO_2$、AB 明显增大;同时,因为肾脏长期排出 H^+、NH_4^+ 及保留 $NaHCO_3$ 的代偿活动,可见反映代谢因素的指标也显著增高,SB、BB 增大,BE 正值加大。因有 CO_2 潴留,AB 仍大于 SB。

(三)对机体的影响

呼吸性酸中毒对人体的影响,突出表现在中枢神经系统和心血管系统,临床上常见的肺性脑病和肺源性心脏病就与此紧密相关。

1. 中枢神经系统功能障碍　呼吸性酸中毒时中枢神经系统的机能障碍要比代谢性酸中毒时更为显著,典型的表现是肺性脑病。高碳酸血症在肺性脑病发生机制中具有重要作用,包括:①严重呼吸性酸中毒,可发生"CO_2 麻醉作用";②高浓度的 CO_2 能直接引起脑血管扩张、脑血流量增加和颅内压增高;③酸中毒的持续作用,这是因为 CO_2 为脂溶性,能迅速通过血脑屏障,而 HCO_3^- 为水溶性,通过血脑屏障极为缓慢,因而 $PaCO_2$ 增高时,脑脊液中 pH 值的降低比其他细胞外液更为显著和持久。患者早期常有持续头痛,稍久后可出现精神错乱、震颤、谵妄、嗜睡及昏迷。

2. 心血管系统功能障碍　呼吸性酸中毒时心血管系统功能紊乱也很突出,表现在:①引起呼吸性酸中毒最常见的原因是肺和呼吸道的感染,而在这种情况下也最容易合并感染性休克,酸中毒对微循环的扩张效应对此具有促进作用;②酸中毒对心肌的损害和对心脏收缩功能的抑制作用,在肺源性心脏病发生心力衰竭的机制上占有重要地位;③肺源性心脏病发生,心律失常的比例很高,呼吸性酸中毒引起的高钾血症,与之有密切关系。正因为如此,临床上对患呼吸系统疾患时发生的酸碱平衡紊乱特别重视。

(四)防治原则

1. 积极防治原发病　慢性阻塞性肺疾病是引起呼吸性酸中毒最多见的原因,临床上应用抗感染、解痉、祛痰药物,就是为了从根本上去除或减轻原发病的作用。对颅脑外伤、药物中毒、气胸等具体疾病,也应采取针对性措施。

2. 改善肺泡通气功能　排除体内潴留的 CO_2 是治疗呼吸性酸中毒的关键。为此需经常检测酸碱平衡指标,改善呼吸中枢功能状态,保持呼吸道畅通,必要时应用人工呼吸等治疗措施。

3. 应用碱性药物　呼吸性酸中毒患者用碱性药物纠正酸中毒比较困难,一般仅在病情较为严重时才考虑使用。如患者已陷入昏迷或伴有严重心律失常,可给予 $NaHCO_3$ 溶液静脉滴注。但这种治疗有一定的危险性,因为 $NaHCO_3$ 输入后,能使呼吸性酸中毒患者血浆 $PaCO_2$ 进一步提高,病情更加恶化,因此,在输入 $NaHCO_3$ 时,必须保证有足够的通气功能,使过多的 CO_2 能及时排出。呼吸性酸中毒时也可选用三羟甲基氨基甲烷,但应注意其抑制呼吸中枢、降低血压等副作用。若患者伴有明显缺氧,可能发生乳酸性酸中毒,便不宜选用乳酸钠。

4. 维护中枢神经系统和心血管系统功能　改善供氧患者应适时选用呼吸兴奋剂和强心苷,尽力改善供氧。应用机械通气治疗呼吸性酸中毒,需避免通气过度引起严重的碱中毒。

四、呼吸性碱中毒

呼吸性碱中毒的特征是血浆 H_2CO_3 浓度原发性降低。

(一)原因和机制

过度通气是发生呼吸性碱中毒的基本机制。凡某种疾病或病理过程,只要能引起呼吸加深加快,发生过度通气,CO_2 过多排出,就易导致呼吸性碱中毒,常见的原因如下:

1. 精神性过度通气 癔病患者哭笑无常及小儿持续哭闹,均可发生深快呼吸,使 CO_2 排出过多,遂使 $PaCO_2$ 下降,血浆 H_2CO_3 浓度降低,是引起急性呼吸性碱中毒比较常见的原因。

2. 乏氧性缺氧 乏氧性缺氧时的通气过度是对乏氧的代偿,但同时可以造成 CO_2 排出过多而发生呼吸性碱中毒,常见于进入高原、高山或高空的人。胸廓或肺疾患如肺炎、肺梗死、间质性肺疾患等患者的呼吸深快,除与低氧血症有关外,还因肺牵张感受器和肺毛细血管旁感受器受刺激,反射性地使通气增加。这些均可引起血浆 H_2CO_3 浓度下降而出现呼吸性碱中毒。

3. 机体代谢亢进 高热和甲状腺功能亢进患者,代谢水平和耗氧量比正常人高,加之中枢神经系统兴奋性增高、温热血流刺激等因素,均可使呼吸中枢兴奋,引起深快呼吸和过度通气,发生呼吸性碱中毒。

4. 人工呼吸过度 抢救重危患者过程中,使用人工呼吸器不当致通气量过大,而引起过度通气。

5. 其他 某些药物(如水杨酸)和疾病(如颅脑疾患、严重肝脏病)可能刺激呼吸中枢兴奋,引起过度通气。

(二)机体的代偿调节

呼吸性碱中毒患者,由于 $PaCO_2$ 降低及全身性抽搐,往往引起呼吸暂停或浅慢呼吸,使血浆 $PaCO_2$ 回升,病情得到好转。如果病程发展较为缓慢,全身其他调节过程也可参与代偿。包括:

1. 细胞内外离子交换和细胞内液缓冲 具体表现为:①细胞外液 H_2CO_3 浓度降低,HCO_3^- 浓度相对升高,遂有细胞内液 H^+ 外逸,细胞外液 K^+ 进入细胞。细胞外液 HCO_3^- 与 H^+ 结合成 H_2CO_3,可使血浆 H_2CO_3 浓度有所回升。②血浆 HCO_3^- 进入红细胞,红细胞内 Cl^- 转移到血浆。③红细胞内的 CO_2 进入血浆形成 H_2CO_3,也使血浆 H_2CO_3 浓度回升。

急性呼吸性碱中毒时 $PaCO_2$ 与血浆 HCO_3^- 浓度之间的关系,可用以下公式表示:

$$\Delta(HCO_3^-) = \Delta PaCO_2 \times 0.2 \pm 2.5$$

根据公式计算,如果患者 $PaCO_2$ 从正常的 5.33 kPa 迅速下降至 4.00 kPa,则 HCO_3^- 降低 2 mmol/L 左右。而且 HCO_3^- 代偿性降低也有一定限度,一般不超过 6 mmol/L,因此急性呼吸性碱中毒常容易发展为失代偿性碱中毒。

2. 肾脏代偿调节 急性呼吸性碱中毒时,由于肾脏代偿调节作用来不及发挥,血中受代谢性因素影响的酸碱指标不会发生明显改变。慢性呼吸性碱中毒时,$PaCO_2$ 降低,血浆 H^+ 浓度降低,使肾小管上皮细胞排出 H^+ 和 NH_4^+ 减少,重吸收 HCO_3^- 降低,随尿排出 $NaHCO_3$ 多。因此,血浆 HCO_3^- 浓度代偿性降低。

在慢性呼吸性碱中毒时,$PaCO_2$ 与血浆 HCO_3^- 浓度之间的关系如下式所示:

$$\Delta(HCO_3^-) = \Delta PaCO_2 \times 0.5 \pm 2.5$$

根据公式计算,患者 $PaCO_2$ 每下降 1.33 kPa,HCO_3^- 可下降约 5 mmol/L。但是其代偿也有限度,血浆 HCO_3^- 不会低于 12 mmol/L。呼吸性碱中毒患者经过上述一系列代偿调节,如果血浆 $NaHCO_3/H_2CO_3$ 的比值维持在 20∶1 附近,pH 值可在正常范围内(多在正常上限附近),则为代偿性呼吸性碱中毒。如果两者比值大于 20∶1,pH 值大于 7.45,则为失代偿性呼吸性碱中毒。急性呼吸性碱中毒时,由于肾脏代偿功能发挥不充分,极易发生失代偿性碱中毒,患者血液 pH 值往往大于 7.45。由于过度通气使得 $PaCO_2$ 降低,AB 减小,AB<SB;而反映代谢因素的指标 SB、BB 和 BE 均无明显改变。慢性呼吸性碱中毒时,轻症患者常为代偿性碱中毒,严重者才发展为失代偿性碱中毒。因此,患者 pH 值可以在正常范围内,也可以大于 7.45。血气分析都有 $PaCO_2$ 降低,AB 减小及 AB<SB;由于肾脏参与代偿不断排出 $NaHCO_3$,故可见 SB、BB 降低,BE 负值增大。

(三)对机体的影响

1. 对中枢神经系统的影响 急性呼吸性碱中毒时,患者常有头痛、头晕、易激动等症状,严重者甚至意识不清。一般认为,这与低碳酸血症时引起的脑血管收缩、脑血流量减少有关。慢性呼吸性碱中毒患者此类症状较少,可能是多数患者得到完全代偿之故。

2. 对神经肌肉的影响 常见的呼吸性碱中毒患者其发展过程都比较快,因而出现神经肌肉应激性增高的症状也比较多见。患者多有四肢和面部肌肉抽动、手足抽搐、气促、感觉异常等表现,严重者可发生惊厥。其发生机制主要与血清 Ca^{2+} 浓度降低有关。

此外,呼吸性碱中毒时,也可因细胞内外离子交换和肾脏排钾增加而发生低钾血症;因氧合血红蛋白解离曲线左移而发生脑缺氧和其他组织器官缺氧的变化。

(四)防治原则

1. 防治原发病 应查清原发病,排除引起过度通气的原因,如精神过度激动的患者应采取镇静措施,高热患者需及时降低体温等。

2. 吸入含 CO_2 的气体 急性呼吸性碱中毒患者可吸入含 5% CO_2 的混合气体,或用纸袋罩于患者面部,使其吸入自己呼出的 CO_2,以提高血浆 $PaCO_2$ 和 H_2CO_3 浓度。

3. 对症处理 有反复抽搐的患者,可静脉注射钙剂;有明显缺钾症状者,应及时补充钾盐;缺氧症状显著者,可给予吸氧。

问题分析与能力提升

1. 患者,男,77 岁,20 年前反复发作咳嗽、咳痰,逐年加重,3 d 前受凉出现发热、咳嗽、喘憋夜间不能平卧,就诊。

体检:口唇发绀,体温 38.9 ℃,脉搏 120 次/min,呼吸 28 次/min,双肺呼吸音粗。

实验室检查:pH 值 7.14,PaO$_2$ 42 mmHg,PaCO$_2$ 80 mmHg。

请问:①患者是否发生缺氧?属何种类型?②为何口唇发绀?呼吸心跳加快?机制是什么?③患者为何出现酸中毒?可能是何种类型?

2.患者女性,45 岁,菜农。因于当日清晨 4 时在蔬菜温室为火炉添煤时,昏倒在温室里。2 h 后被其丈夫发现,急诊入院。患者以往身体健康。体检:体温 37.5 ℃,呼吸 20 次/min,脉搏 110 次/min,血压 13.0/9.33 kPa,神志不清,口唇呈樱红色。其他无异常发现。实验室检查:PaO$_2$ 12.6 kPa,血氧容量 10.8%,动脉血氧饱和度 95%,HbCO 30%。入院后立即吸 O$_2$,不久渐醒。给予纠酸、补液等处理后,病情迅速好转。

请问:①致患者神志不清的原因是什么?简述发生机制。②缺氧类型是什么?有哪些血氧指标符合?

3.患者李某,入院后进行实验室检查各血氧指标为:PaO$_2$ 97 mmHg,PvO$_2$ 60 mmHg,血氧容量 10.8 mL/dL,动脉血氧饱和度 97%,动静脉血氧含量差 2.8 mL/dL。

请问:此患者属于何种类型缺氧?为什么?

4.患者男,29 岁。因烧伤而急诊入院。体格检查:意识清,BP80/60 mmHg,心率 101 次/min。双下肢等部位Ⅱ~Ⅲ度烧伤,面积约为体表总面积 50%。入院后 5 h,BP 降至 60/40 mmHg,经输液、输血后上升至 120/70 mmHg,此时胸片清晰。第 7 天出现呼吸困难,意识障碍。第 9 天出现发绀,气急加重,咳出淡红色泡沫痰,胸片示弥散性肺浸润。血气:PaO$_2$ 50 mmHg,PaCO$_2$ 53 mmHg,吸氧后 PaO$_2$ 仍不上升。

请问:①该患者入院第 7 天后,出现了什么病理过程?②吸氧后为何血气不变化?

5.患者,女性,62 岁,肺心病 20 余年,曾反复住院。经治疗病情稳定后,查血气分析:pH 值为 7.38,PaCO$_2$ 7.7 kPa,PaO$_2$ 8.0 kPa,AB 33 mmol/L,BE 8.5 mmol/L。

请问:①该患者是否发生了酸碱平衡紊乱?发病的原因是什么?②血气指标的变化说明什么?

6.某特发性肺间质纤维化患者,男,33 岁,因气短入院。体检:体温 36.5 ℃,心率 104 次/min,呼吸 60 次/min。呼吸急促,发绀,两肺底有细湿啰音。肺活量 1 000 mL(正常成年男性 3 500 mL)。血气分析:PaO$_2$ 58 mmHg,PaCO$_2$ 32.5 mmHg(正常 40 mmHg),pH 值 7.49(正常 7.35~7.45)。

请问:该患者发生了哪种酸碱紊乱?

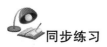

同步练习

(一)选择题

1.维持胸膜腔负压的必要条件是 （   ）

　A.吸气肌收缩　　　　　　　　　　B.呼气肌收缩

　C.胸膜腔密闭　　　　　　　　　　D.肺内压高于大气压

　E.肺内压低于大气压

2.下列关于肺泡表面活性物质的叙述,错误的是 （   ）

　A.由肺泡Ⅱ型细胞合成和分泌　　　B.有助于维持肺泡的稳定性

　C.减少时可引起肺不张　　　　　　D.增加时可引起肺弹性阻力增大

　E.可阻止血管内水分进入肺泡

3.下列有关肺总量的叙述,错误的是 （   ）

　A.其大小因年龄和性别而异　　　　B.其大小与体型、运动锻炼情况有关

　C.是指肺所能容纳的最大气量　　　D.其大小因体位变化而异

　E.是肺活量与功能残气量之和

4.某人的最大通气量为 70 L/min,安静时肺通气量为 6 L/min,其通气储量百分比为 （   ）

A. 100%　　　　　　　　　　　B. 120%

C. 91%　　　　　　　　　　　D. 64%

E. 30%

5. 肺活量等于　　　　　　　　　　　　　　　　　　　　（　　）

　　A. 补吸气量+潮气量　　　　　　B. 补呼气量+潮气量

　　C. 深吸气量+残气量　　　　　　D. 补吸气量+残气量

　　E. 深吸气量+补呼气量

6. 能较好评价肺通气功能的指标是　　　　　　　　　　　　（　　）

　　A. 潮气量　　　　　　　　　　　B. 功能残气量

　　C. 肺活量　　　　　　　　　　　D. 补呼气量

　　E. 时间肺活量

7. 若呼吸频率从 12 次/min 增加到 24 次/min,潮气量从 500 mL 减少到 250 mL,则（　　）

　　A. 肺泡通气量减少　　　　　　　B. 肺通气量减少

　　C. 肺泡通气量不变　　　　　　　D. 肺泡通气量增加

　　E. 肺通气量增加

8. 潮气量为 600 mL,呼吸频率为 15 次/min,无效腔气量为 150 mL,则肺泡通气量为每分钟

　　　　　　　　　　　　　　　　　　　　　　　　　　　　（　　）

　　A. 9.0 L　　　　　　　　　　　B. 42.0 L

　　C. 24.0 L　　　　　　　　　　　D. 6.8 L

　　E. 5.0 L

9. 下列部位中,O_2 分压最高的部位是　　　　　　　　　　（　　）

　　A. 动脉血　　　　　　　　　　　B. 静脉血

　　C. 组织细胞　　　　　　　　　　D. 毛细血管

　　E. 肺泡气

10. 设某人潮气量为 500 mL,无效腔容量为 150 mL,呼吸频率为 12 次/min,心输出量为 5 L/min,其通气/血流比值为　　　　　　　　　　　　　　　　　（　　）

　　A. 1.2　　　　　　　　　　　　B. 0.6

　　C. 0.84　　　　　　　　　　　D. 1.8

　　E. 3.0

11. 有关通气/血流比值的描述,正确的是　　　　　　　　　　（　　）

　　A. 通气/血流比值减少,意味着无效腔增大

　　B. 通气/血流比值增大,意味着功能性动–静脉短路

　　C. 安静时正常值约为 1.0

　　D. 肺尖部的通气/血流比值可比肺底部更低

　　E. 肺底部的通气/血流比值可低于全肺正常值

12. 关于气体在血液中运输的叙述,错误的是　　　　　　　　（　　）

　　A. O_2 和 CO_2 都以物理溶解和化学结合两种形式存在于血液中

　　B. O_2 的结合形式是氧合血红蛋白

　　C. O_2 与血红蛋白结合快、可逆、需要酶催化

　　D. CO_2 主要以碳酸氢盐形式运输

　　E. CO_2 和血红蛋白的氨基结合不需酶的催化

13. 下列有关发绀的叙述,错误的是　　　　　　　　　　　　（　　）

　　A. 1 L 血液中去氧血红蛋白量达 50 g 以上时,可出现发绀

　　B. CO 中毒时不出现发绀

C. 贫血时一定出现发绀

D. 高原性红细胞增多症可出现发绀

E. 肺源性心脏病时可出现发绀

14. 可使氧解离曲线右移的是 （　　）

A. 体温升高   B. 血液 pH 值升高

C. 血液 PCO_2 降低   D. 2,3-BPG 减少

E. H^+ 浓度下降

15. 关于氧解离曲线的叙述,错误的是 （　　）

A. 呈"S"形

B. 上段较平坦表明 PO_2 变化对 Hb 氧饱和度影响不大

C. 中段较陡表明此时 PO_2 稍降 HbO_2 将明显减少

D. 下段可反映血液中 O_2 储备

E. P_{50} 增大表明 Hb 对 O_2 的亲和力增加

16. 关于 P_{50} 的叙述,错误的是 （　　）

A. P_{50} 表示 Hb 对 O_2 的亲和力

B. P_{50} 是使 Hb 氧饱和度达 50% 时的 PO_2

C. P_{50} 增大,曲线右移,表明 Hb 对 O_2 的亲和力降低

D. P_{50} 增大,曲线左移,表明 Hb 对 O_2 的亲和力增加

E. P_{50} 减小,曲线左移,表明 Hb 对 O_2 的亲和力增加

17. 横断后仍能保持正常呼吸节律的平面是 （　　）

A. 脊髓与延髓之间   B. 延髓与脑桥之间

C. 脑桥中、下部之间   D. 脑桥上、中部之间

E. 脑桥与中脑之间

18. 在脑桥的上、中部之间切断脑干,对呼吸的影响是 （　　）

A. 对呼吸无影响   B. 呼吸停止

C. 出现深慢呼吸   D. 出现喘息样呼吸

E. 出现急快呼吸

19. 贫血患者 Hb 浓度降低,但一般并不出现呼吸加强,这是因为 （　　）

A. 颈动脉体血流量代偿性增加   B. 动脉血氧容量正常

C. 动脉血氧含量正常   D. 动脉血 PO_2 正常

E. 颈动脉体化学感受器发生适应

20. 生理情况下,血液中调节呼吸的最重要因素是 （　　）

A. CO_2 B. H^+

C. O_2 D. OH^-

E. $NaHCO_3$

21. 慢性肺心病患者若吸入纯 O_2 可致呼吸暂停,是因为其呼吸中枢兴奋性的维持主要靠

（　　）

A. 高 CO_2 刺激外周化学感受器   B. 高 CO_2 刺激中枢化学感受器

C. 缺 O_2 刺激中枢化学感受器   D. 缺 O_2 刺激外周化学感受器

E. 缺 O_2 直接刺激呼吸中枢

22. CO 中毒时,可携带氧的血红蛋白减少,但一般不出现呼吸加强,这是因为 （　　）

A. 颈动脉体血流量正常   B. 动脉血氧容量正常

C. 动脉血氧含量正常   D. 动脉血氧分压正常

E. 颈动脉体化学感受器发生适应

23. 下列反射中,与肺顺应性降低时呼吸浅快密切相关的是　　　　　　　（　　）
   A. 肺扩张反射　　　　　　　　　　B. 肺萎陷反射
   C. 减压反射　　　　　　　　　　　D. 化学感受性反射
   E. 呼吸肌本体感受性反射

24. 动脉血中 H^+ 浓度兴奋呼吸的作用主要是通过　　　　　　　（　　）
   A. 直接刺激呼吸中枢　　　　　　　B. 刺激中枢化学感受器
   C. 刺激颈动脉体、主动脉体化学感受器　　D. 刺激颈动脉窦、主动脉弓压力感受器
   E. 刺激肺血管化学感受器

25. 引起循环性缺氧的疾病有　　　　　　　　　　　　　　　　（　　）
   A. 肺气肿　　　　　　　　　　　　B. 贫血
   C. 动脉痉挛　　　　　　　　　　　D. 一氧化碳中毒
   E. 维生素 B_1 缺乏

26. 砒霜中毒导致缺氧的机制是　　　　　　　　　　　　　　　（　　）
   A. 丙酮酸脱氢酶合成减少　　　　　B. 线粒体损伤
   C. 形成高铁血红蛋白　　　　　　　D. 抑制细胞色素氧化酶
   E. 血红蛋白与氧亲和力增高

27. 氰化物中毒时血氧变化的特征是　　　　　　　　　　　　　（　　）
   A. 血氧容量降低　　　　　　　　　B. 动脉血氧含量降低
   C. 动脉血氧分压降低　　　　　　　D. 动脉血氧饱和度降低
   E. 动-静脉血氧含量差降低

28. 血氧容量、动脉血氧分压和血氧含量正常,而动-静脉血氧含量差增大见于　（　　）
   A. 心力衰竭　　　　　　　　　　　B. 呼吸衰竭
   C. 室间隔缺损　　　　　　　　　　D. 氰化物中毒
   E. 慢性贫血

29. 高原肺水肿的发病机制主要是　　　　　　　　　　　　　　（　　）
   A. 吸入气氧分压减少　　　　　　　B. 肺血管扩张
   C. 肺小动脉不均一性收缩　　　　　D. 外周化学感受器受抑制
   E. 肺循环血量增加

30. 下列哪项不是缺氧引起的循环系统的代偿反应　　　　　　　（　　）
   A. 心率加快　　　　　　　　　　　B. 心肌收缩力加强
   C. 心、脑、肺血管扩张　　　　　　D. 静脉回流量增加
   E. 毛细血管增生

31. 慢性缺氧时红细胞增多的机制是　　　　　　　　　　　　　（　　）
   A. 腹腔内脏血管收缩　　　　　　　B. 肝脾储血释放
   C. 红细胞破坏减少　　　　　　　　D. 肝脏促红细胞生成素增多
   E. 骨髓造血加强

32. 下列哪项不是组织细胞对缺氧的代偿性变化　　　　　　　　（　　）
   A. 线粒体数量增加　　　　　　　　B. 葡萄糖无氧酵解增强
   C. 肌红蛋白含量增加　　　　　　　D. 合成代谢减少
   E. 离子泵转运功能加强

33. 吸氧疗法对下列哪种疾病引起的缺氧效果最好　　　　　　　（　　）
   A. 肺水肿　　　　　　　　　　　　B. 失血性休克
   C. 严重贫血　　　　　　　　　　　D. 氰化物中毒
   E. 亚硝酸盐中毒

34. 高压氧治疗缺氧的主要机制是 （ ）
    A. 提高吸入气氧分压
    B. 增加肺泡内氧弥散入血
    C. 增加血红蛋白结合氧
    D. 增加血液中溶解氧量
    E. 增加细胞利用氧

35. 有关呼吸衰竭的概念哪一项不正确 （ ）
    A. 呼吸衰竭是由于外呼吸功能严重障碍导致 PaO_2 低于正常或伴有 $PaCO_2$ 增加的病理过程
    B. 判断呼吸衰竭的血气标准一般为 $PaO_2<60$ mmHg，伴有或不伴有 $PaCO_2>50$ mmHg
    C. 呼吸衰竭可分为低氧血症型（Ⅰ型）和低氧血症伴高碳酸血症型（Ⅱ型）
    D. 呼吸衰竭患者（未经治疗时）可以只有 $PaCO_2$ 升高而没有 PaO_2 降低
    E. 根据病程经过不同可分为急性和慢性呼吸衰竭

36. 以 $PaO_2<60$ mmHg 为在海平面条件下吸入室内空气时诊断呼吸衰竭的标准是根据 （ ）
    A. 临床经验制定的
    B. 此时外周感受器方可被缺氧刺激兴奋
    C. 此时会引起酸中毒
    D. 此时中枢神经系统开始出现不可逆性变化
    E. 氧离曲线特性，在此时 SaO_2 显著下降，组织将严重缺氧

37. 以 $PaCO_2>50$ mmHg 作为呼吸衰竭诊断标准可能因 （ ）
    A. 此时 pH 值将低于正常水平，出现酸血症
    B. CO_2 解离曲线特性，此时 CO_2 含量陡增
    C. 临床统计经验
    D. 此时 CO_2 对中枢神经系统抑制作用明显
    E. 正常人 $PaCO_2$ 最高可达 50 mmHg

38. 关于血气特点，下列哪一项不正确 （ ）
    A. 正常人的 PaO_2 随年龄的增长而有所降低
    B. 正常人的 $PaCO_2$ 也随年龄而有变化
    C. $PaO_2<60$ mmHg 不一定是呼吸衰竭
    D. 老年人的 PaO_2 较年轻人低是因为通气/血流比值不平衡的肺泡多
    E. 由于 CO_2 弥散快，所以 $PaCO_2$ 和 $PACO_2$ 通常是相等的

39. 反映肺换气功能的最好指标是 （ ）
    A. PaO_2 和 PAO_2 的差值
    B. PaO_2
    C. PAO_2
    D. $PaCO_2$
    E. $PaCO_2$ 和 $PACO_2$ 的差值

40. 反映肺通气功能的最好指标是 （ ）
    A. 潮气量
    B. PaO_2
    C. PAO_2
    D. $PaCO_2$
    E. $PaCO_2$ 和 $PACO_2$ 的差值

41. 下列疾病患者表现为呼气性呼吸困难的有 （ ）
    A. 白喉
    B. 支气管异物
    C. 声带麻痹
    D. 气胸
    E. 肺纤维化

42. 有关肺泡通气/血流比值失调，下列哪一项不正确 （ ）
    A. 可以是部分肺泡通气不足
    B. 可以是部分肺泡血流不足
    C. 是肺部病变引起呼吸衰竭的最重要机制，此时肺总通气量可不减少

D. 患者 PaO_2 降低而 $PaCO_2$ 不升高

    E. 可见于气道阻塞,总肺泡通气量降低而肺血流量未减少时

43. 下列哪一项与"功能性分流"不符 （ ）

    A. 又称静脉血掺杂

    B. 是部分肺泡通气明显降低而血流未相应减少所致

    C. 正常人也有功能性分流

    D. 肺血管收缩时也可引起功能性分流

    E. 功能性分流部分的静脉血不能充分动脉化而 PaO_2 降低 $PaCO_2$ 增加

44. 下列哪一项与"无效腔样通气"不符 （ ）

    A. 明显增多时可引起呼吸衰竭

    B. 是部分肺泡血流不足而通气未相应减少所致

    C. 可见于肺内弥散性血管内凝血

    D. 正常人肺没有无效腔样通气

    E. 由于大量肺泡为无效腔样通气,其余肺泡的血流多而通气少,因此 PaO_2 降低

45. 阻塞性肺气肿患者呼吸衰竭氧疗时应 （ ）

    A. 将患者送入高压氧舱　　　　　B. 先吸 30% 左右的氧

    C. 吸入纯氧　　　　　D. 吸入 95% 氧加 5% CO_2

    E. 呼气末正压给 60% 的氧

46. 吸入纯氧 15~20 min 后 PaO_2 可达 550 mmHg,如达不到 350 mmHg,肺内可能发生了（ ）

    A. 真性分流增加　　　　　B. 气体弥散障碍

    C. 功能分流增加　　　　　D. 气道阻塞

    E. 肺泡无效腔样通气增加

47. ARDS 引起 I 型呼衰的主要机制为 （ ）

    A. 通气/血流比值失调　　　　　B. 气体弥散障碍

    C. 肺不张　　　　　D. 严重肺水肿

    E. 肺内短路增加

48. ARDS 时肺的病理变化不包括 （ ）

    A. 严重的肺间质水肿和肺泡水肿　　　　　B. II 型肺泡上皮细胞凋亡坏死

    C. 大片肺组织坏死　　　　　D. 出血、肺不张、微血栓、纤维化

    E. 肺泡透明膜形成

49. 急性肺损伤的病理生理基础是 （ ）

    A. 白细胞大量激活　　　　　B. 肺泡内皮细胞广泛受损

    C. 广泛的肺泡-毛细血管膜损伤　　　　　D. 肺内巨噬细胞大量激活

    E. 急性肺水肿

50. 机体的正常代谢必须处于 （ ）

    A. 弱酸性的体液环境中　　　　　B. 弱碱性的体液环境中

    C. 较强的酸性体液环境中　　　　　D. 较强的碱性体液环境中

    E. 中性的体液环境中

51. 正常体液中的 H^+ 主要来自 （ ）

    A. 食物中摄入的 H^+　　　　　B. 碳酸释出的 H^+

    C. 硫酸释出的 H^+　　　　　D. 脂肪代谢产生的 H^+

    E. 糖酵解过程中生成的 H^+

52. 碱性物的来源有 （ ）

    A. 氨基酸脱氨基产生的氨　　　　　B. 肾小管细胞分泌的氨

C. 蔬菜中含有的有机酸盐　　　　　　　D. 水果中含有的有机酸盐

E. 以上都是

53. 机体在代谢过程中产生最多的酸性物质是 　　　　　　　　　　　　（　　）

A. 碳酸　　　　　　　　　　　　　　　B. 硫酸

C. 乳酸　　　　　　　　　　　　　　　D. 三羧酸

E. 乙酰乙酸

54. 血液中挥发酸的缓冲主要靠 　　　　　　　　　　　　　　　　　　（　　）

A. 血浆 HCO_3^-　　　　　　　　　　　　B. 红细胞 HCO_3^-

C. HbO_2 及 Hb　　　　　　　　　　　　D. 磷酸盐

E. 血浆蛋白

55. 产氨的主要场所是 　　　　　　　　　　　　　　　　　　　　　　（　　）

A. 远端小管上皮细胞　　　　　　　　　B. 集合管上皮细胞

C. 管周毛细血管　　　　　　　　　　　D. 基侧膜

E. 近曲小管上皮细胞

56. 能直接反映血液中一切具有缓冲作用的负离子碱的总和的指标是 　　　（　　）

A. $PaCO_2$　　　　　　　　　　　　　　B. 实际碳酸氢盐（AB）

C. 标准碳酸氢盐（SB）　　　　　　　　D. 缓冲碱（BB）

E. 碱剩余（BE）

57. 慢性呼吸性酸中毒的代偿调节主要靠 　　　　　　　　　　　　　　（　　）

A. 呼吸代偿　　　　　　　　　　　　　B. 心脏代偿

C. 血液系统代偿　　　　　　　　　　　D. 肾脏代偿

E. 骨骼代偿

58. 呼吸衰竭合并哪一种酸碱失衡时易发生肺性脑病 　　　　　　　　　（　　）

A. 代谢性酸中毒　　　　　　　　　　　B. 代谢性碱中毒

C. 呼吸性酸中毒　　　　　　　　　　　D. 呼吸性碱中毒

E. 混合性碱中毒

59. 严重失代偿性呼吸性酸中毒时，下列哪项治疗措施是错误的 　　　　（　　）

A. 去除呼吸道梗阻　　　　　　　　　　B. 使用呼吸中枢兴奋剂

C. 使用呼吸中枢抑制剂　　　　　　　　D. 控制感染

E. 使用碱性药物

（二）思考题

1. 胸内负压是如何形成的？气胸对机体有何影响？

2. 肺泡表面活性物质有何生理作用？

3. 试述氧解离曲线的特点和生理意义。

4. 什么是缺氧？根据缺氧的原因及氧代谢障碍环节分为哪几类？

5. 比较不同类型缺氧的血氧指标改变差异有哪些？

6. 简述肺泡通气障碍的类型及主要原因。

7. 代谢性酸中毒对心血管系统有哪些影响？

（刘　芳　刘　连）

第六章

消化系统与相关疾病

第一节　概　述

人体在生命活动过程中,要从外界摄取各种营养物质,以供机体新陈代谢的需要。营养物质主要来自食物,包括蛋白质、脂肪、糖类、维生素、水和无机盐等,其中水、无机盐和维生素等结构简单的小分子物质可以直接被机体吸收利用,而蛋白质、脂肪和糖类的分子结构复杂,必须先在消化道内消化成结构简单的小分子物质,才能被机体吸收利用。

一、消化与吸收的概念

食物在消化道内被分解为小分子物质的过程,称为消化。消化方式有两种,一种是机械性消化,即通过消化道平滑肌的运动,将食物磨碎并使其与消化液充分混合,同时将其向消化道远端推送的过程;另一种是化学性消化,即通过消化液中各种消化酶的化学作用,将食物中的营养成分分解成小分子物质。

在整个消化过程中,两种消化方式是同时进行、密切配合的。食物经过消化后,通过消化道黏膜进入血液和淋巴循环的过程,称为吸收。消化和吸收是两个相辅相成、紧密联系的过程。

二、消化道平滑肌的生理特性

整个消化管除口腔、咽、食管上段的肌肉和肛门外括约肌是骨骼肌外,其余都由平滑肌组成。消化道管壁(除口腔外)均由黏膜、黏膜下层、肌层和外膜组成。消化管平滑肌除具有肌组织的共同特性外,又表现出自身的特点。

(一)消化道平滑肌的一般生理特性

1. 兴奋性较低,收缩速度较慢　与骨骼肌相比,消化道平滑肌兴奋性较低,收缩的潜伏期、缩短期、舒张期较长。

2. 自动节律性　消化管平滑肌离体后,在适宜环境中能够自动产生节律性收缩,但与心肌相比,其节律性慢且不稳定。

3. **紧张性**　消化道平滑肌经常保持轻微的持续收缩状态称为紧张性或紧张性收缩,消化道的各种运动都是在此基础上进行的。同时,紧张性还与保持消化管腔内一定的基础压力以及维持胃肠等器官的形态和位置有关。

4. **伸展性**　生理意义在于使中空的容量器官容纳较多食物时也不发生明显的压力变化。

5. **刺激后敏感性**　对电刺激、切割、烧灼不敏感,对机械牵张、温度变化和化学刺激敏感,消化道平滑肌的这一特性与其所处的环境是分不开的,消化道内容物的温度和化学性刺激以及其对平滑肌的牵张,是引起内容物推进及排空的自然刺激因素。

（二）消化道平滑肌的电生理特性

与骨骼肌和心肌一样,消化道平滑肌的收缩活动也是在电位变化的基础上发生的(图6-1)。

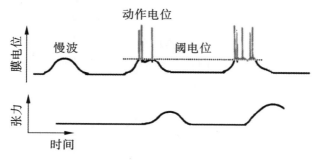

图6-1　消化道平滑肌的电活动

1. **静息膜电位**　消化道平滑肌细胞同样存在膜内为负,膜外为正的跨膜电位差。消化道平滑肌的静息膜电位为$-80 \sim -40$ mV。静息电位的产生机制较为复杂,主要由K^+向膜外扩散形成,另外还存在少量Na^+向内扩散,Cl^-向外扩散。

2. **慢波电位**　消化道平滑肌细胞可在静息电位的基础上产生自发性去极化和复极化的节律性电位波动,其频率较慢,故称为慢波电位,又称为基本电节律,其幅值一般为$5 \sim 15$ mV,持续几秒或十几秒。其频率因部位而异,如胃是每分钟3次,十二指肠是每分钟12次,回肠末端是每分钟$8 \sim 9$次。慢波电位本身不能引起肌肉收缩,但产生的去极化可使膜电位接近阈电位,一旦达到阈电位,就可以产生动作电位。

基本电节律的产生是肌源性的,起源于纵形肌,并通过电紧张性扩布传至环形肌。神经体液因素不参与基本电节律电位的产生,但可影响和改变其电位活动。

3. **动作电位**　当慢波去极化达到阈电位时,在慢波基础上产生1至数个动作电位并引起肌肉收缩。动作电位的数目越多,肌肉收缩的幅度和张力也越大。动作电位的产生取决于局部因素,刺激迷走神经可引起动作电位,刺激交感神经可以降低动作电位。平滑肌动作电位产生的机制主要是Ca^{2+}的内流。但动作电位的时程较骨骼肌长,幅值也较低。

第二节　口腔内的消化

消化是从口腔开始。食物在口腔内经过咀嚼被粉碎,并与唾液混合形成食团,便于吞咽。

(一)唾液及其作用

1. 唾液的性质和成分　唾液是由口腔附近三对唾液腺(腮腺、颌下腺和舌下腺)所分泌。口腔黏膜中还有许多散在的小唾液腺,唾液是这些腺体分泌的混合液。唾液是无色、无味、近于中性(pH 值 6.6 ~ 7.1)的低渗或等渗液体。正常人每日唾液分泌量为 1.0 ~ 1.5 L,其中水分约占 99%,有机物主要为黏蛋白、唾液淀粉酶及溶菌酶,无机物主要有钠、钾、钙、氨等。

2. 唾液的作用　唾液的主要作用有:①湿润和溶解食物,引起味觉便于吞咽;②清洁和保护口腔,清除口腔中的食物残渣,稀释和中和进入口腔的有害物质,其中的溶菌酶有一定的杀菌作用;③唾液淀粉酶可使淀粉分解为麦芽糖,唾液淀粉酶的最适 pH 值为中性,pH 值低于 4.5 时将完全失去活性,因此随食物入胃后不久便失去作用。

(二)咀嚼与吞咽

食物在口腔内的消化以机械消化为主。食物在口腔内停留的时间很短,一般为 15 ~ 20 s。

咀嚼是在大脑皮层的支配下完成的咀嚼肌的顺序性的收缩活动,是食物消化的第一步,其作用在于把食物磨碎并与唾液充分混合,以形成食团,便于吞咽。吞咽指食物由口腔、食管进入胃的过程。根据食物通过的部位可将其分为三个阶段。

第一阶段:食物由口腔到咽,受大脑皮层的随意动作。主要通过舌卷运动使食团从口腔进入咽。

第二阶段:食物由咽部进入食管上端。当食物刺激软腭部的感受器后可引起一系列的肌肉反射性的收缩:软腭上升,咽后壁前突,封闭了鼻咽通路;声带内收,喉头上升并向前紧贴会咽,封闭了咽与气管的通路;喉头前移,食管上括约肌舒张,使咽部与食管的通路打开。

第三阶段:食团沿食管下行至胃。当食团刺激软腭、咽及食管等处的感受器时,反射性地引起食管的蠕动,即食管肌肉的顺序性收缩,表现为食团上端的食管肌肉收缩,食团下端的肌肉舒张,并且收缩波与舒张波顺序地向食管下端推进,结果使食团沿食管推进。同时,食团对食管壁的刺激,反射性地引起食管-贲门括约肌的舒张,这样食团便顺利地进入了胃。

口腔的咀嚼、吞咽功能及唾液的分泌为食物在胃肠内的消化做好了准备,并对下段消化器官的活动起到启动性作用。

食管是食物从口腔到胃的通道。在食管与贲门连接上方有一括约肌,吞咽时松弛,使食物顺利通过;平时呈紧张性收缩活动,防止胃的内容物逆流进入食管。

第三节　胃内的消化

胃为中空囊状器官,可暂时储存食物。一般成人胃容量为 1 ~ 2 L,胃壁肌肉收缩和舒张可对食物进行机械消化,变成食糜,由幽门排入十二指肠,实现胃的排空。同时,胃分泌胃液对蛋白质进行初步化学消化。

一、胃液及其分泌

胃液主要由胃腺和胃黏膜中散在的内分泌细胞分泌,胃腺包括贲门腺、泌酸腺、幽门腺。

(一)胃液的成分和作用

胃液是一种无色的酸性液体(pH 值 0.9 ~ 1.5),主要成分有盐酸、胃蛋白酶原、黏液、内因子和碳酸氢盐等。

1. 盐酸　由胃黏膜泌酸腺的壁细胞分泌,正常成人空腹时的盐酸排出量很少,进食刺激可使盐酸分泌大量增加。胃液中盐酸有游离酸和结合酸两种形式,大部分是游离酸,少部分是与蛋白结合的盐酸蛋白盐,称为结合酸,两者合称总酸。正常人空腹时总酸排出量称为基础排酸量,空腹时分泌速度为 0 ~ 5 mmol/h(中性或碱性),其分泌有昼夜节律,18 时后分泌增多,所以抑酸药在临睡前服用效果佳。

进食或药物刺激下,盐酸最大排出量为 20 ~ 25 mmol/h(酸性),与壁细胞的数目有关。最大排酸量主要取决于壁细胞的数量,也与壁细胞的功能状态有关。

胃酸如果分泌过多,则侵蚀胃、十二指肠黏膜,破坏黏膜屏障,导致消化性溃疡。若分泌过少,则出现消化不良,有腹胀、腹泻症状。

盐酸的主要生理作用:①激活胃蛋白酶原,使之转变为胃蛋白酶,并为胃蛋白酶提供适宜的酸性环境;②可使蛋白质变性而易于水解;③杀灭进入胃内的细菌,对维持胃和小肠的无菌状态有重要意义;④盐酸随食糜排入小肠后,可间接地引起胰液、胆汁和小肠液的分泌;⑤盐酸造成的酸性环境有助于小肠内铁和钙的吸收。

2. 胃蛋白酶原　由泌酸腺的主细胞合成并分泌。胃蛋白酶本身并无生物活性,进入胃肠后在盐酸的作用下被水解掉一个小分子的肽链,转变为有活性的胃蛋白酶。胃蛋白酶本身也可激活胃蛋白酶原。在强酸环境中(pH 值 2.0),胃蛋白酶能将蛋白质水解为蛋白胨、蛋白胨以及少量的多肽和氨基酸,当 pH 值>6.0 时,此酶将发生不可逆的变性。

3. 黏液　由胃黏膜表面的上皮细胞和胃腺中的黏液细胞共同分泌,主要的化学成分为糖蛋白。分泌后覆盖在胃黏膜表面,减少粗制食物对胃黏膜的机械性损伤,并具有润滑作用,使食物便于通过(图 6-2)。

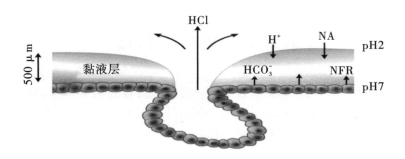

图 6-2　胃黏液-碳酸氢盐屏障

4.内因子　由壁细胞分泌。是一种分子量约为 60 000 的糖蛋白,可与维生素 B_{12} 结合成复合物,以防止小肠内水解酶对维生素 B_{12} 的破坏。到达回肠末端时,内因子与黏膜细胞上的特殊受体结合,促进结合在内因子上的维生素 B_{12} 的吸收,但内因子不被吸收。如果内因子分泌不足,将引起维生素 B_{12} 的吸收障碍而出现巨幼红细胞性贫血。

(二)胃液分泌的调节

胃液的分泌受神经和体液因素的调节,进食以及胃和小肠内理化因素可以通过神经和体液途径影响胃液的分泌。

1.影响胃酸分泌的主要内源性物质　包括:①乙酰胆碱,可直接作用于壁细胞上的胆碱能受体(M_3 型受体),刺激胃酸分泌;②胃泌素,是由胃窦和上段小肠黏膜中 G 细胞释放的一种肽类激素,胃肠腔内的化学物质和迷走神经可以引起胃泌素释放,胃泌素释放后主要通过血液循环作用于壁细胞促进胃酸分泌;③组胺,是由胃泌酸区黏膜中的肠嗜铬样细胞分泌的,通过局部扩散到达邻近的壁细胞,与壁细胞上的组胺 H_2 受体结合,刺激胃酸分泌,胃泌素和乙酰胆碱可通过作用于肠嗜铬样细胞上的相应受体促进组胺分泌而调节胃酸分泌;④生长抑素,在消化道,由胃体和胃窦黏膜内的 D 细胞释放,其可以抑制胃酸分泌,生长抑素主要以旁分泌方式通过直接作用于壁细胞、抑制胃泌素和组胺的释放发挥作用,胃泌素和乙酰胆碱可以调节生长抑素的释放。

2.消化期胃液分泌　人在空腹时胃液的分泌很少,称为基础胃液分泌或非消化期胃液分泌;进食将刺激胃液的大量分泌,称为消化期胃液分泌。根据感受食物刺激的部位,人为地将胃液分泌分为头期、胃期和肠期。实际上,这三个时期几乎是同时开始的、互相重叠。

(1)头期胃液分泌　是指食物刺激头面部的感受器所引起的胃液分泌。因其传入冲动均来自头部感受器,故称为头期胃液分泌。头期分泌的机制包括条件反射和非条件反射。非条件反射是食物对口腔、咽等处的机械和化学刺激,条件反射是与食物有关的形象、声音、气味等对视、听、嗅觉器官的刺激。食物刺激引起迷走神经兴奋时,一方面直接刺激胃腺分泌胃液,同时,还可刺激 G 细胞释放胃泌素,后者经血液循环到达胃腺,刺激胃液分泌。头期分泌的特点是分泌的量较大,酸度较高,胃蛋白酶含量丰富。分泌量与食欲有很大关系,头期刺激停止后,分泌仍能持续一段时间。分泌量的多少与食欲有很大的关系,受情绪影响明显,其分泌量约占整个消化期分泌量的 30%。

（2）胃期胃液分泌　食物进入胃后可进一步刺激胃液的分泌,称为胃期胃液分泌。胃期分泌的机制包括神经调节和体液调节。一是食物的扩张刺激可兴奋胃体和胃底部的感受器,通过迷走-迷走长反射(指传入和传出都是迷走神经的反射)和壁内神经丛的短反射,引起胃液的分泌;二是食物的刺激经多种途径引起胃泌素的释放,进而引起胃液分泌。胃期分泌的特点是分泌量大,酸度很高,但胃蛋白酶原的含量较头期少些,故消化力比头期弱。

（3）肠期胃液分泌　食物的扩张和化学刺激直接作用于十二指肠和空肠上部,继续引起胃液分泌称为肠期胃液分泌。在切断支配胃的外来神经后,食物对小肠的作用仍然可引起胃液分泌,提示肠期胃液分泌的机制中,神经反射作用不大,主要是受体液因素的调节。当食物与小肠黏膜接触时有一种或几种激素(如胃泌素、缩胆囊素)从小肠黏膜释放出来,通过血液循环作用于胃腺,引起胃液分泌。肠期分泌的特点是分泌的量和胃蛋白酶均较少,约占进餐后胃液分泌总量的10%。

正常胃液的分泌过程,是兴奋和抑制共同作用的结果。抑制胃液分泌的因素除了精神、情绪外,盐酸对胃液的作用前已述及,脂肪及其消化产物进入小肠黏膜产生肠抑胃素,抑制胃液分泌和胃的运动;高渗溶液可刺激小肠内的渗透压感受器,通过肠胃反射抑制胃液的分泌(图6-3)。

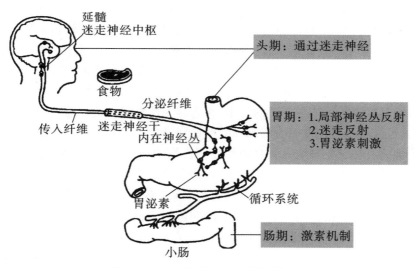

图6-3　消化期胃液分泌的调节机制

（三）胃黏膜的自身防御机制

胃液具有很高的酸度,又含有胃蛋白酶,虽然这些因素都会对胃黏膜造成很大的损害,但胃黏膜有一套比较完善的自身防御机制,能防止有害物质如酸、酒精、药物等对胃黏膜的损伤。

1. 黏液-HCO_3^-屏障　黏液具有较高的黏滞度和形成凝胶的特性,在正常人胃黏膜表面形成一个厚度约500 μm的凝胶层,具有润滑和保护作用。凝胶层可减慢H^+在扩散过程中不断被表面上皮细胞分泌的HCO_3^-中和,在胃黏膜层形成一个pH值梯度。在靠近胃腔面的一侧pH值为2,成强酸性,在靠近黏膜上皮细胞的一侧pH值为7左右,成中性或偏碱性。这不但避免了 H^+ 对胃黏膜的直接侵蚀,而且使胃蛋白酶在该处不能被激活,从而有效地防止了胃液对胃黏膜本身的消化作用。这种由黏液和碳酸氢盐共同形成的抗损伤屏障,称为胃黏液屏障。

2. 胃黏膜屏障　由胃黏膜上皮细胞顶部的细胞膜与邻近细胞的顶膜形成紧密连接所构成的胃腔与胃黏膜上皮细胞之间的一道生理屏障,称为胃黏膜屏障。胃黏膜屏障既能防止 H^+ 由胃腔扩散入黏膜内,又能防止 Na^+ 由黏膜内扩散到胃腔,这样,既能使胃酸在胃腔内适应消化的需要,又能使胃壁各层不受 H^+ 逆向扩散的损害。

3. 胃黏膜的血流　胃黏膜的血液供应丰富,可提供多种代谢原料,并及时带走有害物质。

4. 胃壁细胞的保护作用　胃壁细胞合成的某些物质如前列腺素等对胃黏膜细胞具有明显的保护作用。

二、胃的运动

(一)胃的运动形式

1. 紧张性收缩　胃壁平滑肌经常处于一定程度收缩状态,称为紧张性收缩。这种收缩对维持胃的正常形态和位置具有重要的作用。空腹时胃就有一定的紧张性收缩,进餐后,胃被充盈,紧张性收缩逐渐加强使胃内压升高,一方面可使胃保持一定的形状和体位,促进胃液渗入食团中,帮助食物向前推进,有利于化学消化;另一方面由于胃内压增加,使胃与十二指肠之间的压力差增大可协助推送食物向十二指肠方向移动。

2. 容受性舒张　当咀嚼和吞咽时,食物对咽、食管等处感受器的刺激,通过迷走神经反射可引起胃底和胃体平滑肌的舒张,称为容受性舒张。这一运动形式使胃的容量明显增大,可使胃容量由空腹时的 50 mL 增加到进食后的 1.5 L,而胃内压则无明显升高。其生理意义在于更好地完成容纳和存储食物的功能,同时保持胃内压基本不变,以防止食糜过早地排入十二指肠,有利于食物在胃内的充分消化。

3. 蠕动　胃的蠕动开始于食物入胃后 5 min 左右,起始于胃的中部向幽门方向推进的收缩环。蠕动波从胃的中部开始,逐渐向幽门方向传播,其频率为每分钟 3 次左右,一个蠕动波约需 1 min 到达幽门,通常一波未平一波又起。蠕动开始时较弱,在传播过程中逐渐加强加快,当接近幽门时明显加强,可将一部分食糜推入十二指肠,这种作用称为幽门泵。当收缩波超越胃内容物到达胃窦终末时,由于胃窦终末部的有力收缩,随后到达的食物将反向地推回到近侧胃窦和胃体。胃内容物通过多次这种来回地推进和后退,块状食物才能进一步被粉碎,并与胃液充分混合而成为食糜。生理意义是磨碎进入胃内的食团,使其与胃液充分混合,以形成糊状的食糜,将食糜逐步的推入十二指肠中。

(二)胃的排空

食物由胃排入十二指肠的过程称为胃排空。一般在食物进入胃后 5 min 左右开始排空。食物的理化性状和化学组成不同,胃排空的速度也不同。排空速度因食物而异,流体、粒小、等渗的食物快,水(10 min)快于糖(2 h),糖快于蛋白质(2 ~ 3 h),蛋白质快于脂肪(5 ~ 6 h),一般混合食物由胃完全排空需 4 ~ 6 h。

（三）胃排空的控制

胃排空的动力分为直接动力和原动力。直接动力来源于胃与十二指肠的压力差，原动力来源于胃的运动。因此，胃排空受两方面的因素控制，每一方面都有神经和体液因素的参与。

1.胃内因素促进胃排空　食物对胃的扩张刺激可通过迷走-迷走反射或壁内神经反射，引起胃的运动加强，胃内压升高，促进胃的排空。食物的化学和扩张刺激还可直接或间接地刺激胃窦黏膜的 G 细胞释放胃泌素，胃泌素对胃的运动有中等程度的兴奋作用，也可促进胃的排空。

2.十二指肠因素抑制胃排空　食糜中的酸、脂肪、渗透压及扩张刺激可兴奋十二指肠壁上的感受器，通过肠-胃反射，反射性地抑制胃的运动，使胃排空减慢。另外，食糜中的酸和脂肪还可刺激十二指肠黏膜释放促胰液素、抑胃肽、胆囊收缩素等胃肠激素，这些胃肠激素经血液循环到达胃后，也可抑制胃的运动，延缓胃的排空。

促进和抑制胃排空的机制是一组协调的反射，目的是使胃的排空能较好地适应十二指肠内的消化和吸收的速度，直至食糜全部排入十二指肠。

（四）呕吐

将胃肠内容物经食管从口腔强力驱出的动作，称呕吐。呕吐原因：一是当舌根、咽部、胃肠、胆总管、腹膜以及泌尿生殖器等部位的感受器受到刺激时，通过相应的传入神经，兴奋呕吐中枢引起反射性的呕吐；二是视觉及内耳前庭器官的位置感受器受到刺激也可引起呕吐；三是颅内压增高、颅脑损伤和脑膜炎等直接刺激呕吐中枢引起呕吐。呕吐中枢与呼吸中枢和心血管中枢在解剖和功能上有密切联系，因而呕吐中枢兴奋时常能影响这些中枢的活动，出现心血管和呼吸方面的反应。

呕吐是一种保护性防御反射。食物中毒时，借助呕吐可将胃内有毒物质排出。但长期剧烈的呕吐，会导致体内水、电解质和酸碱平衡紊乱，影响进食和消化。

第四节　小肠内消化

小肠是食物消化和吸收的主要场所，可将三大营养物质分解成可吸收的小分子成分，至此，食物的消化和吸收过程基本结束，未能消化的食物残渣进入大肠形成粪便后排出体外。

一、胰液及其作用

胰腺由外分泌腺和胰岛两部分组成。外分泌腺由腺泡细胞和导管细胞组成，腺泡细胞主要分泌消化酶，导管细胞主要分泌碳酸氢盐和水分。胰液是无色的碱性液体，pH 值为 7.8~8.4，正常人每日分泌 1~2 L，胰液中含有水、无机物和多种消化酶。

（一）胰液的成分和作用

1.碳酸氢盐　由导管细胞分泌。作用主要是中和进入十二指肠的盐酸，防止盐酸对肠黏膜的侵蚀。另外，碳酸氢盐还可为小肠内的多种消化酶提供适宜的 pH 值环境（pH 值为 7.0~8.0）。

2.胰蛋白酶原和糜蛋白酶原　两者均无活性。但进入十二指肠后,胰蛋白酶原由肠致活酶、盐酸、组织液以及胰蛋白酶本身激活,糜蛋白酶原被胰蛋白酶激活。胰蛋白酶与糜蛋白酶的作用相似,均可将蛋白质分解为䏡和胨。两者协调作用时,可将蛋白质分解为氨基酸和多肽。如果胰蛋白酶、糜蛋白酶和肠致活酶缺乏将会导致蛋白质消化不良,而出现严重腹泻。

3.胰淀粉酶　以活性形式分泌,最适 pH 值为 6.7~7.0,可将淀粉水解为麦芽糖。胰淀粉酶的作用较唾液淀粉酶强。

4.胰脂肪酶　是消化分解脂肪的主要酶,最适 pH 值为 7.5~8.5,可将三酰甘油水解为脂肪酸、甘油和一酰甘油。若胰脂肪酶缺乏,将引起脂肪消化不良。

由于胰液含有消化三种主要营养物质的消化酶,所以是最重要的消化液。当胰液分泌障碍时,将会影响食物中脂肪和蛋白质的消化和吸收。

(二)胰液分泌的调节

空腹时,胰液基本不分泌,进食时,通过神经反射和胃肠激素的释放,使胰液分泌。其中,体液因素起着重要的作用。

1.神经调节　食物对消化道的刺激,引起迷走神经兴奋,通过释放乙酰胆碱或引起胃泌素的释放,引起酶含量丰富,但分泌的胰液量较少。

2.体液调节　包括:①促胰液素,酸性食糜可刺激十二指肠和空肠上端黏膜上的 S 细胞释放促胰液素,经血液循环至胰腺,使胰液中水和 HCO_3^- 分泌显著增加,而酶的含量较少;②胆囊收缩素,食糜刺激十二指肠和空肠上端黏膜中的 Ι 细胞释放胆囊收缩素,可引起胰酶的大量分泌,所以也称为促胰酶素。

二、胆汁及其作用

(一)胆汁的性质和成分

胆汁是肝细胞持续分泌产生的,在非消化期,胆汁经肝管、胆囊管流入胆囊储存。进食后,由于食物和消化液的刺激,胆囊收缩,将储存于胆囊内的胆汁排入十二指肠内。

胆汁是一种有色、味苦、较稠的液体。胆汁颜色决定于胆色素的种类和浓度。刚从肝细胞分泌出来的胆汁称肝胆汁,呈金黄色,透明清亮,偏碱性(pH 值为 7.4),储存于胆囊内的胆汁称胆囊胆汁,因被浓缩颜色变成深绿色,又因碳酸氢盐在胆囊中被吸收而成弱碱性(pH 值为 6.8)。成年人肝细胞每天的胆汁分泌量为 0.8~1.0 L。

胆汁中除含水和无机盐、碳酸氢盐外,还有胆盐、胆固醇、卵磷脂、胆色素,胆汁中不含消化酶。胆盐是胆汁酸与甘氨酸或牛磺酸结合形成的钠盐或钾盐,是胆汁中参与消化和吸收的主要成分。

胆色素是血红蛋白的分解产物,包括胆红素和胆绿素,胆色素的浓度和种类决定胆汁的颜色。

卵磷脂与胆盐形成微胶粒,胆固醇溶于其中。卵磷脂是胆固醇的有效溶剂。当胆汁中的胆固醇过多或胆盐、卵磷脂过少时,胆固醇容易沉积下来,是形成胆结石的原因之一。

笔记栏

（二）胆汁的作用

1.促进脂肪的消化　胆汁中的胆盐、卵磷脂和胆固醇等可作为乳化剂来降低脂肪的表面张力,使脂肪乳化成微粒,分散在肠腔中,增加与胰脂肪酶的接触面积,促进了脂肪的分解消化。

2.促进脂肪和脂溶性维生素的吸收　在小肠绒毛表面覆盖着一层不流动的静水层,脂肪分解产物不易穿过静水层到达肠黏膜表面被上皮细胞所吸收。胆盐因其分子结构特点,到达一定浓度时,可聚合成微胶粒。肠腔中脂肪的分解产物可渗入微胶粒中,形成水溶性的混合微胶粒。混合微胶粒很容易穿过静水层而到达肠黏膜表面,从而促进脂肪分解产物的吸收。胆汁这一作用也有助于脂溶性维生素 A、D、E、K 的吸收。

3.中和胃酸及促进胆汁自身分泌　胆汁进入十二指肠后,还可中和一部分胃酸。胆汁中的胆盐被推进回肠末端时,95% 左右被肠黏膜吸收入血,随后经门静脉回到肝脏,再随胆汁被分泌入十二指肠,这一过程称为胆盐的肠-肝循环,返回肝脏的胆盐有刺激肝胆汁分泌的作用,称为胆盐的利胆作用。

（三）胆汁分泌和排出的调节

进食刺激消化道内的感受器,通过神经、体液两种途径调节胆汁的分泌,其中体液因素的作用更重要。

1.神经因素的调节　迷走神经兴奋可刺激肝细胞分泌胆汁,并引起胆囊收缩;进食后胃泌素和促胰液素释放可刺激肝细胞分泌胆汁,同时胆囊收缩素释放可使胆囊平滑肌强烈收缩和奥迪括约肌舒张,因而促进了肝胆汁的分泌和胆囊胆汁的排放。

2.体液因素的调节　体液调节中以胃泌素的作用最强。促胰液素促进胆汁中的水、HCO_3^- 分泌增多,而胆盐不增加。胃泌素作用于肝细胞和胆囊,促进胆汁分泌和胆囊收缩。也可通过刺激胃酸分泌,间接引起胰泌素释放而刺激胆汁分泌。胰泌素作用于胆管系统,引起胆汁的分泌和 HCO_3^- 含量增加,而胆盐的分泌并不增加。胆囊收缩素可引起胆囊强烈收缩,同时松弛奥迪括约肌,因此可促使胆囊内胆汁大量排放。对胆管上皮细胞也有一定的刺激作用,使胆汁和 HCO_3^- 的分泌轻度增加。

三、小肠液及其作用

1.小肠液的性质及成分　小肠液是由十二指肠腺和小肠腺分泌的(pH 值为 7.6)弱碱性的液体,成人小肠液每日分泌量为 1 ~ 3 L。小肠液主要成分有水、无机盐、黏蛋白和消化酶(肠激酶、肠淀粉酶),小肠黏膜上皮细胞内有多肽酶、二肽酶、三肽酶、双糖酶、麦芽糖酶、蔗糖酶和乳糖酶,渗透压与血浆相等。小肠腺(李氏腺)液体中水多,较稀薄,渗透压低,利于水及水溶性物质吸收。十二指肠腺(布伦纳腺)较黏稠(有黏蛋白,呈碱性),保护其黏膜免遭胃酸的破坏,其渗透压等于血浆。

2.小肠液的主要生理作用　稀释消化产物,降低肠内容物的渗透压,以利于水分和营养物质吸收的进行;小肠液不断地分泌,又不断地被肠黏膜再吸收,这种液体的交流为营养物质的吸收提供了媒介;肠致活酶可以激活胰蛋白酶原成为胰蛋白酶,促进蛋白质的消化;小肠液的碱性可中和胃酸,保护十二指肠不被胃酸侵蚀。

3.小肠液分泌的调节　小肠液的分泌是经常进行的,但在不同条件下,分泌量的

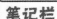

变化很大。小肠液的分泌也受神经和体液的调节,食糜对小肠黏膜局部的机械刺激和化学刺激都可通过肠壁内神经丛的局部反射而引起小肠液的分泌。刺激迷走神经可引起十二指肠腺的分泌,但对其他部位肠腺的作用并不明显。

四、小肠的运动

小肠壁的平滑肌由环行肌和纵行肌组成,二者具有较复杂的收缩关系,特别是邻近部位的肌肉收缩在时间和空间上的组合,构成了小肠运动的多种形式。

(一)小肠的运动形式

1. 紧张性收缩 小肠保持一定的形态和位置,并维持肠腔内一定的压力,紧张性收缩是小肠其他运动形式的基础,同时对混合食糜有一定的作用,当紧张性收缩增强时,有利于肠内容物的混合与推进,也有利于吸收;反之,肠管容易扩张,肠内容物的混合与推进减慢。

2. 分节运动 是一种以小肠环形肌收缩和舒张为主的节律性运动,是小肠运动的主要形式。在食糜所在的一段肠管上,环形肌以一定的间隔在许多点同时收缩,将食糜分割成许多节段。数秒后,收缩的部位开始舒张,而原来舒张的部位开始收缩,将每段食糜又分成两半,相邻的两半重新组合成新的节段,如此反复进行,使食糜不断地被分开又合拢(图6-4)。分节运动可促使食糜更充分地与消化液混合,便于消化酶对食物的分解,还可延长食糜在小肠内的停留时间,增大食糜与小肠黏膜接触面积,并挤压肠壁促进血液和淋巴回流,以利于消化和吸收。

小肠各段的分节运动的频率不同,十二指肠的频率为每分钟11次,回肠末端约为每分钟8次,这有利于食糜向大肠方向推进。

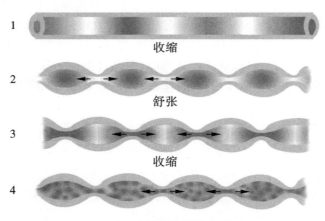

1

收缩

2

舒张

3

收缩

4

图6-4 小肠分节运动示意图

1. 肠管表面观;2、3、4. 肠管纵切面观,表示不同阶段的食糜节段分割和合拢组合情况

3. 蠕动 蠕动可发生在小肠的任何部位,其速度约为 0.5 ~ 2.0 cm/min,近端蠕动速度较远端快,可使小肠内容物向大肠方向推进。蠕动冲是一种进行速度快(2 ~ 25 cm/min)、传播距离较远的蠕动,常由进食或药物引起,使食糜从小肠近端一次推向远端或结肠。此外,在十二指肠和回肠末端存在着推进方向相反的逆蠕动,能延缓食

糜在小肠的停留时间,利于食物的消化和吸收。

肠蠕动时肠腔内容物被推动而产生一种声音,称为肠鸣音。肠鸣音的强弱可反应肠蠕动的情况。肠鸣音增强,说明肠蠕动亢进;肠鸣音减弱,说明肠麻痹。

(二)小肠运动的调节

1.神经调节   通过交感神经和副交感神经及壁内神经丛对小肠平滑肌施加影响。

(1)壁内神经丛的作用   当机械、化学刺激作用于肠壁感受器,通过局部反射引起平滑肌的蠕动。

(2)外来神经的作用   一般来说,副交感神经兴奋能加强肠运动,而交感神经兴奋则产生抑制作用。外来神经调节与肠肌的实时状态有关,当肠肌的紧张性高时,无论是副交感神经还是交感神经兴奋,都使之抑制,当肠肌的紧张性低时,这两种神经兴奋都有增强其活动的作用。

2.体液调节   胃肠道的内容物、乙酰胆碱、5-羟色胺、P物质、胃泌素、胆囊收缩素等促进小肠运动,促胰液素、肾上腺素等对小肠的运动有抑制作用。

(三)回盲括约肌的功能

回肠末端与盲肠交界处的环行肌显著加厚,称为回盲括约肌。回盲括约肌平时保持轻微的收缩状态,可以控制回肠内容物进入大肠的量,并阻止大肠内容物倒流入回肠。

当食物入胃,可引起胃-肠反射,使回肠蠕动增强。当蠕动波快到回肠末端时,回盲括约肌便舒张,约4 mL食糜推送入结肠。回肠的充胀刺激或对回肠黏膜的机械刺激可通过局部反射引起回盲括约肌收缩。

第五节   大肠内消化

大肠没有重要的消化功能。其主要作用是吸收水分和少量无机盐,且将未消化的食物残渣形成粪便并排出体外。

(一)大肠液及其作用

大肠液由大肠腺和黏膜杯状细胞分泌的,pH 值为 8.3 ~ 8.4。大肠液的主要成分为水、无机盐和黏液,其主要作用是保护黏膜,润滑粪便。大肠液的分泌主要由食物残渣对肠壁的机械性刺激所引起。

大肠内有许多细菌,可随食物和空气进入消化管。大肠内的环境适合细菌的生长和繁殖。粪便中的细菌占粪便固体总量的 20% ~ 30%。这些细菌可以利用大肠内的简单物质合成 B 族维生素和维生素 K,并且被肠壁吸收后对机体有营养作用。若长期使用肠道抗生素,肠内细菌被抑制,可引起 B 族维生素和维生素 K 的缺乏。

未被消化的糖和脂肪可被细菌酵解,产生乳酸、醋酸、二氧化碳、脂肪酸、甘油和胆碱等,细菌可使蛋白质腐败,产生胨、肽、氨基酸、氨、硫化氢、组胺、吲哚等。细菌的分解产物有些是有害物质,一部分被细菌利用,大部分随粪便排出或以气体形式排出体外,少量被吸收入血,由肝脏解毒。消化不良或便秘时,一些有毒物质产生和吸收增多,不能及时被清除,严重时可危害机体的正常功能。

（二）大肠的运动

大肠的运动少而缓慢,对刺激的反应也较迟钝。这些特点都与大肠的功能相适应,大肠的运动形式分三种。

1. 袋状往返运动　由环形肌无规律的收缩引起,可使结肠袋内的内容物向两个方向做短距离位移,但并不向前推进。袋状往返运动是空腹时最多见的一种运动。

2. 分节或多袋推进运动　为一个结肠袋或一段结肠收缩,能使内容物移向下段结肠的运动。

3. 蠕动　与小肠的运动相似,大肠的蠕动是由一些稳定向前推进的收缩波组成以 $1 \sim 2$ cm/min 的速度将肠腔内容物向前推进。大肠还有一种速度快、传播远的蠕动称为集团蠕动,这种运动通常始于横结肠,快速蠕动至降结肠或乙状结肠,产生便意。多在早餐或进食后发生,每日发生 $3 \sim 4$ 次,可能由十二指肠-结肠反射引起。

（三）排便与排便反射

食物残渣在大肠内停留十余小时,在这一过程中,大部分水分、无机盐和维生素被大肠黏膜吸收,未被消化的食物残渣经过细菌的发酵和腐败作用,形成粪便。除食物残渣外,粪便中还包括脱落的上皮细胞、大量细菌、肝排出的胆色素衍生物,以及由肠壁排出的某些重金属如钙、镁、汞等盐类。正常人直肠内通常没有粪便,当肠蠕动将粪便推入直肠时,刺激了直肠壁内的感受器,冲动沿盆神经和腹下神经传至脊髓腰骶部的初级排便中枢,同时上传至大脑皮层引起便意。大脑皮层可控制排便活动,在条件允许的情况下,大脑皮层对脊髓排便中枢的抑制解除,传出冲动沿盆神经的传出神经,引起降结肠、乙状结肠和直肠收缩,肛门内括约肌舒张,同时阴部神经的传出神经冲动减少,肛门外括约肌舒张,将粪便排出体外。此外,在排便时腹肌和膈肌收缩,使腹内压增加,以促进粪便的排出。如果条件不适合于排便,大脑皮层发出冲动,抑制初级排便中枢的活动,使排便受到抑制。排便反射受大脑皮层的控制,昏迷和高位截瘫的患者,排便反射仍可进行,但失去了大脑皮层的意识控制,称为排便失禁。正常人直肠壁内的感受器对粪便的压力刺激具有一定的阈值,当达到此阈值时即可引起排便反射,如果经常有意地抑制排便,会降低直肠对粪便压力刺激的正常敏感性而使阈值升高,使粪便在肠腔内停留时间延长,水分吸收过多而变的干硬,可导致便秘。经常便秘又可导致痔疮、肛裂等疾病。因此,应养成定时排便的良好习惯。

第六节　吸　收

消化道内经过消化的营养物质、水和无机盐透过消化道黏膜进入血液循环和淋巴液的过程称为吸收。消化是吸收的前提,正常人体所需要的营养物质和水都是经过消化道吸收进入人体的。因此,吸收功能对于维持人体正常生命活动是十分重要的。

一、吸收的部位及机制

（一）吸收的部位

消化道不同的部位吸收能力和速度是不同的,主要取决于各部分消化道的组织结构,以及食物在各部位被消化的程度和停留时间。食物在口腔、食管一般不被吸收,胃内只有少量的水和酒精被吸收,大肠可吸收一些水和无机盐,糖类、蛋白质和脂肪的消化产物大部分是在十二指肠和空肠被吸收的,而回肠有其独特的功能,即主动吸收胆盐和维生素 B_{12}。对于大部分营养物质成分,当它们到达回肠时,通常已被吸收完毕。由此可见,小肠吸收的物质种类最多、数量最大,是营养物质消化吸收的主要部位(图6-5)。成人每天分泌消化液 6~8 L,也在此重吸收。

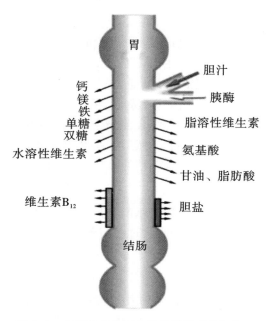

图6-5　主要营养物质在消化道的吸收部位

小肠之所以成为营养物质吸收的主要场所,是因小肠有许多吸收的有力条件:①食物在小肠已被充分消化,食物在小肠经胰液、胆汁和小肠液消化后已变成可被吸收的小分子物质;②小肠黏膜具有吸收能力,小肠黏膜为单层柱状细胞,其细胞膜上有转运蛋白质,小肠吸收面积大,吸收量大,小肠长达 5~6 m,小肠黏膜上有大量绒毛和微绒毛,其吸收总表面积可达到 200 m^2,吸收量约 8 L/d;③食物在小肠内停留时间长,食物在小肠停留约 10 h,有足够的时间被吸收,绒毛的收缩具有吸收作用,绒毛缩短时将血液、淋巴液及所含的已被吸收的营养物质挤走;④绒毛伸长时能抽吸肠腔内的营养物质进入血液和淋巴液。

(二)吸收的机制

营养物质和水通过两种途径进入血液和淋巴,一种为跨细胞途径,即通过绒毛膜柱状上皮细胞的腔面膜进入细胞内,再由细胞底侧膜到达细胞间隙然后进入血液和淋巴;另一种为旁细胞途径,即肠腔内物质通过肠上皮细胞间的紧密连接进入细胞间隙,然后再转入到血液和淋巴。

营养物质的吸收主要有被动转运和主动转运两种方式。①被动转运,是通过滤过、渗透、扩散和易化扩散等方式进入肠壁血管和淋巴管,这种方式不需要吸收能量,物质依靠浓度差扩散,由高浓度侧向低浓度侧移动;②主动转运,是依靠肠黏膜上皮细

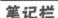

胞膜上的转运蛋白,在耗能的情况下,使物质逆着电-化学梯度将物质由肠腔经黏膜细胞转运至壁内血液和淋巴。

二、主要营养物质的吸收

(一)糖的吸收

食物中的糖类一般需被分解为单糖后才被吸收,吸收的途径是血液。肠腔内的单糖主要是葡萄糖,其余是半乳糖、果糖和甘露糖。各种单糖的吸收速率不同,半乳糖和葡萄糖吸收最快,果糖次之,甘露糖最慢。葡萄糖的吸收是逆浓度差进行的,是主动转运过程,其能量来自钠泵,属继发性主动转运。在肠绒毛上皮细胞的基侧膜上有钠泵,钠泵不断将细胞内的钠泵入细胞间液,再进入血液。由于钠泵转运使细胞内钠浓度降低,而在细胞膜外即肠腔内形成了钠的高势能。在小肠上皮刷状缘上存在有转运葡萄糖的转运体。当钠离子通过与转运体结合,顺浓度差进入细胞内时,由此释放的能量,可用于葡萄糖分子逆浓度差进入细胞。然后在基底膜通过载体异化扩散进入细胞间液,再进入血液。若钠的转运受阻,葡萄糖的吸收也发生障碍。

(二)蛋白质的吸收

食物中的蛋白质消化产物一般以氨基酸的形式被吸收。吸收的部位主要在小肠上段,吸收的途径是血液。氨基酸的吸收过程与葡萄糖吸收相似,也是与钠吸收耦联进行的继发性主动转运。

(三)脂肪的吸收

在小肠内,脂肪消化后形成甘油、脂肪酸、一酰甘油。肠腔中的胆固醇酯在消化液中的胆固醇酯酶的作用下分解成游离的胆固醇。脂肪消化产物中的长链脂肪酸、一酰甘油和胆固醇等不溶于水,很快与胆汁中的胆盐形成水溶性混合微胶粒,从而增加与黏膜的接触面积,大大加快了吸收。混合微胶粒透过肠黏膜上皮细胞表面的静水层到达细胞的微绒毛,其中各种成分又从微胶粒中释出,通过单纯扩散进入细胞内,而胆盐在此不被吸收,一部分留在肠腔内继续发挥作用,另一部分在回肠主动转运入血。长链脂肪酸和一酰甘油进入上皮细胞后重新合成三酰甘油。胆固醇则在细胞内酯化形成胆固醇酯,二者与细胞内生成的载脂蛋白一起构成乳糜微粒,然后以出胞方式进入细胞间隙,再进入淋巴。脂肪主要在十二指肠和近侧空肠中被吸收。

脂肪的吸收可由淋巴和血液两种途径完成,中、短链三酰甘油水解产生的脂肪酸和一酰甘油是水溶性的,可以直接进入肝门静脉运输,而乳糜微粒以及多数长链脂肪酸则由淋巴途径间接进入血液。由于膳食中的动植物油脂中含有15个以上碳原子的长链脂肪酸较多,所以脂肪的吸收途径以淋巴为主。

(四)水、无机盐和维生素的吸收

1. 水的吸收　人体每天摄入的水为 $1.5 \sim 2.0$ L,消化腺每日分泌 $6 \sim 8$ L 的消化液,而随粪便排出的水分只有 $0.1 \sim 0.2$ L,所以胃肠道每日吸收的液体量约为 8 L。水的吸收是被动的,各种溶质,特别是氯化钠的主动吸收所产生的渗透压梯度是水被吸收的主要动力。严重呕吐、腹泻可使人体丢失大量水分和电解质,从而导致人体脱水和电解质紊乱。

2.无机盐的吸收 各种无机盐的吸收难易程度不同,一价的碱性盐类如钠、钾、铵盐吸收速度很快,多价碱性盐类如镁、钙吸收速度很慢,与钙结合形成沉淀的盐如硫酸钙、磷酸钙等均不能被吸收。

3.钠的吸收 钠离子的吸收是主动的,空肠对钠吸收的能力较强,肠上皮细胞基侧膜上的钠泵将胞内的钠离子主动转运入血,造成胞内的钠离子浓度降低,肠腔内钠离子借助与刷状缘上的转运体,以易化扩散的形式进入细胞内。因这类转运体往往和单糖或氨基酸共享,所以钠离子的主动吸收为单糖和氨基酸的吸收提供动力。反之,单糖和氨基酸的存在也促进钠离子的吸收。

4.铁的吸收 人每日吸收的铁约为 1 mg,仅为食物中铁含量的1/10,主要在十二指肠和空肠被吸收。铁的吸收与人体对铁的需要有关。急性失血患者、孕妇和儿童对铁的需要量增加,铁的吸收也增加。食物中的铁,绝大部分为三价铁,不易被吸收,需还原为亚铁才能被吸收。维生素 C 能使三价铁还原成亚铁而促进铁的吸收。铁在酸性环境中易溶解而便于吸收,因此胃酸有促进铁吸收的作用。胃大部切除或胃酸分泌减少的患者,由于铁吸收障碍而导致缺铁性贫血。

5.钙的吸收 食物中的钙只有少部分被吸收,大部分随粪便排出体外。钙只有呈离子状态才能被吸收,钙盐在酸性环境下溶解度加大,吸收也加快,维生素 D 可促进钙的吸收。钙吸收的主要部位是小肠的上段,尤其以十二指肠吸收钙能力最强。钙的吸收属于主动转运过程,进入肠黏膜细胞的钙通过位于细部底膜和侧膜的钙泵活动,将钙主动转运进入血液。

6.负离子的吸收 在小肠吸收的负离子有 Cl^- 和 HCO_3^-。肠腔内 Na^+ 被吸收所造成的电位变化可促进负离子向细胞内移动,但负离子也可能独立进行移动。

(五)维生素的吸收

维生素分为脂溶性维生素和水溶性维生素两类。水溶性维生素主要以扩散的方式在小肠上段被吸收,但维生素 B_{12} 需与内因子结合才能在回肠被吸收。脂溶性维生素 A、D、E、K 的吸收与脂肪的吸收相似,一般先与胆盐结合形成水溶性复合物,通过小肠黏膜表面的静水层进入细胞,然后与胆盐分离,再透过细胞膜进入血液和淋巴。

第七节 消化器官活动的调节

在人体的整体功能中,消化系统各器官之间的活动是密切配合的。例如,咀嚼和吞咽能引起胃容受性舒张,同时也引起胃液、胰液和胆汁的分泌增加。消化系统的功能活动还可根据人体所处的状态而发生适应性的变化,如在非消化期,消化道运动较弱,消化腺分泌也较少;在消化期,消化道运动加强,消化腺分泌增多。此外,消化系统与人体其他系统的活动如循环、呼吸、代谢等也是密切相关的,消化系统与各相关系统相互配合,协调一致,这些都是在神经和体液的双重调节下实现的。

(一)神经调节

神经系统对胃肠功能的调节,是通过外来的自主神经和位于消化管壁内的壁内神经丛这两个系统相互协调、统一而完成(图6-6)。

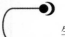

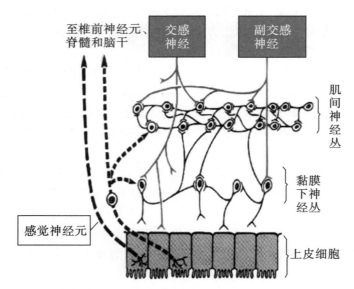

图 6-6 消化道内在神经丛与自主神经关系

1. 外来神经　即自主神经,包括交感神经和副交感神经,其中副交感神经对消化功能的影响更大。除口腔、咽、食管上段及肛门外括约肌受躯体运动神经支配外,消化器官的其他部位均受交感神经和副交感神经双重支配。

(1)交感神经　起源于由脊髓的第 5 胸节至第 3 腰节侧角发出的节前神经,在腹腔神经节和腹下神经节交换神经元后,节后纤维分布到唾液腺、胃、小肠、结肠、肝、胆囊和胰腺。节后纤维末梢释放的递质为去甲肾上腺素。一般情况下,交感神经兴奋可使胃肠运动减弱,消化液分泌减少,但对胆总管括约肌、回盲括约肌和肛门内括约肌则引起这些括约肌的收缩,对某些唾液腺也起刺激分泌作用。

(2)副交感神经　通过迷走神经、盆神经,第Ⅷ、Ⅹ对脑神经中的副交感神经支配消化器官。迷走神经发自延髓的迷走神经核,支配食管下段、胃、小肠、结肠右 1/3、肝、胆囊和胰腺。盆神经起自脊髓底段,支配远端结肠和直肠。第Ⅷ、Ⅹ对脑神经中的副交感神经纤维支配唾液腺。到达胃肠的纤维都是节前纤维,在壁内神经丛中换元后,节后纤维支配胃肠平滑肌、腺细胞。节后纤维释放的递质以乙酰胆碱为主。副交感神经兴奋时使消化运动增强,消化液的分泌增多,使胃肠括约肌舒张,促进胆汁排放。

2. 内在神经　内在神经丛也称壁内神经丛,分布于从食管至肛门的管壁内。内在神经包括黏膜下神经丛和肌间神经丛。黏膜下神经丛的神经元分布在消化黏膜下,其中运动神经元末梢释放乙酰胆碱和血管活性肠肽,主要调节腺细胞和上皮细胞功能。肌间神经丛的神经元分布在纵行肌和环行肌之间,兴奋性递质为乙酰胆碱和 P 物质,抑制性递质为一氧化氮。黏膜下神经丛和肌间神经丛均由大量的神经元和神经纤维组成,两种神经丛之间也存在着复杂的纤维联系。内在神经丛内存在感觉神经元、运动神经元和大量的中间神经元。通过纤维联系,这些神经元把胃肠壁的各种感受器和效应器联结在一起,形成了一个相对独立的局部反射系统,在胃肠活动调节中具有重要作用。食物对消化管壁的机械和化学刺激,可不通过脑和脊髓而仅仅通过局部的壁内神经丛,引起消化管的运动和消化腺的分泌。但正常情况下,壁内神经丛的活动受外来神经的调节。

内在神经丛中多数副交感神经纤维是兴奋性的胆碱能纤维,对消化管的运动和消化腺的分泌起兴奋作用。但也有少数是抑制性纤维,其中有些末梢释放的递质可能是肽类物质,如血管活性肽、P物质、脑啡肽和生长抑素等,还有一氧化氮。因此,有人将这些神经称为肽能神经。目前认为,胃的容受性舒张、机械刺激引起的小肠充血,是神经兴奋释放血管活性肠肽或一氧化氮所致。

调节消化器官活动的神经中枢位于延髓、下丘脑、边缘叶及大脑皮质等处。当刺激作用于消化器官内、外的某些感受器时,传入神经将冲动传至上述有关中枢,再通过传出神经到达消化管壁的平滑肌腺体,使腺体的活动发生改变。这些反射性调节包括非条件反射与条件反射。

(1)非条件反射　食物直接刺激消化管壁的机械感受器和化学感受器引起的反射。食物在口腔内可刺激口腔黏膜、舌、咽等处的感受器,冲动沿第Ⅴ、Ⅶ、Ⅸ、Ⅹ对脑神经传入到延髓等中枢,反射性地引起唾液分泌增加,同时还能引起胃液、胰液、胆汁等消化液分泌的增加,以及胃容受性舒张,从而为食物在胃肠内消化创造有利条件。食物入胃后,刺激胃黏膜感受器,一是通过迷走-迷走反射引起的胃的运动加强,胃液、胰液、胆汁等消化液分泌增加;另一个是通过壁内神经丛反射,引起胃运动加强,胃液分泌增加。食糜进入小肠后,刺激小肠内的机械、化学感受器,可通过迷走-迷走反射引起胃液、胰液、胆汁等消化液分泌增加,以利于小肠化学消化,也可通过壁内神经丛反射促进小肠运动,以利于小肠内机械消化,通过肠-胃反射抑制胃的运动,延缓胃的排空。

(2)条件反射　人在进食前或进食时,食物的形状、颜色、气味、进食的环境以及与进食有关的语言、文字等,均可成为条件刺激,分别作用于嗅觉、视觉、听觉等感受器,反射性引起消化管运动和消化腺分泌的改变。条件反射使消化器官的活动更加协调,并为食物的即将到来做好准备。

(二)体液调节

现已证明,从胃到大肠的黏膜层内,分布着数十种内分泌细胞,其总数远远超过体内所有内分泌腺中内分泌细胞的总和。因此,消化道既是消化器官,也是体内最大、最复杂的内分泌器官。

1.胃肠激素　在胃肠道的黏膜层内内分泌细胞分泌多种肽类物质,统称为胃肠激素。胃肠激素与神经系统共同调节消化器官的运动、分泌和吸收等功能。胃肠激素的作用主要有三个方面:①调节消化管的运动和消化腺的分泌;②影响其他激素的释放;③促进消化管组织代谢、生长的营养作用。胃肠激素中已被确定的有促胃液素(胃泌素)、促胰液素(胰泌素)、缩胆囊素(胆囊收缩素)等。

2.其他体液因素　消化液的分泌除受神经、胃肠激素作用外,还受其他体液因素,如组织胺、盐酸和胆盐的调节。

(三)社会心理因素对消化功能的影响

消化功能和许多其他功能一样,时刻受到各种社会、心理因素的影响。不良的心理刺激不仅影响胃肠道运动功能,还影响消化腺的分泌。例如愤怒、焦虑时可使唾液

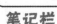

分泌减少、胃肠蠕动加快、胃酸分泌增加,诱发或加重胃肠溃疡,还可出现厌食、恶心、呕吐;而精神乐观、情绪稳定可使消化器官活动旺盛,从而促进食欲,有益于健康。

第八节　消化性溃疡

消化性溃疡是常见病。多年来对它的研究虽有许多发展,但对其疾病发生学仍然没有十分了解。近年来,从前列腺素与胃黏膜保护,胃泌素、生长抑素等胃肠激素,遗传因素、应激及幽门螺杆菌等方面进一步探索其发病机制,对消化性溃疡的防治将有改进。

（一）消化性溃疡疼痛特点

1. 长期性　由于溃疡发生后可自行愈合,但每于愈合后又好复发,故常有上腹疼痛长期反复发作的特点,整个病程平均 6~7 年,有的可长达一二十年,甚至更长。

2. 周期性　上腹疼痛呈反复周期性发作,乃为此种溃疡的特征之一,尤以十二指肠溃疡更为突出,中上腹疼痛发作可持续几天,几周或更长,继以较长时间的缓解,全年都可发作,但以春、秋季节发作者多见。

3. 节律性　溃疡疼痛与饮食之间的关系具有明显的相关性和节律性,在一天中,凌晨 3 点至早餐的一段时间,胃酸分泌最低,故在此时间内很少发生疼痛,十二指肠溃疡的疼痛好发于二餐之间,持续不减直至下餐进食或服制酸药物后缓解,一部分十二指肠溃疡患者,由于夜间的胃酸较高,尤其在睡前曾进餐者,可发生半夜疼痛,胃溃疡疼痛的发生较不规则,常在餐后 1 h 内发生,经 1~2 h 后逐渐缓解,直至下餐进食后再复出现上述节律。

4. 疼痛部位　十二指肠溃疡的疼痛多出现于中上腹部,或在脐上方,或在脐上方偏右处;胃溃疡疼痛的位置也多在中上腹,但稍偏高处,或在剑突下和剑突下偏左处,疼痛范围约数厘米直径大小,因为空腔内脏的疼痛在体表上的定位一般不十分确切,所以,疼痛的部位也不一定准确反映溃疡所在解剖位置。

5. 疼痛性质　多呈钝痛,灼痛或饥饿样痛,一般较轻而能耐受,持续性剧痛提示溃疡穿透或穿孔。

6. 影响因素　疼痛常因精神刺激、过度疲劳、饮食不慎、药物影响、气候变化等因素诱发或加重;可因休息、进食、服制酸药、以手按压疼痛部位、呕吐等方法而减轻或缓解。

（二）消化性溃疡其他症状与体征

1. 其他症状　本病除中上腹疼痛外,尚可有唾液分泌增多、胃灼热、反胃、嗳酸、嗳气、恶心、呕吐等其他胃肠道症状,食欲多保持正常,但偶可因食后疼痛发作而惧食,以致体重减轻,全身症状可有失眠等神经官能症的表现,或有缓脉、多汗等自主神经系统不平衡的症状。

2. 体征　溃疡发作期,中上腹部可有局限性压痛,程度不重,其压痛部位多与溃疡的位置基本相符。

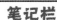

（三）发病机制

1. 胃酸分泌过多。

2. 幽门螺杆菌感染　是慢性胃炎的主要病因，是引起消化性溃疡的重要病因，在幽门螺杆菌黏附的上皮细胞可见微绒毛减少，细胞间连接丧失，细胞肿胀，表面不规则，细胞内黏液颗粒耗竭，空泡样变，细菌与细胞间形成黏着蒂和浅杯样结构。

3. 胃黏膜保护作用　正常情况下，各种食物的理化因素和酸性胃液的消化作用均不能损伤胃黏膜而导致溃疡形成，乃是由于正常胃黏膜具有保护功能，包括黏液分泌，胃黏膜屏障完整性，丰富的黏膜血流和上皮细胞的再生等。

在胃黏膜表面有 $0.25 \sim 0.5$ mm 的黏液层，这一厚度约为表面上皮细胞厚度的 $10 \sim 20$ 倍，约相当于胃腺深度的 $1/4 \sim 1/2$，黏液在细胞表面形成一非动层；黏液内又含粘蛋白，其浓度为 $30 \sim 50$ mg/mL，黏液内所含的大部分水分填于黏蛋白的分子间，从而有利于阻止氢离子的逆弥散，胃表面上皮细胞还能分泌重碳酸盐，其分泌量约相当于胃酸最大排出量的 $5\% \sim 10\%$，胃分泌 HCO_3^- 的过程依赖于代谢能量，细胞内 CO_2 和 H_2O 在碳酸酐酶的作用下，生成 HCO_3^-；后者穿越管腔内膜，与 Cl^- 交换，而分泌入胃腔中；细胞的基底侧膜内有 $Na^+ - K^+ - ATP$ 酶，在该酶作用下，细胞外保持 Na^+ 的高浓度，Na^+ 再弥散入细胞内，作为交换，在 HCO_3^- 形成过程中生成的 H^+ 得以排出细胞外。

无论是黏液还是重碳酸盐，单独均不能防止胃上皮免受胃酸和胃蛋白酶的损害，两者结合则形成有效的屏障，黏液作为非流动层而起缓冲作用；在黏液层内，重碳酸盐慢慢地移向胃腔，中和慢慢地移向上皮表面的酸，从而产生一跨黏液层的 H^+ 梯度，胃内 pH 值为 2.0 的情况下，上皮表面黏液层内 pH 可保持 7.0，这一梯度的形成取决于碱分泌的速率及其穿过黏液层的厚度，而黏液层的厚度又取决了黏液新生和从上皮细胞表面丢失入胃腔的速率，上述因素中任何一个或几个受到干扰，pH 梯度便会减低，防护性屏障便遭到破坏。

4. 胃排空延缓和胆汁反流　胃溃疡病时胃窦和幽门区域的这种退行性变可使胃窦收缩失效，从而影响食糜的向前推进，胃排空延缓可能是胃溃疡病发病机制中的一个因素。

十二指肠内容物中某些成分，如胆汁酸和溶血卵磷脂可以损伤胃上皮，十二指肠内容物反流入胃可以引起胃黏膜的慢性炎症，受损的胃黏膜更易遭受酸和胃蛋白酶的破坏，胃溃疡病时空腹胃液中胆汁酸结合物较正常对照者的浓度显著增高，从而推想胆汁反流入胃可能在胃溃疡病的发病机制中起重要作用。

5. 胃肠肽的作用　已知许多胃肠肽可以影响胃酸分泌，但只有胃泌素与消化性溃疡关系的研究较多，关于胃泌素在寻常的消化性溃疡发病机制中所起的作用，尚不清楚。

6. 遗传因素　现已一致认为消化性溃疡的发生具有遗传素质，而且证明胃溃疡和十二指肠溃疡病系单独遗传，互不相干，胃溃疡患者的家族中，胃溃疡的发病率较正常人高 3 倍；而在十二指肠溃疡患者的家族中，较多发生的是十二指肠溃疡而非胃溃疡。

7. 药物因素　某些解热镇痛药、抗癌药等，如吲哚美辛、保泰松、阿司匹林、肾上腺皮质激素、氟尿嘧啶、氨甲蝶呤等曾被列为致溃疡因素，在上述药物中，对阿司匹林的研究比较多，结果表明规律性应用阿司匹林的人容易发生胃溃疡病，有人指出，规律性应用阿司匹林者较之不用阿司匹林者胃溃疡病的患病率约高3倍。

8.环境因素 吸烟可刺激胃酸分泌增加,一般比不吸烟者可增加91.5%;吸烟可引起血管收缩,并抑制胰液和胆汁的分泌而减弱其在十二指肠内中和胃酸的能力,导致十二指肠持续酸化;烟草中烟碱可使幽门括约肌张力减低,影响其关闭功能而导致胆汁反流,破坏胃黏膜屏障,消化性溃疡的发病率在吸烟者显著高于对照组,在相同的有效药物治疗条件下,溃疡的愈合率前者亦显著低于后者,因此,长期大量吸烟不利于溃疡的愈合,亦可致复发。

食物对胃黏膜可引起理化性质损害作用,暴饮暴食或不规则进食可能破坏胃分泌的节律性,据临床观察,咖啡、浓茶、烈酒、辛辣调料、泡菜等食品,以及偏食、饮食过快、太烫、太冷、暴饮暴食等不良饮食习惯,均可能是本病发生的有关因素。

9.精神因素 根据现代的心理-社会-生物医学模式观点,消化性溃疡属于典型的心身疾病范畴之一,心理因素可影响胃液分泌。

 问题分析与能力提升

1.患者,男,32岁,周期性上腹疼痛6年,腹痛位于上腹部偏左,多为钝痛,一般较轻,能忍受,呈反复发作、反酸、嗳气等症状。多在春或秋季发作,精神紧张或服用阿司匹林等药物也可诱发,疼痛多在餐后半小时出现,持续1~2 h后逐渐消失,直至下次进餐后重复上述规律。每次发作短则数天,长则数月,经治疗后好转或自行缓解,发作期与缓解期交替出现。

检查结果:胃镜检查显示胃小弯一黏膜溃疡,基底部有白色或灰白色厚苔,边缘整齐,周围黏膜充血,水肿,易出血。病理检查证实为良性溃疡,幽门螺杆菌检测阳性,粪便隐血阳性。

诊断:胃溃疡

请问:①胃液的主要成分是什么? 这些成分对食物的消化有何作用? ②胃液中的黏液有何特点? 其生理作用是什么? ③胃酸分泌过多对机体有何危害? ④胃黏膜如何保护自身免受胃酸和胃蛋白酶的侵蚀?

2.患者,男,37岁,上腹部疼痛8 h。自诉在饱餐,饮酒后约3 h上腹部疼痛突然发作,呈持续性,伴阵发性加重,向后腰背放射,取前倾位可减轻疼痛;伴有恶心和呕吐,吐出物含有胆汁,中等度发热,无发冷。

检查结果:轻微黄疸,中度腹胀,腹壁紧张,但腹式呼吸尚存。上腹部有压痛和反跳痛,肝浊音界可以叩出,肠鸣音减少。血白细胞1.5万/mm³,中性粒细胞比例明显增高;尿淀粉酶320 U;血清淀粉酶超过500%(Somogyi法);超声检查发现胰腺中度增大。

诊断:急性胰腺炎。

请问:①为什么说胰液是最重要的消化液? ②胰液中的蛋白消化酶以酶原形式储存和分泌,有何意义? ③胃液中的盐酸和胰液中的碳酸氢盐对胃肠内食物的消化各有何重要作用?

 同步练习

(一)选择题

1.有关消化道平滑肌生理特性的叙述,错误的是 (　　)

A.经常保持一定的紧张性　　　　B.富有伸展性

C.兴奋性低,收缩缓慢　　　　　　D.对化学及牵拉刺激较敏感

E.具有快而规则的自动节律性

笔记栏

2. 分泌促胃液素的细胞是 （　）
A. D 细胞
B. 主细胞
C. G 细胞
D. 黏液细胞
E. "S" 形细胞

3. 胃蛋白酶原转变为胃蛋白酶的激活物是 （　）
A. HCl
B. Cl^-
C. Na^+
D. K^+
E. 内因子

4. 纯净的胃液是一种 （　）
A. 无色酸性液体, 其 pH 值为 6.7～7.0
B. 淡绿色酸性液体, 其 pH 值为 0.9～1.5
C. 无色碱性液体, 其 pH 值为 7.4～8.0
D. 淡绿色碱性液体, 其 pH 值为 7.4～8.0
E. 无色酸性液体, 其 pH 值为 0.9～1.5

5. 有关胃蛋白酶的叙述, 错误的是 （　）
A. 最适 pH 值为 2 左右
B. 能水解蛋白质为氨基酸
C. 由主细胞分泌时呈酶原状态
D. 可由黏液细胞分泌
E. 是由胃蛋白酶原被盐酸激活后形成的

6. 黏液-碳酸氢盐屏障是 （　）
A. 主要由 G 细胞合成
B. 使胃酸分泌减少
C. 可激活胃蛋白酶原
D. 阻止胃黏膜细胞与胃蛋白酶及胃酸直接接触
E. 阻碍消化和吸收

7. 关于胃酸的生理作用, 下列哪项是错误的 （　）
A. 能激活胃蛋白酶原, 供给胃蛋白酶所需的酸性环境
B. 可促进维生素 B_{12} 的吸收
C. 可使食物中的蛋白质变性易于分解
D. 可杀死随食物进入胃内的细菌
E. 盐酸进入小肠后, 可促进胆汁、胰液、小肠液的分泌

8. 头期胃液分泌 （　）
A. 是纯神经反射性的
B. 是体液性的
C. 分泌量最少
D. 酸度不高
E. 胃蛋白酶含量很高

9. 胃期胃液分泌 （　）
A. 量较头期为少
B. 消化力最强
C. 由神经和体液因素共同调节
D. 仅体液因素参与
E. 无迷走神经参与

10. 下列哪项不属于胃液的作用 （　）
A. 杀菌
B. 激活胃蛋白酶原
C. 水解蛋白质
D. 对淀粉进行初步消化
E. 促进维生素 B_{12} 的吸收

11. 关于胃液分泌的叙述, 下列哪项是错误的 （　）
A. 壁细胞分泌盐酸
B. 幽门腺分泌黏液
C. 主细胞分泌促胃液素
D. 壁细胞分泌内因子
E. 黏液细胞分泌糖蛋白

12. 关于头期胃液分泌的叙述,正确的是 （ ）
   A. 只有食物直接刺激口腔才能引起　　　B. 是纯神经调节
   C. 不包括条件反射　　　　　　　　　　D. 传出神经是迷走神经
   E. 酸度低、消化力弱

13. 关于胃液分泌的描述,错误的是 （ ）
   A. 主细胞分泌胃蛋白酶原　　　　　　　B. 主细胞分泌内因子
   C. 壁细胞分泌盐酸　　　　　　　　　　D. 幽门腺和贲门腺分泌黏液
   E. 黏液细胞分泌黏液

14. 胃推进食物的运动方式是 （ ）
   A. 蠕动　　　　　　　　　　　　　　　B. 紧张性收缩
   C. 容受性舒张　　　　　　　　　　　　D. 强直收缩
   E. 分节运动

15. 胃特有的运动形式是 （ ）
   A. 蠕动　　　　　　　　　　　　　　　B. 紧张性收缩
   C. 容受性舒张　　　　　　　　　　　　D. 分节运动
   E. 袋状往返运动

16. 胃的运动形式是 （ ）
   A. 分节运动+蠕动　　　　　　　　　　B. 袋状往返运动+紧张性收缩
   C. 蠕动+紧张性收缩+容受性舒张　　　D. 分节或多袋推进运动+蠕动+紧张性收缩
   E. 集团蠕动+分节运动+蠕动

17. 胃头区的主要运动形式是 （ ）
   A. 蠕动　　　　　　　　　　　　　　　B. 分节运动
   C. 容受性舒张　　　　　　　　　　　　D. 强直收缩
   E. 集团运动

18. 影响胃排空的因素 （ ）
   A. 胃内容物含量与排空速度无关　　　　B. 胃内大颗粒食物较小颗粒排空快
   C. 情绪对胃的排空无影响　　　　　　　D. 低张盐液较等张及高张液排空快
   E. 胃内食物对胃壁的机械刺激促进排空

19. 抑制胃排空的因素 （ ）
   A. 胃内的消化产物　　　　　　　　　　B. 十二指肠内容物的机械刺激
   C. 十二指肠酸性食糜被中和　　　　　　D. 胃内容物的机械刺激
   E. 胃酸

20. 关于胃排空的叙述,不正确的是 （ ）
   A. 胃的蠕动是胃排空的动力　　　　　　B. 混合性食物在进餐后 4～6 h 完全排空
   C. 液体食物排空速度快于固体食物　　　D. 糖类食物排空最快,蛋白质最慢
   E. 迷走神经兴奋促进胃排空

21. 下列哪一种因素可抑制胃排空 （ ）
   A. 食物对胃的扩张刺激　　　　　　　　B. 迷走神经兴奋释放乙酰胆碱
   C. 胃内的氨基酸和肽浓度升高　　　　　D. G 细胞释放促胃液素增多
   E. 十二指肠内容物引起的肠-胃反射增强

22. 胃排空的速度最慢的物质是 （ ）
   A. 糖　　　　　　　　　　　　　　　　B. 蛋白质
   C. 脂肪　　　　　　　　　　　　　　　D. 糖与蛋白的混合物
   E. 糖、蛋白和脂肪的混合物

23. 关于胆盐肠-肝循环的描述,错误的是 （ ）
　　A. 胆盐在回肠吸收　　　　　　　　B. 经门静脉回到肝脏
　　C. 可被肝脏重新分泌出来　　　　　D. 是刺激胆汁分泌的主要刺激物
　　E. 不参与合成新的胆汁
24. 关于分节运动的叙述,错误的是 （ ）
　　A. 是一种以环形肌为主的节律性舒缩活动　　B. 是小肠所特有的
　　C. 明显推进食糜　　　　　　　　　D. 有助于消化和吸收
　　E. 食糜对肠黏膜的刺激使分节运动增多
25. 小肠利于吸收的条件,错误的是 （ ）
　　A. 吸收面积大　　　　　　　　　　B. 食物停留时间长
　　C. 绒毛的特殊结构　　　　　　　　D. 在小肠内,食物已消化为可吸收物质
　　E. 食糜推进速度快

(二)思考题
1. 试述胃液的主要成分和作用。
2. 为什么说小肠是消化和吸收的主要部位?

（刘　芳　刘　连）

第七章

能量代谢与发热

第一节 能量代谢

(一)能量代谢概述

参与机体能量代谢的物质主要包括三大类,即糖、脂肪、蛋白质。这三大营养物质是人体主要的能量来源,生命活动所需能量均由这些物质分解释放。能源物质分子结构中蕴藏着化学能,在氧化过程中碳氢键断裂生成 CO_2 和 H_2O,同时伴随着能量的释放。通常我们将 1 g 食物能释放出的能量称为热价。上述三大营养物质的热价可以分为物理热价和生物热价,前者指的是营养物质在体外充分燃烧时所能释放出的全部热量,后者则指其在体内参与能量代谢时所能释放的热量。

这些释放出来的能量,50% 以上转化为热能并向外散发,用于维持体温。其余50% 并不是被机体直接利用,而是以高能磷酸键的形式储存于体内。机体能量的主要储存和利用形式是三磷酸腺苷(ATP),三磷酸腺苷可分解为二磷酸腺苷(ADP),释放出能量直接供机体各种活动的需要。例如,用于主动转运维持细胞两侧离子浓度差所形成的势能;肌细胞利用三磷酸腺苷所载荷的自由能进行收缩和舒张,完成机械功。由此可见,三磷酸腺苷既是体内的储能物质,又是直接的供能物质。

(二)影响能量代谢的因素

机体的能量代谢受各种因素影响不断变化。影响能量代谢的因素主要有以下四种:

1. 肌肉活动 肌肉活动对能量代谢的影响最为显著。任何轻微活动都会显著提高代谢率。这是因为此时肌肉的收缩舒张均需大量的能量补给,而能量的来源就是能量物质的氧化分解。需氧量与产热量均增加,机体表现为呼吸加速(增加供氧)、体温升高(产热增加)、心率加快(加强运输)。这就必然导致机体的能量代谢增加。肌肉活动停止后,能量代谢还将维持于较高水平,过一段时间才逐渐恢复。

2. 精神活动 脑组织的代谢水平在人体中是很高的。值得注意的是大脑处于睡眠状态与处于兴奋状态相比,即使有所增加,其程度也很小。

正常情况下人的精神活动越剧烈能量代谢越高。当人体处于紧张状态,如发怒、恐惧、大喜等强烈情绪活动时,能量代谢率显著增高。这部分增加的代谢率来自于强烈的精神活动,常伴随有无意识的肌肉紧张性增强和某些激素(如肾上腺皮质和髓质激素、甲状腺素等)分泌增多的缘故,这些因素都具有促使物质代谢和能量代谢加速的作用。所以,临床上要测定患者的基础代谢率时,必须排除精神因素的影响。

3.食物的特殊动力效应 人在安静状态下进食一段时间(从进食后 1 h 开始,2~3 h 达最大值,延续到 7~8 h)后,虽然保持安静状态,但其产热量却要比进食前有所增加,这种特殊的产热效应是由进食所引起的。食物的这种刺激机体产生额外热量消耗的作用,叫作食物的特殊动力效应。一般而言,蛋白类食物最明显,可达 30% 左右,糖或脂肪为 4%~6%,混合食物则为 10% 左右。食物特殊动力作用的机制目前尚不清楚。但在实验中将氨基酸注入静脉内,可产生与经口给予相同的代谢率增值现象,据此人们推测食物的特殊动力效应可能是来源于肝脏处理蛋白质分解产物时"额外"消耗的能量。

4.环境温度 环境温度对人体的代谢率同样会产生影响。当环境温度在 20~30 ℃时,肌肉松弛,机体的代谢率最为稳定。当环境温度低于 20 ℃时,代谢率开始有所增加;在 10 ℃以下,代谢率便显著增加,这主要是由于寒冷引起人体寒战以及肌肉收缩增强所导致;当环境温度超过 30 ℃时,代谢率又会逐渐增加,这可能与温度升高加速体内化学反应速度有关。

(三)基础代谢率

基础代谢率(basal metabolism rate,BMR)是指单位时间内基础状态下的能量代谢。基础状态的条件为:①清晨、清醒、静卧,未做肌肉活动;②前夜睡眠良好,测定时无精神紧张;③测定前至少禁食 12 h;④室温保持在 20~25 ℃。基础状态最大限度地排除了影响能量代谢的因素,只检测机体用于维持最基本生命活动所进行的能量代谢。基础代谢率并不反映人体的最低代谢率,基础条件下的代谢率,比一般安静时的代谢率可低些。基础代谢率以每小时、每平方米体表面积的产热量为单位[$kJ/(m^2 \cdot h)$]。要用每平方米体表面积而不用每公斤体重的产热量来表示,是因为基础代谢率的高低与体重并不成比例关系,而与体表面积基本上成正比。正常人体体表面积可以用公式来计算:体表面积(m^2)= 0.006 1×身高(cm)+0.012 8×体重(kg)−0.152 9。

一般而言,基础代谢率因性别、年龄等不同而有生理变化。性别方面,男子的基础代谢率平均比女子的高,可能与男女体内的激素水平不同有关;年龄越小者代谢率越高,年龄越大者代谢率越低,反映出不同年龄体内新陈代谢水平不同。在临床工作中常用基础代谢率来反映机体内的能量代谢情况,实际所测的基础代谢率只有超过正常值的 20% 时,才具有临床意义。常见疾病中,甲状腺功能的改变常伴有基础代谢率变化。甲状腺功能亢进时其值升高,甲状腺功能减退症时其值降低。

甲状腺功能亢进时,基础代谢率将比正常值高出 25%~80%;甲状腺功能低下时,基础代谢率将比正常值低 20%~40%。因此,我们常用检测患者基础代谢率的方法来诊断甲状腺功能亢进与甲状腺功能减退症。另外,人体发热时,因其由温度所引起的化学反应加速,也会使得基础代谢率升高。一般说来,体温每升高 1 ℃,基础代谢率可升高 3% 左右。临床常见的可以引起基础代谢率降低的疾病还有艾迪森病、肾病综合征以及垂体性肥胖症等。

第二节 体温及其调节

生理学所说的体温指机体深部的平均体温。人体深部脏器的温度以肝脏的温度最高,约为38℃左右,这可能与其代谢水平较高相关,脑组织代谢过程中产热量较多,也可使其温度接近38℃。肾脏、胰腺及十二指肠等处的温度略低些。理论上,体温是指机体深部的血液温度,可代表身体内部器官温度的平均值。人体体温之所以能维持相对稳定,还有赖于高级体温调节中枢。高等动物的体温调节机制相对完善。相对恒定的体温是体内各种生理进程的保证,各种化学反应所依赖的酶必须在合适的温度下才能保证其活性。

一、体温及生理变动

(一)正常体温

人体深部温度检测较难,因此常用直肠温度、口腔温度和腋下温度来代表体温,正常情况下,人体直肠温度为36.9～37.9℃,口腔温度为36.7～37.7℃,腋下温度为36.0～37.4℃。

(二)体温的正常变动

生理情况下,人体的体温并不是绝对恒定的,而是随昼夜、性别、年龄、肌肉活动、精神紧张等因素不断变化着的。这也可理解为又一种"稳态",即体温在正常范围内不断变化。

1.昼夜变动　人体的体温变动具有稳定的昼夜规律,即清晨2～6时体温最低,随后逐渐升高,午后1～6时体温上升至最高。我们把这种以昼夜为规律出现的体温变化称为昼夜节律。这种体温的波动幅度往往不超过1℃,其形成机制尚不完全清楚。据研究表明,昼夜节律与人体的肌肉活动、外界环境的温度变化没有直接关系。受试者在丧失时间标志的状态下,其昼夜节律仍然存在。所以现在一般认为其节律性来源于人体内部,将这种变动称为生物钟,而下丘脑的视上核很可能是这种节律产生的来源。

2.性别　正常男女体温存在差异,女性体温较男性体温高0.3℃。除性别差异外,女性体温本身也随着月经周期而变动。测定基础体温发现,女性排卵前体温较低,而排卵后体温逐渐升高,但其变化幅度一般在0.5℃。临床上,可通过检测患者基础体温来确定其有无排卵及排卵日期。女性的这种体温周期变化可能与其体内孕激素水平周期变化有关。

3.年龄　随着人的年龄增加,其新陈代谢水平不断发生变化,能量代谢也在发生变化。一般年龄越小代谢水平越高,年龄越大代谢水平越低。而能量代谢中所释放的热量也随年龄的增加逐渐减少。所以新生儿的体温略高于成人,老年人体温低于成人。再者,由于新生儿、老年人的体温调节能力减弱,所以体温波动较大,对环境的适应能力较差,应注意保暖。

4.肌肉运动　肌肉活动可使机体的能量代谢明显加强,同时也就意味着释放的热量增加。临床上给患者测体温时,应考虑到肌肉活动的影响。一般可让患者安静休息一段时间后再测较为适宜,小儿测体温时应防止哭闹。

5.其他因素　精神紧张、情绪激动也可使体温升高,而手术麻醉时,体温下降,故要注意麻醉后护理。

二、正常体温的维持

人体体温之所以能够维持在 36.0~37.4 ℃ 之间,有赖于机体产热与散热之间的动态平衡。二者之间的消长,直接决定了体温的升降。如果产热增加,散热减少则体温升高;反之,体温降低。

(一)产热过程

1.主要产热器官　机体的产热器官,运动时主要是肌肉,安静时为肝脏、心、肾、肠等。安静状态下肝脏的温度最高,可能与其参与机体生物转化及生化反应较多有关。

2.产热过程的调节　当机体处于寒冷环境中,为了维持正常体温需要通过增加产热而减少散热来实现。一般增加产热主要通过增加甲状腺激素、儿茶酚胺,以调节机体代谢率,增加肌肉运动发生不随意的节律性收缩(战栗)。通过战栗最多可使代谢率增高 4~5 倍,是机体在寒冷环境中产热的最主要途径。而减少散热一般表现为皮肤血管收缩,减少深部体温向体表扩散来实现。也可以通过调节来实现,如增加衣物来减少皮肤和外周寒冷空气接触。

(二)散热过程

机体的散热部位主要是皮肤,皮肤散发的热量约占 90% 左右,皮肤散热主要包括辐射、传导、对流、蒸发四种方式。

1.辐射散热　指机体以热射线的方式向周围环境散发热量的散热方式。常温下,通过这种散热方式大约可散发总散热量的 60%。辐射散热的散热量取决于皮肤的有效辐射面积和皮肤与环境温度的温差。有效辐射面积越大(皮肤暴露越多),环境温度与皮肤的温差越大,散热量越大。当皮肤温度高于环境温度时,机体的热量就可以通过辐射方式散失。如果环境温度高于皮肤温度,机体相反还会吸收外周环境的热量。

2.传导散热　指机体将热量传递给直接接触的温度较低的物体的散热方式,即通过传递分子动能的方式散发热量。其散热量主要取决于接触物与皮肤的接触面积、皮肤与接触物的温差以及接触物的导热性等。皮肤接触较冷的物体时常会感觉冰冷,这时就是利用传导散热来散发皮肤热量的。临床上常采用给高热患者戴冰帽、冰袋的方式以达到降温的目的。

3.对流散热　指机体通过空气的流动,以空气分子为介质的一种散热方式。首先加热跟身体最接近的一层空气,随着空气的流动,将已加热的“热”空气带走,周围较冷的空气随之流入。通过这样的过程就可使机体的热量不断向周围空气散发。对流散热是传导散热的一种特殊方式,其散热量的大小,取决于皮肤温度与环境温度之差和风速。夏季使用扇子、风扇等就是利用对流散热的方式来降低体温的。临床上可以通过增加通风来给高热患者降温。

4.蒸发散热　指通过蒸发水分的方式带走热量,每蒸发 1 mL 水,可带走 2.427 kJ

热量。因此,蒸发散热是一种非常有效的散热方式。

当环境温度高于体表温度时,辐射、传导、对流散热方式都将失去作用,蒸发散热便成为唯一有效的散热途径。蒸发散热可分为不显汗和显汗两种形式。不显汗是指体内水分不断通过人体的皮肤角质层和黏膜(呼吸道黏膜)不断渗出,在未形成明显水滴前就已经蒸发掉的一种散热方式。这种散热方式与外界环境温度高或低无关,且不形成汗液,故不易被人察觉。常温下每昼夜机体通过这种不显汗方式散发水分约1 000 mL,其中皮肤600~800 mL,呼吸道200~400 mL,散出热量约2 800 kJ。临床上计算患者的输液量时需考虑到以不显汗方式散发的体液量。显汗指体表所散发的体液通过形成明显的汗滴而蒸发的一种散热方式,一般当外界温度超过30 ℃时,机体体表开始出现明显的发汗。影响蒸发散热的因素:①环境温度,一般环境温度越高人越感觉热,汗液越容易蒸发;②体表空气流动度,空气流动性越大越有利于汗液的蒸发,因为流动的空气可以带走体表空气的水蒸气,更有利于新的水蒸气散发;③空气湿度,湿度越小越有利于水蒸气散发,湿度越高人越感觉闷,越不容易出汗。

三、体温的调节规律

高级动物和人的体温之所以能在复杂的环境下保持恒定,有赖于完善的体温调节机制。当环境温度变化时,体温调控中枢通过控制产热和散热来维持体温的相对稳定,这也是稳态的一种表现形式。如果外环境温度降低,机体通过增加产热(寒战)和减少散热(皮肤四肢血管收缩)来增加体温;反之,环境温度升高,机体则通过减少产热和增加散热(发汗)来降低体温。这一过程包括了外周温度感受器、中枢温度感受器、体温调节中枢等相应组织。其过程为外周中枢温度感受器将其所感受的温度信息传达到体温调节中枢,体温调节中枢按其调定点的高低对体温进行调节,通过控制产热器官(如肝、骨骼肌)以及散热器官(如皮肤血管、汗腺等)的活动,影响内分泌、改变机体代谢率等方式来维持体温的稳定。

(一)温度感受器

能够感受体温的感受器称为温度感受器,按分布位置分为外周温度感受器和中枢温度感受器,按感受的刺激类型分为冷感受器和热感受器。

外周温度感受器包括冷感受器和热感受器两类,一部分存在于皮肤、黏膜上,一部分分布在机体深部,主要在内脏和大静脉周围。外周温度感受器在温度调节中主要是感受冷刺激。这些冷热感受器都是游离神经末梢,体温过高可兴奋热感受器,而当体温下降时,则兴奋冷感受器。下丘脑体温调控中枢通过冷热感受器感知机体体温,根据温度调节机体产热散热过程,从而使体温保持恒定。

中枢温度感受器分布在脊髓、延髓、脑干网状结构及下丘脑中。改变脑组织温度,加温或冷却兔、猫或狗等的视前区–下丘脑前部(PO/AH),会使受试动物出现产热或散热加剧现象,说明PO/AH本身就可调节散热和产热这两种相反的过程。实验还证实PO/AH中存在着热敏神经元和冷敏神经元。随着温度的升高或降低,二者的放电频率发生相应变化。实验证明,局部脑组织温度变动0.1 ℃,这两种温度敏感神经元的放电频率就会产生变化,而且出现不适应现象。

（二）体温调节中枢

20 世纪 30 年代，有人进行多种恒温动物脑的分段切除实验。结果发现，切除大脑皮层及部分皮层下结构后，只要保持下丘脑及其以下的神经结构完整，动物仍然具有维持恒定体温的能力。但如进一步破坏下丘脑，则动物的恒定体温就不能维持了。这说明，调节体温的基本中枢在下丘脑。临床上下丘脑病变的患者往往会出现体温异常。另有观点认为下丘脑前部是散热中枢，而下丘脑后部是产热中枢。

人体的体温保持在 37 ℃左右，不发生严重的偏离，保证了机体内环境有一个相对稳定的温度。温度为什么保持在 37 ℃左右呢？目前比较普遍的认识是调定点学说。此学说认为，体温的调节相当于一个自动控制系统，中枢 PO/AH 中有个调定点始终保持恒定值（如 37 ℃）。假设由温度感受器传回的温度偏离此规定数值，则由反馈系统中的控制部分根据情况进行负反馈调节（温度过高，增加散热降低产热；温度过低，增加产热降低散热）来维持体温的恒定。按照此学说的观点，感染所致的发热，是由细菌病毒等使机体产生致热源，导致 PO/AH 体温调定点的调定水平上移（如 40 ℃）。这时患者正常的体温 37 ℃被温度感受器传回体温调控中枢，与新的调定点 40 ℃进行比较，显然判断为温度过低。因此增加产热（恶寒、战栗），减少散热（增加衣物），直至体温升高到与调定点水平一致为止。只有消除了致使调定点水平上移的因素才能从根本上解除高热，致热因素不消除，产热与散热两个过程就继续在此新的体温水平上保持着平衡。需要说明的是，高热时并不是体温调节功能出现阻碍，而只是由于调定点上移，体温才被调节到发热水平。

（三）体温调节方式

高等动物对体温的调节方式可分为行为性体温调节和自主性体温调节两种。

1. 行为性体温调节　指机体有意识地通过自身的活动来适应不同的环境温度。如在高热环境中通过减少运动、开空调、到树荫下避日等减少产热增加散热使体温不致过高。在寒冷环境中通过增加衣物、增加运动来增加产热减少散热使体温维持。这些活动往往都是自主有意识的，是对机体体温调控的补充。越是高等的动物，这种补充的体温调控形式在体温调节中越重要。对人类来讲，行为性体温调节是在大脑皮层参与下的有意识的活动。

2. 自主性体温调节　即机体体温调控的基本方式，由体温调控系统构成，包括如前所述的下丘脑、外周体温感受器、产热器官（如肝脏、骨骼肌等）、散热器官（如汗腺、皮肤血管等）。这些器官系统构成了一个完整的自动控制系统。通过负反馈机制使体温始终维持在一个相对稳定的水平。正常的体温就是在不断受到外界因素干扰的情况下，不断地被打破，又不断重新被调控到调定点水平的过程。

应该指出行为性体温调节与自主性体温调节相辅相成，不可截然分开，后者是基础，前者是补充。

第三节　发　热

人和哺乳类动物具有相对恒定的体温，以适应正常生命活动的需要。对人类而言,正常成人体温一般维持在 37 ℃ 左右,一昼夜上下波动不超过 1 ℃。通常人们把体温上升超过正常值的 0.5 ℃ 称为发热。但在某些生理条件下,体温也可以超过正常值的 0.5 ℃ 而其本质并不是发热。随着对发热本质的进一步认识,特别是根据体温调节调定点的理论,人们把发热定义为:机体在致热原作用下,体温调节中枢的调定点上移而引起的调节性体温升高,当体温上升超过正常值的 0.5 ℃ 时,称为发热。多数病理性体温升高如传染性或炎症性发热均是如此。此时,体温调节功能仍正常,只是由于调定点上移,使得体温调节在高水平上进行而已。

当体温调节机构失调或者调节障碍引起机体被动性的体温升高时,其体温升高的程度可以超过体温调定点水平。如先天性汗腺缺乏所引起的散热障碍;甲状腺功能亢进引起的产热异常增多;环境高温如中暑时引起的散热障碍导致的体温升高等。这一类病理性体温升高,由于体温调定点并未发生移动,属于非调节性体温升高,因而本质上不同于发热,应称之为过热。在某些生理情况下如剧烈运动、月经前期、妊娠期等,体温升高也可超过正常体温的 0.5 ℃。这种一过性的生理性体温升高,由于体温调节中枢的调定点不上移,故不属于发热,而属于生理性反应。

发热是临床常见的疾病症状之一,也是许多疾病所共有的病理过程。由于发热常因出现于许多疾病的早期,而首先被患者察觉,因此可把发热看作是疾病的重要信号和临床表现。临床上把体温升高不超过 38 ℃ 定为低热,38～39 ℃ 为中等热,39～40 ℃ 为高热,超过 41 ℃ 为过高热。对多数发热性疾病,其体温上升与体内病变有依赖关系。因此密切观察发热时的体温变化对判断病情,评价疗效和估计预后,都有重要参考价值。

一、发热的病因和机制

发热的机制比较复杂,不少细节仍未查明,但中心环节是体温调节中枢的调定点上移。整个过程大致分三个环节:①发热激活物作用于机体的产生内生致热原(endogenous pyrogen,EP)的细胞,使之产生并释放 EP;②EP 作用于体温调节中枢,使其调定点上移;③体温调节中枢通过温控效应器,使体温维持在新的上移后的调定点水平。由此可见,发热病因即为发热激活物,中介的关键物质是 EP。其核心是体温调节中枢在上移的新调定点上实现调节性体温升高。

(一)发热激活物

能够诱导或激活机体的产 EP 细胞,并使其产生和释放内生致热原的物质称为发热激活物(又称 EP 诱导物),包括外致热原和体内的发热激活物。

1. 外致热原　来自体外的致热物质成为外致热原。

(1)细菌　①革兰氏阳性细菌与外毒素:革兰氏阳性细菌(肺炎球菌、葡萄球菌、溶血性链球菌等)感染是常见的发热原因。给家兔静脉注射活的或加热杀死的葡萄球菌均能引起发热,表明其效应取决于细菌颗粒本身所起的作用。加热杀死的葡萄球菌在体外与白细胞培育,能激活产生和释放内生致热原,同时这些细菌引起发热时血中 EP 水平也明显增高。此外,从某些革兰氏阳性细菌中分离出的外毒素也有明显的致热性。如从葡萄球菌分离出的肠毒素(28 kD 的多肽)以及从 A 型溶血性链球菌分离出的红疹毒素,都是强激活物,微量注射即可引起动物发热。体外实验也证明红疹毒素与家兔白细胞一起培养也能使后者产生内生致热原。②革兰氏阴性细菌与内毒素:大肠杆菌、伤寒杆菌、淋球菌、脑膜炎球菌等是临床上常见的发热激活物,它主要是通过其菌壁的内毒素成分而导致机体发热的。内毒素(endotoxin,ET)是一种有代表性的细菌致热原。其活性成分是脂多糖(lipopolysaccharide,LPS),它由 3 个部分组成:O-特异侧链、核心多糖和脂质 A。其中脂质 A 是致热的主要成分。如把脂质 A 加牛血清白蛋白形成复合体变为可溶性,这种复合体就具有致热性,静脉内或脑室内注射均可引起明显发热。内毒素有明显的耐热性,干热 160 ℃ 2 h 方能灭活,一般灭菌方法较难清除。内毒素的分子量很大,达 1 000 ~ 2 000 kD,一般剂量静脉注射难以通过血脑屏障。动物实验证明,给家兔或犬静脉内注射内毒素后,在引起发热的同时,血清中可检测出大量内生致热原。用微量内毒素与家兔血白细胞或人体白细胞在体外培育,均可引起内生致热原的产生和释放。这表明内毒素发热主要是通过激活内生致热原的产生和释放而引发的。由于内毒素的激活作用很强,生物制品只要有微量污染,注射到体内就可引起发热。输血或输液过程中所产生的发热反应也多与内毒素污染有关。有实验表明,静脉大剂量注射内毒素引起的发热表现为双峰热型。关于其第一热峰有人认为是由于内毒素在脑内血管引起了前列腺素 E(PGE)的生成,使后者进入脑内致热所致。但我国一些研究者应用水杨酸钠阻断 PGE 的生成,发现并未消除内毒素发热的第一热峰。大多数研究者认为内毒素进入血液后可能引起其他化学介质的生成,使后者通过血脑屏障,作用于体温调节中枢,从而形成了内毒素发热的第一热峰。同时也有人认为不能排除内毒素对中枢的直接作用。尽管内毒素难以通过血脑屏障,但大剂量内毒素注射体内就有可能损伤血脑屏障。此外由于某些病理过程可提高脑毛细血管通透性。因此得以使小量的内毒素或其降解产物进入脑内直接作用于体温调节中枢,从而参与内毒素性发热第一热峰的形成。至于内毒素性发热第二热峰则是内毒素作用于产致热原细胞产生和释放内生致热原所致。③分枝杆菌:结核杆菌全菌体及细胞壁中所含的肽聚糖、多糖和蛋白质都具有致热作用。结核病是伴有发热的典型临床疾病。

(2)病毒　给家兔静脉注射流感病毒、麻疹病毒或柯萨奇病毒等,都可引起动物发热,在发热的同时,血清中可检测出内生致热原。将白细胞与病毒在体外一起培养也可以产生 EP。这表明病毒也是通过激活产致热原细胞,使其产生和释放内生致热原引起机体发热的。这种激活作用可能与全病毒体和其所含的血细胞凝集素有关。流感病毒含有的一种毒素样物质也可引起发热。

(3)真菌　许多真菌感染引起的疾病也伴有发热。例如白念珠菌和新型隐球菌,动物实验发现,无致病性的酵母菌也可引起发热。真菌的致热因素是全菌体及菌体内所含的荚膜多糖和蛋白质。

(4)其他　如螺旋体、疟原虫、立克次体和衣原体。

2. 体内产物

(1)抗原-抗体复合物　许多自身免疫学疾病都有持续发热的临床表现,自身免疫反应形成的抗原-抗体复合物对产 EP 细胞具有激活作用。

(2)类固醇　以睾酮的代谢产物-本胆烷醇酮为其典型代表,将其注入人的肌肉中可产生明显的发热,与人的外周血白细胞共同孵育可刺激单核-巨噬细胞等释放 EP。

(3)非感染性致炎因子　硅酸盐结晶和尿酸盐结晶等可刺激单核-巨噬细胞等释放EP,这种作用不取决于吞噬过程,因为用细胞松弛素或秋水仙素制止吞噬后并不影响EP的产生。胶体、二氧化钍、金,甚至脂肪的细微颗粒可直接进入血液循环时,亦可引起发热。

(二)内生致热原

内生致热原是指在发热激活物作用下,由机体内EP细胞产生、释放能引起体温升高的物质,并可直接作用于体温调节中枢而引起发热。

(1)内生致热原的种类和性质　EP是一组内源性的不耐热的小分子蛋白质。加热70 ℃ 20 min即可破坏其致热活性。各种蛋白水解酶均能破坏其致热性。此外,EP表现有高度的抗原特异性,但其致热性在某些种系动物中呈现有交叉反应。表明不同种系动物产生的EP有共同的有效成分能为其靶细胞的特异受体所接受。已证明的EP主要是IL-1、肿瘤坏死因子(tumor necrosis factor,TNF)、干扰素(interferon,IFN)、IL-6和巨噬细胞炎症蛋白-1(macrophage inflammatory protein-1,MIP-1)。推测具有内生致热原效应的物质尚有IL-8、IL-2和粒系-巨噬细胞集落刺激因子(GM-CSF)等。它们或由IL-1等所诱生,或者可诱导前者的分泌。至于能否作为内生性致热原尚有争议。

1)白细胞介素-1:IL-1是在激活物作用下,由单核-巨噬细胞合成和释放的。IL-1的分子量范围很大(2～75 kD),其中小分子量的是完整IL-1被水解成的短肽,而大分子量的则是IL-1聚积的形式。具有致热作用的则是分子量为12～18 kD的糖蛋白,为一族多肽类。人IL-1具有两种不同的基因型,其中表型为酸性的IL-1称为IL-1α,而中性IL-1称为IL-1β。二者虽然仅有26%的氨基酸序列同源性和45%的核苷酸序列同源性,但都作用于相同的受体,有相同的生物学活性。但对不同种属动物,两者致热效应不同。如IL-1α对大鼠的致热性远低于IL-1β,而对家兔其致热性则远高于IL-1β。IL-1受体广泛分布于脑内,密度最大的区域位于最靠近体温调节中枢的下丘脑外面。在实验中发现IL-1对体温中枢的活动有明显影响。用微电泳法将提纯的IL-1导入大鼠的视前区-下丘脑前部,能引起热敏神经元的放电频率下降和冷敏神经元放电频率增加,表明温敏神经元是IL-1的最终作用单位。这一反应可被水杨酸钠所阻断。同时,用IL-1受体拮抗剂给家兔脑室内注射,也可以阻断这种反应。IL-1所致发热效应很强,给动物静脉注射小剂量的重组IL-1(0.1 μg/kg)就可引起明显发热,大剂量注射IL-1β引起的发热可表现为双峰热型。

2)肿瘤坏死因子:TNF是由巨噬细胞等分泌的一种小分子蛋白质,能为内毒素等激活物所诱生。TNF也有两种亚型:TNF-α和TNF-β,二者有相似的致热活性。用小剂量(1 μg/kg)的TNF给家兔注射可迅速引起单相热,1 h内达到峰值。由TNF引起的明显发热反应可被环氧合酶抑制剂布洛芬阻断。大剂量(>10 μg/kg)注射TNF可引起持久的双峰热型,且第二峰出现于注射后的第3～4 h。第一峰是TNF直接作用于体温调节中枢引起的,因为有实验表明给动物脑室注射TNF同样可以引起明显的发热反应,并伴有脑室内PGE含量的升高。第二峰则是通过IL-1所致热的,因为体外体内实验均表明TNF能刺激单核细胞产生IL-1,在由TNF引起发热的第二热相血浆中可出现IL-1。TNF在70 ℃加热30 min可失去致热性的50%,加热后的TNF以10 μg/kg静脉注射只引起单峰热,多次注射不发生耐受。

3）干扰素：IFN 是一种具有抗病毒、抗肿瘤作用的蛋白质，是细胞对病毒感染的反应产物。主要由淋巴细胞或致敏淋巴细胞所产生，有多种亚型，其中与发热有关的是 IFN-α 和 IFN-γ。这成为 IFN 临床治疗的主要副作用。提纯的和人工重组的 IFN 都具有致热效应。与 IL-1β 相比 IFN 所激起的发热，其潜伏期和发热持续期都较长，但给家兔静脉注射 IFN-α 只能引起单相热，并且在注射重组 IFN 引起的发热期间循环血中未检测出 IL-1。表明 IFN 本身具有致热活性，并且与 IL-1 的作用无关。对内毒素产生耐受性的小鼠注射重组 IFN 仍能引起发热且不减弱。给猫脑室注射重组 IFN 可引起发热，由其引起的发热与其刺激下丘脑释放 PGE 有关。与 IL-1 和 TNF 不同的是，IFN 反复注射可产生耐受性。

4）巨噬细胞炎症蛋白-1：MIP-1 是 Wolpe 等发现的一种单核细胞因子，是一种肝素结合蛋白质，对人体多形核白细胞有化学促活作用。在体外能引起中性粒细胞产生 H_2O_2，皮下注射此因子能引起炎性反应。有实验表明，用纯化的 MIP-1 给家兔静脉注射可引起剂量依赖性的发热反应并呈单相热。由其引起的发热潜伏期较短，且不需较大剂量。单独脑室内注射 MIP-1 即能引起发热，且与 IL-1 无关。因此学者们认为 MIP-1 也是一种内生致热原。但环氧合酶抑制剂不能阻断由其引起的发热。详细作用机制尚需要进一步研究。

5）白细胞介素-6：IL-6 是一种由 184 个氨基酸组成的蛋白质，分子量 21 kD。是由单核巨噬细胞、T 细胞、B 细胞和成纤维细胞等分泌的具有复杂生物功能的细胞因子。具有多种生物学效应。内毒素、病毒、IL-1、TNF、血小板生长因子等都可诱导其产生和释放。实验研究表明，给兔、鼠静脉注射或脑室内单独注射 IL-6，可致体温明显升高。布洛芬或吲哚美辛可阻断其作用。与 IL-1 等相比，单独应用 IL-6 引起动物发热所需剂量较大，引起发热的潜伏期和达到发热峰值所需时间均较长，其发热峰值也低于 IL-1。在动物发热期间血浆或脑脊液中 IL-6 的活性均可见增高。此外，有人发现伴有发热的烧伤患者，其体温升高程度和血中 IL-6 水平密切相关。因此有人认为 IL-6 也是一种新发现的内生致热原。从以上论述可见，发热涉及了多种内生致热原成分。由于这些成分多可受相同刺激所诱生，且具有相互诱导和相互影响的效应，因此，这些成分的单独作用及其循环血中的水平，与机体的实际发热过程中的变化就会有所不同。由病毒引起的发热多与 IFN 有关，而在内毒素等引起的发热过程中，IL-1、TNF 等将起重要作用。对大多数发热过程而言，很可能是多种内生致热原成分，同时或前后作用的结果。

（2）内生致热原的作用部位　哺乳动物和人类的体温相对恒定是依赖体温调节中枢调控产热和散热来维持的。体温调节中枢位于下丘脑。视前区-下丘脑前部（preoptic anteriorhypothalamus，POAH）是体温调节中枢的高级部位，次级部分是延髓、脑桥、中脑和脊髓等。用微电极法将 EP 导入 POAH 部位，可引起实验动物明显发热。但作为 EP 的 IL-1 和 TNF 等除了水解产生的短肽可以直接透过血脑屏障外，对于大分子多肽是难以通过血脑屏障的。因此对 EP 作用部位的研究有助于人们对作为多种发热的共同信息因子的 EP 发挥其中枢机制的了解。目前，有关 EP 的作用部位有以下两种观点。①下丘脑终板血管区神经元的作用：近年来有学者提出 EP 的作用部位可能是位于血脑屏障外的脑血管区。这个特殊部位称为下丘脑终板血管区（organum vasculosum laminae terminalis，OVLT），位于第三脑室壁的视上隐窝处。

OVLT 区神经元与 POAH 有联系,同时这里的毛细血管属于有孔毛细血管。因此,认为 EP 可以通过这种有孔毛细血管作用于血管外间隙中的巨噬细胞,由后者释放发热介质(如 PGE_2),再作用于 OVLT 区神经元从而发挥作用。此外由此处巨噬细胞释放的发热介质也可弥散通过室管膜血脑屏障的紧密连接而作用于 POAH 的神经元。以上观点已引起人们的关注并得到了进一步证实。②EP 的直接作用:也有人认为 EP 可通过血脑屏障直接作用于下丘脑的温度敏感区引起发热。大剂量 IL-1 和 TNF 注射引起双峰热,其第一峰的形成就与其直接作用于体温调节中枢有关。此外,INF 和 MIP-1 的致热作用也被认为是直接作用的结果。

(3)内生致热原的作用方式　内生致热原无论是通过下丘脑终板血管区神经元的作用,还是通过血脑屏障直接作用于体温调节中枢,从静脉注射 EP 到体温升高,总要经过一段潜伏期,因而它仍然不是引起调定点升高的最终物质,很有可能要通过某种或多个中间环节。多数研究者认为,当 EP 到达下丘脑后可能有某些中枢介质参与发热的中枢机制,使下丘脑视前区温敏神经元敏感性改变(图 7-1)使体温调节中枢的调定点上移(图 7-2),再通过调温反应而引起发热。涉及发热的这些中枢介质,一部分可作为促进性介质,促使调定点上移。而另一部分则可作为抑制性介质,使体温调节中枢的调定点不至无限上移。作为中枢性发热介质它们必须具备下列条件:①可以出现在 POAH 内。②脑室内或 POAH 内注射这类物质以及其前体物和该类物质的激动剂,可促使内生致热原所导致的体温上升。而注射其拮抗剂,则阻碍内生致热原所致发热的进展。③从发热动物的脑室或 POAH 的灌洗液中,可以检测到这类物质。④当 POAH 内注射这类物质后,可以改变温敏神经元的放电特性。至于这些介质的具体作用模式,以及是单独发挥作用还是综合作用的结果,尚无最后定论。目前认为比较有条件作为发热介质的有前列腺素 E,环磷酸腺苷和 Na^+/Ca^{2+} 比值。

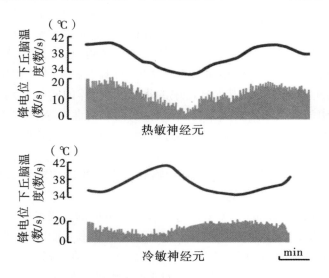

图 7-1　下丘脑视前区温敏神经元的放电活动

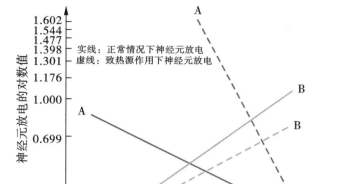

图 7-2　PO/AH 区热敏神经元与冷敏神经元的单位放电
频率对局部脑温变化的半对数曲线
A.冷敏神经元　B.热敏神经元

1) 前列腺素:多数人认为在各种体液因子中,PGE$_2$ 可能是发热反应的最重要的中枢介质。支持这一假说的主要实验依据有:①PGE$_2$ 可出现在下丘脑内,并且在 EP 性发热时,脑脊液内 PGE$_2$ 含量明显增加。②将 PGE$_2$ 直接注射到第三脑室、侧脑室或下丘脑前部,可以很快引起发热,并且其体温升高的潜伏期比 EP 性发热的要短,且呈剂量依赖关系。③在体内和体外,IL-1、IFN 或 TNF 均能诱导下丘脑组织分泌 PGE$_2$。④环氧合酶抑制剂对 IL-1、IFN 或 TNF 性发热有解热作用。⑤PGE$_2$ 影响温敏神经元的放电特性与 EP 相似。

但是也有一些资料不支持 PGE 作为发热的中枢介质。有些实验结果甚至与上述相反。例如,有实验表明,PGE 拮抗剂能抑制 PGE 性发热,但对制 EP 引起的家兔脑脊液中 PGE 的增多,但不影响体温的上升。由 EP 诱生的 PGE 不仅可出现在 POAH,在对 EP 无发热反应的脑区也可诱导产生 PGE。此外,体温调节中枢的冷敏神经元不能被 PGE 兴奋;内毒素性发热不能完全被环氧合酶抑制剂抑制,却可以被磷脂酶 A2 阻断剂所抑制。

这些不同的实验结果与所采用的实验方法以及研究的侧重点不同有关,但也表明还有其他发热介质参与了 EP 性发热。

2) 环磷酸腺苷:脑内有较高浓度的环磷酸腺苷(cyclic adenosine monophosphate, cAMP),同时含有合成和降解酶系。由于 cAMP 是调节细胞功能和突触传递的重要介质,因此其在体温调节中的作用得到人们的关注。有许多研究资料支持 cAMP 参与发热的中枢机制:①把二丁酸 cAMP 分别给猫、兔、大鼠脑内注射,可迅速引起发热。②以 EP 静脉内注射引起家兔发热时,脑脊液中 cAMP 含量明显增高,而环境高温引起的体温升高不伴有脑脊液中 cAMP 增多。③注射茶碱(磷酸二酯酶抑制剂)在增高脑内 cAMP 浓度的同时,增强 EP 性发热;相反注射尼克酸(磷酸二酯酶激活剂)则在降低 cAMP 浓度的同时使 EP 性发热减弱。因此 cAMP 作为 EP 性发热的中枢介质已得到广泛认可。但 EP 如何引起脑内 cAMP 增多,有资料表明,EP 主要是通过提高 Na^+/Ca^{2+} 比值再引起脑内 cAMP 含量的增多。

1970 年,Feldberg 和 Myers 等提出体温调定点受丘脑下部 Na^+/Ca^{2+} 的平衡所调控,并强调 Ca^{2+} 浓度是调定点的生理学基础。他们在给猫进行侧脑室大池的灌注实验中,偶然发现当把灌注液由人工脑脊液换为 0.9% NaCl 溶液时,引起动物体温明显上升,加入 $CaCl_2$ 则可阻止这种体温上升。改用不含钠的蔗糖灌注时,对体温无影响。进一步的实验表明,加入生理盐水的 1/4 钠浓度时,就足以引起发热。若在不含钠的等渗蔗糖溶液中加 Ca^{2+} 时,则可引起体温下降,表明 Na^+/Ca^{2+} 比值上升可致调定点上移。此外灌注液中 Ca^{2+} 增加 3 倍时,可使静脉注射 EP 引起的发热效应明显减弱,增加 4 倍甚至引起下降。用同位素标记的钠和钙溶液灌注侧脑室,也发现当机体发热时脑内 Na^+/Ca^{2+} 比值增大。我国学者通过系列研究发现,当用降钙剂 EGTA 灌注侧脑室引起机体发热时,脑脊液内 cAMP 的含量明显增高;若事先灌注 $CaCl_2$,可抑制降钙素所引起的体温上升,同时也抑制了脑脊液中 cAMP 的增高。进一步实验证明,事先给家兔侧脑室灌注 $CaCl_2$,在抑制 EP 性发热的同时,可抑制脑脊液中 cAMP 的增多,而且,体温变化也与 cAMP 含量的变化呈明显的正相关。因此,对 $CaCl_2$ 比值升高引起发热的机制提出了见解,即 EP→下丘脑 $CaCl_2$ 比值↑→cAMP↑可能是内生致热原性发热的重要中枢机制。

至于 EP 如何引起 Na^+/Ca^{2+} 比值上升,影响发热反应的其他介质与 Na^+/Ca^{2+} 比值的变化有何关系,Na^+/Ca^{2+} 比值上升以及 cAMP 含量增多又如何引起调定点上移,尚需进一步研究。总之发热的发生机制比较复杂,有不少细节仍未查明,但主要的或基本的环节已比较清楚。发热发病学的基本机制包括三个基本环节(图 7-3):第一是信息传递,发热激活物作用于产致热原细胞,使其产生和释放 EP,后者作为"信使",经血流将其传递到下丘脑体温调节中枢;第二环节是中枢调节,即 EP 以某种方式改变下丘脑温敏神经元的化学环境,使体温调节中枢的调定点上移。于是正常血液温度变为冷刺激,体温中枢发出冲动,引起调温效应器的反应;第三环节是效应部分,一方面通过运动神经引起骨骼肌紧张度增高或寒战,使产热增加,另一方面,经交感神经系统引起皮肤血管收缩,使散热减少。于是,产热大于散热,体温升至与调定点相适应的水平。

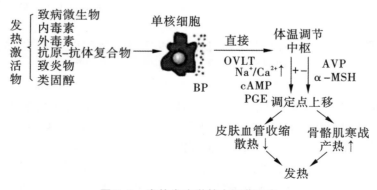

图 7-3　发热发病学基本环节示意

二、发热的时相及热代谢特点

多数发热尤其是急性传染病和急性炎症的发热,其临床经过大致可分 3 个时相,每个时相有各自的临床和热代谢特点。

1. 体温上升期　发热的第一时相是中心体温开始迅速上升或逐渐上升,快者约几小时或一昼夜就达高峰;慢者需几天才达高峰,称为体温上升期。此期患者的主要临床表现是畏寒、皮肤苍白,严重者可出现"鸡皮"和寒战。由于皮肤血管收缩血流减少因而表现出皮肤苍白。同时因皮肤血流减少,皮温下降刺激冷感受器,使信息传入中枢而有畏寒感觉。在此同时,经交感神经传出的冲动又引起皮肤竖毛肌的收缩,故出现"鸡皮"。寒战则是骨骼肌不随意的周期性收缩,是下丘脑发出的冲动,经脊髓侧索的网状脊髓束和红核脊髓束,通过运动神经传递到运动终板而引起的。皮温下降由冷感受器传入信息也是引起寒战的因素之一。此期因体温调定点上移,中心温度低于调定点水平,因而唤起调温反应。因此热代谢的特点是散热减少,产热增多,产热大于散热,体温因而上升。

2. 高峰期或稽留期　当体温上升到与新的调定点水平相适应的高度后,就波动于较高的水平上,称为高峰期或高热稽留期。此期患者自觉酷热,皮肤发红、干燥。其中心体温已达到或略高于体温调定点新水平,故下丘脑不再发出引起"冷反应"的冲动。皮肤血管由收缩转为舒张,同时血温上升也有舒血管作用。浅层血管舒张使皮肤血流增多,因而皮肤发红,散热增加。由于温度较高的血液灌注使皮温增高,热感受器将信息传入中枢而使患者产生酷热感。此外,高热时水分经皮肤蒸发较多,因而皮肤和口唇干燥。高峰期持续时间依不同的发热性疾病而长短不一。疟疾仅为几小时,大叶性肺炎可持续几天,伤寒往往可持续 1 周以上。本期热代谢特点是中心体温与上升的调定点水平相适应,产热和散热在较高水平上保持相对平衡。

3. 体温下降期　体温下降期或退热期因发热激活物在体内被控制或消失,EP 以及发热介质也被消除(EP 主要经肾清除),加上内生降温物质的作用,上升的体温调定点回降到正常水平。由于调定点水平低于中心体温,故从下丘脑发出降温指令,不仅引起皮肤血管舒张,还可引起大量出汗,因而又称出汗期。由于出汗,皮肤比较潮湿。出汗是一种速效的散热反应,但大量出汗可造成脱水,甚至循环衰竭,所以要注意监护,补充水和电解质,尤其对心肌劳损患者更应密切注意。本期热代谢特点是散热多于产热,故体温下降,直至与回降的调定点相适应。热的消退可快可慢,快者几小时或 24 h 内降至正常,称为热的骤退,慢者需几天才降至正常,称为热的渐退。

在这 3 个时相中,调定点与中心体温的关系见图 7-4。可见第一期相当于健康人暴露于冷环境中;第二期体温被维持于高水平;第三期相当于正常人暴露于热环境中的反应。

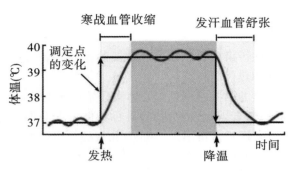

图 7-4　发热 3 个时相体温与调定点关系示意

三、热限及其成因

在发热动物的实验中发现,致热原静脉注射引起的发热效应,在一定范围内呈量效依赖关系,但到达一定水平后,再增加致热原剂量,发热效应却不再增加,体温上升被限定于一定高度,这种现象称为热限。显然,热限是机体对调节性体温升高的自我限制。

据 Dubois 等的观察,人体对发热 40 ℃能够耐受,但上升到 41.7 ℃,多数患者仅能存活几天至几周,若再上升到 42 ℃,则多半只能存活几小时至几天。虽然致死原因不能完全用极热来解释,但是体温超过一定界限必然会给生命重要器官组织造成功能和代谢活动的损害。由于体温升高直接影响代谢率,若不加控制势必会因产热剧增而使体温无限上升到致死温界。因此,热限调控机制的存在对保护生命活动有着重要意义。

由于临床研究受限制,对于热限成因的研究主要依赖于动物实验。国外学者在对其成因进行了大量研究的基础上提出了如下假说:

1) 应急性粗调学说　认为体内除了能根据调定点精细调节体温之外,当体温上升超过一定范围(如 41 ℃)时,还能启动粗调机制而把体温限制在一定水平之下。粗调机制的作用可能与发热时机体所产生的某种物质发挥作用有关,其作用部位可能在 POAH 以外的中枢部位。

2) 内源性解热系统学说　近年来发现体内能产生一些解热或降温的物质,其中包括内生致冷原(endogenous cryogen,EC)、精氨酸血管加压素(AVP)、黑素细胞刺激素(MSH)以及尿调制素和 IL-1 抑制蛋白等。当体温上升到极热水平时,通过一定机制引起某一或某些内源性降温介质产生增多,从而参与限制体温的进一步上升。

3) 温敏神经元突触闸门机制假说:1982 年 Blight 提出致热原兴奋中枢产热通路的突触传递并抑制散热通路的突触传递,随着体温的上升,热敏神经元冲动的发放相应增加,但达到一定温界(如 41 ℃)后,热敏神经元的冲动就解除了致热原对散热通路的抑制,散热得以增加,体温的进一步上升便受到限制。上述各假说仍需进一步的实验去证实。

我国学者李楚杰等在系列研究的基础上,提出体温正调节受限和负调节加强学说,认为体温调定点的上移高度取决于正调节和负调节系统的相互作用。正调节受限是指 EP 和发热介质所启动的发热机制受限,也即调定点不再上移。内生降温物质的作用使调定点上移受限称为体温的负调节加强。体外实验表明,在一定范围内,随激活物剂量增加,产内生致热原细胞释放 EP 增加,但是当达到一定水平后,再增加激活物,EP 的释放也不能再增加,这很有可能与产内生致热原细胞膜上的特异性受体被激活物全部占据有关,这可能是正调节受限的主要机制。关于负调节系统,目前对 AVP、内生致冷原等的降温作用研究较多,有实验表明,内毒素性发热时,脑室内 AVP 以及-MSH 等明显增多。它的可以通过抑制内毒素诱导内生致热原的产生等途径,在热限形成中发挥一定作用。此外,促皮质素释放激素-促肾上腺皮质激素-糖皮质激素调节系统的激活在发热调控的负反馈调节机制中,也将起重要作用。总之正调节受限和负调节加强,共同促使体温调定点不再无限上移。

四、发热机体的功能代谢改变

(一)生理功能改变

发热时有一系列生理功能改变,有些是体温升高引起的,有的不是,有的则未确定。

1.心血管系统功能改变　体温每升高 1 ℃,心率增加约 18 次/min(1 ℉,增加 10 次/min)。这是血温增高刺激窦房结以及交感肾上腺髓质系统的结果。心率加快可以增加心输出量,从而成为增加组织血液供应的代偿性反应。但对心肌劳损或有潜在性病灶的患者,则会因加重心肌负荷而诱发心力衰竭。在体温上升期,动脉血压可轻度上升。这是外周血管收缩,阻力增加,心率加快等的结果。在高峰期由于外周血管舒张,动脉血压会轻度下降。但体温骤降时可因大汗而失液,严重者可导致休克。

2.呼吸系统功能改变　发热时,由于血温增高和酸性代谢产物的刺激作用,呼吸中枢兴奋使呼吸加深加快。深而快的呼吸在增加散热的同时,也可引起呼吸性碱中毒。另外,持续的体温升高可因大脑皮层和呼吸中枢的抑制,使呼吸变浅慢或不规则。

3.消化系统功能改变　发热时交感神经系统兴奋性增高,消化液分泌减少,胃肠蠕动减慢,使食物的消化、吸收与排泄功能异常。患者可表现为食欲低下,恶心、呕吐等。由于胰液和胆汁等分泌不足,可发生蛋白质、脂肪的消化不良,加之胃肠蠕动减弱,使食物在肠道发酵和腐败,产气增多,临床表现为便秘和腹胀。

发热时机体的变化

4.中枢神经系功能改变　发热患者可表现为不同程度的中枢神经系统功能障碍,突出的症状是头痛,机制未明。部分患者有谵语和幻觉。实验证明,注射 EP 能诱导睡眠,可能是患者嗜睡的原因。小儿在高热时易出现全身或局部肌肉抽搐,常见于出生后 6 个月~6 岁之间的儿童,称为热惊厥。表现为全身性搐搦,发作时间较短的,称为单纯性热惊厥。

这种儿童的脑本来正常,无既往脑病史;而有些原来有既往脑病史的儿童,其热惊厥则表现为局部搐搦,发作时间也较长。热惊厥的发作可能与体温上升的高度和速度都有一定关系,具体机制有待进一步研究。对原来有脑病史的儿童,发热可能降低了抽搐发作的刺激阈。

(二)代谢改变

发热时机体的代谢变化可由两方面因素引起。在致热原作用后,体温调节中枢对产热进行调节,提高骨骼肌的物质代谢,使调节性产热增多。另一方面是体温升高本身的作用。一般认为,体温升高 1 ℃,基础代谢率提高 13%。高热稽留期的伤寒患者,其基础代谢率可增加 30% ~ 50%。持续的发热可使物质消耗明显增加,如果营养物质补充不足,就会消耗自身物质,并易出现维生素 C 和 B 族维生素的缺乏。

1. 蛋白质代谢 高热患者蛋白质分解加强,尿素氮明显增高,可出现负氮平衡。这除与体温升高有关外,还与 EP 的作用有关。实验证明,IL-1 可通过 PGE 合成增多使骨骼肌蛋白大量分解,后者是疾病急性期反应之一,除保证能量需求之外,还可保证提供给肝脏大量氨基酸,用于急性期反应蛋白的合成和组织修复等的需要。

2. 糖与脂肪代谢 发热时肝糖原和肌糖原分解增加,使得血糖增高,糖原储备减少。因葡萄糖的无氧酵解也增强,组织内乳酸增加。发热时脂肪分解也显著增加,这与糖原储备不足、摄入相对减少有关,因而动员储备脂肪,患者可见消瘦。由于脂肪分解加强和氧化不全,部分患者可出现酮血症和酮尿。

3. 水、电解质代谢 在体温上升期和高热持续期,患者排尿减少,可导致水、钠和氯在体内潴留。在高热后期和体温下降期,由于通过皮肤和呼吸道大量蒸发水分,出汗增多,又可引起脱水。由于发热时,组织分解增强,细胞内钾释放入血,血钾和尿钾均增高。严重的也可以发生代谢性酸中毒。

五、发热的生物学意义及处理原则

近年来,随着对内生致热原的深入研究,经证实 EP 就是 IL-1,IFN 和 TNF 等组成的一组细胞因子。因此讨论发热的生物学效应不能只限于体温调节中枢的变化导致的体温升高,而且还要看到 EP 作用其他靶细胞所引起的一系列反应。这其中有损伤的一面,也有抗损伤的一面。病原菌等激活物作用于单核-吞噬细胞系统后产生的 EP,除了作用于体温调节中枢引起体温升高以外,还能引起其他神经内分泌反应。比如发热时一些降温物质(精氨酸加压素、促黑素细胞激素和促皮质释放激素等)释放增多,反过来可限制体温升高的程度。另外 IL-1 刺激 T 细胞产生 IL-2,后者又反过来作用于某些 T 反应细胞,促进 T 细胞的增殖,这对防止发热疾病对机体的危害具有重要意义。然而高热持续时间过长或发热超过 40.5 ℃,对机体则有明显的不良效应,如导致脱水、谵妄、心肺负荷增加、负营养平衡等,严重可致器官功能障碍。有关中度发热对人体影响的利弊如何尚需进行系统深入研究,同时要注意把发热和非发热因素区分开来,才能得到精确答案。

发热是多种疾病所共有的病理过程,所以对发热的处理原则应掌握以下几点:①应针对发热原因进行积极治疗,以中断激活物的作用。②对原因不明的发热患者,若体温不太高,不易随便退热,以免延误诊断与治疗。③对体温过高(如 40 ℃以上)或持续发热的患者,应在治疗原发病的同时,及时采用适当的退热措施。对恶性肿瘤患者和心肌梗死、心肌劳损者的发热,也应及时解热。④针对发热机制中心环节,选用适宜的解热措施。包括物理降温、化学性解热药和类固醇解热药等的合理应用。⑤适时补充发热时营养物质的消耗,增强机体抵抗力,注意补给糖和维生素,纠正水、电解质和酸碱平衡紊乱。

笔记栏

问题分析与能力提升

患儿,女,2岁。因发热、咽痛3 d,惊厥半小时入院。3 d前上午,患儿畏寒,诉"冷",出现"鸡皮疙瘩"和寒战,皮肤苍白。当晚发热,烦躁,不能入睡,哭诉头痛、喉痛。次日,患儿嗜睡,偶有恶心、呕吐。入院前0.5 h突起惊厥而急送入院。尿少、色深。

体格检查:T 41.4 ℃,P 116次/min,R 24次/min,BP 13.3/8 kPa。疲乏、嗜睡,重病容。面红,口唇干燥,咽部明显充血,双侧扁桃体肿大(++)。心率116次/min,律整。双肺呼吸音粗糙。

实验室检查:WBC $17.4×10^9/L$(正常$4×10^9/L \sim 10×10^9/L$),淋巴16%,酸性2%,中性粒82%。HCO_3^- 17.94 mmol/L。

入院后立即物理降温,输液,纠酸及抗生素等治疗。1 h后大量出汗,体温降至38.4 ℃。住院4 d痊愈出院。

请问:①试分析上述患儿发热的激活物和体温升高的机制。②该患儿的体温变化表现出哪几个期? 各期有何临床症状?

同步练习

(一)选择题

1. 机体吸收的糖原远超过消耗量时,其主要的储存形式是 (　　)
   A. 肝糖原　　　　　　　　　　　　B. 肌糖原
   C. 血糖　　　　　　　　　　　　　D. 脂肪
   E. 蛋白质

2. 蛋白质物理热价大于生物热价的原因 (　　)
   A. 蛋白质在体内消化吸收不完　　　B. 氨基酸在体内转化为糖
   C. 氨基酸在体内合成组织蛋白　　　D. 蛋白质在体内没有完全氧化
   E. 大量蛋白质以氨基酸形式从尿中排出

3. 肌肉活动时,耗氧量最多可达到安静时的 (　　)
   A. 0～10倍　　　　　　　　　　　　B. 10～20倍
   C. 20～30倍　　　　　　　　　　　D. 30～40倍
   E. 40～50倍

4. 能量代谢最稳定的环境是 (　　)
   A. 0～10 ℃　　　　　　　　　　　　B. 10～20 ℃
   C. 20～30 ℃　　　　　　　　　　　D. 30～40 ℃
   E. 40～50 ℃

5. 下述哪一种体温升高属于过热 (　　)
   A. 妇女月经前期　　　　　　　　　B. 妇女妊娠期
   C. 剧烈运动后　　　　　　　　　　D. 先天性无汗腺
   E. 流行性脑膜炎

6. 引起发热的最常见的病因是 (　　)
   A. 淋巴因子　　　　　　　　　　　B. 恶性肿瘤
   C. 变态反应　　　　　　　　　　　D. 细菌感染
   E. 病毒感染

7. 下述哪种物质属内生致热原 (　　)
   A. 革兰氏阳性细菌产生的外毒素　　B. 革兰氏阴性细菌产生的内毒素

C. 体内的抗原–抗体复合物　　　　　D. 体内肾上腺皮质激素代谢产物本胆烷醇酮

    E. 单核细胞等被激活后释放的致热原

8. 体温上升期的热代谢特点是　　　　　　　　　　　　　　　　　　　　（　　）

    A. 产热和散热平衡　　　　　　　　　B. 散热大于产热

    C. 产热大于散热　　　　　　　　　　D. 产热障碍

    E. 散热障碍

9. 下述对发热时机体物质代谢变化的叙述中那项是错误的　　　　　　　　（　　）

    A. 物质代谢率增高　　　　　　　　　B. 糖原分解加强

    C. 脂肪分解加强　　　　　　　　　　D. 蛋白质代谢出现负氮平衡

    E. 维生素消耗减少

10. 体温每升高 1 ℃, 心率平均每分钟约增加　　　　　　　　　　　　　（　　）

    A. 5 次　　　　　　　　　　　　　　B. 10 次

    C. 15 次　　　　　　　　　　　　　　D. 18 次

    E. 20 次

11. 内生致热原是　　　　　　　　　　　　　　　　　　　　　　　　　（　　）

    A. 由中枢神经系统产生的能引起体温升高的内在介质

    B. 由产热器官产生的能引起体温升高的内在介质

    C. 由产热原细胞产生的能引起体温升高的神经激素

    D. 由产 EP 细胞在发热激活物的作用下, 产生和释放的能引起体温升高的物质

    E. 由产 EP 细胞在磷酸激酶的作用下, 产生和释放的能引起体温升高的物质

12. 疟原虫引起发热的物质主要是　　　　　　　　　　　　　　　　　　（　　）

    A. 潜隐子　　　　　　　　　　　　　B. 潜隐子和代谢产物

    C. 裂殖子和疟色素等　　　　　　　　D. 裂殖子和内毒素等

    E. 疟原虫体和外毒素

13. 内毒素是　　　　　　　　　　　　　　　　　　　　　　　　　　　（　　）

    A. 革兰氏阳性菌的菌壁成分, 其活性成分是脂多糖

    B. 革兰氏阴性菌的菌壁成分, 其活性成分是脂多糖

    C. 革兰氏阳性菌的菌壁成分, 其活性成分是核心多糖

    D. 革兰氏阴性菌的菌壁成分, 其活性成分是核心多糖

    E. 革兰氏阴性菌的菌壁成分, 其活性成分是小分子蛋白质

14. 发热的发生机制中共同的中介环节主要是通过　　　　　　　　　　　（　　）

    A. 外致热原　　　　　　　　　　　　B. 内生致热原

    C. 前列腺素　　　　　　　　　　　　D. 5–羟色胺

    E. 环磷酸腺苷

(二) 思考题

简述发热的机制及发热的时相。

（刘　连　刘　靖）

第八章

泌尿系统与相关疾病

第一节 概 述

一、肾脏的功能解剖与功能

(一)肾脏的功能解剖

肾脏为成对的扁豆状器官,位于腹膜后脊柱两旁浅窝中,肾为实质性器官,分为皮质和髓质两部分(图8-1)。皮质位于髓质表层,富有血管,主要由肾小体和肾小管构成。髓质位于皮质深部,血管较少,由15～25个肾锥体构成。锥体的底朝向皮质髓质交界,而顶部伸向肾窦,终止于肾乳头。每个肾脏由100多万个肾单位组成,肾单位是肾脏最基本的结构与功能单位,与集合管共同行使泌尿功能。肾不能再生新的肾单位。

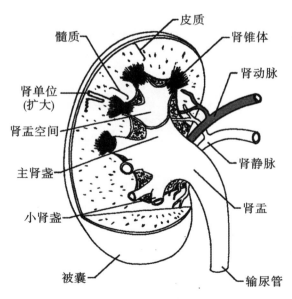

图8-1 肾的结构示意

1. 肾单位与集合管　每个肾单位由肾小体和肾小管组成(图8-2)，肾小体由肾小球和肾小囊组成。

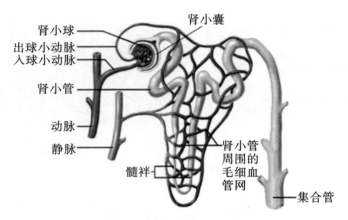

图8-2　肾单位的结构示意

肾的剖面结构

肾小球是位于入球小动脉和出球小动脉之间的一团彼此之间分支又再吻合的毛细血管网。肾小囊有脏层和壁层，脏层和肾小球毛细血管共同构成滤过膜，壁层则延续至肾小管。肾小管包括近端小管、髓袢和远端小管。髓袢按其行走方向又分为降支和升支。前者包括近端小管的直段和髓袢降支细段；后者包括髓袢升支细段和升支粗段。远端小管经连接小管与集合管相连接。集合管不属于肾单位的组成成分，但功能上与肾小管的远端小管有许多相同之处。集合管与远端小管在尿液浓缩过程中起重要作用。

根据肾小体在皮质中深浅位置不同，可将肾单位分为皮质肾单位和近髓肾单位(图8-3)两种。两类肾单位的结构特点及功能比较见表8-1。

在肾单位和集合管生成的尿液，经集合管在肾乳头处开口进入肾小盏，再进入肾大盏和肾盂，最后经输尿管进入膀胱。肾盏、肾盂和输尿管壁含有平滑肌，其收缩运动可将尿液驱向膀胱。在排尿时，膀胱内的尿液经尿道排出。

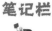

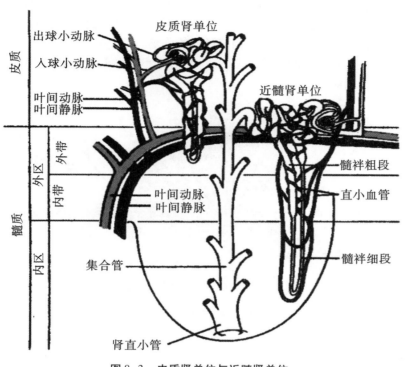

图8-3　皮质肾单位与近髓肾单位

表8-1　两类肾单位的结构特点与功能特征比较

项目	皮质肾单位	近髓肾单位
数量	85%～90%	10%～15%
肾小体部位	外、中皮质层	内皮质层
肾小球体积	较小	较大
入、出球小动脉口径比	约为2:1	无明显差异
出球小动脉走向	分支形成管周毛细血管网	分支形成U形直小血管和管周毛细血管网
髓袢长度	较短,只到外髓质	较长,深入到内髓质,可达肾乳头部
球旁细胞	有,所含肾素分泌颗粒较多	少,不含肾素分泌颗粒
功能特征	主要参与尿生成与肾素分泌	主要参与尿液的浓缩和稀释

2.**球旁器**　又称近球小体,由球旁细胞(也称颗粒细胞)、致密斑和球外系膜细胞组成(图8-4),主要分布在皮质肾单位。

(1)**球旁细胞**　是由入球小动脉中膜层的平滑肌细胞特殊分化成的肌上皮细胞,内含分泌颗粒,能分泌肾素。

（2）致密斑　为远端小管穿过出入球小动脉夹角，紧靠肾小体一侧的上皮细胞，排列紧密为高柱状，局部呈现斑状隆起，称致密斑。致密斑能感受到小管液中 NaCl 浓度的变化，并传递信息给球旁细胞，调节肾素的分泌。

（3）球外系膜细胞　是位于入球小动脉、出球小动脉和致密斑之间的一群细胞，具有吞噬和收缩功能。

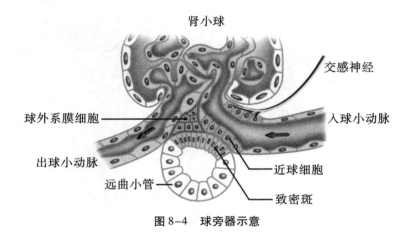

图 8-4　球旁器示意

（二）肾脏的功能

肾是机体主要的排泄器官。通过尿的生成和排出，肾实现排出机体代谢终产物以及进入机体过剩的物质和异物，调节水和电解质平衡，调节体液渗透压，体液量和电解质浓度，以及调节酸碱平衡等功能。

肾也是一个内分泌器官，可合成和释放肾素，参与动脉血压的调节；可合成和释放促红细胞生成素等，调节骨髓红细胞的生成；肾的 Ⅰ a-羟化酶可使 25-羟维生素 D_3 转化为 1,25-二经胆固化醇[1,25-$(OH)_2$-VD_3]，从而调节钙的吸收和血钙水平；肾脏还能生成激肽、前列腺素（PGE_2、PGI_2），参与局部或全身血管活动和机体多种活动的调节。此外，在长期饥饿时肾还是糖异生的场所之一。

二、肾脏的血液供应及其调节

（一）肾脏的血液供应特点

1. 血液供应丰富而分布不均　肾脏的血液来自肾动脉，肾动脉左右各一，由腹主动脉垂直分出，分别经肾门入左、右肾。在安静状态下，健康成年人每分钟两肾的血流量约 1 200 mL，相当于心输出量的 1/5 ~ 1/4，而肾仅占体重的 0.5% 左右，因此，肾是机体供血量最丰富的器官。肾脏在尿生成过程中需大量能量，约占机体基础氧耗量的 10%，可见肾血流量远超过其代谢需要。其中肾血流量 94% 分布在肾皮质，5% ~ 6% 分布在外髓，不到 1% 分布在内髓。安静时肾皮质血流量大，有利于肾实现泌尿功能，但机体发生应急反应时，肾的血流量又会急剧减少，是自主调节反应中最常受影响的内脏器官。

2. 两次毛细血管，压力高低不同　人肾小球毛细血管血压相当于平均动脉压的

60%(60 mmHg),远高于其他器官组织的毛细血管血压,有利于血浆的滤过。其产生原因有:①肾动脉由腹主动脉直接分出,压力较高;②在皮质肾单位,出球小动脉的口径细,对肾小球毛细血管网内血流流出产生"堵截"作用。当血流到达管周毛细血管后血压降低,而且管周毛细血管胶体渗透压由于经过肾小球的滤过而较高,有利于肾小管的重吸收。

3."U"形直小血管的逆流交换作用 在近髓肾单位,出球小动脉分支形成的"U"形直小血管,血流双向流动,通过物理学中的逆流交换作用而有利于肾髓质组织液高渗透压梯度的维持。

(二)肾血流量的调节

1.自身调节 肾脏的一个重要特性是,安静情况下,当肾动脉灌注压在一定范围内(80～180 mmHg)变动时,肾血流量能保持相对稳定,即使在离体实验中也如此。当肾动脉灌注压在一定范围内降低时,肾血管阻力将相应降低;反之,当肾动脉灌注压升高时,肾血管阻力则相应增加,因而肾血流量能保持相对恒定。在没有外来神经支配的情况下,肾血流量在动脉血压一定的变动范围内能保持恒定的现象,称为肾血流量的自身调节。肾血流量的这种调节不仅使肾血流量保持相对恒定,而且使 GFR 保持相对恒定。这可防止肾排泄(如水和钠等)因血压波动而出现大幅度波动。当肾动脉灌注压超出上述范围时,肾血流量将随灌注压的改变而发生相应的变化。肾血流量主要取决于肾血管阻力,包括入球小动脉、出球小动脉和叶间小动脉的阻力,其中最重要的是入球小动脉的阻力。

2.神经和体液调节

(1)神经调节 肾主要受交感神经支配。肾交感神经支配入球、出球小动脉平滑肌,安静时,交感神经兴奋性较低,肾入球、出球小动脉平滑肌只轻度收缩。当机体受到应激刺激时,如发生大出血、中毒性休克、严重缺氧时,或处于剧烈运动时、高温环境中,交感神经的兴奋性异常增高,肾血管平滑肌收缩,肾血流量减少。

(2)体液调节 当血浆中肾上腺素、去甲肾上腺素、血管紧张素Ⅱ、血管升压素及内皮素等生物活性物质增多时,肾血管收缩,肾血流量减少;当一氧化氮、心房钠尿肽、缓激肽和前列腺素等活性物质作用时可引起肾血流量增加。

总之,在一般生理情况下,肾血流量通过自身调节,维持自身血流量的稳定,以保证正常的泌尿功能;而在应急情况下,则通过神经液体调节,使肾血管收缩,肾血流量减少,全身血液重新分配,以保证心、脑等重要器官的血液供应,服从"移缓济急"的全身调节的需要。

三、尿液及其生成与排放

尿液主要来源于血浆,也有少部分来自肾组织本身。尿液是连续不断生成的,由集合管、肾盏、肾盂经输尿管进入膀胱。尿液在膀胱内储存达一定量时,即可引起反射性排尿,尿液遂经尿道排出体外。

(一)尿液的理化性质

正常人一昼夜所排出的尿量在 1 000～2 000 mL,平均约为 1 500 mL。临床上通常把每昼夜排出的尿量长期持续在 2 500 mL 以上,称为多尿;每昼夜排出的尿量在

100~500 mL 范围内,称为少尿;每昼夜排出尿量不足 100 mL,称为无尿。尿量长期增多会导致体内水分缺乏,反之,尿量过少,机体代谢终产物难以排出而在体内积聚,从而给机体带来不良影响,无尿的后果则更为严重。

正常尿液为淡黄色,比重介于 1.015~1.025 之间,尿液的渗透压一般比血浆高。尿液的颜色、比重和渗透压常随尿量多少而出现变化,尿液的颜色还受药物的影响,如服用痢特灵后尿液呈深黄色。

尿液的 pH 值介于 5.0~7.0 之间,最大变动范围 4.5~8.0。尿液的 pH 值主要受食物性质的影响,也受疾病与服用的药物影响。如果常食用荤素杂食,食物中的蛋白质分解后可产生硫酸盐或磷酸盐等酸性物质,经由肾脏排出后可使得尿液呈酸性;酸中毒及服用氯化铵等酸性药物时,尿液多呈酸性。如果以素食为主,植物中的苹果酸、酒石酸等在体内氧化后产生的酸性物质就较少,碱基增加而使尿液呈碱性。膀胱炎、碱中毒、肾小管性酸中毒、泌尿道感染时尿液也多呈碱性;而放置时间过久的尿、浓血尿等均可使尿液呈碱性。尿液酸碱度测定独立应用时往往无明显临床意义,一般常用来与其他项目结合综合判断患者病情变化和用于监测。

(二)排尿反射

尿液的生成是一个连续不断的过程,而排尿是间断的。排尿是一个反射过程,称为排尿反射。排尿反射是一种脊髓反射,但脑的高级中枢可抑制或加强其反射过程。当膀胱内无尿时,膀胱内压力为零,当膀胱内尿液在 30~50 mL 时,其压力可升至 5~10 cmH$_2$O,到膀胱内尿量为 200~300 mL 时,膀胱内压仅稍有升高。膀胱平滑肌和其他平滑肌具有相同的特性,当被牵拉时,起初平滑肌张力加大,以后平滑肌松弛,张力恢复到原先水平,这称为应力舒张。当膀胱的容积大于 300~400 mL 时,膀胱内压才明显升高(图 8-5),在此基础上,尿量稍有增加就会引起膀胱内压迅速升高。

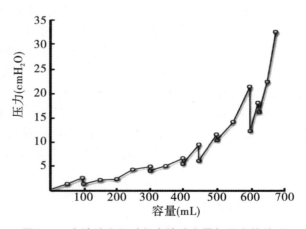

图 8-5　人膀胱充盈过程中膀胱容量与压力的关系

当膀胱内尿量达到一定充盈度(400~500 mL)时,膀胱壁上,特别是后尿道的感受器受牵张刺激而兴奋,冲动沿盆神经传入纤维传至脊髓骶段的排尿反射初级中枢,同时,冲动也上传到达脑干和大脑皮质的排尿反射高位中枢,并产生尿意,高位中枢可发出强烈抑制或兴奋冲动控制骶髓初级排尿中枢。在发生排尿反射时,骶段脊髓排尿中枢的传出信号经盆神经传出,引起逼尿肌收缩,尿道内括约肌舒张,于是尿液被压向后尿道。进入后尿道的尿液又刺激尿道的感受器,冲动沿传入神经再次传至骶段脊髓排尿中枢,进一步加强其活动,这是一正反馈过程,使逼尿肌收缩更强,尿道外括约肌开放,尿意也越来越强烈,于是尿液被强大的膀胱内压(可高达 150 cmH$_2$O)驱出。这一正反馈过程可反复进行,直至膀胱内的尿液被排完为止,在男性可通过球海绵体肌的收缩将其排尽;而在女性则依靠尿液的重力而排尽。

若膀胱充盈后引起尿意,而条件不许可排尿时,人可有意识地通过高级中枢的活动来抑制排尿。随着膀胱的进一步充盈,引起排尿的传入信号越来越强,但此时还可由意识控制而不排尿,若膀胱尿量继续增加,膀胱内压达到 70 cmH$_2$O 甚至更高时,便会出现明显痛感,以致不得不排尿。

(三) 常见排尿异常

排尿是一个复杂的反射过程,但受高位中枢的随意控制。临床上常见的排尿异常包括尿频、尿潴留、尿失禁与尿痛,通常合并存在。膀胱内尿液充盈过多而不能排出称为尿潴留。不受主观意识控制的排尿称为尿失禁。

1. 尿频　排尿次数较多称为尿频,多由膀胱尿道炎症或膀胱结石等刺激所致。

2. 尿失禁　是由于膀胱括约肌损伤或神经功能障碍而丧失排尿自控能力,使尿液不自主地流出。由于下尿路有较严重的机械性(如前列腺增生)或功能性梗阻引起尿潴留,当膀胱过度充盈时,可发生溢流性滴流,即从尿道溢出数滴尿液,称为充溢性尿失禁。在脊休克期间,由于骶段脊髓排尿中枢处于休克状态,排尿反射消失,可发生充溢性尿失禁。若高位脊髓受损,脊髓部位的排尿中枢的活动不能得到高位中枢的控制,虽然脊髓排尿反射的反射弧完好,患者不自主地间歇排尿(间歇性尿失禁),排尿没有感觉。婴幼儿因大脑皮层发育尚未完善,对初级排尿中枢的控制能力较弱,因而排尿次数较多或有遗尿现象。由于尿道括约肌松弛,在用力咳嗽、大笑、打喷嚏、举重物时,骤然增加腹内压,造成少量尿液不自主溢出,多见于中青年妇女功能性尿道括约肌松弛,或妊娠子宫压迫、产伤、巨大子宫纤维瘤或卵巢囊肿压迫等称为应力性(或压力性)尿失禁。

3. 尿潴留　如果支配膀胱的传出神经(盆神经)或骶段脊髓受损,排尿反射也不能发生,膀胱变得松弛扩张,大量尿液滞留在膀胱内,导致尿潴留。如膀胱的传入神经受损,膀胱充盈的传入信号不能传至骶段脊髓,则膀胱充盈时不能反射性引起张力增加,故膀胱充盈膨胀,膀胱壁张力下降,称无张力膀胱。主要表现为尿液潴留,膀胱高度充盈而不能排出。

第二节　肾小球的滤过与常见肾脏疾病

尿生成的过程包括肾小球滤过、肾小管和集合管的重吸收和分泌。肾小球的滤过是尿生成的第一步。

一、肾小球的滤过

肾小球的滤过是指循环血液流经肾小球毛细血管时,血浆中的水和小分子物质通过滤过膜滤入肾小囊形成原尿(即超滤液)的过程。对原尿进行微量化学分析发现,原尿中除蛋白质含量极微外,其他成分以及晶体渗透压、pH 值都与血浆的基本相同。肾脏的滤过功能是以肾小球滤过率(glomerular filtration rate,GFR)来衡量的,肾小球滤过率是指单位时间内两肾生成滤液的量,正常成人(体表面积为 1.73 m^2)为 125 mL/min左右。滤过分数(filtration fraction,FF)是指肾小球滤过率与肾血浆流量的比值。肾血浆流量约为 660 mL/min,则滤过分数为 125/660×100% ≈19% 。

1. **肾小球滤过的结构基础** 血液形成原尿通过的结构即为滤过膜,滤过膜由三层结构组成(图 8-6)。内层为内皮细胞层(厚约 40 nm),为附着在肾小球基底膜内的扁平细胞,上有无数孔径大小不等的小孔,小孔有一层极薄的隔膜;中层为肾小球基膜(厚240~370 nm),电镜下从内到外分为三层,即内疏松层、致密层及外疏松层,为控制滤过分子大小的主要部分,是机械屏障的主要部分;外层为上皮细胞层(厚约 40 nm),上皮细胞又称足细胞,其不规则突起称足突,其间有许多狭小间隙,血液经滤膜过滤后,滤液入肾小球囊。在正常情况下,血液中绝大部分蛋白质不能滤过而保留于血液中,仅小分子物质如尿素、葡萄糖、电解质及某些小分子蛋白能滤过。肾小球滤过膜具有一定的"有选择性"的通透性。滤过膜所带电荷对其通透性有很大影响。正常时滤过膜表面覆盖一层带负电荷的蛋白多糖,使带负电荷的分子不易通过,如白蛋白,当在病理情况下滤过膜上负电荷减少或消失,白蛋白滤过增加而出现蛋白尿。

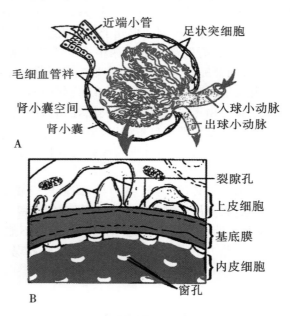

图 8-6 肾小球滤过膜的结构

2. **肾小球滤过的动力** 肾小球滤过的动力是有效滤过压,其值=肾小球毛细血管血压-(血浆胶体渗透压+肾小囊内压)。毛细血管血压:全身动脉血压如有改变,理应影响肾小球毛细血管的血压。由于肾血流量具有自身调节机制,动脉血压变动于80~180 mmHg 范围内时,肾小球毛细血管血压维持稳定,从而使肾小球滤过率基本保持不变。但当动脉血压降到 10.7 kPa 以下时,肾小球毛细血管将相应下降,于是有效滤过压降低,肾小球滤过率也减少。当动脉血压降到 40 mmHg 以下时,肾小球滤过率将降低到零,因而无尿。在高血压病晚期,入球小动脉由于硬化而缩小,肾小球毛细血管血压可明显降低,于是肾小球滤过率减少而导致少尿。血浆胶体渗透压:体血浆胶渗透压在正常情况下不会有很大变动。但若全身血浆蛋白的浓度明显降低,血浆胶体渗透压也将降低。此时有效滤过压将升高,肾小球滤过率也随之增加。例如由静脉快速注入生理盐水时,肾小球滤过率将增加,其原因之一可能是血浆胶体渗透压的降低。囊内压:在正常情况下,肾小囊内压是比较稳定的。肾盂或输尿管结石、肿瘤压迫或其他原因引起的输尿管阻塞,都可使肾盂内压显著升高。此时囊内压也将升高,致使有效滤过压降低,肾小球滤过率因此而减少。有些药物(如磺胺类药物)在肾小管液中浓度过高时,极易在酸性环境中析出结晶;某些疾病引起溶血时,血红蛋白易在酸性环境中变性。这些情况均可导致肾小管堵塞而使囊内压升高,影响肾小球滤过,尿量减少。

二、肾小球滤过功能的影响因素与常见肾脏疾病

(一)影响肾小球滤过的因素

肾小球滤过是尿生成的第一步,所生成原尿量的多少决定于三方面的因素:①肾血浆流量,这是原尿生成的前体条件;②滤过膜的面积与通透性,这是血浆滤过的结构因素;③有效滤过压,这是血浆通过滤过膜的动力。凡是能改变以上三方面的因素,均会影响原尿的质和量。

1. 肾血浆流量　肾血浆流量对肾小球滤过率的影响,是通过改变滤过平衡点的位置产生的。肾小球毛细血管的血浆在向出球端流动过程中,血浆胶体渗透压在不断上升,有效滤过压在逐渐减少,一旦达到滤过平衡点滤过就停止。当肾血浆流量增大时,血浆胶体渗透压上升速度减慢,滤过平衡点就靠近出球端(甚至不出现),滤过面积增大,原尿生成就增多;当肾血浆流量减少时,血浆胶体渗透压上升速率加快,滤过平衡点就靠近入球端,原尿生成减少。临床上,当肾交感神经兴奋时,如在缺氧、中毒性休克、失血、脱水机剧烈运动等情况下,肾血浆流量明显减少,GFR 降低,尿量减少。

2. 滤过膜的面积与通透性　①面积:生理情况下,正常成人双肾的肾小球都处在活动状态,肾小球滤过膜的面积在 1.5 m^2 以上,保证了肾的泌尿功能。一旦某些疾病导致滤过膜面积减少,GFR 就降低。②通透性:生理情况下,滤过膜由较稳定的通透性,对滤过物质分子有效半径不会发生大的改变。若某些病变导致滤过膜的机械屏障与电荷屏障作用减弱,将会导致血尿与蛋白尿。

3. 有效滤过压　如前所述,肾小球滤过压是肾小球毛细血管血压与血浆胶体渗透压和肾小囊内压三者的代数和,凡影响有效滤过压组成三方面力量的任何因素,都会改变有效滤过压,导致 GFR 发生变化。①肾小球毛细血管血压:安静时,肾血浆流量存在自身调节,当全身动脉血压在 10.7~24 kPa 内变化时,通过自身调节,肾血流量和 GFR 都维持不变。当全身动脉血压低于 10.7 kPa 时,超过了肾自身调节的限度,肾小球毛细血管血压下降,有效滤过压降低,尿量减少。如发生失血性休克时,全身动脉血压降至 5.3 kPa 以下,GFR 减少至零,出现无尿现象。对于血压低于 24 kPa 的患者,其尿量的变化时反映病情变化的重要指标。②血浆胶体渗透压:正常情况下,血浆胶

体渗透压比较稳定,对有效滤过压的影响不大。临床上大量输入生理盐水时,胶体渗透压降低,有效滤过压增大,尿量增多。③肾小囊内压:囊内压一般也比较稳定,只有当尿路梗阻时,患侧囊内压才逆行性升高,有效滤过压降低,尿量减少。

(二)相关常见肾脏疾病

1.肾小球肾炎　肾小球肾炎又称肾炎。发生于双侧肾脏肾小球的变态反应性疾病。肾小球肾炎是常见的肾脏疾病,分为急性和慢性两种。急性肾炎起病急,病程短,好发于4～14岁儿童,男性多于女性。本病多发生在链球菌感染之后,炎症刺激使得毛细血管腔变窄甚至闭塞,滤过膜的面积减少,并损害肾小球滤过膜,通透性增大,从而出现血尿、少尿、蛋白尿和水肿等症状。

2.尿路结石　泌尿系统常见病,多发病,可分为:上尿路结石包括肾结石、输尿管结石;下尿路结石包括膀胱结石、尿道结石。若肾盂或输尿管结石、肿瘤压迫或其他原因引起尿路阻塞,囊内压升高,有效滤过压下降,肾小球滤过减少,引起尿量减少。

第三节　肾小管的重吸收与分泌

一、肾小管的重吸收

(一)重吸收的概念、方式和部位

1.重吸收的概念　原尿从肾小囊进入肾小管后称为小管液。小管液中的水和某些物质经肾小管和集合管上皮细胞转运至血液的过程,称为重吸收。肾小管与集合管的重吸收能力强,人的两肾每天生成原尿180 L,终尿仅1.5 L左右,只占原尿的1%左右,这说明原尿中的99%水分被肾小管与集合管重吸收。原尿中的葡萄糖、氨基酸、维生素等营养物质全部被重吸收,Na^+、K^+、Cl^-、尿素等大部分被重吸收。

2.重吸收方式　肾小管重吸收的方式有主动重吸收和被动重吸收。肾小管上皮细胞逆电-化学梯度将小管液中的溶质转运到小管外组织液的过程称为主动重吸收。主动重吸收需要消耗能量,一般机体所需要的物质如葡萄糖、氨基酸、Na^+、K^+、Ca^{2+}等都是主动重吸收。小管液中的溶质顺电-化学梯度通过小管上皮细胞转移至小管外组织液的过程,称为被动重吸收。被动重吸收不消耗能量,其动力来自管腔内外的溶质的浓度差、电位差以及渗透压差;重吸收数量除与动力有关外,还与小管壁对被重吸收物质的通透性有关。

两种重吸收方式之间有着密切的联系,如Na^+主动重吸收,使小管内电位降低造成管内外电位差,Cl^-则顺电位差被动重吸收;NaCl向管外转移后,使管周组织液渗透压增高,形成小管内外的渗透压差,又促进水以渗透方式被动重吸收。

3.重吸收部位　重吸收的主要部位在近端小管。小管液中全部葡萄糖、氨基酸、维生素和大部分水、Na^+、K^+、Cl^-、HCO_3^-等物质在此处被重吸收,其他各段小管可重吸收部分Na^+、K^+、Cl^-、HCO_3^-、水及尿素等。

(二)重吸收的特点

肾小管和集合管对重吸收的物质具有选择性。对机体有用的物质如葡萄糖、氨基酸、水、Na$^+$等全部或大部分被重吸收;对机体无用或有害的物质如肌酐、尿酸等不被重吸收。肾小管重吸收物质的数量有一定的限度,当血浆中某种物质的浓度超过了肾小管重吸收的限度时,尿中即可出现该物质。

几种主要物质的重吸收如下(图8-7):

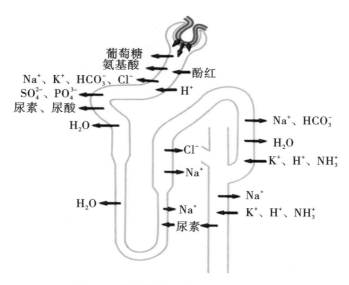

图8-7　肾小管重吸收、排泄和分泌示意

1. Na$^+$、HCO$_3^-$、Cl$^-$的重吸收　每天由肾小球滤过的Na$^+$约有540 g,随尿排出仅3~5 g。表明小管液中的Na$^+$多达99%被重吸收了。其中近端小管重吸收最多,占滤过量的65%~70%,远曲小管约为10%,其余部分在髓袢升支和集合管重吸收。

Na$^+$在近端小管经Na$^+$泵主动重吸收。在近端小管前段,Na$^+$主要与葡萄糖、氨基酸的重吸收相伴联进行协同转运或叫同向转运,并且与H$^+$的分泌耦联进行。被吸收入细胞内的葡萄糖、氨基酸通过易化扩散回到血液中;小管液中的HCO$_3^-$不易透过管腔膜,其以CO$_2$形式进入小管上皮细胞,再以HCO$_3^-$的形式进入血液,H$^+$的分泌决定着小管液中HCO$_3^-$的重吸收量,这在体内酸碱平衡中起重要作用。

在髓袢升支粗段,以Na$^+$：2Cl$^-$：K$^+$的比例三种离子由管腔膜上同一载体进行协同(同向)转运。在此过程中Na$^+$是主动重吸收,Cl$^-$则是继发性主动重吸收的。实验证明,如果Na$^+$、K$^+$、Cl$^-$三种离子中缺少任何一种,协同转运都将受到影响。

呋噻米和利尿酸等利尿剂就是与髓袢升支粗段管腔膜载体上的Cl$^-$位点结合,使Na$^+$、K$^+$、Cl$^-$的协同转运受到抑制而产生利尿作用的。

远曲小管和集合管能重吸收滤液中剩余10%的Na$^+$,并且受醛固酮的调节。远曲小管和集合管中Cl$^-$中的重吸收主要是随Na$^+$的主动重吸收而被动进行的。

2. 葡萄糖的重吸收　葡萄糖在近端小管全部被重吸收。葡萄糖是随Na$^+$主动重吸收的一种继发性主动转运。血糖浓度在一定范围内,原尿中的葡萄糖在近端小管全部被重吸收。血糖浓度过高时,部分肾小管对葡萄糖的重吸收达到极限,尿中就会出现葡萄糖。通常把尿中开始出现葡萄糖的血糖浓度,称为肾糖阈。正常肾糖阈的血糖

浓度为 $8.88 \sim 9.99$ mmol/L。若近端小管不能全部重吸收，葡萄糖就必然从尿中排出，称为糖尿。

3. K^+ 的重吸收　每天从肾小球滤过的 K^+ 总量为 35 g，随尿排出的 K^+ 仅 $2 \sim 4$ g。肾小球滤过的 K^+ 绝大部分在近端小管被主动重吸收，余下部分在肾小管各段几乎全部被重吸收回血。尿中排出的 K^+ 主要是由远曲小管和集合管分泌的。

4. 水的重吸收　小管液中的水 99% 被重吸收，排出仅 1%。其中，近端小管吸收 $65\% \sim 70\%$，髓袢 $10\% \sim 15\%$，远曲小管 10%，集合管 $10\% \sim 15\%$。在近端小管伴随 Na^+、Cl^-、HCO_3^-、葡萄糖和氨基酸等溶质被重吸收，称为渗透性重吸收，占重吸收水量的 $60\% \sim 70\%$，与体内是否缺水无关。在远曲小管和集合管，水的重吸收受抗利尿激素作用根据体内是否缺水进行调节。后者决定了尿量的多少。

二、肾小管、集合管的分泌作用

分泌作用是指小管上皮细胞将新陈代谢的产物或血液中的某些物质转运入小管腔的过程。肾小管和集合管主要分泌 H^+、NH_3 和 K^+，对保持机体内的酸碱、电解质平衡具有重要意义（图8-8）。

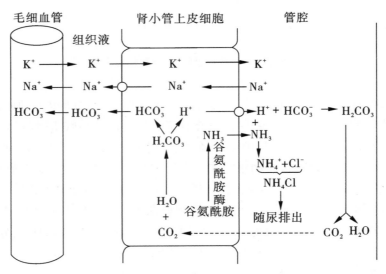

图 8-8　H^+、NH_3、K^+ 的分泌示意

1. H^+ 的分泌　肾小管各段和集合管上皮细胞都能分泌 H^+，但近端小管分泌 H^+ 的能力最强，H^+ 的分泌是一个逆电-化学梯度进行的主动转运过程。由小管液及周围组织液扩散入小管上皮细胞的 CO_2 及细胞本身代谢产生的 CO_2 和 H_2O 在碳酸酐酶催化下生成 H_2CO_3，H_2CO_3 解离为 HCO_3^- 和 H^+。H^+ 被管腔膜上的 H^+、Na^+ 共用载体与 Na^+ 反向转入小管液，形成 H^+-Na^+ 交换。在 Na^+ 转运的同时随着 HCO_3^- 的增多，HCO_3^- 顺浓度差扩散入组织液并随 Na^+ 共同经管周膜转运回到血液中。H^+ 则分泌进入管腔内。可见肾小管上皮细胞每分泌一个 H^+ 到小管液中，即可从小管液中重吸收一个 Na^+ 和一个 HCO_3^- 入血，Na^+ 和 HCO_3^- 形成 $NaHCO_3$，而 $NaHCO_3$ 是体内最重要的"碱储"，因此说这一过程具有排酸保碱作用。肾的这一功能对维持机体酸碱平衡具有十分重要的

意义。

分泌到小管腔中的 H^+ 与 HCO_3^- 结合生成 H_2CO_3，H_2CO_3 再分解成 CO_2 和 H_2O，CO_2 再扩散入小管上皮细胞，形成良性循环。

2. NH_3 的分泌 近端小管、髓袢升枝粗段、远端小管、集合管均可分泌 NH_3，60% 的 NH_3 由肾小管上皮细胞内谷氨酰胺脱氨生成，其余 40% 来自其他氨基酸。NH_3 是脂溶性物质，通过单纯扩散进入小管液，与小管液中的 H^+ 结合生成 NH_4^+，然后与小管液中 Cl^- 结合生成铵盐（NH_4Cl）随尿排出。这样就促进了小管液中 H^+ 和 NH_3 的分泌。同时，强酸盐的 Na^+ 则通过 H^+–Na^+ 交换进入细胞，再与 HCO_3^- 一起转运回血液。因此，NH_3 不仅有排酸作用，而且促进了 $NaHCO_3$ 的回收，同样具有排酸保碱作用，对维持机体酸平衡起重要作用。

3. K^+ 的分泌 小管液中的 K^+ 绝大部分在近端小管已被重吸收，尿液中的 K^+ 主要是远曲小管和集合管分泌。K^+ 的分泌与 Na^+ 的重吸收密切相关，由于 Na^+ 的主动重吸收使小管腔内电位降低，这种电位差是 K^+ 分泌的动力，K^+ 即顺电位差被动扩散到小管液中。K^+ 分泌与 Na^+ 重吸收的这种耦联关系称为 K^+–Na^+ 交换。

在远曲小管与集合管内 H^+–Na^+ 交换和 K^+–Na^+ 交换之间具有竞争性抑制现象。即 H^+–Na^+ 交换增多时，K^+–Na^+ 交换则减少；当 K^+–Na^+ 交换增多时，H^+–Na^+ 交换则减少。何者占优势取决于小管上皮细胞内 H^+ 和 K^+ 的浓度。例如，酸中毒时，小管上皮细胞内碳酸酐酶活性增强，H^+ 生成增多，H^+–Na^+ 交换增强，K^+–Na^+ 交换受到抑制，尿中排酸增多而排 K^+ 减少，导致血钾浓度升高，因此酸中毒时可出现高钾血症。相反，高钾血症时，由于 K^+–Na^+ 交换增强而 H^+–Na^+ 交换受到抑制，尿中排 K^+ 增多而 H^+ 减少，导致 H^+ 在体内聚积。因此，高钾血症时可出现酸中毒。

4. 其他物质的排泄 小管上皮细胞可将机体代谢产生的肌酐、尿素等物质以及进入人体的青霉素、酚红、碘锐特等药物排泄到小管液中。临床上常用酚红排泄试验来检查肾小管的排泄功能是否正常。

三、尿生成的调节

由肾小球滤出的原尿，经肾小管与集合管的重吸收以及分泌后即形成终尿。尿形成过程的任何一个环节发生改变都可影响尿的生成。

（一）影响原尿生成的因素

如前所述，影响因素有肾小球有效滤过压的改变（肾小球的毛细血管血压、血浆胶体渗透压和囊内压）、滤过膜面积和通透性改变以及肾血流量改变。

（二）影响和调节终尿生成的因素

1. 小管液溶质浓度的影响 小管液中的溶质形成的渗透压是对抗肾小管、集合管重吸收水的力量。如果小管液溶质浓度增加，渗透压增高，对抗水重吸收的力量就会增强，水重吸收就会减少，尿量就会增多。例如，糖尿病患者的多尿就是由于血糖超过肾糖阈，肾小管不能将小管液中的葡萄糖全部重吸收，致使小管液渗透压升高，妨碍了水重吸收所致。根据这一原理，临床上给患者静脉内注射能经肾小球滤过，而不被肾小管重吸收的药物如甘露醇、山梨醇等，通过提高小管液溶质浓度，达到利尿消肿的目的。这种利尿方式称为渗透性利尿。

尿的生成

2.球-管平衡 近端小管对小管液中溶质和水的重吸收量随肾小球滤过率的变动而发生相应变化。肾小球滤过率与近端小管的重吸收率之间存在一定的比例关系,无论肾小球滤过率增多或减少,近端小管的重吸收率始终占肾小球滤过率的65%~70%,这种现象称为球-管平衡。球-管平衡使尿中排出的溶质和水不致因肾小球滤过率的增减而出现较大的波动,当肾小球滤过率增高时,尿量不致过多;滤过率降低时,尿量不致过少。从而保持尿量和尿钠的相对稳定。

临床上见到的某些水肿发生的机制与球-管平衡障碍存在着密切联系。例如:在发生充血性心力衰竭时,即使肾灌注压和血流量降低,但由于出球小动脉发生代偿性收缩,肾小球滤过率仍可维持原有水平,因而使滤过分数增大。但此时,近端小管周围毛细血管血压下降,血浆胶体渗透压增高,导致 Na^+ 和水重吸收增加,重吸收率超过65%,因而,导致机体钠潴留、细胞外液量增多而产生水肿。

(三)肾交感神经的作用

肾的活动主要受交感神经支配。肾交感神经兴奋通过三个方面影响尿生成。

1.通过兴奋肾血管平滑肌上的 α 受体引起肾血管收缩,入球小动脉比出球小动脉收缩更明显,使肾小球毛细血管血浆流量减少,肾小球毛细血管血压下降,肾小球的有效滤过压减小,导致肾小球滤过率降低。

2.通过兴奋 β 受体刺激球旁器中的近球细胞释放肾素,激活肾素-血管紧张素-醛固酮系统,增加肾小管对 NaCl 和水的重吸收。

3.直接刺激近端小管和髓袢对 Na^+、Cl^- 和水的重吸收。

(四)抗利尿激素

抗利尿激素(ADH)是下丘脑视上核(为主)和室旁核的神经元细胞体合成的含9个氨基酸残基的肽素激素,其分泌颗粒沿下丘脑-垂体束通过轴浆运输运送到神经垂体储存,然后释放入血。其主要作用是兴奋 V2 受体提高远曲小管和集合管上皮细胞对水的通透性,促进水的重吸收,使尿液浓缩,尿量减少,从而起到抗利尿作用。

调节抗利尿激素合成和释放的主要因素是血浆晶体渗透压和循环血量的变化,这两个因素分别通过刺激位于下丘脑前部的渗透压感受器和位于左心房和胸腔大静脉内的容量感受器,调节抗利尿激素的合成和释放(图8-10)。

1.血浆晶体渗透压 下丘脑视上核及其周围区域有渗透压感受器,对血浆晶体渗透压的改变很敏感。大量出汗、严重呕吐、腹泻等情况可引起机体失水时,血浆晶体渗透压升高,刺激下丘脑视上核、室旁核的渗透压感受器,引起抗利尿激素释放增多,远曲小管和集合管对水重吸收增多,导致尿液浓缩,尿量减少。相反,如短时间内饮大量清水,则可稀释血液,降低血浆晶体渗透压,减弱对渗透压感受器的刺激,抗利尿激素释放减少,远曲小管和集合管对水的重吸收随之减少,尿液稀释,尿量增多。这种因大量饮清水而引起尿量增多的现象,称为水利尿。

2.循环血量改变 在左心房和胸腔大静脉上存在着容量感受器,当循环血量增多时,左心房和大静脉被扩张,刺激容量感受器,冲动经迷走神经传入下丘脑,反射性抑制抗利尿激素的释放,使远曲小管和集合小管对水重吸收减少,尿量增多,以排出过多的水分,恢复正常血量;反之,循环血量减少,对容量感受器的刺激减弱,传入冲动减少,抗利尿激素的释放增多,尿量减少以利血量恢复。

笔记栏

3.其他　动脉血压升高时,刺激颈动脉窦压力感受器,可反射性抑制抗利尿激素的释放,疼痛、情绪紧张可促进抗利尿激素的释放,心房钠尿肽可抑制其释放。当下丘脑病变累及视上核或下丘脑–垂体束时,抗利尿激素的合成与释放发生障碍,可排出大量(每日达 10 L 以上)低渗尿,临床上称为尿崩症。

(五)醛固酮

醛固酮是由肾上腺皮质球状带分泌的一种类固醇激素,其生理作用主要是促进远曲小管和集合管对 Na^+ 的主动重吸收,并促进 K^+ 的排泄。通过重吸收 Na^+ 增加对 Cl^- 和水的重吸收,因此,醛固酮有保 Na^+、排 K^+、保水、维持细胞外液量的作用。醛固酮的分泌受肾素–血管紧张素–醛固酮系统及血 K^+、血 Na^+ 浓度的调节。

1.肾素–血管紧张素–醛固酮系统　肾素是由肾球旁器的近球细胞分泌的一种蛋白水解酶,能水解血浆中由肝合成的血管紧张素原,生成有活性的血管紧张素 I 。血管紧张素 I 可经肺的转换酶分解生成血管紧张素 II 。血管紧张素 II 可被氨基肽酶进一步降解为血管紧张素 III 。肾素–血管紧张素–醛固酮系统的活性主要取决于肾素,肾素分泌受多种因素调节。目前认为,肾内入球小动脉处的牵张感受器和致密斑 Na^+ 感受器可调节肾素分泌。当动脉血压下降或循环血量减少时,入球小动脉压力和血流量随之降低,于是对小动脉壁的牵张刺激减弱,激活牵张感受器使肾素释放增加;同时,由于入球小动脉的压力降低和血流量减少,肾小球滤过率减少,滤过的 Na^+ 量亦减少,进而激活致密斑感受器,也使肾素释放量增加。此外,支配肾的交感神经兴奋,可激活近球细胞上的 β 受体,也可引起肾素释放增加;肾上腺素和去甲肾上腺素也可直接刺激球旁细胞增加肾素释放。

血管紧张素 II 有很强的缩血管作用,还可以刺激肾上腺皮质球状带分泌醛固酮,血管紧张素 I 能刺激肾上腺髓质分泌肾上腺素,血管紧张素 III 刺激肾皮质球状带分泌醛固酮的作用强于血管紧张素 II 。血管紧张素对尿生成的调节作用包括:①刺激醛固酮的合成和分泌,从而调节了远曲小管和集合管上皮细胞对 Na^+ 和 K^+ 的转运;②可直接刺激近端小管对 NaCl 的重吸收,减少 NaCl 从尿中排出;③使神经垂体释放抗利尿激素增加,从而增加远曲小管和集合管对水的重吸收,使尿量减少。

2.血 K^+ 和血 Na^+ 浓度　血 K^+ 浓度升高或血 Na^+ 浓度降低,可直接刺激肾上腺上皮质球状带使醛固酮分泌增加,促进肾保 Na^+ 排 K^+。相反,血 K^+ 浓度降低或血 Na^+ 浓度增高则醛固酮分泌减少。这对维持血 K^+、Na^+ 浓度的平衡具有重要作用。醛固酮的分泌对血 K^+ 浓度升高十分敏感,血 K^+ 只增加 0.5 ~ 1.0 mmol/L,就能引起醛固酮分泌,而血 Na^+ 浓度必须明显降低才能引起同样的反应。

(六)心房钠尿肽

心房钠尿肽(ANP)是由心房肌细胞合成分泌的一类肽激素,又称心钠素。其主要作用是抑制 Na^+ 的重吸收,有较强排 Na^+ 利尿作用,从而使血容量减少,血压降低。

四、代谢性酸中毒

正常机体不断生成和摄入酸碱性物质,同时机体通过代谢不断产生大量的酸性物质和一些碱性物质,使体液的酸碱度经常发生变化,正常人体在摄入普通膳食时,酸性物质的产生量超过碱性物质,然而机体通过肾脏、血液、肺和组织细胞的调节作用,使内环境仍能稳定在正常范围内。其中血液的缓冲作用中碳酸氢盐缓冲系统(HCO_3^-/H_2CO_3)在细胞外液缓冲作用起最重要的作用。

正常人体适宜的酸碱度用动脉血 pH 值表示是 7.35~7.45,平均值为 7.4。血液的 pH 值取决于 HCO_3^- 与 H_2CO_3 的浓度比值,pH 值为 7.4 时比值为 20/1。机体这种处理酸碱物质的含量及能力,以维持 pH 值在恒定范围内的过程,称为酸碱平衡。在许多疾病或病理过程中,酸碱超负荷、严重不足或机体调节障碍等均可导致酸碱平衡紊乱,可使病情加重和复杂,对患者的生命造成严重的威胁。

单纯性酸碱平衡紊乱有四种类型:代谢性酸中毒、呼吸性酸中毒、代谢性碱中毒和呼吸性碱中毒。临床上最为常见的是代谢性酸中毒。

代谢性酸中毒是最常见的一种酸碱平衡紊乱,是细胞外液 H^+ 增加和(或)HCO_3^- 丢失而引起的以血浆中 HCO_3^- 浓度原发性减少,pH 值呈降低趋势为特征的酸碱平衡紊乱。

(一)病因

1.酸性物质增多(消耗 HCO_3^-)　①固定酸产生增多:乳酸酸中毒,如各种原因(如休克、缺氧、严重贫血等)引起的缺氧,供氧不足使葡萄糖无氧糖酵解增强而引起乳酸大量增加;酮症酸中毒,多发生在糖尿病、严重饥饿及酒精中毒时,因葡萄糖利用减少或糖原储备不足,使脂肪分解加速,产生大量酮体(β-羟丁酸、乙酰乙酸均为酸性物质)。②固定酸摄入过多:过量服用阿司匹林等水杨酸类药物;长期服用含有氯化铵、盐酸精氨酸或盐酸赖氨酸的药物,代谢宜产生 HCl。③肾排泄固定酸减少:急性、慢性肾衰竭晚期,肾小球滤过率严重降低导致磷酸、硫酸等排出减少;远端肾小管酸中毒时,集合管泌 H^+ 功能降低;高血钾时,肾脏代偿性泌 K^+ 增多,而泌 H^+ 减少,从而出现反常性碱性尿。

2.碱性物质减少　①消化道丢失 HCO_3^-:肠液、胰液和胆汁中的 HCO_3^- 含量均高于血浆,严重腹泻、肠道瘘管或肠道引流等均可导致含 HCO_3^- 的碱性液体大量丢失。②肾脏重吸收 HCO_3^- 减少(图 8-9):近端肾小管酸中毒时,由于 Na^+-H^+ 转运体功能障碍,碳酸酐酶活性降低,近曲小管上皮细胞重吸收 HCO_3^- 减少,导致血浆 HCO_3^- 降低;大量使用碳酸酐酶抑制剂,使 H^+ 的分泌和 HCO_3^- 的重吸收减少,发生 AG 正常型代谢性酸中毒;快速输入无 HCO_3^- 的液体,使 HCO_3^- 被稀释,引起血浆 HCO_3^- 浓度降低。

近曲小管上皮细胞

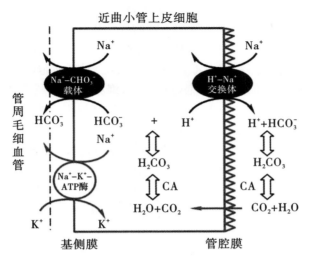

图 8-9　肾脏近端小管的重吸收、分泌示意

(二)分类

阴离子间隙(anion gap,AG),$AG = Na^+ - (HCO_3^- + Cl^-)$,AG 正常范围为 10 ~ 14 mmol/L,是反映血浆中固定酸含量的指标。根据 AG 的变化,可将代谢性酸中毒分为两类。

1. **AG 增高型代谢性酸中毒**　其特点是血浆 HCO_3^- 降低、固定酸增加、AG 增大及血氯含量正常。临床常见于:①乳酸酸中毒;②酮症酸中毒;③严重肾功能衰竭时,磷酸、硫酸排泄障碍在体内发生潴留;④水杨酸类药物中毒等。

2. **AG 正常型代谢性酸中毒**　其特点是血浆 HCO_3^- 降低、AG 正常及血氯含量增加。临床常见于:①消化道丢失 HCO_3^-;②轻、中度肾衰竭,泌 H^+ 减少;③肾小管性酸中毒,HCO_3^- 重吸收减少或泌 H^+ 功能降低;④使用碳酸酐酶抑制剂;⑤含氯的成酸药物摄入过多。

(三)机体的代偿调节

1. **血液的缓冲作用**　代谢性酸中毒时,细胞外液增多的 H^+ 可迅速被血液缓冲系统所缓冲,使血浆 HCO_3^- 及其他缓冲碱减少。

2. **肺的调节**　血液 H^+ 增加或 pH 值降低,刺激外周化学感受器反射性兴奋呼吸中枢,增加呼吸的深度与频率,使呼吸加深、加快,这是代谢性酸中毒主要的临床表现。肺的代偿反应迅速,在数分钟内可使肺通气量明显增加、CO_2 排出增多及 $PaCO_2$ 代偿性降低。其意义在于当代谢性酸中毒使血中 HCO_3^- 原发性减少后,引起 H_2CO_3 继发性降低,两者的浓度比接近 20∶1,血液 pH 值变化不明显。

3. **肾的调节**　代谢性酸中毒时肾泌 H^+ 和泌 NH_3 增加,重吸收 HCO_3^- 增多。其机制是肾小管上皮细胞中碳酸酐酶活性增高,CO_2 和 H_2O 生成的 H_2CO_3 增多、肾小管泌 H^+ 增加及重吸收 HCO_3^- 增加。磷酸盐的酸化加强,增加 H^+ 排出,但由于磷酸盐含量有限,代偿作用不强。肾小管上皮细胞中谷氨酰胺酶活性增强,泌 NH_3 增多,NH_3 与 H^+ 结合

成 NH_4^+ 而随尿排出增加。原尿 pH 值愈低，NH_4^+ 排出愈多，生成的 HCO_3^- 也愈多。由于从尿液中排出的 H^+ 增多，故尿液呈酸性。肾的代偿作用较慢，一般要 3~5 d 才能达高峰。对肾功能障碍引起的代谢性酸中毒，肾的纠酸作用几乎不能发挥。

4. 组织细胞的调节 多在酸中毒 2~4 h 后发生，通过细胞内、外离子交换降低血液 H^+，即细胞外液中增多的 H^+ 外细胞内转移，与细胞内缓冲碱结合。由于约有 60% 的 H^+ 在细胞内被缓冲，而细胞内 K^+ 向细胞外转移，维持细胞内、外电平衡，故酸中毒易引起高钾血症。

5. 骨骼的缓冲作用 慢性肾衰竭或严重慢性代谢性酸中毒时，骨骼中的磷酸钙和碳酸钙释放入血，对 H^+ 进行缓冲，临床上可出现骨质脱钙等病理变化。

通过上述各种代偿调节，若能使 HCO_3^-/H_2CO_3 的比值接近 20∶1，血液 pH 值在正常范围内，称为代偿性代谢性酸中毒；如代偿调节后，血浆 HCO_3^-/H_2CO_3 仍降低，pH 值下降，称为失代偿性代谢性酸中毒。

（四）对机体的影响

代谢性酸中毒主要表现为心血管系统和中枢神经系统的功能障碍，慢性或严重代谢性酸中毒还可出现骨骼的变化。

1. 心血管系统 严重代谢性酸中毒影响心肌收缩力、心电稳定性以及血管对儿茶酚胺的敏感性而造成心血管系统的损伤。在临床中常发生心律失常、心肌收缩力减弱、血管对儿茶酚胺的敏感性降低及诱发 DIC。其发生机制如下：①心律失常，代谢性酸中毒时细胞外 H^+ 进入细胞内与 K^+ 交换，K^+ 溢出细胞外，肾小管上皮泌 H^+ 增加，而泌 K^+ 减少，其结果造成高血钾。高血钾会引起心律失常，严重时发生心脏传导阻滞、心室纤颤及心跳停止。②心肌收缩力减弱，轻度酸中毒可刺激肾上腺髓质释放肾上腺素，具有正性肌力作用。严重酸中毒可阻断肾上腺素对心血管的效应，降低心肌收缩力。其机制是 H^+ 通过影响 Ca^{2+} 内流、H^+ 抑制心肌细胞肌浆网释放 Ca^{2+}、H^+ 竞争性抑制 Ca^{2+} 与肌钙蛋白的结合。③血管对儿茶酚胺的反应性降低，H^+ 增多，可使毛细血管前括约肌及微动脉平滑肌对儿茶酚胺的反应性降低，促使外周阻力血管扩张，血压下降。因此，酸中毒时毛细血管网大量开放，使回心血量减少，引起低血压甚至休克。④诱发 DIC，严重代谢性酸中毒可造成血管内皮细胞和组织细胞的损伤，激活内、外源性凝血系统，外加休克所致的血流缓慢和血液浓缩，故常易发生 DIC。

2. 中枢神经系统 主要表现是中枢神经系统功能障碍和抑制，如反应迟钝、嗜睡等，严重时可昏迷。其机制是 H^+ 的增加抑制生物氧化酶类的活性，使氧化磷酸化过程减弱、ATP 生成减少及脑组织能量供应不足，另外酸中毒可使谷氨酸脱羧酶活性增强，抑制性神经递质生成增多。

3. 骨骼的变化 慢性肾衰竭伴酸中毒时，由于不断从骨骼释放钙盐，影响骨骼的生长发育，临床中可发生骨质软化、纤维性骨炎或佝偻病。

（五）防治原则

1. 治疗原发病 去除引起代谢性酸中毒的病因是治疗的基本原则和主要措施，如纠正水、电解质紊乱，恢复有效循环血量和改善肾功能。

2. 碱性药物的应用 pH 值<7.30 时，可谨慎选用碱性药物，如碳酸氢钠、乳酸钠及三羟甲基氨基甲烷。

除最常见的代谢性酸中毒之外,还有其他类型的酸碱平衡紊乱,参见表 8-1。

表 8-1　各型酸碱平衡紊乱发病环节及检测指标变化的比较

	代谢性酸中毒	呼吸性酸中毒	代谢性碱中毒	呼吸性碱中毒
	酸潴留或碱丢失 $H^+\uparrow/NaHCO_3\downarrow$	通气不足 $H_2CO_3\uparrow$	碱潴留或酸丧失 $H^+\downarrow/NaHCO_3\uparrow$	通气过度 $H_2CO_3\downarrow$
原发环节	$\dfrac{NaHCO_3}{H_2CO_3}\downarrow$（$\leqslant20:1$）		$\dfrac{NaHCO_3}{H_2CO_3}\uparrow$（$\geqslant20:1$）	
血浆 pH	正常 或↓	正常 或↓	正常或↑	正常或↑
$PaCO_2$	↓	↑↑	↑	↓↓
HCO_3^-	↓↓	↑（慢性）	↑↑	↓（慢性）
尿液 pH	↓或↑		↑或↓	

若病因直接引起 HCO_3^- 变化,就是代谢性的紊乱,若病因直接引起 H_2CO_3 的变化,即是呼吸性的酸碱平衡紊乱。

（六）反映酸碱平衡的其他常用指标及其意义

1. 标准碳酸氢盐（standard bicarbonate,SB）　是指血液在标准条件下（即 38 ℃ 和血红蛋白完全氧合的条件下,用 PCO_2 为 5.3 kPa 的气体平衡后）测得的血浆 HCO_3^- 浓度。因已排除了呼吸因素的影响,故为判断代谢性因素影响的指标。正常值为 22 ~ 27 mmol/L,平均为 24 mmol/L。

2. 实际碳酸氢盐（actual bicarbonate,AB）　是指隔绝空气的血标本在实际条件下测得的碳酸氢盐含量。正常人的 SB 与 AB 相等,即平均为 24 mmol/L。

代谢性酸中毒时降低,SB 与 AB 均降低;代谢性碱中毒时增高,两者都升高。呼吸性酸中毒或碱中毒时,由于肾脏的代偿作用,两者可不相等。当 AB>SB 时,提示有 CO_2 潴留,为呼吸性酸中毒;AB<SB 时,提示 CO_2 排出过多,为呼吸性碱中毒。

3. 缓冲碱（buffer base,BB）　是血液中一切具有缓冲作用的碱之总和,包括 HCO_3^-、HPO_4^{2-}、血红蛋白、血浆蛋白。BB 能反映机体对酸碱平衡紊乱时总的缓冲能力,它不受呼吸因素和 CO_2 改变的影响。正常范围是 45 ~ 55 mmol/L,平均值为 50 mmol/L。BB 也是反映代谢因素的指标,BB 原发性增高见于代谢性碱中毒,BB 原发性减低见于代谢性酸中毒,若此时实际碳酸氢盐（AB）正常,有可能为贫血或血浆蛋白低下。

4. 碱剩余（base excess,BE）　是指标准条件下,用酸和碱将 1 L 血液 pH 值调至 7.40 所需加入的酸或碱量,表示全血或者血浆中碱储备增加或减少的情况。如需用酸滴定,表明受测血样的碱过多,为碱剩余,用正值表示（即+BE）,见于代谢性碱中毒。如用碱滴定,表明受测血样的碱不足,为碱缺失,用负值表示（即−BE）,见于代谢性酸中毒。参考范围:−3~+3 mmol/L,平均为 0 mmol/L。

第四节 水、电解质代谢紊乱

内环境的稳态是细胞维持正常生理功能的必要条件,也是机体维持正常生命活动的必要条件。由于细胞与内环境之间、内环境与外界环境之间不断地进行着物质交换,因此细胞的代谢活动和外界环境的不断变化,必然会影响内环境的理化性质,如pH值、渗透压、温度等,正常机体内环境能通过机体的调节活动维持相对的稳定。水、电解质的平衡是通过神经内分泌系统的调节而实现的,而这种调节又水、电解质的平衡是通过神经内分泌系统的调节而实现的,而这种调节又主要是通过改变肾脏对水和电解质的影响而完成的。

一、电解质平衡

1. 钠平衡　正常成人体内含钠总量为 40 ~ 50 mmol/kg 体重,60% ~ 70% 是可交换的;约 40% 是不可交换的,主要结合于骨骼的基质。总钠的 50% 左右存在于细胞外液,10% 左右存在于细胞内液。血清 Na^+ 浓度的正常范围是 130 ~ 150 mmol/L,细胞内液中的 Na^+ 浓度仅为 10 mmol/L 水左右。

成人每天随饮食摄入钠 100 ~ 200 mmol/L。天然食物中含钠甚少,故人们摄入的钠主要来自食盐。摄入的钠几乎全部经小肠吸收,钠主要经肾随尿排出。多摄多排,少摄少排,正常情况下排出和摄入钠量几乎相等。此外,随着汗液分泌亦可排出少量的钠。钠的排出通常也伴有氯的排出。

2. 钾平衡　正常成人体内含钾总量为 50 ~ 55mmol/kg 体重。总钾量的 98% 左右存在于细胞内,仅 2% 左右在细胞外液中。

正常人体钾的摄入和排出处于动态平衡并保持血清浆钾浓度在 3.5 ~ 5.5 mmol/L 的范围内。人体钾主要来源于食物,一般天然食物含钾都比较丰富,成人每天随饮食摄入钾 70 ~ 100 mmol,其中约 90% 在肠道被吸收,其余 10% 随粪便排出。肾也是排钾的主要器官。肾排钾与钾的摄入量有关,多吃多排,少吃少排,但是不吃也排。

3. 镁平衡　成人体内镁的总含量约 24 g(1 mol),其中约一半存在于骨骼中,另一半存在于骨骼肌和其他器官的组织中,只有不及总体 1% 的镁在血液中。血清镁含量 0.75 ~ 1.25 mmol/L,其中 20% 与蛋白结合,80% 呈游离状态。成人每天从饮食中摄入镁约 10 mmol,其中约有 1/3 在小肠中被吸收,其余部分随粪便排出。体液中的镁主要经肾排出。镁摄入不足时,肾可显示出明显的保镁作用,尿镁排泄量可低于每天 0.5mmol。

二、水、电解质平衡的调节

水、电解质的平衡是通过神经内分泌系统的调节而实现的,而这种调节又主要是通过改变肾脏对水和电解质的影响而完成的。

1. 渴感的调节作用　渴感机制是机体调节体液容量和渗透浓度相对稳定的重要机制之一。渴觉中枢过去认为位于丘脑下部,近代动物实验研究已修正了此种看法,认为渴觉中枢位于第三脑室前壁的穹窿下器和终板血管器。渴觉中枢兴奋的主要刺激是血浆晶体渗透压的升高。渴则思饮寻水,饮水后血浆渗透压回降,渴感消失。此外有效血容量的减少和血管紧张素Ⅱ的增多也可以引起渴感。现也有报道脑啡肽和其他鸦片样介质、前列腺素、胰激肽等神经活性物质在介导渴感中也起一定作用。

2.抗利尿激素的调节作用　抗利尿激素(antidiuretic hormone,ADH)是下丘脑视上核和室旁核的神经元分泌,并在神经垂体储存的激素。ADH能提高肾远曲小管和集合管对水的通透性,从而使水分的重吸收增加。促使ADH释放的主要刺激是血浆晶体渗透压的增高和循环血量的减少。当机体失去大量水分而使血浆晶体渗透压增高时,便可刺激下丘脑视上核或其周围区的渗透压感受器而使ADH释放增多,血浆渗透压乃可因肾重吸收水分增多而有所回降。大量饮水时的情况正好相反,由于ADH释放减少,肾排水增多,血浆渗透压乃得以回升。血浆有效渗透浓度只要升高1%～2%,就能刺激ADH分泌,当血浆有效渗透浓度超过310 mmol/L时,ADH分泌达顶点。一旦血浆渗透浓度超过此水平,进一步对高渗透浓度的防卫反应则让位于渴感机制。循环血量过多时,可刺激左心房和胸腔内大静脉的容量感受器,反射性地引起ADH释放减少,结果引起利尿而使血量回降。反之,当失血等原因使血量减少时,ADH释放增加,尿量因而减少而有助于血量的恢复。

此外,剧痛、情绪紧张、恶心、血管紧张素Ⅱ增多可使ADH释放增多;动脉血压升高可通过刺激颈动脉窦压力感受器而反射性地抑制ADH的释放。

3.醛固酮的调节作用　醛固酮是肾上腺皮质球状带分泌的盐皮质激素。醛固酮的主要作用是促进肾远曲小管和集合管对Na^+的主动重吸收,同时通过Na^+-K^+和Na^+-H^+交换而促进K^+和H^+的排出。随着Na^+主动重吸收增加,Cl^-和水的重吸收也增多。

醛固酮的分泌主要受肾素-血管紧张素系统和血浆Na^+、K^+浓度的调节。当失血等原因使血容量减少,动脉血压降低时,肾入球小动脉管壁牵张感受器受刺激而致近球细胞分泌肾素增多;此时也因流经致密斑的Na^+减少致近球细胞分泌肾素增多;继而使血管紧张素Ⅰ、Ⅱ、Ⅲ增多,血管紧张素Ⅱ和Ⅲ都能刺激肾上腺皮质球状带分泌醛固酮。

此外,肾交感神经兴奋、肾上腺素和去甲肾上腺素也可直接刺激近球细胞分泌肾素。血浆高K^+或低Na^+可直接刺激肾上腺皮质球状带分泌醛固酮。

4.心房钠尿肽　心房利钠因子(atrial natriuretic factor,ANF)合成并储存于心房心肌细胞中,对调节肾脏及心血管内环境稳定起着重要作用,它主要的生物学特性是具有强烈而短暂的利尿、排钠及松弛血管平滑肌的作用。动物实验证明,急性血容量增加可能通过增高右心房压力,牵张心房肌而使ANP释放,从而引起强大的利钠和利尿作用。反之,限制钠、水摄入或减少静脉回心血量则能减少ANP的释放。ANP对水、电解质代谢有如下的重要影响:①强大的利钠利尿作用;②拮抗肾素-醛固酮系统的作用;③显著减轻失水或失血后血浆中ADH水平增高的程度。

5.其他　甲状旁腺激素、降钙素。

三、水、钠代谢障碍

水、电解质代谢紊乱在临床上最常见的是水和钠的代谢紊乱。在细胞外液中,水和钠的关系非常密切,故一旦发生代谢紊乱,水和钠代谢紊乱常同时存在。不同原因引起的水和钠的代谢紊乱,在水和钠的变化程度上会有所不同,故分类如下(表8-2)。

表8-2　水和钠代谢紊乱的分类

按容量分类		按血钠浓度分类
体液容量过少 (脱水)	低渗性脱水	低容量性低钠血症
	高渗性脱水	低容量性高钠血症
	等渗性脱水	血清钠正常的细胞外液减少
体液容量过多 (水中毒)	低渗性水过多	高容量性低钠血症
	高渗性水过多	
	渗性水过多(水肿)	正常血钠性水过多

(一)脱水

脱水系指体液容量的明显减少。脱水按细胞外液的渗透压不同可分为三种类型。失水为主者,称为高渗性脱水;以失钠为主者,称为低渗性脱水;水、钠各按其在血浆中的含量成比例丢失者,称为等渗性脱水。

1. 高渗性脱水　高渗性脱水以失水多于失钠、血清钠浓度> 150 mmol/L、血浆渗透压>310 mmol/L 为主要特征。

(1)原因和机制　饮水不足和失水过多。饮水不足见于下述情况:①水源断绝,如沙漠迷路;②不能饮水,如频繁呕吐、昏迷的患者等;③渴感障碍,有些脑部病变可损害渴觉中枢,在有些脑血管意外的老年患者也可发生渴感障碍。

失水过多见于以下几种情况。①单纯失水。经肺失水:任何原因引起的过度通气都可使呼吸道黏膜的不感蒸发加强以致大量失水;经皮肤失水:在发热或甲状腺功能亢进时,通过皮肤的不感蒸发每日可失水数升;经肾失水:中枢性尿崩症时因 ADH 产生和释放不足,肾性尿崩症时因肾远曲小管和集合管对 ADH 的反应缺乏,故肾脏可排出大量水分。单纯失水时机体的总钠含量可以正常。②失水大于失钠,即低渗液的丧失。见于胃肠道失液:呕吐和腹泻时可能丧失含钠量低的消化液,如部分婴幼儿腹泻,粪便钠浓度在 60 mmol/L 以下;大量出汗:汗为低渗液,大汗时每小时可丢失水分800 mL左右;经肾丧失低渗尿:如反复静脉输注甘露醇、尿素、高渗葡萄等时,可因肾小管液渗透压增高而引起渗透性利尿,排水多于排钠。在上述情况下,机体既失水,又失钠,但失水在比例上多于失钠。在临床实践中,高渗性脱水的原因常是综合性的,如婴幼儿腹泻时,高渗性脱水的原因除丢失肠液、入水不足外,还有发热出汗,呼吸增快等因素引起的失水过多。

(2)对机体的影响　①因失水多于失钠,细胞外液渗透压增高,刺激渴觉中枢(渴感障碍者除外),促使患者找水喝。②除尿崩症患者外,细胞外液渗透压增高刺激丘脑下部渗透压感受器,ADH 释放增多,从而使肾重吸收水增多,尿量减少而比重增高。③细胞外液渗透压增高使细胞内液中的水向细胞外转移。以上三点都能使细胞外液得到水分补充,使渗透压倾向于回降。可见在高渗性脱水时,细胞内、外液都有所减少,但因细胞外液可能从以上几个方面得到补充,故细胞外液和血容量的减少不如低渗性脱水时明显,发生休克者也较少。④早期或轻症患者,由于血容量减少不明显,醛固酮分泌不增多。故尿中仍有钠排出,其浓度还可因水重吸收增多而增高;晚期和重症病者,可因血容量减少,醛固酮分泌增多而致尿钠含量减少。⑤细胞外液渗透压增高使脑细胞脱水时,可引起一系列中枢神经系统功能障碍的症状,包括嗜睡、肌肉抽搐、昏迷,甚至死亡。脑细胞因脱水而显著缩小时,颅骨与脑皮质之间的血管张力增大,因而可致静脉破裂而出现局部脑内出血和蛛网膜下出血。⑥脱水严重的患者,尤其是小儿,由于皮肤蒸发的水分减少、散热受到影响,因而可以发生脱水热。

根据脱水程度可将高渗性脱水分为轻度、中度和重度三组。①轻度:失水量相当于体重的 4.2% ~5% 。患者黏膜略干燥,汗少,皮肤弹性低,口渴,尿量少,尿渗透压通常>600 mOsm/L,尿比重>1.020(肾脏浓缩功能障碍者如尿崩症患者等除外),可出现酸中毒,但不发生休克,婴幼儿患者啼哭有泪,前囟稍凹陷,眼球张力低下。②中度:失水量相当于体重的 5% ~10% 。临床表现有严重口渴,恶心,腋窝和腹股沟干燥,皮肤弹性缺乏,血液浓缩,心动过速,体位性低血压,中心静脉压下降,表情淡漠,肾功能低下,尿量明显减少,血浆肌酐和尿素氮水平增高,血清钾浓度可在正常范围的上限或稍高,尿渗透压通常于 800 mOsm/L,尿比重> 1.025(肾脏浓缩功能障碍者如尿崩症患者等除外),发生酸中毒。③重度:失水量相当于体重的 10% ~15% 。患者常发生休克,临床主要表现有极少尿或无尿,血压下降,脉搏快而弱。肾脏功能受损害,血浆肌酐和尿素氮上升;血清 K^+ 浓度升高。代谢性酸中毒通常严重。重度脱水常可导致死亡、脱水程度超过此界限时,很少人能够耐受。

(3)防治原则 首先应防治原发疾病,防止某些因素的作用。高渗性脱水时因血钠浓度高,故应给予5%葡萄糖溶液。高钠血症严重者可静脉内注射 2.5% 或3% 葡萄糖溶液。应当注意高渗性脱水时血钠浓度高,但患者仍有钠丢失,故还应补充一定量的含钠溶液,以免细胞外液转为低渗。

2. 低渗性脱水 低渗性脱水以失钠多于失水,血清钠浓度<130 mmol/L,血浆渗透压<280 mmol/L 为主要特征。

(1)原因和机制 ①丧失大量消化液而只补充水分:这是最常见的原因。大多是因呕吐、腹泻,部分是因胃、肠吸引术丢失体液而只补充水分或输注葡萄糖溶液。②大汗后只补充水分:汗虽为低渗液,但大量出汗也可伴有明显的钠丢失(每小时可丢失30 ~40 mmol 左右的钠),若只补充水分则可造成细胞外液低渗。③大面积烧伤:烧伤面积大,大量体液丢失而只补充水时,可发生低渗性脱水。④肾脏失钠,可见于以下情况:水肿患者长期连续使用排钠性利尿剂(如氯噻嗪类、呋塞米及利尿酸等)时,由于肾单位稀释段对钠的重吸收被抑制,故钠从尿中大量丢失,如再限制钠盐摄入,则钠的缺乏更为明显;急性肾功能衰竭多尿期,肾小管液中尿素等溶质浓度增高,故可通过渗透性利尿作用使肾小管上皮细胞对钠、水重吸收减少;在所谓"失盐性肾炎"的患者,由于受损的肾小管上皮细胞对醛固酮的反应性降低,对钠重吸收障碍;艾迪森病时,主要只补充水分而忽略了补钠盐,就可能引起低渗性脱水。由此可见,低渗性脱水的发生,往往与治疗措施不当(失钠后只补水而不补充钠)有关。这一点应当引起充分的注意。但是,也必须指出,即使没有这些不适当的措施,大量体液丢失本身也可以使有

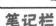

些患者发生低渗性脱水。这是因为大量体液丢失所致的细胞外液容量的显著减少，可通过对容量感受器的刺激而引起 ADH 分泌增多，结果是肾脏重吸收水分增加，因而引起细胞外液低渗（低渗性脱水）。

（2）对机体的影响　①低渗性脱水主要是细胞外液减少。如果细胞外液的低渗状态得不到及时纠正，则水分可从细胞外液移向渗透压相对较高的细胞内液，从而使细胞外液进一步减少，低血容量进一步加重。患者出现休克倾向，往往有静脉塌陷，动脉血压降低，脉搏细速。②由于细胞外液减少，血浆容量也就减少，使血液浓缩，血浆胶体渗透压升高，使组织间液进入血管补充血容量，因此，在低渗性脱水时，组织间液减少最明显。因而患者皮肤弹性丧失，眼窝和婴儿囟门凹陷，出现明显的脱水外貌。③细胞外液渗透压降低，抑制下丘脑视上核渗透压感受细胞，ADH 分泌减少，肾小管对水重吸收减少。所以患者早期尿量一般不减少。但严重脱水时，血浆容量明显减少，ADH 释放增多，肾小管对水重吸收增加，结果引起少尿。④如果低渗性脱水是由肾外原因引起，则因低血容量时肾血流量减少而激活肾素-血管紧张素-醛固酮系统，使肾小管对钠的重吸收增加，结果尿钠含量减少（<10 mmol/L）；但如果是经肾失钠引起，则患者尿钠含量增多（> 20 mmol/L）。

根据缺钠程度和临床症状，也可将低渗性脱水分为三度。①轻度：相当于成人每千克体重缺失氯化钠 0.5 g。患者常感疲乏、头晕，直立时可发生昏倒（昏厥），尿中氯化钠很少或缺失。②中度：每千克体重缺失氯化钠 0.5～0.75 g。此时患者可有厌食、恶心呕吐、视力模糊、收缩压轻度降低、起立时昏倒、心率加快、脉搏细弱、皮肤弹性减弱、面容消瘦等表现。③重度：每千克体重缺失氯化钠 0.75～1.25 g，患者可有表情淡漠、木僵等神经症状。最后发生昏迷，并有严重休克。

（3）防治原则　除了积极防治原发疾病，避免不适当的医疗措施以外，原则上应补充等渗或高渗盐水以恢复细胞外液容量和渗透压。具体处理方法，因缺水程度不同而异。如患者已发生休克，则须按照休克的治疗原则进行抢救。

3. 等渗性脱水　水与钠按其在正常血浆中的浓度比例丢失时，可引起等渗性脱水。即使不按比例丢失，但脱水后经过机体调节，血钠浓度仍维持在 130～145 mmol/L，渗透压仍保持在 280～310 mOsm/L 者，亦属等渗性脱水。

（1）原因　任何等渗体液大量丢失所造成的脱水，在短期内均属等渗性脱水。见于：①麻痹性肠梗阻时，大量体液潴留于肠腔内；②大量抽放胸、腹水，大面积烧伤，大量呕吐、腹泻或胃、肠吸引以后；③新生儿消化道先天畸形如幽门狭窄、胎粪肠梗阻或胃肠瘘管等所引起的消化液丧失。

（2）对机体的影响　等渗性脱水时主要丢失细胞外液，血浆容量及组织间液量均减少，但细胞内液量变化不大。细胞外液的大量丢失造成细胞外液容量缩减，血液浓缩；但与此同时，机体借助调节系统使 ADH 和醛固酮分泌增强，通过肾脏对钠和水的重吸收加强，可使细胞外液容量得到部分的补充。患者尿量减少，尿内 Na$^+$、Cl$^-$ 减少。若细胞外液容量明显减少，则可发生血压下降、休克甚至肾功能衰竭等。如不予及时处理，则可通过不感蒸发继续丧失水分而转变为高渗性脱水；如只补水分而不补钠盐，又可转变为低渗性脱水。

（3）防治原则　防治原发病，补水补盐，以偏低渗性溶液为宜。

笔记栏

(二)水肿

过多的体液潴留在组织间隙称为水肿。正常体腔中只有少量液体,若体腔中体液积聚则称为积水,如腹腔积水(腹水)、胸腔积水(胸水)、心包积水、脑室积水、阴囊积水等。水肿液一般即是组织间液,根据水肿液含蛋白质的量的不同,可将水肿液分为渗出液,其相对密度1.018,漏出液,其相对密度1.015。

1. 水肿发生的基本机制

(1)血管内、外液体交换异常　正常情况下组织间液和血浆之间不断进行液体交换,使组织液的生成和回流保持动态平衡,而这种平衡受制于有效流体静压、有效胶体渗透压和淋巴回流。血管内、外液体的移动方向取决于以下三个因素:①有效流体静压,其数值=毛细血管动脉血压-毛细血管静脉血压-组织间液流体静压,为驱使血管内液体向外滤出的力量;②有效胶体渗透压,其数值=血浆胶体渗透压-组织间液胶体渗透压,是促使液体回流至毛细血管内的力量;③淋巴液回流,组织液回流后的剩余部分经淋巴系统再进入血液循环,从而维持体液交换的动态平衡。

以上因素先后或同时失常,都会导致组织间液过多积聚而形成水肿。引起组织间液增多的因素如下:

1)毛细血管血压增高:毛细血管血压增高可致有效流体静压增高和组织液生成增多。当后者超过淋巴回流的代偿能力时,便可引起水肿。充血性心力衰竭时,由于静脉淤血和静脉压升高,使毛细血管血压增高。

2)血浆胶体渗透压降低:血浆胶体渗透压主要取决于血浆白蛋白的含量。当血浆白蛋白含量减少时,血浆胶体渗透压下降,组织液生成增加,超过淋巴代偿能力时可发生水肿。严重肝脏疾病和营养不良时蛋白质合成减少,肾脏疾病时丢失过多,均可发生水肿。

3)毛细血管通透性增加:正常时毛细血管内、外胶体渗透压梯度较大,仅有微量血浆蛋白经毛细血管滤出。当毛细血管通透性增加时,血浆蛋白从毛细血管滤出,使血浆胶体渗透压下降,组织间液的胶体渗透压升高,导致水肿。此种情况常见于炎性、过敏反应等,此时水肿液中的蛋白质含量较高。

4)淋巴回流受阻:正常情况下约有120 mL/h的淋巴液流入血液循环,同时将蛋白质送至体静脉中,具有重要的抗水肿作用。若淋巴干道被堵塞,含蛋白质(可达30~50 g/L)的水肿液在组织间液中积聚形成淋巴性水肿。此种情况常见于恶性肿瘤细胞侵入并堵塞淋巴管、乳腺癌根治术后及丝虫病。其中,丝虫病时主要的淋巴管道被成虫阻塞,可引起下肢和阴囊的慢性水肿等。

(2)体内、外液体交换平衡失调　正常机体钠、水的摄入量和排出量出入动态平衡,从而保持液体量的相对恒定。这一动态平衡在神经内分泌的调节下,通过肾脏排泄功能实现。当肾脏排泄水、钠减少时,则可导致水肿。

1)肾小球滤过率下降:影响肾小球滤过率的因素有肾小球滤过膜的面积、膜的通透性、肾血流量、肾小球毛细血管压及肾小球囊内压等。其主要原因包括:①肾小球滤过面积减少,见于急、慢性肾小球肾炎时具有功能的肾单位大量减少;②肾血流量减少,见于充血性心力衰竭、肾病综合征、肝硬化伴腹水等。由于有效循环血量减少,使肾血流量下降、肾小球滤过率降低。同时,继发性交感-肾上腺髓质系统、肾素-血管紧张素-醛固酮系统兴奋,使入球小动脉收缩,肾血流量进一步减少,导致水钠潴留。

2) 近曲小管重吸收水、钠增多:当有效循环血量减少时,近曲小管对水、钠的重吸收增加,使肾排水量减少,成为某些全身性水肿发病的重要因素。其常见原因包括:①ANP分泌减少,ANP可抑制近端小管对钠的主动重吸收;循环 ANP 可作用于肾上腺皮质球状带,抑制醛固酮的分泌。有效循环血量减少,使心房的牵张感受器兴奋性降低和 ANP 分泌减少,而致近曲小管对水、钠的重吸收增加和醛固酮的分泌。②肾小球滤过分数(filtration fraction,FF)增加,其数值=肾小球滤过率/肾血浆流量。在某些病理情况下,出球小动脉比入球小动脉收缩明显,例如,充血性心力衰竭或肾病综合征时,每分钟肾血流量比肾小球滤过率下降更严重。因此,肾小球滤过分数增加,滤出更多的原尿,使肾小球周围的毛细血管内胶体渗透压升高,从而使近曲小管对水、钠的重吸收增加,导致水钠潴留。③肾血流重分布,正常时约 90% 的肾血流通过靠近肾表面外 2/3 的皮质肾单位,后者约占肾单位总数的 85%。这些肾单位的髓袢短,不进入髓质高渗区,对水、钠重吸收功能相对较弱。而仅占 15% 的近髓肾单位,由于其髓袢很长,深入髓质高渗区,对水、钠重吸收功能较强。肾皮质交感神经丰富,同时肾素含量也较高。当有效循环血量减少时,交感神经兴奋,可发生肾血流重新分布的现象,即通过皮质肾单位的血流明显减少,而较多的血流转入近髓肾单位。这会直接引起水、钠重吸收增加,进而导致水、钠潴留。

3) 远曲小管和集合管重吸收水、钠增加:远端小管、集合管重吸收水、钠的功能受醛固酮合 ADH 调节。

肾血流减少可导致醛固酮分泌增加,其机制是:①肾血流灌注压下降,使入球小动脉壁的牵张刺激减弱,从而刺激牵张感受器,激活肾素-血管紧张素-醛固酮系统;②肾小球滤过率降低,使流经致密斑的钠量减少,增加近端细胞分泌肾素,肾素-血管紧张素-醛固酮系统被激活,血中醛固酮浓度增加;③肝功能严重损害时,肝对醛固酮的灭活减少,也可引起血浆中醛固酮浓度增加。醛固酮具有保钠、保水的功能,导致水钠潴留。

ADH 具有促进远端小管和集合管对水重吸收的作用,是引起水钠潴留的重要原因之一。ADH 水平增高的机制与下述内容有关:①有效循环血量减少,使左心房壁和胸腔大血管的容量感受器所受的刺激减弱,反射性引起 ADH 分泌增加;②肾素-血管紧张素-醛固酮系统被激活后,可致下丘脑-神经垂体分泌、释放 ADH 增加;③醛固酮分泌增加,可使肾小管对钠的重吸收增多,引起血浆渗透压增加,通过刺激下丘脑渗透压感受器,使 ADH 的分泌与释放增加;④肝功能减退,可使肝细胞灭活醛固酮的能力减退。

以上是水肿发病机制中的基本因素。在各种不同类型水肿的发生、发展中,通常是多种因素先后或同时发挥作用,同一因素在不同水肿的发病机制中发挥作用的大小有差异。例如,心性水肿,既有肾血流量减少、肾小管和集合管重吸收增多引起的水钠潴留,也有因毛细血管血压升高和肝淤血使蛋白质合成减少引起的组织液生成增多,以水钠潴留为主要原因,而在肝硬化腹水则以组织液生成增加为主要原因。

2. 水肿的特点及对机体的影响

(1) 水肿的特点　皮下水肿是全身或局部水肿的重要体征。当皮下组织有过多的液体积聚时,局部皮肤肿胀、苍白、发亮、弹性差及皱纹变浅,此时用手指按压皮肤出现凹陷,称为凹陷性水肿,因其易被察觉故又称为显性水肿。然而,在凹陷出现之前,往往已有组织间液增多、体重明显增加,称为隐性水肿。此时,患者组织液增多为原体重的10%以下。不出现凹陷是因为分布在组织间隙中的胶体网状物(如透明质酸、胶原及黏多糖等),对液体有强大的吸附能力。只有当液体的积聚超过胶体网状物的吸附能力时,才形成游离的液体。

常见的全身性水肿包括心性水肿、肾性水肿与肝性水肿。各种疾病引起的水肿最先出现的部位是不同的。毛细血管血压受重力影响,距离心脏水平面垂直距离越远的部位,流体静压越高。因此,右心衰竭时首先表现为下垂部位的流体静脉压增高与水肿。肾性水肿则不受重力影响,首先发生在组织疏松的部位,如眼睑或颜面部、足踝部。肝硬化时由于肝内广泛的结缔组织增生与收缩,以及再生肝细胞结节的压迫和肝静脉回流受阻,进而使肝静脉和毛细血管血压增高,易导致腹水。

(2)对机体的影响　除炎性水肿具有稀释毒素、运送抗体等抗损伤作用外,其他原因引起的水肿可因造成细胞营养障碍和器官功能障碍,对机体有不同程度的不利影响。例如,脑水肿引起颅内压升高,甚至脑疝将会导致死亡,而双下肢水肿的直接危害就较小。

3.常见水肿的发生机制及其特点

(1)心性水肿　是由心功能不全引起的水肿。此时水肿液的分布与心力衰竭的发生部位有关。左心衰竭主要引起心性水肿,右心衰竭主要引起全身性水肿,习惯上也称为心性水肿。右心衰竭时由于重力因素的作用,其水肿的典型表现为下垂部位的皮下水肿。在立位或坐位时以内踝和胫前部为重,卧床日久则以骶尾部最显著。严重时可波及全身。

心性水肿的发生机制主要与水钠潴留有关。由于心肌收缩力减弱产生的心排血量减少,使肾血流量减少,导致水钠潴留和体循环淤血。此外,肝淤血使肝功能障碍,蛋白合成减少,导致毛细血管胶体渗透压降低,也可引起血管内、外液体交换障碍。

心性水肿的治疗原则,应立足于病因学治疗,即改善心功能,提高心输出量。从发病学方面治疗,要进行利尿以排除潴留的水、钠,减轻心脏的负担,同时要适当地限制水、钠的摄入,并减少水、钠潴留。

(2)肾性水肿　是指因肾脏原发性疾病引起的全身性水肿。由于不存在使静脉压和毛细血管内压明显增高的因素,水肿液常分布在皮下组织疏松的部位。因此,临床可见患者晨起时眼睑和面部浮肿,随后才逐渐扩展至全身。通常将肾性水肿分为两类:①以大量蛋白尿所致低蛋白血症为原因的肾病性水肿;②以肾小球滤过率明显下降所致的肾炎性水肿。

1)肾病性水肿:是肾病综合征的四大特征之一,此外还有蛋白尿、低蛋白血症和高脂血症。肾病综合征的主要病变是肾小球基底膜对蛋白质的通透性增高,使大量的血浆蛋白通过肾小球基底膜而随尿液排出体外。有些患者白蛋白的丢失量可达10～20 g/d,大大超过机体合成蛋白质的能力。肾病性水肿的发生机制主要是低蛋白血症所致的血浆胶体渗透压下降、毛细血管液体滤出增多及组织液回流明显减少。

肾性水肿

2)肾炎性水肿:主要见于急性肾小球肾炎,除有全身性水肿外,尚可见明显的血尿、蛋白尿及各种管型尿等异常,并伴有高血压。肾炎性水肿的发生机制主要是水、钠潴留,具体包括:①由于肾小球血管内皮细胞和间质细胞肿胀增生,炎细胞渗出,纤维蛋白堆积、充塞肾小球囊腔,通过肾小球的血流量明显减少,导致肾小球滤过率显著下降;②由于严重损伤的肾小球失去功能,故肾小球滤过总面积缩小;③由于肾血流减少和肾小球滤过率的降低,继发引起肾素-血管紧张素-醛固酮系统的兴奋,促使肾小管对水、钠的重吸收功能加强。

（3）肝性水肿　是指原发于肝脏疾病导致的体液异常积聚,常以腹水为主要表现。早期下肢及皮下水肿不明显,严重时也可出现下肢及皮下水肿。肝性水肿的发生机制是多因素综合作用的结果。肝内血管阻塞导致肝窦和肝外门静脉区毛细血管血压升高,是腹水形成的原发因素。而继发的水钠潴留则显著促进腹水发展。

（4）肺水肿　是指肺间质中有过量液体积聚和(或)溢入肺泡腔的病理现象。引起肺水肿的原因很多,如广泛的肺泡损伤、肺实质、严重的低氧血症等,均可导致肺血管内皮通透性增高及肺泡损伤,而出现肺间质水肿和肺泡水肿。此外,左心衰竭时若输液过快、过多可因肺毛细血管血压增高,而引起肺水肿。其发展过程一般是水肿液先出现在肺间质,当肺间质液体积聚到一定量时溢入肺泡腔,发展成为肺泡水肿。

5)脑水肿:脑组织的液体含量增多引起的脑容积和重量增加,称为脑水肿。根据发病原因和机制,可将脑水肿分为3种。①血管源性脑水肿,多因脑外伤、脑肿瘤、脑出血、脑梗死、脑脓肿及化脓性脑膜炎等引起。其主要发病机制是脑内毛细血管的通透性增高,含蛋白的液体进入细胞间隙增多。其特点是白质的细胞间隙内有大量的液体积聚,而灰质无此种变化,主要表现为血管和神经元周围胶质成分肿胀。②细胞中毒性脑水肿,常见的原因为各种原因造成的急性脑缺氧(如窒息、脑循环中断等)、糖尿病、尿毒症等所致的内源性中毒,急、慢性肾功能衰竭所致的水中毒,某些代谢抑制物(无毒毛花苷、二硝基酚)的使用等。此类脑水肿的特点为水肿液主要分布在细胞内(包括神经细胞、胶质细胞和血管内皮细胞),并引起细胞的肿胀,而细胞外间隙不仅不会扩大,反而缩小。灰质和白质均有分布,但主要见于白质。③间质性脑水肿,主要原因是阻塞性脑室积水。当肿瘤、炎症或胶质增生堵塞了导水管或脑室孔道时,便会引起脑室积水和相应脑室周围白质的间质性水肿。脑水肿的临床表现视其发展速度和严重程度而各异。轻者可无明显症状与体征。重者可出现一系列功能紊乱包括颅内压增高引起的综合征(如头痛、头晕、呕吐、视神经乳头水肿、血压升高、心动过缓及意识障碍等)和局灶性脑体征(如一过性麻痹、半身轻瘫、单侧或双侧椎体性体征等),严重时还会导致患者死亡。

四、钾代谢紊乱

钾作为机体重要的阳离子之一,对维持细胞新陈代谢、细胞膜电位以及调节细胞内、外渗透压和酸碱平衡等均有重要的作用。正常成人体内总含钾量为 50 mmol/kg,其中98%存在于细胞内,细胞内液钾浓度约为 150 mmol/L,血清钾浓度为 3.5 ~ 5.5 mmol/L。

(一)钾平衡的调节

机体对钾平衡的调节主要依靠两大机制,即钾的跨细胞转移和肾脏的调节。

1.钾的跨细胞转移　血钾浓度改变时,可通过改变细胞内外钾的分布进行调节。影响钾跨细胞转移的主要因素包括:

（1）钠泵活性　钠泵是调控钾在细胞内外转移的主要因素。若细胞外液 K$^+$ 浓度升高,钠泵活性增强,K$^+$快速进入细胞内,使血钾浓度不致太高。由于洋地黄类药物可抑制钠泵活动,大量服用该药可导致高钾血症。

(2)胰岛素 胰岛素可降低血钾。它可通过活化细胞表面 Na$^+$–H$^+$ 逆向转运体,将细胞外 Na$^+$ 转运至细胞内,进而激活钠泵,将 Na$^+$ 泵出细胞,同时将 K$^+$ 泵入细胞内,降低血钾;胰岛素也可促进钠泵合成增加,间接使血钾降低。胰岛素与血钾浓度存在反馈机制,高钾血症时促进胰岛素分泌,低钾血症时则抑制其分泌。

2.肾脏的调节 机体主要依靠远曲小管和集合管对钾的分泌和重吸收来维持体内外的钾平衡。影响远曲小管和集合管排钾的主要调节因素为:

(1)醛固酮 醛固酮促进钾的排泄,机制如前所述。

(2)远曲小管和集合管内原尿的流速 流速加快,降低了管腔内的钾浓度,使肾小管上皮细胞与管腔中钾的浓度梯度差增加而排钾增多,流速减慢则排钾减少。

(3)远曲小管和集合管上皮细胞内 H$^+$ 浓度 如前所述,机体排钾与排 H$^+$ 相竞争,若肾小管内 H$^+$ 浓度增加,则排钾减少,反之,则排钾增多。这也是酸中毒常伴有高钾血症,碱中毒常伴有低钾血症的主要原因。

(4)血钠水平 当血钠降低时,Na$^+$ 在近曲小管和髓袢几乎全部被重吸收,在远曲小管很少和 K$^+$ 交换,故肾脏排钾减少,易导致高钾血症。而高钠血症,易出现低钾血症。

(二)低钾血症

血浆钾浓度低于 3.5 mmol/L 称为低钾血症。除体内钾分布异常外,血浆钾浓度减少常同时有机体总钾含量缺乏。

1.原因和机制

(1)钾摄入不足 见于长期不能进食(如消化道梗阻、昏迷及术后长期禁食)的患者。

(2)钾丢失过多

1)经胃肠道失钾:大量消化液丧失是低钾血症最常见的原因。主要见于:①频繁呕吐、腹泻、大量胃肠吸引及肠瘘。②滥用灌肠剂或缓泻剂。发生机制为消化液含钾量比血浆高,故消化液丧失必然丢失大量钾。③大量丧失消化液导致血容量减少时,可引起醛固酮分泌增加,醛固酮可促使肾排钾增多。

2)经肾脏失钾:经肾失钾原因较多,见于:①使用某些利尿剂。如髓袢或噻嗪类利尿剂,主要机制是抑制髓袢升支粗段及远曲小管起始部对氯和钠的重吸收,使到达远曲小管内的钠量增多,K$^+$ 与 Na$^+$ 交换量随之增加,因而导致钾排泄量增多;此外内、外源性渗透性利尿作用如高渗甘露醇等也可使机体失钾;还有抑制近曲小管碳酸酐酶活性的利尿剂也能通过使远曲小管中 K$^+$ 与 Na$^+$ 交换增多,促进钾排出。②醛固酮分泌过多,原发性醛固酮增多症、继发性醛固酮增多症、库欣综合征、异位性 ACTH 分泌增多等时,肾排钾增多。③远端流速增加:各种肾疾病,尤其是肾间质性疾病如肾盂肾炎,由于钠和水重吸收障碍使远端肾单位小管液流速增加导致排钾过多。④镁缺失:髓袢升支的钾重吸收有赖于肾小管上皮细胞的 Na$^+$–K$^+$–ATP 酶,而此酶又需 Mg^{2+} 的激活。缺镁时,可能因为细胞内 Mg^{2+} 不足而使此酶失活,钾重吸收障碍,引起钾丢失。⑤远端肾小管性酸中毒时,因肾小管排泌 H$^+$ 减少,故 K$^+$ 与 Na$^+$ 交换量增多,致尿钾排泄增多。

案例:寻找
低钾真凶

3)经皮肤丢钾:大量出汗亦可引起低钾血症。

(3)钾进入细胞内过多　因细胞外钾向细胞内转移而引起低钾血症,但体内总钾量未变,主要见于以下情况。①低钾血症型周期性瘫痪:特别是发作时,钾突然移入细胞内致使血浆钾浓度急剧减少,肌肉松弛或麻痹,如不予以治疗,多于6~48 h肌张力恢复,钾返回细胞外,血浆钾浓度恢复正常,呈周期性发作。②糖原合成增强:如应用大剂量胰岛素治疗糖尿病酮症酸中毒时,血钾随葡萄糖大量进入细胞内以合成糖原(每合成1 g糖原需要0.33 mmol的钾),因而血钾降低。③急性碱中毒:细胞外液钾急剧转入细胞内,因而可引起低钾血症。pH值每上升0.1,血钾浓度可下降10%~15%。④肾上腺素受体活性增强:刺激受体促进钾进入细胞内。⑤钡中毒:如醋酸钡、碳酸钡、氯化钡、氢氧化钡、硝酸钡和硫酸钡等钡中毒时,因特异性阻断钾从细胞内流出之孔道,故钾在细胞内潴留,而细胞外低钾。

2. 对机体的影响　低钾血症可引起多种功能代谢变化。这些变化的严重程度为血钾降低程度和起病快慢密切相关,但个体差异很大。一般而言,血浆钾浓度低于2.5~3.0 mmol/L时才会出现严重的临床症状。

(1)对肌肉组织的影响

1)肌肉组织兴奋性降低,肌肉松弛无力或弛缓性麻痹。以下肢肌肉最为常见,严重时可累及躯干、上肢肌肉,甚至发生呼吸肌麻痹。后者是低钾血症患者的主要死亡原因。低钾血症时出现肌肉松弛的机制是个比较复杂的问题。主要取决于细胞内外钾浓度的比值变化。因为神经肌肉细胞兴奋性大多是由静息电位与阈电位间的距离决定的,而细胞内外钾浓度比值是静息电位的重要决定因素。细胞内外钾浓度比值的变化速度与临床症状的发生关系密切。急性低钾血症时,由于细胞外液钾浓度{$[K^+]e$}急剧降低,而细胞内液钾浓度{$[K^+]i$}变化不明显,$[K^+]i/[K^+]e$比值增大,从而导致静息电位增大,静息电位与阈电位间的差距($Em-Et$)增大,神经肌肉乃处于超极化阻滞状态,于是除极化发生障碍,兴奋性降低,故引起肌肉无力,甚至发生肌肉弛缓性麻痹。慢性低钾血症时,因低钾血症发生缓慢,钾就可从细胞内转移至细胞外而降低细胞内外钾浓度的梯度,$[K^+]i/[K^+]e$均减小,而$[K^+]i/[K^+]e$可比较正常,结果静息电位可正常,神经肌肉兴奋性无明显降低,临床症状不明显。低钾血症时出现的肌肉松弛无力也受血浆Ca^{2+}浓度增高时,Na^+内流受抑制,触发Na^+快速内流而产生的0期去极化受影响,即阈电位上移浓度及pH值的影响。细胞外Ca^{2+}对骨骼肌细胞膜Na^+内流有竞争性抑制作用,因此,血浆Ca^{2+},从而加大了Em与Et间的距离,膜兴奋性降低。相反,血浆Ca^{2+}浓度降低时,对细胞膜Na^+内流的抑制作用减弱,阈电位下降,膜兴奋性增高。血浆pH值升高时,兴奋性增加,pH值降低时,兴奋性降低。

2)横纹肌溶解　钾对骨骼肌的血流量有调节作用。局部钾浓度增加引起血管扩张致使血流量增加。严重钾缺乏(血钾低于2.5 mmol/L)患者,肌肉运动时不能从细胞释出足够的钾,以致发生缺血缺氧而引起肌痉挛、缺血性坏死和横纹肌溶解,进而可能发生肾功能衰竭。此外,严重低钾血症时,发生横纹肌溶解还与肌肉代谢障碍有关。

(2)对心脏的影响　低钾血症可引起包括心室纤维颤动在内的各种心律失常。一般认为,低钾血症引起心律失常的发病机制可能主要与低钾影响心肌电生理特性有关。①对心肌兴奋性的影响:急性低钾血症时,心肌细胞的静息电位减小,这可能是由于低血钾对膜静息钾通透性有抑制作用造成的。静息电位的减小使静息电位更接近阈电位,因而引起兴奋所需的阈刺激也小,即心肌细胞的兴奋性增高。细胞外钾浓度降低时对钙内流时抑制作用减弱,故钙内流加速,复极化2期(平坡期)缩短,有效不应期缩短,心肌细胞钾电导降低所致的钾外流减慢,可使复极化3期(末期)延长,第二次0期除极波可在第一次复极化完毕之前(膜处于部分除极化状态)到达。心电图上可见代表复极化2期的S-T段压低,相当于复极化3期的T波压低和增宽。超常期延长反映在T波后出现明显的U波。②对心肌传导性的影响:低钾血症时因心肌静息电位减小,故除极时钠内流速度减慢,0期除极的速度减慢,幅度变小,因而心肌传导性降低。心电图变化有以下两种。QRS综合波增宽,QRS综合波是由快速传导的除极波扩布到整个心室所产生,相当于心室肌动作电位的升支(0期),此综合波增宽起因于心室肌传导性降低。P-R间期延长,这表明除极化波从心房传到心室所需的时间延长。③对心肌自律性的影响:低钾血症时心肌细胞膜钾电导降低,故舒张中期钾外流减慢而持续性的钠内流相对加速。因此,房室束-浦肯野纤维系统等组织的快反应细胞4期(舒张期)的自动除极化加速,故自律性增高。

低钾血症时,由于心肌的兴奋性增高、超常期延长和异位起搏点的自律性增高等原因,故易于发生心律失常。传导性降低可引起各种传导缓慢、单向阻滞和有效不应期缩短,有助于兴奋折返,因而也可导致心律失常包括心室纤维性颤动的发生。

(3)对肾脏的影响

1)功能变化:①尿浓缩功能障碍缺钾时集合管和远曲小管上皮细胞受损,ADH虽能与肾小管上皮细胞膜受体结合并激活腺苷酸环化酶,但cAMP生成不足,故发生水的重吸收障碍;缺钾时髓袢升支粗段对NaCl的重吸收障碍,妨碍了髓质渗透梯度的形成而影响对水的重吸收,因而可导致多尿和低比重尿。②低钾血症时,肾小管上皮细胞NH_3生成增加,近曲小管对HCO_3^-重吸收增强,这是低钾血症引起碱中毒的原因之一。

2)形态结构的变化:人类钾缺乏时,近端小管上皮细胞发生空泡变性,偶尔也见于远端肾小管上皮细胞。此外,还可见到间质纤维化和小管萎缩或扩张。

(4)对消化系统的影响 钾缺乏可引起胃肠道运动减弱,患者常发生恶心、呕吐和厌食。严重缺乏可导致腹胀甚至麻痹性肠梗阻。

(5)对糖代谢的影响 低钾血症可引起轻度血糖升高。低钾血症能引起胰岛素分泌减少或作用减弱;血浆钾浓度降低可直接增高血糖。

(6)代谢碱中毒 当血钾浓度降低时(钾进入细胞内除外),可导致代谢性碱中毒,但此时尿液呈酸性,故称为反常性酸性尿(详见酸碱平衡紊乱)。

3.防治原则

(1)积极治疗原发病 尽快恢复患者的饮食和肾功能。

(2)补钾 如果低钾血症严重或出现明显的临床症状如心律失常或肌肉瘫痪等,应及时补钾。补钾最好口服,因恶心、呕吐等原因不能口服者或病情严重时,才考虑静脉内滴注补钾。静脉补钾一般应注意以下事项:一般当每日尿量大于500 mL时,才可静脉补钾,每小时滴入量以10~20 mmol为宜,每天滴入量不宜超过120 mmol;输入液钾浓度不得超过40 mmol/L。细胞内缺钾恢复较慢,有时需补钾4~6 d后细胞内外的钾才能达到平衡,严重病例需补10~15 d以上。因此,治疗钾缺乏勿操之过急。

(3)积极治疗并发症 引起低钾血症的原因中,有不少可以同时引起水、钠、镁等的丧失,应及时检查,一经发现积极处理。

(三)高钾血症

血清钾浓度高于 5.5 mmol/L 称为高钾血症。

1. 原因和机制

(1)钾摄入过多　在肾功能正常时,因钾摄入过多而引起高钾血症是罕见的。当然,静脉内过多过快输入钾盐是有可能引起高钾血症的,尤其是在肾功能低下情况时更易发生。

(2)肾排钾减少　这是引起高钾血症的主要原因。可见于:①肾小球滤过率减少。急性肾功能衰竭患者出现少尿或无尿、慢性肾功能衰竭末期、休克、严重腹水、出血等均可因肾小球滤过率减少或肾小管排钾功能障碍而导致血钾升高。②盐皮质激素缺乏。醛固酮的主要作用是促进远曲小管和集合管对 Na^+ 的重吸收和 K^+、H^+ 的排泌。醛固酮分泌减少或作用减弱时,经常发生高钾血症。临床上常见于肾上腺皮质功能减退(艾迪森病)和双侧肾上腺切除,还可见于低醛固酮症和Ⅳ型肾小管酸中毒。产生低醛固酮症的原因很多,可以是低肾素性的、原发性合成障碍(先天性合成酶缺乏)、醛固酮抵抗。Ⅳ型肾小管性酸中毒是醛固酮分泌不足或肾小管上皮细胞对其反应性降低所引起。③长期应用潴钾类利尿剂。安体舒通和三氨蝶呤等抗醛固酮利尿剂,具有抑制肾小管对醛固酮反应的作用。

(3)细胞内钾转移到细胞外　可发生于以下情况:

1)急性酸中毒:常发生于有机酸酸中毒,例如乳酸酸中毒,糖尿病酮症酸中毒,以及急性肾功能不全所致的酸中毒。酸中毒时,细胞外液的氢离子进入细胞内,细胞内的钾离子则转移到细胞外液。一般血浆 pH 值每下降 0.1,血钾浓度可上升 10% ~ 15%。

2)缺氧:缺氧时细胞内 ATP 生成减少,细胞膜钠泵运转发生障碍,故钠离子潴留于细胞内,细胞外液中钾离子不易进入细胞内,另外缺氧可引起酸中毒和细胞坏死,细胞内钾离子释放入血加重高钾血症。

3)组织分解:细胞内钾含量比细胞外液高 20 ~ 30 倍,因此,组织分解(如血管内溶血、挤压综合征等)时,细胞内钾大量释放而引起高钾血症。

4)高钾血症型周期性瘫痪:发作时细胞内钾向细胞外转移,血浆钾浓度多在 5 ~ 6 mmol/L范围内。

2. 对机体的影响　高钾血症对机体的影响主要表现为肌无力和心传导异常。后者可形成致死性心律失常。

(1)对肌肉组织的影响　当血钾浓度高于 8 mmol/L 时,也可出现肌肉软弱无力乃至麻痹。高钾血症对肌肉组织的影响与起病的快慢和血钾升高的程度密切相关。

1)急性高钾血症:血浆钾迅速升高时,细胞内钾变化不大,$[K^+]i/[K^+]e$ 比值乃发生明显的减小。这时,神经肌肉功能的变化又取决于血钾升高的程度,即 $[K^+]i/[K^+]e$ 比值变小的程度。轻度高钾血症时,患者可有手足感觉异常、疼痛、肌肉轻度震颤等症状。严重高钾血症则可导致四肢软弱无力、腱反射消失甚至弛缓性麻痹。这些症状的发生机制在于轻度高钾血症时,由于细胞膜内外钾浓度差减小,故细胞内钾外流减少,从而使静息电位变小,神经肌肉兴奋性增高,因而临床上可出现肌肉轻度震颤等症状。严重高钾血症时,静息电位显著变小以致接近阈电位水平,细胞膜处于除极化阻滞状态。静息电位过小时,钠通道失活,故动作电位的形成和传布都发生障碍。因此,严重高钾血症时神经肌肉的兴奋性降低,从而可以引起四肢软弱无力,甚至发生弛缓性麻痹。

2)慢性高钾血症　当血浆钾缓慢地潴留时,细胞内也有一定程度的增多,故与急性高钾血症时相比,$[K^+]i/[K^+]e$ 比值减少的程度不甚明显,因而神经肌肉功能的变化也远不如急性高钾血症时明显。有人报道,慢性肾功能衰竭患者的血清钾在数周之内逐渐升高至 9.5 mmol/L,但却并不出现神经肌肉方面的症状。

(2)对心脏的影响　高钾血症对机体的主要危害是引起心室纤维性颤动和心跳停止。目前认为,心肌传导功能障碍具有决定性作用,也与心肌的其他病变、酸碱状态、离子状态等多种因素有关。下面主要从高钾血症对心肌电生理特性影响方面做一说明。

1)对心肌兴奋性的影响:与高钾血症对神经肌肉兴奋性的影响相似,在血钾浓度迅速轻度升高(血清钾 5 ~ 7 mmol/L)时,心肌细胞静息电位也轻度减小,引起兴奋所需的阈刺激也较小,即心肌兴奋性增高。当血钾浓度迅速显著升高(血清钾>7 ~ 9 mmol/L)时,由于静息电位过小,心肌兴奋性也将降低甚至消失。高钾血症时心肌细胞膜的钾通透性明显增强,故钾外流加速,复极化(3 期)加速。因此,动作电位时间和有效不应期均缩短,但由于细胞外高钾抑制钙离子在 2 期内流,故 2 期有所延长。心电图显示相当于心室肌复极化的 T 波狭窄高耸,相当于动作电位时间的 Q-T 间期缩短。

2)对心肌传导性的影响:高钾血症时,由于静息电位减小,故动作电位 0 期(除极化)的幅度变小,速度减慢,因而兴奋的扩布减慢,即传导性降低。心房内、房室间或心室内均可发生传导延缓或阻滞。心电图上相当于心房除极化的 P 波压低、增宽或消失;相当于房室传导的 P-R 间期延长,相当于心室除极化的 R 波降低;相当于心室内传导的 QRS 综合波增宽。

3)对心肌自律性的影响:高钾血症时心肌细胞膜的钾通透性增高,故在到达最大复极电位后,细胞内钾的外流比正常时加快而钠内流相对减慢,因而自动去极化减慢,自律性降低。

(3)其他　血浆钾浓度的显著升高,能直接刺激胰岛素释放;能使血浆肾上腺素水平升高;还可以导致代谢性酸中毒。

3.防治原则
(1)防治原发疾病,去除引起高钾血症的原因。
(2)降低血钾常用方法　①葡萄糖和胰岛素同时静脉内注射使钾向细胞内转移;应用碳酸氢钠不仅可以提高血液 pH 值而促进 K^+ 进入细胞内,而且 Na^+ 还能拮抗 K^+ 对心肌的毒性作用。②使钾排出体外:阳离子交换树脂聚苯乙烯磺酸钠经口服或灌肠后,能在胃肠道内进行 Na^+-K^+ 交换而促进体内钾的排出。对于严重高钾血症患者,可用腹膜透析或血液透析(人工肾)移出体内过多的钾。
(3)对抗高血钾对心肌的作用　静脉注射10% 葡萄糖酸钙或氯化钠溶液,但疗效较短暂。

第五节　肾功能不全

当各种病因引起肾功能严重障碍时,会引起多种代谢产物在体内蓄积,出现水、电解质和酸碱平衡紊乱,以及肾脏内分泌功能障碍引起的一系列病理生理学紊乱,这一病理过程就叫肾功能不全或肾功能衰竭。

临床上表现为尿量与质的改变,氮质血症,水、电解质、酸碱平衡紊乱,以及高血压、贫血、肾性骨营养不良等一系列临床综合征。肾功能不全与肾功能衰竭只是程度上的差别,没有本质上的区别。前者是指肾脏功能发生障碍由轻到重的全过程,后者则是前者的晚期阶段。但实际应用中,二者又往往是通用的。肾功能衰竭根据发病急缓和病程长短可分为急性肾功能衰竭、慢性肾功能衰竭。二者发展到最严重阶段表现出明显全身中毒症状,即尿毒症。

一、肾功能不全的基本发病环节

各种病因引起肾功能不全的基本环节是肾小球滤过功能障碍、肾小管功能障碍以及肾脏内分泌功能障碍。

(一)肾小球滤过功能障碍

1. 肾血流量减少　肾血流量的多少,由全身血容量、平均动脉压和肾血管的舒缩状态所决定。当血容量减少、平均动脉压低于 8 kPa 或肾血管收缩时,肾血液灌流量会显著减少。肾血流量减少,一方面可使流经肾小球的血液量减少,直接降低 GFR,另一方面由于缺血缺氧,可使肾小管上皮细胞变性坏死,引起肾小管功能障碍,从而导致肾功能衰竭。

2. 肾小球滤过功能障碍　除肾血流量减少使可供肾小球滤过的血液量减少,直接降低肾小球滤过率外,肾小球有效滤过压、滤过面积和滤过膜通透性的改变,也会导致肾小球滤过功能障碍,引起肾功能紊乱(具体见肾小球滤过的影响因素)。

(二)肾小管功能障碍

肾小管具有重吸收、分泌和排泄功能。缺血、缺氧、感染和毒物可引起肾小管上皮细胞变性坏死,导致肾泌尿功能障碍。醛固酮、抗利尿激素、心钠素等体液因素的作用,也可导致肾小管功能改变。由于各段肾小管结构和功能不同,故出现功能障碍时表现各异。

1. 近曲小管功能障碍　原尿中的水、葡萄糖、氨基酸、蛋白质、磷酸盐、重碳酸盐、钠、钾等绝大部分由近曲小管重吸收,因此,近曲小管功能障碍可导致肾性糖尿,氨基酸尿、水、钠平衡失调等。重碳酸盐重吸收障碍可引起肾小管性酸中毒。

2. 髓袢功能障碍　当髓袢功能障碍时,肾髓质的高渗环境受到破坏,原尿浓缩发生障碍,可出现多尿、低渗或等渗尿。

3. 远曲小管和集合管功能障碍　远曲小管功能障碍可导致钠、钾代谢障碍和酸碱平衡失调。远曲小管和集合管在抗利尿激素的作用下,完成对尿的浓缩和稀释。若集合管功能障碍可出现肾性尿崩症。

（三）肾脏内分泌功能障碍

肾脏具有分泌肾素，促红细胞生成素，$1,25-(OH)_2VD_3$ 和前列腺素等内分泌功能。

某些肾脏疾病可出现肾素-血管紧张素活性增强，从而形成肾性高血压；醛固酮分泌增多可出现水钠潴留。

肾脏疾病时常伴有贫血。肾性贫血的发生与肾实质的破坏导致促红细胞生成素形成减少有关。

当慢性肾功能衰竭时，由于肾实质损害，$1,25-(OH)_2VD_3$ 生成减少，可发生低钙血症，从而诱发肾性骨营养不良。肾髓质间质细胞可形成前列腺素（prostaglandin，PG）E_2、A_2 和 F_2，其中 PGE_2 和 PGA_2 具有扩张血管、降低外周阻力和促进肾小管排水、排钠的作用。

因此，慢性肾功能衰竭时，PGA_2 和 PGE_2 生成不足是引起肾性高血压的原因之一。

二、急性肾功能衰竭

急性肾功能衰竭（acute renal failure，ARF）是指各种原因在短期（数小时至数天）内引起肾脏泌尿功能急剧障碍，以致机体内环境出现严重紊乱的病理过程。临床上主要表现为 GFR 迅速下降，尿量和尿成分的改变、水中毒、氮质血症、高钾血症及代谢性酸中毒等。多数患者伴有少尿或无尿，即少尿型急性肾功能衰竭。少数患者尿量并不减少，但肾脏排泄代谢产物的功能急剧障碍，氮质血症明显，称为非少尿型急性肾功能衰竭。无论少尿型或非少尿型，GFR 均显著下降，故 GFR 降低被认为是急性肾功能衰竭的中心环节。

（一）急性肾功能衰竭的原因和分类

如上所述，急性肾功能衰竭根据临床表现和病情轻重可分为少尿型、非少尿型和高分解代谢型急性肾功能衰竭。根据肾功能衰竭时肾脏是否发生器质性损害，可将急性肾功能衰竭分为功能性急性肾功能衰竭和器质性急性肾功能衰竭，后者又称作急性肾小管坏死。

引起急性肾功能衰竭的原因很多。根据病因，可将急性肾功能衰竭分为肾前性、肾性和肾后性三大类。

1. 肾前性急性肾功能衰竭　见于各型休克的早期。由于失血、脱水、创伤、感染、心衰等各种原因，引起有效循环血量减少和肾血管的强烈收缩，导致肾血液灌流量急剧减少所致。此时，由于肾小球滤过率显著降低，导致尿量减少和氮质血症等，但肾小管功能尚属正常，肾脏并未发生器质性病变，故又称功能性急性肾功能衰竭。如治疗及时，预后良好。否则，持续的肾缺血可导致肾小管变性坏死，出现器质性肾性急性肾功能衰竭。

2. 肾性急性肾功能衰竭　由肾实质的器质性病变引起的急性肾功能衰竭称为肾性急性肾功能衰竭。

（1）急性肾小管坏死　临床上最常见的是肾缺血和肾毒物引起的急性肾小管坏死所致的急性肾功能衰竭。①肾缺血和再灌注损伤如前所述，各种原因引起的休克在早期未及时抢救,严重而持续的肾缺血即可引起肾小管坏死,此时,功能性急性肾功能衰竭就转变为器质性急性肾功能衰竭,休克复苏后的再灌注损伤也是引起肾小管坏死的主要原因之一。由于肾小管损害,尿浓缩功能和水钠重吸收发生障碍,同时,尿中可含有各种管型、红细胞、蛋白质等。②肾毒物包括外源性和内源性肾毒物两大类,如重金属(铅、汞、砷、锑等)、抗生素(新霉素、卡那霉素、庆大霉素、多黏菌素等)、磺胺类药物、某些有机化合物(四氯化碳、氯仿、甲醇、酚等)、蛇毒、碘造影剂、肌红蛋白和血蛋白及内毒素等均可直接损害肾小管,引起肾小管上皮细胞变性、坏死。

(2)肾脏本身疾患 肾小球、肾间质、肾血管的病变,例如,急性肾小球肾炎、狼疮性肾炎、肾盂肾炎、恶性高血压和两侧肾动脉血栓形成或栓塞等,均可引起急性弥漫性肾实质损害,导致急性肾功能衰竭。

3.肾后性急性肾功能衰竭 指由于下泌尿道(从肾盏到尿道口)的堵塞引起的急性肾功能衰竭。常见于双侧尿路结石、盆腔肿瘤压迫输尿管和前列腺肥大引起的尿路梗阻。早期并无肾实质损害,由于肾小球有效滤过压下降导致肾小球滤过率降低,可出现氮质血症、酸中毒等。如及时解除梗阻,肾泌尿功能可很快恢复。

(二)急性肾功能衰竭的发病机制

各种原因引起的急性肾功能衰竭的发病机制尽管不尽相同,但其GFR都有降低,因此GFR降低被认为是ARF发生的关键环节。各种肾细胞(如肾小管细胞、内皮细胞和系膜细胞)的损伤是GFR下降的病理生理学基础,GFR降低不仅与肾小球的功能紊乱有关,还涉及肾小管、肾血管的功能障碍。下面主要阐述少尿型ARF的发病机制。

少尿型急性肾功能衰竭,肾小球因素、肾小管因素和管球反馈作用均起不同程度的作用。

1.肾小球因素 肾脏泌尿功能与肾小球滤过率直接相关。肾缺血、肾小球病变均可使肾小球滤过率下降,导致少尿或无尿。

(1)肾缺血 持续性肾缺血是ARF初期的主要发病机制。①肾血液灌注量和灌注压降低:各种肾前性急性肾功能衰竭,由于血容量减少,同时由于全身平均动脉压的降低,肾血流失去自身调节功能,使肾血液灌注压降低,出现肾小球滤过率减少。②肾血管收缩:肾血管收缩是休克、毒物等引起急性肾功能衰竭初期的主要发病机制。引起肾血管收缩的因素主要是交感-肾上腺髓质系统兴奋,血中儿茶酚胺增多;肾素-血管紧张素系统的激活(管-球反馈机制),导致肾小动脉收缩,肾血流减少。同时,入球小动脉阻力增高,肾小球有效滤过压、滤过分数和超滤系数(Kf)下降,引起少尿或无尿。肾血管收缩主要发生在肾皮质。③肾血管内皮细胞肿胀:肾缺血时,肾血管内皮细胞因缺血缺氧导致"钠泵"失灵,因而发生肿胀,使管腔变窄,肾血流减少。休克复苏后的肾缺血-再灌注,可产生大量氧自由基,损伤血管内皮细胞,也可造成内皮肿胀,管腔狭窄。④肾血管内凝血:部分急性肾小管坏死的患者,其肾小球毛细血管内可有微血栓形成,从而堵塞血管,使肾血流减少。

(2)肾小球病变 部分患者,肾小球滤过膜受累,使滤过面积减少,导致肾小球滤过率降低。

2.肾小管因素

(1)肾小管阻塞 肾缺血、肾毒物引起的肾小管上皮细胞坏死脱落碎片和异型输血、挤压综合征时的血红蛋白、肌红蛋白,均可在肾小管内形成各种管型,阻塞肾小管管腔,使原尿不易通过,形成少尿。有报道,血清肌酐水平与肾小管管型形成的程度呈正相关。同时,由于肾小管阻塞所致的管腔内压力升高,引起有效滤过压降低,从而使肾小球滤过率减少。

(2)肾小管原尿回漏　在持续的肾缺血和肾毒物作用下,肾小管上皮细胞变性、坏死、脱落,小管上皮的完整性被破坏,原尿即可经受损的肾小管壁处返漏入周围肾间质,一方面直接造成尿量减少,另一方面又引起肾间质水肿,压迫肾小管,阻碍原尿在肾小管内通过并造成囊内压升高,使肾小球滤过率进一步减少,出现少尿。

3.肾组织细胞损伤　肾内各种细胞受损而出现的代谢、功能及形态结构的紊乱,是 ARF 时 GFR 持续降低和内环境紊乱的基本机制。

(1)肾小管上皮细胞损伤　肾小管上皮细胞损伤及其代谢障碍在肾缺血或肾中毒引起的急性肾功能衰竭的发生发展中起着重要作用。其损伤包括:①坏死性损伤,包括小管破裂性损伤和肾毒性损伤两种形式。前者表现为肾小管上皮细胞坏死、脱落,基底膜被破坏。虽然病变累及肾小管各段,但并非每个肾单位都出现损伤,见于肾中毒和肾持续缺血。后者主要累及近球小管,上皮细胞呈大片坏死,可累及所有肾单位,但基底膜完整,主要见于肾中毒。②凋亡性损伤,其病理特征表现为微绒毛消失,细胞核染色质边集,出现凋亡小体。细胞凋亡常发生在远端肾小管。

(2)内皮细胞损伤　内皮细胞肿胀及功能受损均可促进 ARF 的发生、发展。内皮细胞受损的结构与功能特征包括:①内皮细胞肿胀、血管管腔变窄、血流阻力增加及肾血流减少;②内皮细胞受损,激活血小板和凝血系统,形成微血栓;③内皮细胞肿胀可致内皮细胞窗变小,GFR 降低;④内皮细胞释放舒血管因子减少,释放缩血管因子增多,均可加强肾血管的持续收缩,使 GFR 降低。

(3)系膜细胞损伤　肾缺血或中毒促使机体释放的内源性活性因子(如 Ang Ⅱ、ADH 等)及外源性毒物(如庆大霉素)可引起系膜细胞收缩。系膜细胞收缩可导致肾小球血管阻力增加、滤过面积等,进而促进 GFR 持续降低。

(三)急性肾功能衰竭时的功能代谢变化

少尿型急性肾功能衰竭的发展过程根据其临床表现特点可分为少尿期、多尿期和恢复期 3 个阶段。

1.少尿期　少尿期是病情的最危重阶段,尿量显著减少,并伴有严重内环境紊乱。

(1)尿量和尿质的改变　①少尿或无尿:患者尿量迅速减少,多数出现少尿(尿量少于 400 mL/24 h)或无尿(尿量少于 100 mL/24 h),其发生机制与肾血流量减少、肾小球滤过率下降和肾小管阻塞及原尿回漏等因素有关。②低比重:尿尿比重低,常固定于 1.010 ~ 1.020。是由于原尿浓缩稀释功能障碍所致。③尿钠高:肾小管对钠的重吸收障碍,致尿钠含量高(>40 mmol/L)。④血尿、蛋白尿、管型尿:由于肾小球滤过障碍和肾小管受损,尿中可出现红细胞、白细胞、蛋白质等;尿沉渣检查可见透明、颗粒和细胞管型。功能性急性肾功能衰竭,由于肾小管功能未受损,其少尿的发生主要是由于肾小球滤过率显著降低所致,而器质性肾性急性肾功能衰竭则同时有肾小球和肾小管功能障碍,两者不仅在少尿的发生机制上不同,而且尿液的成分也有区别。鉴别功能性与器质性急性肾功能衰竭,对于临床指导治疗和判断预后都有重要意义。

(2)水中毒　发生急性肾功能衰竭时,由于:①少尿;②体内分解代谢加强,内生

水增多;③摄入或输入水分过多等原因,均可引起体内水潴留,并导致稀释性低钠血症,水分向细胞内转移引起细胞水肿。严重时可出现心功能不全、肺水肿和脑水肿。因此,应严密观察和记录出入水量,控制输液量和速度,"量出为入"。

(3)高钾血症 高钾血症是急性肾功能衰竭患者最危险的变化,常为少尿期致死原因。引起高钾血症的主要原因是:①尿量减少使钾随尿排出减少;②组织损伤和分解代谢增强,使钾大量释放到细胞外液;③酸中毒时,细胞内钾离子外逸;④输入库存血或食入含钾量高的食物或药物等。高钾血症可引起心脏传导阻滞和心律失常,严重时可出现心室颤动或心脏停搏。

(4)代谢性酸中毒 代谢性酸中毒的发生原因是:①肾小球滤过率降低,使酸性代谢产物滤过减少而在体内蓄积;②肾小管分泌 H^+ 和 NH_3 能力降低,使碳酸氢钠重吸收减少;③分解代谢增强,体内固定酸产生增多。酸中毒可抑制心血管系统和中枢神经系统功能,影响体内多种酶的活性,并促进高钾血症的发生。

(5)氮质血症 血中尿素、肌酐等非蛋白质含氮物质的含量显著升高,称氮质血症。临床上常用血尿素氮(blood urea nitrogen,BUN)作为氮质血症的指标。其发生机制主要是由肾脏不能充分排出体内蛋白质代谢产物以及蛋白质分解代谢增强所致。少尿期患者,氮质血症可呈进行性加重,严重者可出现尿毒症。少尿期由于水、电解质和酸碱代谢紊乱以及氮质血症等基本病理生理改变,从而引起各系统功能障碍和临床表现。少尿期可持续几天到几周,平均为 7~12 d。少尿期持续愈久,预后愈差。

2. 多尿期 急性肾功能衰竭患者,如能安全度过少尿期,尿量开始增加到 400 mL/d 以上时,即进入多尿期。说明肾小管上皮细胞已有再生,病情趋向好转。随着病程发展,尿量可成倍增加,6~7 d 后,可达 4 000~6 000 mL/d。

肾小管上皮细胞的修复和再生,有赖于细胞因子的参与。表皮生长因子(EGF)和转化生长因子-α(TGF-α)是近曲小管上皮细胞最有效的促生长因子。髓袢升支粗段和远曲小管细胞是产生 EGF 的主要细胞,尿中 EGF 水平与内生肌酐清除率呈显著正相关,因此检测尿中 EG 有助于急性肾功能衰竭的诊断和预后判断。在肾功能恢复早期,肾组织中血小板源性生长因子(PDGF)和 TGF-βmRNA 表达增加,但 PDGF 和 TGF-β 本身并无促进小管细胞恢复的作用,可能通过促进巨噬细胞等炎性细胞的趋化,使来自体循环或局部活化的巨噬细胞合成并释放 TGF-α,从而以旁分泌方式促进细胞修复。多尿发生的机制是:①肾血流量和肾小球滤过功能逐渐恢复正常;②新生的肾小管上皮细胞功能尚不成熟,钠、水重吸收功能仍然低下,原尿不能充分浓缩;③肾间质水肿消退,肾小管内管型被冲走,阻塞解除;④少尿期中潴留在血中的尿素等代谢产物,开始经肾小球大量滤出,增加了原尿的渗透压,产生渗透性利尿。多尿期患者尿量虽已增多,但早期由于肾功能尚未彻底恢复,肾小球滤过率仍低于正常,肾小管上皮细胞功能也不完善,因此,氮质血症、高钾血症和酸中毒并不能立即得到改善,在多尿期后期,才逐渐恢复正常。多尿后期,由于水、电解质大量排出,易发生脱水、低钾血症和低钠血症,且特别易合并感染,应引起重视。多尿期可持续 1~2 周,即可进入恢复期。

3. 恢复期 此期尿量开始减少并逐渐恢复正常,血中非蛋白氮含量下降,水、电解质和酸碱平衡紊乱得到纠正。但肾小管功能需要数月甚至更长时间才能完全恢复正常。少数患者由于肾小管上皮细胞破坏严重,可转变为慢性肾功能衰竭。非少尿型急性肾功能衰竭可能由于肾内病变较轻,因而临床表现一般较轻,病程较短,并发症少,预后较好。其主要特点是:①尿量不减少,可在 400～1 000 mL/d 左右;②尿比重低而固定,尿钠含量也低;③有氮质血症,其发生机制可能是肾小球滤过率下降程度不如少尿型严重和肾小管损害较轻,主要表现为尿浓缩功能障碍。少尿型和非少尿型可相互转化,近年报道非少尿型有增多趋势。高分解代谢型急性肾功能衰竭发生于组织分解代谢极度增高的情况下,每日血尿素氮和血肌酐分别以>14.3 mmol/L(>40 mg/dL)及>17 mmol/L(>2 mg/dL)的速度递增。此型常见于大面积烧伤、严重外伤、挤压伤、大手术,严重感、败血症、高热等,组织分解代谢极度旺盛,分解代谢产物产生的速度远远超过残余的肾功能清除毒物的速度。其特征:①血尿素氮、血肌酐迅速升高,中毒症状严重;②血钾迅速升高,形成高钾血症;③血 HCO_3^- 迅速降低,形成严重的代谢性酸中毒。此型病情危重、嗜睡、昏迷、癫痫发作、抽搐等神经系统症状突出,常伴有多器官系统衰竭,原因多为严重的高钾血症和代谢性酸中毒。

(四)急性肾功能衰竭的防治原则

1. 预防原则　合理用药,应慎用对肾脏有损害作用的某些药物。防休克、抗休克;正确处理可能引起休克的原发疾病;对已发生休克并伴有功能性急性肾功能衰竭的患者,积极采取有效的抗休克措施。如已发生急性肾小管坏死所致的急性肾功能衰竭,则应按以下治疗原则处理:①积极抗感染,减轻肾脏负担。②应用甘露醇或利尿剂,可减轻肾小管阻塞,增加尿量,有助于预防急性肾功能衰竭。③针对肾小管细胞损伤机制,应用钙离子阻滞剂、氧自由基清除剂、ATP-MgCl₂混合液等均有一定的预防和治疗效果。

2. 治疗原则　采取综合治疗措施,根据病程不同时期,采取不同的处理原则。

(1)少尿期以维持内环境的相对平衡为总原则。①控制输入液量,"量出为入",防止水中毒、肺水肿、脑水肿和心力衰竭的发生;②纠正高钾血症;③纠正酸中毒;④控制氮质血症:限制蛋白质摄入量,滴注葡萄糖和必需氨基酸,以减少蛋白质分解和促进蛋白质合成,预防并积极抗感染等。上述保守治疗无效,病情进一步加重,肌酐清除率下降超过正常的50%,血肌酐、尿素氮进一步升高,或有高血钾、酸中毒及肺水肿和脑水肿先兆者,应尽早进行透析治疗,包括腹膜透析和血液透析。

(2)多尿期初期,因患者仍有高钾血症、酸中毒和氮质血症,故仍需按上述原则处理。以后根据情况,注意补充水、钠、钾和维生素等。

(3)恢复期加强营养,增强活动,以逐渐恢复劳动力。

三、慢性肾功能衰竭

各种肾脏疾病进一步恶化,进行性破坏肾单位,以致在数月、数年或更长的时间后,残存的有功能肾单位不足以充分排出代谢废物和维持内环境稳定,而发生泌尿功能障碍和内环境紊乱,包括代谢废物和毒物的潴留,水、电解质和酸碱平衡紊乱,并伴有一系列临床症状的病理过程,称为慢性肾功能衰竭(chronic renal failure,CRF)。慢性肾功能衰竭是常见的临床综合征,其发展呈渐进性,病程迁延日久,病情复杂,常以尿毒症为结局而导致死亡。

(一)慢性肾功能衰竭的原因

凡能引起肾实质渐进性破坏的疾患,均可引起慢性肾功能衰竭。

1. 肾脏疾患：慢性肾小球肾炎、慢性肾盂肾炎、肾结核、肾肿瘤、多囊肾、全身性红斑狼疮等，其中慢性肾小球肾炎最为常见，占慢性肾功能衰竭患者总数的50%～60%。

2. 继发性肾病：糖尿病肾病、高血压肾病、结节性动脉周围炎、淀粉样变性病等。

3. 尿路慢性阻塞尿路结石、前列腺肥大等。

4. 其他药物性肾损害、肾外伤等。

（二）慢性肾功能衰竭的分期

由于肾脏具有强大的代偿储备能力，引起慢性肾功能衰竭的各种疾病并非突然导致肾功能障碍，而是一个缓慢而渐进的发展过程，最终出现一个共同环节——大量肾单位破坏而丧失功能，残存的有功能的肾单位显著减少，以致出现一些共同的临床表现，即慢性肾功能衰竭。根据病变发展和肾功能损害程度，可将慢性肾功能衰竭分为以下四个期：

1. 肾储备功能降低期（代偿期）　由于肾脏具有强大的代偿储备能力，在慢性肾疾患的开始阶段，由于肾实质破坏尚不严重，未受损的肾单位尚能代偿已受损肾单位的功能，因此，肾泌尿功能基本正常，能维持内环境的稳定，无临床症状。内生肌酐清除率（肾脏单位时间能将多少容积血浆中的内生肌酐清除出去）在正常值的30%以上，血液生化指标无异常。但肾脏储备能力降低，在感染和水、钠、钾负荷突然增加时，会出现内环境紊乱。

2. 肾功能不全期　由于肾实质的进一步受损，肾脏已不能维持内环境的稳定，可出现尿、夜尿，轻度氮质血症和贫血等，但症状一般较轻。内生肌酐清除率降至正常的25%～30%。在感染，手术等应激情况下，临床症状加重。

3. 肾功能衰竭期　内生肌酐清除率降至正常的20%～25%。有明显的临床表现，包括较重的氮质血症、酸中毒、高磷血症、低钙血症、严重贫血、多尿、夜尿等，并伴有头痛、恶心、乏力等部分尿毒症中毒的症状。

4. 尿毒症期　内生肌酐清除率降至正常的20%以下，有明显的水、电解质和酸碱平衡紊乱以及多系统功能障碍。临床上有一系列尿毒症中毒症状。内生肌酐清除率基本上可以反映肾小球滤过率。

由此可见，慢性肾功能衰竭患者的临床症状与肾小球滤过率减少的程度，亦即肾单位破坏的程度相关。临床上，不同病因的慢性肾功能衰竭患者，在肾功能失代偿后，虽然发展的趋势相同，但其发展速度略有差异，一般认为糖尿病肾病时间最短，肾小球肾炎次之。

（三）慢性肾功能衰竭的发病机制

关于慢性肾功能衰竭的发病机制，迄今仍不甚清楚，一般采用 Bricker 提出的两种学说来解释。

1. 健全肾单位学说　在慢性肾脏疾病时，肾单位因不断遭受破坏而丧失功能，肾功能只能由那些未受损的残余肾单位（健存肾单位）来承担，这些肾单位要加倍地工作以进行代偿。随着疾病的进一步发展，肾单位不断遭受损害，使丧失功能的肾单位逐渐增多，而完整的健存肾单位则逐渐减少，健存肾单位/受损肾单位的比值逐渐变小。当健存肾单位少到不足以维持正常的泌尿功能时，机体就出现内环境紊乱，患者即表现出慢性肾功能衰竭的临床症状。由此可见，慢性肾功能衰竭是肾功能由代偿走向失代偿的一个动态的发生发展过程。

关于肾单位进行性损害的机制,可能与健存肾小球血流动力学改变使肾小球发生过度滤过有关,最终导致肾小球纤维化和功能丧失。当部分肾单位功能丧失后,健存肾单位血流量增加和肾小球毛细血管血压升高(肾小球高灌注),从而使单个健存肾小球的滤过率增加,这是一种适应性或代偿的表现,借以维持机体的生命活动需要。但长期过度负荷,可导致肾小球毛细血管发生一系列损害,在动物实验可观察到有微血栓形成、微血管瘤形成、系膜基质增加、内皮下透明样变等病理变化,其结局是肾小球发生纤维化和硬化。肾小球硬化和废弃后,剩余肾单位单个肾小球滤过率进一步升高,又使另一批小球走向硬化,形成恶性循环,如此肾小球硬化不断增加,总的肾小球滤过率不断下降,以致最后全部肾小球废弃,促进肾功能衰竭的发生。近年来研究发现,有些肾小球进行性硬化与脂质代谢异常有关。认为极低密度脂蛋白(VLDL)和低密度脂蛋白(LDL)在某些脂代谢缺陷患者可穿过肾小球内皮与系膜区的系膜细胞结合,使系膜细胞增生、基质产生过多,成为局灶性节段性肾小球硬化的前奏。应当指出,肾小球纤维化和硬化在进行性肾单位损害中占重要地位,但除肾小球本身外,肾功能的损害也与肾小管、肾间质的损伤有很大关系,这方面已引起人们的重视。

2.矫枉失衡学说 此学说可以认为是健存肾单位学说的补充。由于肾小球滤过率下降,造成体内代谢失衡,为了适应和矫正这种失衡,体内出现一些变化,变化和矫正的结果,又出现新的不平衡,这就是矫枉失衡学说的中心论点。具体来讲,当肾功能障碍时,肾单位进行性减少,肾小球滤过率降低,以致某一溶质(如磷)的滤过减少,因而血中此溶质含量增高。机体此时的适应性反应是血液中有一种相应的体液因子(如甲状旁腺素、PTH)便会增高,以抑制健存肾单位的肾小管对该溶质的重吸收,使之随尿排出相应增多,从而血浆中该溶质的水平,也不致升高。显然这种适应性反应具有稳定内环境,起到"矫正"的作用;但是,这种体液因子的增多,却会对机体其他生理功能产生不良影响(如 PTH 的溶骨作用),从而使内环境进一步紊乱,出现"失衡"。

随着病情进一步发展,健存肾单位肾小球和肾小球滤过率进一步减少,该溶质的滤出也进一步减少。此时,尽管血浆中相应的体液因子仍能抑制肾小管对该溶质的重吸收,但因健存肾单位过少,不能维持该溶质的充分排出,使血中该溶质浓度升高,从而出现内环境紊乱。同时,血中该溶质的增多,又进一步促进了相应体液因子的增多,而此时这种因子的增多,不但不能促进该溶质的排出,起不到"矫正"作用,相反却作用于其他器官而引起不良影响,出现"矫枉过正",进一步加剧了内环境的紊乱。由此可见,慢性肾功能衰竭同样是一个由"矫正"(代偿)走向"失衡"(失代偿)的动态发展过程。慢性肾功能衰竭时的钙磷代谢障碍,就是矫枉失衡所引起的。

(四)慢性肾功能衰竭时的机能代谢变化

1.尿的变化 慢性肾功能衰竭的早期,患者常出现多尿、夜尿、等渗尿等。但在晚期,由于肾单位大量破坏,肾小球滤过率极度减少,则出现少尿。

(1)多尿 成人24 h尿量超过2 500 mL 称为多尿。多尿是慢性肾功能衰竭较常见的变化。一般24 h尿量常在2 500~3 000 mL之间,很少超过3 000 mL。发生多尿的机制如下。①原尿流速快:就健存的有功能的肾单位而言,由于代偿作用而加强工作,肾血流也集中在这些肾单位,使这些肾单位的肾小球滤过率增高,滤过的原尿量超过正常。原尿量增大,流经肾小管时的流速增快,与肾小管接触时间缩短,肾小管来不及充分重吸收,因而使终尿增多;②渗透性利尿:滤出的原尿中溶质(如尿素)含量高,产生渗透性利尿;③尿浓缩功能降低:在肾小管髓袢功能受损时,由于 Cl^- 的主动吸收减少,使髓质的高渗环境形成障碍,因而尿的浓缩功能降低。慢性肾功能衰竭时,多尿的发生具有一定的代偿意义,能在一定程度上排出一部分代谢产物,因此患者在相当长的一段时间内不会出现明显的内环境紊乱,但这种代偿是有限的,虽然单个健存肾单位过度滤过,但由于滤过面积减少,原尿的总量少于正常,不足以充分排出体内的代谢产物。多尿是未经浓缩或浓缩不足所致,这种多尿的尿液的"质量"是低的,在多尿出现的同时,仍有血中非蛋白氮的不断升高。

(2)夜尿　正常成人每日尿量约为 1 500 mL,白天尿量约占总量的 2/3,夜间尿量占 1/3。

慢性肾功能衰竭患者,早期即有夜间排尿增多症状,往往超过 500 mL,甚至夜间尿量与白天尿量相近或超过白天尿量,这种情况称为夜尿,这种排尿节律的改变发生机制尚不清楚。

(3)尿渗透压的变化　慢性肾功能衰竭早期,肾浓缩功能降低而稀释功能正常,因而出现低比重尿或低渗尿,随着病情发展,肾脏浓缩及稀释功能均发生障碍,终尿的渗透压接近血浆渗透压,尿比重常固定 1.008 ~ 1.012,称为等渗尿。

(4)尿成分变化　患者尿内可出现轻度至中度的蛋白质、红细胞、白细胞等,尿沉渣检查可见管型。

(5)少尿　在慢性肾功能衰竭的晚期,肾单位大量破坏,尽管单个健存肾单位尿液生成仍多,但由于肾单位极度减少,每日终尿总量可少于 400 mL 而出现少尿。

2.氮质血症　正常成人血中非蛋白氮(NPN)含量为 14.3 ~ 25 mmol/L(20 ~ 35 mg/dL),包括尿素、肌酐、尿酸、氨基酸肽类、胍类等,其中血液尿素氮(BUN)为 3.57 ~ 7.14 mmol/L(10 ~ 20 mg/dL),约占 50%。慢性肾功能衰竭早期,由于健存肾单位的代偿作用。血中 NPN 升高不明显,只有当摄入蛋白质增加或体内分解代谢增强时,NPN 才会明显升高,但发展到晚期,由于肾单位的大量破坏和肾小球滤过率的降低,血中 NPN 可明显升高而出现氮质血症。氮质血症时,血液尿素氮和肌酐的含量均可不同程度的升高。虽然血中 NPN 和 BUN 的浓度与慢性肾功能衰竭的严重程度密切相关,但并不呈平行关系。临床上常采用内生肌酐清除率来判断病情的严重程度,因为内生肌酐清除率(尿中肌酐浓度×每分钟尿量/血肌酐含量)与肾小球滤过率的变化具有平行关系。

3.水、电解质和酸碱平衡紊乱

(1)水代谢障碍　慢性肾功能衰竭时,水代谢障碍的特点是肾脏对水负荷变化的调节适应能力减退,当水的摄入量增加时,可因不能相应地增加排泄而发生水潴留,引起肺水肿、脑水肿和心力衰竭;当严格限制水摄入时,则又可因为不能减少水的排泄而发生脱水,出现血容量减少,使病情进一步恶化,这是由于肾脏对尿的浓缩与稀释能力降低所致。

(2)钠代谢障碍　慢性肾功能衰竭时的钠代谢障碍,一方面可继发于水代谢障碍而表现为血钠过高或过低,另一方面肾脏对钠平衡的调节适应能力降低。如过多地限制钠的摄入,则易引起钠随尿丢失过多而导致低钠血症;反之,当钠摄入过多时,因肾小球滤过率降低,则易造成钠水潴留,从而引起心力衰竭等一系列严重后果。

（3）钾代谢障碍　慢性肾功能衰竭的患者虽肾小球滤过率降低,但因尿量并不减少,血钾可在很长一段时间内保持正常。但在下列情况下可发生低钾血症:①厌食而摄入饮食不足;②呕吐、腹泻使钾丢失过多;③长期应用排钾类利尿剂,使尿钾排出增多。慢性肾功能衰患者一般不易出现高钾血症,但在晚期也可发生高钾血症,原因是:①晚期因尿量减少,钾随尿排出减少;②长期应用保钾类利尿剂;③酸中毒;④感染等使分解代谢增强;⑤溶血;⑥含钾饮食或药物摄入过多。高钾血症和低钾血症均可影响神经肌肉的应激性,并可导致严重的心律失常,甚至心脏骤停。

（4）镁代谢障碍　慢性肾功能衰竭晚期伴有少尿时,可因镁排出障碍而引起高镁血症。高镁血症对神经肌肉具有抑制作用。

（5）钙磷代谢障碍　慢性肾功能衰竭时常有血磷升高和血钙降低(见肾性骨营养不良)。

（6）代谢性酸中毒　酸碱平衡紊乱是慢性肾功能衰竭进展中常见的内环境紊乱,尤以代谢性酸中毒最为常见。在肾功能代偿期,由于肾小球滤过率(>25%)尚在正常范围内,固定酸尚能经肾小球滤过而不至于发生潴留,因而只出现轻度代谢性酸中毒,这主要是肾小管上皮细胞 H^+ 分泌减少所致。晚期由于受损肾单位增多,肾小球滤过率显著下降,出现明显的代谢性酸中毒。这是因为:①肾小球滤过率下降,使硫酸、磷酸等酸性产物滤过减少;②肾小管排氢和重碳酸盐的重吸收减少;③肾小管上皮细胞产 NH_3 减少。酸中毒除对神经和心血管系统有抑制作用外,尚可影响体内许多代谢酶活性,并使细胞内钾外逸和骨盐溶解。

4.肾性高血压　临床上习惯把因肾实质病变引起的高血压称为肾性高血压,慢性肾功能衰竭患者在病程过程中多伴有高血压症状,其发生机制与下列因素有关:

（1）钠水潴留　慢性肾功能衰竭时,当于肾脏排钠、水功能降低,可出现钠水潴留,从而引起血容量增加和心输出量增多,导致血压升高,这种情况称为钠依赖性高血压。慢性肾功能衰竭患者的血压升高80%～90%都是由钠水潴留引起的。对这种患者限制钠盐的摄入,可收到较好效果。

（2）肾素分泌增多　慢性肾小球肾炎,肾动脉硬化症等引起的慢性肾功能衰竭常伴有肾素–管紧张素–醛固酮系统活性增高。血管紧张素Ⅱ可直接收缩小动脉,使外周阻力升高,而醛固酮分泌增多又可导致钠水潴留。因而引起血压升高。这种情况称为肾素依赖性高血压。

（3）肾脏降压物质生成减少　肾髓质受到破坏,其间质细胞分泌 PGE_2 和 PGA_2 降压物质减少,也是引起肾性高血压的原因之一。另外,实验证实肾脏激肽产生减少与肾功能受损的程度密切相关,肾功能严重破坏,致使激肽产生减少,其降压作用减弱,也可促成肾性高血压的发生。而肾脏 NO 合成减少在肾性高血压中的作用也逐渐受到重视。因此,肾性高血压的发生是水钠潴留和外周血管阻力增高共同作用的结果。

5.肾性骨营养不良　慢性肾功能衰竭时,由于钙磷代谢障碍及继发性甲状旁腺功能亢进、维生素 D_3 活化障碍和酸中毒等引起的骨病称为肾性骨营养不良或肾性骨病。包括儿童的肾性佝偻病和成人的骨质软化、纤维性骨炎、骨质疏松、铝性骨病等。发生机制与下列因素有关:

（1）高磷低钙血症与继发性甲状旁腺功能亢进　如前所述,在慢性肾功能衰竭早期,由于单位破坏和肾小球滤过率降低,肾排磷减少,血磷暂时性升高并引起低钙血症,后者又可引起甲状旁腺功能亢进,使 PTH 分泌增多。PTH 可抑制健存肾单位肾小管对磷的重吸收使肾脏排磷增多,血磷又可恢复正常。因此,慢性肾功能衰竭患者可以在很长一段时间内不发生血磷升高。但随着病情进展,肾小球滤过率和血磷的滤过进一步减少,此时由于健存肾单位太少,继发性 PTH 分泌增多已不能维持磷的充分排出,出现血磷显著升高,形成恶性循环。同时,由于 PTH 的溶骨作用,增加了骨质脱钙,从而引起肾性骨营养不良。慢性肾功能衰竭时出现低钙血症,其原因是:①血液中钙磷浓度之间有一定关系,当血磷浓度升高时,血钙浓度就会降低;②由于肾实质破坏,$1,25-(OH)_2VD_3$ 生成不足,肠钙吸收减少;③血磷升高时,肠道磷酸根分泌增多,磷酸根可在肠内与食物中的钙结合形成难溶解的磷酸钙,从而妨碍肠钙的吸收。血钙降低可使骨质钙化障碍,导致肾性骨营养不良。

(2)维生素 D_3 活化障碍 $1,25-(OH)_2VD_3$ 具有促进肠钙吸收和骨盐沉积的作用。慢性肾功能衰竭时,由于 $25-(OH)VD_3$ 活化成 $1,25-(OH)_2VD_3$ 能力降低,使活性维生素 D_3 生成减少,导致肠钙吸收减少,出现低钙血症和骨质钙化障碍,从而出现肾性骨营养不良。

(3)酸中毒 慢性肾功能衰竭多伴有持续的代谢性酸中毒。酸中毒可使骨动员加强,促进骨盐溶解,引起骨质脱钙,导致肾性骨营养不良。

(4)铝性骨病 指铝代谢异常在骨中沉积引起的一系列骨组织学改变。铝是体内的微量元素,正常时摄入人体的铝主要由肾脏排出。肾衰竭患者易发生铝中毒,肾衰竭时铝的主要来源是血液透析时的透析液,铝可跨膜转移到血中使血铝升高。铝不仅沉积于肾基质,也可沉积于成骨细胞线粒体内,抑制成骨细胞增生和胶原蛋白合成,抑制羟磷灰石结晶形成,阻碍骨矿化作用。另外,铝性骨病的发生也与铝在甲状旁腺中的聚积有关。

6. 出血倾向 慢性肾功能衰竭的患者常伴有出血倾向,临床主要表现为皮下瘀斑和黏膜出血,如鼻出血、胃肠道出血等,出血多不严重,但若有颅内出血者预后不佳。肾衰患者的血小板数量一般正常,目前认为出血倾向主要是由于体内蓄积的毒性物质抑制血小板的功能所致。有人发现血尿素氮水平与血小板黏附呈负相关,而胍基琥珀酸在体外可抑制血小板聚集和血小板第 3 因子(PF_3)的释放。

7. 肾性贫血 由各种因素造成肾脏促红细胞生长成素(EPO)产生不足或尿毒症血浆中一些毒性物质干扰红细胞的生成与代谢而导致的贫血称肾性贫血。97% 的慢性肾功能衰竭患者都伴有贫血,一般来说,贫血的程度往往与肾功能损害程度一致。有关肾性贫血的发生机制仍在不断研究探索之中,目前认为是多种因素综合作用所致。

(1)出血 由血小板功能障碍引起的慢性肾功能衰竭患者的出血倾向和出血,尤其是消化道和皮肤出血,虽不是引起肾性贫血的直接原因但可加重和促进贫血的发生。

(2)EPO 成减少 由于肾实质破坏,累及到生成 EPO 细胞,随着病情发展,EPO 产生逐渐减少,从而使骨髓红系细胞生成减慢。但也有人发现肾衰患者血中 EPO 水平正常或高于正常,推测可能存在 EPO 相对缺乏。近年来,用重组人促红细胞生成素治疗肾性贫血获得满意效果。

(3)骨髓造血功能抑制 慢性肾衰竭或尿毒症患者血浆中存在着抑制红细胞生

成的物质,可抑制体外细胞培养中红系祖细胞的成熟,后来证实可抑制红系集落形成单位(CFU-E)的增殖和血红蛋白的合成,精胺、精脒、胍类、PTH 等在体内可能通过破坏造血微环境而达到抑制骨髓造血功能。

(4)红细胞寿命缩短　肾衰竭患者的红细胞寿命只有正常人的一半。无疑,溶血是造成红细胞寿命缩短的原因之一,但溶血一般比较轻。目前认为肾衰患者红细胞寿命缩短的主要原因是胞外因素造成的,将患者红细胞输入到正常受者体内,其红细胞寿命正常,反之,将正常供者红细胞输入到尿毒症受者体内,其红细胞寿命缩短,透析后,红细胞寿命恢复正常也证明此点。这种现象可能与肾衰竭患者血浆中存在某些物质干扰了红细胞膜上的钠泵功能,使红细胞脆性增加。另外,红细胞磷酸戊糖旁路代谢障碍,使 NADPH 生成减少,还原型谷胱甘肽减少,不能消除体内的过氧化物,从而使氧自由基增多,造成红细胞膜脂质过氧化反应。胍类物质可能是引起溶血的原因之一,铝和硅可抑制超氧化物歧化酶(SOD),PTH 也可增加细胞的渗透脆性,导致细胞膜稳定性和完整性改变。

(5)铁和叶酸的缺乏　慢性肾衰患者常可发生铁的缺乏。①血小板功能障碍导致胃黏膜慢性出血,造成铁的丢失;②血透时由于血浆残留于透析膜以及透析器漏血;③频繁抽血检查,叶酸缺乏也多见于血透患者,铁和叶酸的缺乏影响血红蛋白合成。

四、尿毒症

尿毒症是急性和慢性肾功能衰竭发展的最严重和最后阶段。各种原因引起的急性和慢性肾功能衰竭的晚期,除引起体内水、电解质、酸碱平衡紊乱和肾脏内分泌功能失调外,还由于代谢产物和毒性物质大量蓄积而引起一系列全身性自体中毒症状,称为尿毒症。

(一)尿毒症时的功能代谢改变

尿毒症时,除前述水、电解质、酸碱平衡紊乱、贫血、高血压等进一步加重外,还出现毒素引起的各器官系统功能障碍和物质代谢障碍。因此,尿毒症又是集各系统中毒症状于一身的综合征。

1.神经系统症状　神经系统的变化是尿毒症的主要症状。中枢神经系统功能紊乱表现为头痛、头昏、烦躁不安、理解力和记忆力减退等,严重时出现神经抑郁、嗜睡甚至昏迷,称为尿毒症脑病。周围神经病变以下肢为重,表现为乏力、足部发麻、腱反射减弱或消失,最后可发生麻痹。神经系统功能障碍是尿毒症毒性物质蓄积、脑循环与代谢障碍及水、电解质和酸碱平衡紊乱等因素共同作用的结果。

2.消化系统症状　消化系统症状是尿毒症患者最早、最突出的表现,常有食欲不振、厌食、恶心、呕吐或腹泻。主要是因为体内过多的尿素经胃肠道排出,肠道细菌的尿素酶将其分解为氨而刺激胃肠道黏膜,从而引起假膜性或溃疡性炎症。此外,恶心、呕吐等也与中枢神经功能障碍有关。

3.心血管系统症状　主要表现为充血性心力衰竭和心律不齐,晚期可出现尿毒症心包炎。心血管功能障碍是由于肾性高血压、酸中毒、高钾血症、水钠潴留、贫血以及毒性物质等作用的结果。尿毒症心包炎多为纤维性心包炎,患者可有心前区疼痛,体检时可闻及心包摩擦音。

4.呼吸系统症状　酸中毒时,患者可出现深而慢的酸中毒固有的库氏呼吸(Kussmaul 呼吸)。由于细菌分解唾液中的尿素生成氨,因而呼出气可有氨臭味。严重时,由于尿素的刺激作用,患者可出现纤维性胸膜炎,同时由于水钠潴留、心力衰竭、低蛋白血症等可发生肺水肿,表现为呼吸困难、咳泡沫痰,两肺可闻及湿啰音等。

5.皮肤症状　皮肤瘙痒是尿毒症患者常见的症状,可能与毒性物质对皮肤感觉神经末梢的刺激以及继发性甲状旁腺功能亢进而引起皮肤钙沉积有关。另外,也可出现皮肤干燥、脱屑和颜色改变等。由于尿素随汗液排出,水分蒸发后,在汗腺开口处有尿素的白色结晶,称为尿素霜。

6.内分泌系统症状　尿毒症患者可有内分泌功能障碍,因为肾脏本身是内分泌器官之一,同时又是多种激素降解或排泄的主要部位。肾素、EPO、$1,25-(OH)_2 VD_3$、前列腺素等肾内分泌障碍可导致肾性贫血,肾性高血压和肾性骨病等并发症,而肾外内分泌紊乱也常导致功能代谢紊乱和各种并发症。PTH 分泌增多与钙磷代谢紊乱和骨质疏松有关,醛固酮分泌增多参与水钠潴留和肾性高血压的形成,胰高血糖素分泌增多则与葡萄糖耐量降低有关。不少尿毒症患者常有垂体-性腺功能失调,男性可出现阳痿、性欲减退、精子生成减少或活力下降等表现,血浆睾酮水平降低,女性患者可出现月经不规则或闭经,受孕后自然流产。

7.免疫系统功能障碍　60%以上尿毒症患者常有严重感染,并为其主要死因之一。这是因为免疫功能低下的原因,主要表现为细胞免疫反应明显受抑制,而体液免疫反应正常或稍减弱。尿毒症患者恶性肿瘤发病率高,皮肤和器官移植物存活期延长,迟发型变态反应降低,血中淋巴细胞减少,淋巴细胞转化试验反应减弱,中性粒细胞吞噬和杀菌能力减弱。患者血浆在体外可抑制正常淋巴细胞的转化反应,说明尿毒症患者所出现的细胞免疫异常,与毒性物质抑制淋巴细胞分化和成熟,以及对淋巴细胞的直接毒性作用有关,这种毒性物质可能是一种不能被透析掉的脂蛋白。

8.代谢障碍

(1)糖代谢障碍　尿毒症患者约50%的病例伴有葡萄糖耐量降低,其糖耐量曲线与轻型糖尿病患者相似,但空腹血糖正常,也不出现尿糖。这可能与尿毒症患者血中存在胰岛素拮抗物质(生长激素)和尿素、肌酐等毒性物质影响糖代谢酶的活性有关。

(2)蛋白质代谢障碍　尿毒症时常出现负氮平衡,因此,可造成患者消瘦、恶病质和低蛋白血症。低蛋白血症是引起肾性水肿的重要原因之一,其特点是人血白蛋白减少,而球蛋白含量基本正常。负氮平衡的发生机制可能是:①患者摄入蛋白质减少或因厌食、恶心、呕吐、腹泻使蛋白质吸收减少;②毒性物质(如甲基胍)使组织蛋白分解加强;③随尿丢失一定量的蛋白质等。

(3)脂代谢障碍　尿毒症患者血中三酰甘油含量增高,出现高脂血症。这是由于胰岛素拮抗物质使肝脏合成三酰甘油增加而周围组织对三酰甘油的清除减少所致。

(二)尿毒症毒素

尿毒症是一个非常复杂的病理过程,其发病机制尚不十分清楚,除与水、电解质、酸碱平衡紊乱及某些内分泌功能障碍有关外,还与毒性物质在血中的蓄积有关。目前认为,尿毒症的发病可能是多种因素综合作用的结果。研究发现,尿毒症患者血浆中有上百种代谢产物或毒物质,其中相当一部分已证明可以引起某些尿毒症状,或单独、或联合,在尿毒症临床综合征的发病中起重要作用。

1. 尿毒症毒素来源　尿毒症毒素可能来自多方面,而且种类繁多,但其主要来源则是蛋白质代谢产物。①正常代谢产物在体内蓄积而产生毒性作用,如尿素、胍、多胺等;②外源性毒物未经机体解毒、排泄而引起毒性作用,如铝的潴留等;③毒性物质经机体代谢分解,产生新的毒性物质;④正常生理活性物质浓度持续升高,如血浆 PTH 含量升高等。

2. 尿毒症毒素分类　按分子量大小,可将尿毒症毒素分为:

(1)小分子毒素分子量小于 500,如尿素、肌酐、胍类、胺类等。

(2)中分子毒素分子量 500 ~ 5 000,是一组复杂的化合物,包括正常代谢产物蓄积、细胞裂解产物等。

(3)大分子毒素主要是体内的某些激素在血中浓度异常升高,如 PTH、生长激素等。

3. 几种常见的尿毒症毒素

(1)胍类　胍类是一类结构中含有胍基的小分子非蛋白质含氮物质。肾功能衰竭时,由于精氨酸代谢异常而产生甲基胍和胍基琥珀酸。①甲基胍:甲基胍是胍类中毒性最强的小分子毒素,由精氨酸的代谢产物肌酐转变而来。正常人血浆中甲基胍含量甚微,尿毒症时可高达正常值的 80 倍以上,给动物注射大剂量甲基胍,可使动物发生呕吐、腹泻、肌肉痉挛、嗜睡等尿毒症症状。甲基胍可使红细胞寿命缩短,且具有溶血作用,故与贫血发生有关。②胍基琥珀酸:尿毒症时,胍基琥珀酸来源主要有两条途径,即由精氨酸和天冬氨酸(正常时为精氨酸和甘氨酸)的转脒基作用;精氨酸代琥珀酸的异常裂解而产生。胍基琥珀酸的毒性较甲基胍弱。尿毒症时,血中胍基琥珀酸浓度增高,可抑制血小板功能,促进溶血等,可能与尿毒症时出血倾向和贫血有关。

(2)尿素　尿素是体内最主要的含氮代谢产物,但尿素在尿毒症发生中的作用一直存在争议。临床上仅有一部分患者血液中尿素明显升高,而且血中尿素浓度高低与尿毒症严重程度不一致;给正常人投以尿素,使血中尿素水平与慢性肾功能衰竭患者的水平一样高时仅引起口渴和少尿。但实验研究发现,只有当血中尿素氮达到 107.1 mmol/L(300 mg/dL)时才可引起头痛、头昏、厌食、恶心、呕吐、糖耐量降低和出血倾向等。体外实验表明,尿素可抑制单胺氧化酶、黄嘌呤氧化酶等。近年来研究发现,尿素的毒性作用与其代谢产物氰酸盐有关。氰酸盐可使蛋白质发生氨基甲酰化,从而抑制许多酶的活性,影响细胞功能。因此,目前认为尿素在尿毒症发病中占有重要地位。

(3)胺类　胺类包括脂肪族胺、芳香族胺和多胺。多胺是一类小分子毒素。包括精胺、精脒、尸胺和腐胺。它们是氨基酸(S-腺苷蛋氨酸、赖氨酸和鸟氨酸)的代谢产物。尿毒症患者血中多胺含量为正常人的 5 倍。高浓度的多胺可引起厌食、恶心、呕吐和蛋白尿,并能促进红细胞溶解,抑制 Na$^+$-K$^+$-ATP 酶活性,可增加微血管壁通透性,促进肺水肿和脑水肿的发生。芳香族胺如苯丙胺、酪胺,可抑制琥珀酸氧化过程,抑制脑组织氧化作用。脂肪族胺可抑制某些酶活性,引起肌阵挛,扑翼样震颤和溶血。

(4)中分子物质　中分子毒性物质是一组分子量为 500 ~ 5 000 的未知化合物,种类复杂,可能包括正常代谢产物、细胞或细菌裂解物,细胞代谢紊乱产生的多肽等。尿毒症患者血清中,其浓度比无症状组要高,肾移植后,这类物质在血清中迅速消失。中分子物质在尿毒症发病机制中的作用已受到重视,但其确切作用尚不清楚。高浓度的中分子物质可引起外周和中枢的神经病变,腹膜透析后可改善神经系统症状,可能是由于腹膜透析较一般血液透析更易清除中分子物质之故。中分子物质的毒性作用可能还涉及糖耐量降低、细胞免疫功能低下、血小板功能障碍、性功能障碍等。除此以外,肌酐、尿酸、酚类以及大分子毒素等多种毒性物质的蓄积,均对机体有一定的毒性作用。尿毒症所出现的临床症状和体征甚为复杂,用单一毒性物质的作用难以解释,因而尿毒症的发生可能是多因素综合作用的结果。

(三)慢性肾功能衰竭和尿毒症的防治原则

1. 治疗原发病　应积极治疗引起慢性肾功能衰竭和尿毒症的原发疾病,防止肾实质的继续破坏。

2. 消除增加肾功能负担的诱因　感染、外伤、大手术等应激情况下,以及水、电解质、酸碱平衡紊乱、肾毒性药物等因素均可加重肾脏负担,使肾功能进一步恶化。故应积极采取措施,消除或纠正这些不利因素。

3. 透析疗法　包括腹膜透析和血液透析(人工肾),以清除患者体内蓄积的毒素。尿毒症患者经长期治疗后,可以延长患者寿命,并能维持一定正常的生活。近年来,随着血液透析疗法的普及,尿毒症患者的 5 年生存率已明显提高。

4. 肾移植　肾移植是治疗尿毒症最根本的办法。近年来,随着医疗条件的改善和移植技术的逐步提高,接受肾移植治疗的患者逐年增多。但由于排斥反应、供肾来源困难、HLA-DR 配型和感染等问题,故肾移植的普遍开展仍受一定限制。随着移植技术的不断提高,强力免疫抑制剂的应用以及异种器官移植的研究,将会给肾移植带来光辉的前景。

问题分析与能力提升

1. 患者,女,26 岁,主诉:反复性尿频、尿急、尿痛 1 个月。现病史:1 个月前无明显诱因出现尿频、尿急、尿痛,伴耻骨弓上不适,无发热、腰痛、肉眼血尿,于当地医院就诊体检:BP 120/70 mmHg,眼睑无水肿及少尿,咽部无红肿,双下肢无水肿,双肺呼吸音清,心率 62 次/min,肾区无叩击痛。辅助检查:尿蛋白-,尿潜血 2+,WBC 30 ~ 40 个/HP,细菌计数 167/HP,血常规与便常规正常,服用抗菌药(氧氟沙星,0.4 g/d)5 d 后上述症状好转。

诊断:尿路感染。

请问:该患者尿频、尿急与尿痛的机制。

2. 4 岁患儿,反复呼吸道感染,经治疗后痊愈。近几天出现全身不适、乏力、头晕、心慌等,并伴有晨起后颜面、双下肢水肿,尿色如浓茶,尿量显著减少。

尿检:尿中可见红细胞,尿蛋白定性(+++)。

诊断:急性肾小球肾炎

请问:①肾小球滤过膜的组成。②请叙述患儿出现少尿、血尿、蛋白尿、水肿的机制。

3. 患者,女,60 岁,患慢性心肌炎 20 年。1 周来,自感心悸,呼吸困难加重,体重增加 5 kg,尿少,按压踝关节无明显凹陷。3 d 后,下肢沉重感加剧,按压踝关节出现明显凹陷。

请问:①患者出现体重增加、尿量减少、按压踝关节凹陷是什么病理过程是什么?②病因和发病机制分别是什么?

4. 患者,女性,46 岁,患糖尿病 10 余年,因昏迷状态入院。

体检:BP 90/40 mmHg,脉搏 101 次/min,呼吸深大,28 次/min。

实验室检查:

血:血糖 10.1 mmol/L,β-羟丁酸 1.0 mmol/L(>0.5 mmol/L),尿素 8.0 mmol/L(2.50~7.10),K^+ 5.6 mmol/L,Na^+ 160 mmol/L,Cl^- 104 mmol/L,pH 值为 7.13,$PaCO_2$ 23 mmHg,AB 9.9 mmol/L,SB 10.9 mmol/L,BE -18.0 mmol/L。

尿:酮体(+++),糖(+++),酸性。

辅助检查:心电图出现传导阻滞。

经低渗盐水灌胃,静脉滴注等渗盐水、胰岛素等抢救,6 h 后,患者呼吸平稳,神智清楚,重复上述检查项目,除血钾 3.3 mmol/L 偏低,其他接近正常。

请问:①患者发生了何种酸碱紊乱?原因和机制是什么?②如何解释血钾变化?

5.男性,40 岁,呕吐、腹泻伴发热、口渴、尿少 4 d 入院。

体格检查:体温 38.2 ℃,血压 110/80 mmHg,汗少、皮肤黏膜干燥。

实验室检查:血清钠 155 mmol/L,血浆渗透压 320 mmol/L,尿比重>1.020。

立即静脉滴注 5% 葡萄糖溶液 2 500 mL/d 和抗生素等。2 d 后体温尿量恢复正常,但出现眼窝凹陷、皮肤弹性下降、头晕、肌无力等症状。浅表静脉萎陷,脉搏 110 次/min,血压 72/50 mmHg,血钠 120 mmol/L,血浆渗透压 250 mmol/L,血钾 3.0 mmol/L,尿比重<1.010。

请问:①患者治疗前后分别发生了何种水、电解质代谢紊乱?②解释其临床表现的病理生理基础。

6.患者,男性,32 岁,因车祸致右腿发生严重挤压伤急诊入院。

体检:神志不清,血压 65/49 mmHg,脉搏 106 次/min,呼吸 25 次/min,伤腿发冷、发绀肿胀,导尿 250 mL,立即补液和甘露醇治疗,BP 升至 110/70 mmHg,但仍无尿。查血钾 5.4 mmol/L。立即截肢手术。入院 72 h,尿量 250 mL,酱油色,含肌红蛋白。以后 20 d 无尿,入院 21 d 测 BUN 17.9 mmol/L(3.2~6.0),血清肌酐 389 μmol/L(44~133),血钾 6.7 mmol/L,pH 值为 7.19,$PaCO_2$ 30 mmHg,HCO_3^- 10.5 mmol/L。蛋白尿、细胞管型。

请问:①该患者发生急性肾衰的原因和机制是什么?②判断肾衰的常用指标有哪些?

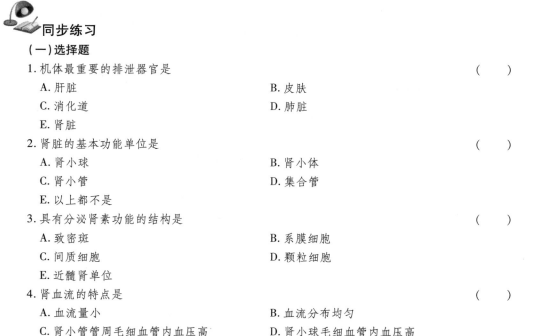

同步练习

(一)选择题

1.机体最重要的排泄器官是　　　　　　　　　　　　　　　　　　　　　　( )

    A.肝脏　　　　　　　　　　　　　　B.皮肤

    C.消化道　　　　　　　　　　　　　D.肺脏

    E.肾脏

2.肾脏的基本功能单位是　　　　　　　　　　　　　　　　　　　　　　　( )

    A.肾小球　　　　　　　　　　　　　B.肾小体

    C.肾小管　　　　　　　　　　　　　D.集合管

    E.以上都不是

3.具有分泌肾素功能的结构是　　　　　　　　　　　　　　　　　　　　( )

    A.致密斑　　　　　　　　　　　　　B.系膜细胞

    C.间质细胞　　　　　　　　　　　　D.颗粒细胞

    E.近髓肾单位

4.肾血流的特点是　　　　　　　　　　　　　　　　　　　　　　　　　( )

    A.血流量小　　　　　　　　　　　　B.血流分布均匀

    C.肾小管管周毛细血管内血压高　　　D.肾小球毛细血管内血压高

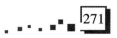

E. 肾血流量随全身血压波动而变化

5. 肌肉运动时肾血流量减少是由下列哪一因素引起 　　　　　　　　　　　　（　　）

　　A. 肾副交感神经活动增强　　　　　　　　B. 肾交感神经活动增强

　　C. 肾血流量自身调节　　　　　　　　　　D. 肾交感与副交感神经活动增强

　　E. 体液调节

6. 以下肾小球滤过膜的哪一层结构是蛋白质滤过的主要屏障 　　　　　　　（　　）

　　A. 毛细血管内皮细胞　　　　　　　　　　B. 毛细血管基膜

　　C. 足细胞小突起间的裂隙小孔膜　　　　　D. 肾小球系膜细胞

　　E. 肾小球球旁细胞

7. 肾炎出现蛋白尿是由于 　　　　　　　　　　　　　　　　　　　　　　（　　）

　　A. GFR 增高　　　　　　　　　　　　　　B. 血浆胶体渗透压升高

　　C. 囊内压降低　　　　　　　　　　　　　D. 血浆胶体渗透压降低

　　E. 滤过膜的糖蛋白减少或消失

8. 机体调节重吸收水量的部位是 　　　　　　　　　　　　　　　　　　　（　　）

　　A. 近球小管　　　　　　　　　　　　　　B. 髓袢降支细段

　　C. 髓袢升支细段　　　　　　　　　　　　D. 髓袢升支和段

　　E. 远曲小管和集合管

9. 皮质肾单位的功能是 　　　　　　　　　　　　　　　　　　　　　　　（　　）

　　A. 主要参与尿的生成与肾素分泌　　　　　B. 释放醛固酮

　　C. 释放 ADH　　　　　　　　　　　　　　D. 分泌氢离子

　　E. 浓缩与稀释尿液

10. 近髓肾单位主要功能是 　　　　　　　　　　　　　　　　　　　　　　（　　）

　　A. 释放肾素　　　　　　　　　　　　　　B. 分泌醛固酮

　　C. 释放 ADH　　　　　　　　　　　　　　D. 排泄钠、氯

　　E. 浓缩与稀释尿液

11. 肾脏致密斑的作用是直接 　　　　　　　　　　　　　　　　　　　　　（　　）

　　A. 感受肾血管内血压的变化　　　　　　　B. 感受肾血管内 NaCl 含量变化

　　C. 感受肾小管中 NaCl 含量变化　　　　　D. 感受入球小动脉牵张刺激

　　E. 感受 ADH 含量的变化

12. 下列哪种情况能直接兴奋颗粒细胞 　　　　　　　　　　　　　　　　　（　　）

　　A. 循环血量增加　　　　　　　　　　　　B. 交感神经抑制

　　C. 小管液中钠量减少　　　　　　　　　　D. 去甲肾上腺素分泌增加

　　E. 致密斑感受器抑制

13. 一般正常成年人两肾的总血流量约为 　　　　　　　　　　　　　　　　（　　）

　　A. 800 mL/min　　　　　　　　　　　　　B. 1 000 mL/min

　　C. 1 200 mL/min　　　　　　　　　　　　D. 1 400 mL/min

　　E. 1 600 mL/min

14. 动脉血压在 80～180 mmHg 范围内变化时,肾血流量能保持不变,这是由于 （　　）

　　A. 肾血流量的自身调节　　　　　　　　　B. 神经调节

　　C. 体液调节　　　　　　　　　　　　　　D. 神经-体液调节

　　E. 以上均错

15. 促进肾小球内血浆滤出的直接动力是 　　　　　　　　　　　　　　　　（　　）

　　A. 全身动脉血压　　　　　　　　　　　　B. 入球小动脉血压

　　C. 出球小动脉血压　　　　　　　　　　　D. 肾小球毛细血管血压

E.肾动脉血压

16.以下肾小球滤过膜的哪一层结构是蛋白质滤过的主要屏障　　　　　（　　）

　　A.毛细血管内皮细胞　　　　　　　　B.毛细血管基膜

　　C.足细胞小突起间的裂隙小孔膜　　　　D.肾小球系膜细胞

　　E.肾小球球旁细胞

17.一般成年人 GFR 为　　　　　　　　　　　　　　　　　　　　　　（　　）

　　A.35 mL/min　　　　　　　　　　　　B.75 mL/min

　　C.125 mL/min　　　　　　　　　　　　D.255 mL/min

　　E.300 mL/min

18.一般成年人肾小球滤过分数为　　　　　　　　　　　　　　　　　　（　　）

　　A.10%　　　　　　　　　　　　　　　B.13%

　　C.19%　　　　　　　　　　　　　　　D.15%

　　E.30%

19.关于下列肾功能叙述哪一项是正确的　　　　　　　　　　　　　　　（　　）

　　A.人体一侧肾脏每日肾小球滤过的滤液大约为180 L

　　B.肾小球的滤过作用是由内皮细胞 ATP 提供能量

　　C.分子量在 10 000~70 000 之间的溶质部分通过滤过膜

　　D.囊内压升高可使 GFR 增加

　　E.正常情况下,肾小球毛细血管全段都有滤过

20.GFR 增高见于　　　　　　　　　　　　　　　　　　　　　　　　（　　）

　　A.高血压病晚期　　　　　　　　　　　B.大量溶血

　　C.囊内压升高　　　　　　　　　　　　D.血浆胶体渗透压增加

　　E.肾小球血浆流量增加

21.正常情况下,血红蛋白不能通过滤过膜的主要原因是　　　　　　　　（　　）

　　A.血红蛋白的有效半径大于滤过膜上孔径　B.血红蛋白与血浆蛋白结合形成复合物

　　C.滤过膜上有带负电荷的蛋白质　　　　D.正常血液中很少有血红蛋白存在

　　E.血红蛋白表面存在负电荷

22.原尿中葡萄糖含量　　　　　　　　　　　　　　　　　　　　　　　（　　）

　　A.高于血浆　　　　　　　　　　　　　B.低于血浆

　　C.与血浆相同　　　　　　　　　　　　D.与肾小管液相同

　　E.低于终尿

23.近曲小管重吸收的特点是　　　　　　　　　　　　　　　　　　　　（　　）

　　A.肾小管细胞两侧溶质浓度差很大　　　B.小管细胞两侧电位差很大

　　C.重吸收量很小　　　　　　　　　　　D.伴随有其他离子的分泌

　　E.等渗性重吸收

24.盆神经兴奋时其冲动传导到膀胱,可致膀胱　　　　　　　　　　　　（　　）

　　A.逼尿肌松弛、尿道内括约肌收缩　　　B.逼尿肌收缩、尿道内括约肌松弛

　　C.逼尿肌与尿道内括约肌都收缩　　　　D.逼尿肌与尿道内括约肌都松弛

　　E.逼尿肌收缩、尿道外括约肌松弛

25.排尿反射的初级中枢位于　　　　　　　　　　　　　　　　　　　　（　　）

　　A.腰段脊髓　　　　　　　　　　　　　B.骶髓

　　C.延髓　　　　　　　　　　　　　　　D.脑桥

　　E下丘脑

26.机体进行正常代谢活动的最佳体液环境是　　　　　　　　　　　　　（　　）

笔记栏

A. 弱碱性的体液环境   B. 较强的碱性体液环境

C. 弱酸性的体液环境   D. 较强的酸性体液环境

E. 中性的体液环境

27. 能直接反映血液中一切具有缓冲作用的负离子含量的指标是   ( )

     A. $PaCO_2$ B. AB

     C. SB   D. BB

     E. BE

28. 下列哪项不是代谢性酸中毒的原因是   ( )

     A. 高热   B. 休克

     C. 饥饿   D. 呕吐

     E. 肾衰竭

29. 代谢性酸中毒时出现反常性碱性尿的可能原因是   ( )

     A. 高血钾   B. 休克

     C. 重度糖尿病   D. 使用碳酸酐酶兴奋剂

     E. 腹泻

30. 正常体液中的 H^+ 主要来自   ( )

     A. 食物中摄入的 H^+ B. 碳酸释出的 H^+

     C. 硫酸释出的 H^+ D. 脂肪代谢产生的 H^+

     E. 糖酵解过程中生成的 H^+

31. 血液 pH 值主要取决于血浆中   ( )

     A. Pr^-/HPr^- B. HCO_3^-/H_2CO_3

     C. Hb^-/HHb D. $HbO_2^-/HHbCO_2$

     E. $HPO_4^{2-}/H_2PO_4^-$

32. 酷暑劳动时只饮水可发生   ( )

     A. 等渗性脱水   B. 低渗性脱水

     C. 高渗性脱水   D. 水中毒

     E. 水肿

33. 等渗性脱水时体液变化的特点是   ( )

     A. 细胞内液↓,细胞外液↓   B. 细胞内液↓,细胞外液↑

     C. 细胞内液↓,细胞外液变化不大   D. 细胞内液↑,细胞外液↓

     E. 细胞内液变化不大,细胞外液↓

34. 等渗性脱水较长时间未经处理可转变为   ( )

     A. 高渗性脱水   B. 低渗性脱水

     C. 低钠血症   D. 低钾血症

     E. 水中毒

35. 水肿时产生水钠潴留的基本机制是   ( )

     A. 毛细血管有效流体静压增加   B. 有效胶体渗透压下降

     C. 淋巴回流张障碍   D. 毛细血管壁通透性升高

     E. 肾小球-肾小管失平衡

36. 水肿首先出现于身体低垂部,可能是   ( )

     A. 肾炎性水肿   B. 肾病性水肿

     C. 心性水肿   D. 肝性水肿

     E. 肺水肿

37. 易引起肺水肿的病因是   ( )

A. 肺心病   B. 肺梗死

C. 肺气肿   D. 二尖瓣狭窄

E. 三尖瓣狭窄

38. 关于钾代谢紊乱的错误说法是   ( )

A. 血清钾浓度低于 3.5 mmol/L 为低钾血症   B. 血清钾浓度和体内钾总量一定呈平行关系

C. 高钾血症可导致血液 pH 值降低   D. 急性碱中毒常引起低钾血症

E. 严重的急性高钾血症和低钾血症均可引起呼吸肌麻痹

39. 输入大量库存已久的血液易导致   ( )

A. 高钠血症   B. 低钾血症

C. 高钾血症   D. 低钠血症

E. 低镁血症

40. 高钾血症对心肌的影响是使心肌   ( )

A. 兴奋性↓,传导性↑,自律性↑,收缩性↑

B. 兴奋性↓,传导性↓,自律性↑,收缩性↑

C. 兴奋性↓,传导性↓,自律性↓,收缩性↑

D. 兴奋性↑→↓,传导性↓,自律性↓,收缩性↓

E. 兴奋性↓→↑,传导性↓,自律性↓,收缩性↓

41. 下述哪项不是低钾血症对骨骼肌的影响   ( )

A. 肌无力   B. 肌麻痹

C. 超极化阻滞   D. 静息电位负值减小

E. 兴奋性降低

42. 重度低钾血症或缺钾的患者常有   ( )

A. 神经-肌肉的兴奋性升高   B. 心律不齐

C. 胃肠道运动功能亢进   D. 代谢性酸中毒

E. 少尿

43. 影响细胞内外钾平衡调节的主要激素是   ( )

A. 胰岛素   B. 胰高血糖素

C. 肾上腺糖皮质激素   D. 醛固酮

E. 甲状腺素

44. 急性肾衰竭发病的中心环节是   ( )

A. 肾血管收缩   B. 肾血管阻塞

C. GFR↓   D. 原尿返漏

E. 矫枉失衡

45. 慢性肾衰竭发病的关键环节是   ( )

A. 健存肾单位太少   B. 肾小管阻塞

C. GFR 急剧↓   D. 原尿返漏

E. 矫枉失衡

46. 急性肾衰竭少尿期最危险的并发症是   ( )

A. 高钾血症   B. 氮质血症

C. 高镁血症   D. 代谢性酸中毒

E. 水中毒

47. 引起肾前性急性肾功能不全的病因是   ( )

A. 汞中毒   B. 急性肾炎

C. 肾血栓形成   D. 休克

E. 尿路梗阻

48. 判断肾功能不全程度最可靠的指标是 （　　）

A. NPN
B. BUN
C. 电解质紊乱情况
D. 代谢性酸中毒
E. 内生肌酐清除率

（二）思考题

1. 影响肾小球滤过的因素有哪些？

2. 糖尿病患者为何会出现糖尿和多尿？

3. 急性大失血后，尿量有何变化？为什么？

4. 试述 ADH 的来源、生理作用及其分泌的调节。

5. 急性肾衰竭的常见病因与分类有哪些？

（刘　娜　刘　靖　刘　芳　张　妍）

第九章
内分泌系统与相关疾病

第一节 概 述

1902 年英国两位生理学家 Starling 和 Bayliss 在研究小肠的局部运动反射时,发现促胰液素,于 1905 年首次提出"激素"一词,指出机体的功能不但受神经控制而且受激素控制。宣布促胰液素是第一个被发现的激素,并预言将有更多的激素问世。自此,在医学和生理学中形成了机体功能受神经和体液两种调节的基本概念,开拓了激素和内分泌这个研究新领域。

内分泌系统是除神经系统外机体内又一大调节系统,它以分泌各种激素的体液性调节方式发布调节信息,全面调控与个体生存密切相关的基础功能,如维持组织细胞的新陈代谢,调节生长、发育、生殖等过程。内分泌系统与神经系统功能活动相辅相成,共同调节和维持机体的内环境稳态。

内分泌系统由内分泌细胞相对集中的内分泌腺和分散于某些器官组织中的内分泌细胞所组成。人体主要的内分泌腺有垂体、甲状腺、甲状旁腺、肾上腺、胰岛、性腺、松果体和胸腺等;而散在的内分泌细胞则散在分布于多种组织器官中,如胃肠道黏膜、下丘脑、心脏、血管、肺、肾脏、胎盘、皮肤等。内分泌是指内分泌细胞将所产生的激素直接分泌到体液中,并以体液为媒介对靶细胞产生效应的一种分泌形式。内分泌细胞集中的腺体统称内分泌腺。相对于外分泌而言,指细胞分泌的物质直接进入血液或其他体液的过程。

一、激素的概念

激素(hormone,音译为荷尔蒙)是内分泌腺或器官组织的内分泌细胞所分泌,经组织液或血液传递调节信息的高效能生物活性物质。

经典的内分泌概念是描述某些细胞所分泌的激素,借助血液实现其作用的一种方式,这些细胞统称内分泌细胞。随着科学研究发展和人们认识的深化,内分泌和激素的概念也在不断延伸和完善。大多数激素主要通过内分泌方式经血液循环向远隔部位传输信息,完成细胞之间的长距细胞通信,因此也称远距分泌。有些激素,可不经血液运输,而通过局部组织液的扩散作用于邻近细胞发挥作用,这种方式称为旁分泌,这些激素又称作局部激素,如胰岛 A 细胞分泌的胰高血糖素刺激 B 细胞分泌胰岛素。如果内分泌细胞所分泌的激素在局部扩散,又返回作用于该内分泌细胞而发挥反馈作用,这种方式称为自分泌。如 T 淋巴细胞分泌的白细胞介素-2。下丘脑有许多具有内分泌功能的神经细胞,这类神经细胞既能产生和传导神经冲动,又能合成和释放激素,故称神经内分泌细胞,所产生的激素称神经激素,可沿轴突借轴浆流动运送至末梢而释放入血液,这种方式称神经分泌。内在分泌是指激素在细胞内合成后不释放,直接在细胞内发挥作用。腔分泌是指激素经细胞合成后直接释放至体内管腔中发挥作用。

二、激素的分类

根据激素的化学结构,可分为胺类、多肽和蛋白质类以及脂类激素三类。多数胺类、多肽与蛋白质类激素属于亲水性激素,多经与靶细胞膜受体结合而产生调节效应;类固醇激素与甲状腺激素等亲脂性激素可直接进入靶细胞内发挥作用。

(一)胺类激素

胺类激素多为氨基酸的衍生物,生成过程比较简单。包括儿茶酚胺的肾上腺素和去甲肾上腺素、甲状腺激素与褪黑素。儿茶酚胺类激素在分泌前通常储存在胞内分泌颗粒中,只在机体需要时才释放。儿茶酚胺类激素具有亲水性,水溶性强,在血液中主要以游离形式存在,且在靶细胞膜受体的介导下发挥作用,其半衰期通常只有 $2 \sim 3$ min。同属胺类的甲状腺激素则很特殊,其脂溶性强,在血液中99%以上与血浆蛋白结合而运输,其半衰期是激素中最长的,可达 7 d 左右,但游离甲状腺素(T_4)的半衰期仅数分钟。

(二)多肽和蛋白质类激素

这类激素种类繁多,且分布广泛。多肽和蛋白质类激素都是亲水激素,水溶性强,分布在血液中,主要以游离形式存在和运输。下丘脑、垂体、甲状旁腺、胰岛、胃肠道等部位分泌的激素大多属于此类。

1. 蛋白质类激素　主要有胰岛素、甲状旁腺激素和腺垂体激素等。

2. 肽类激素　包括下丘脑调节性多肽、神经垂体激素、降钙素和胃肠激素等。

胺类激素与多肽和蛋白质类激素容易被胃肠道消化酶分解而破坏,故用药时不宜口服,一般用注射方式,但是甲状腺激素可以口服。

(三)脂类激素

脂类激素是指以脂质为原料修饰合成的激素。

1. 类固醇激素　类固醇激素其前体均是胆固醇,主要包括肾上腺皮质和性腺分泌的激素,如皮质醇、醛固酮、雌激素、孕激素以及雄激素等。此类激素临床应用时可以口服。类固醇激素分子量小,属于亲脂激素。另外,胆钙化醇,即维生素 D_3,是在体内由皮肤、肝和肾等器官联合作用形成的胆固醇衍生物,其作用特征和方式等都与类固醇激素相似,也被看作类固醇激素。这类激素可以口服。

2. 甘烷酸激素　这类激素都含有长链脂肪酸,包括由花生四烯酸转化而成的前列腺素族、血酸素类和白细胞三烯类。体内几乎所有组织细胞均能生成此类物质。

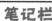

三、激素作用的一般特性

激素虽然种类很多,作用复杂,但它们在对靶组织发挥调节作用的过程中,具有某些共同的特点。

(一)激素的信息传递使用

内分泌系统与神经系统一样,是机体的生物信息传递系统,但两者的信息传递形式有所不同。神经信息在神经纤维上传输时,以电信号为信息的携带者,在突触或神经-效应器接头外处,电信号要转变为化学信号,而内分泌系统的信息只是以化学的形式,即依靠激素在细胞与细胞之间进行信息传递。不论是哪种激素,它只能对靶细胞的生理化过程起加强或减弱的作用,调节其功能活动。例如,生长素促进生长发育、甲状腺激素增强代谢过程、胰岛素降低血糖等。在这些作用中,激素既不能添加成分,也不能提供能量,仅仅起着"信使"的作用,将生物信息传递给靶组织,发挥增强或减弱靶细胞内原有的生理化生化近程的作用。

(二)激素作用的相对特异性

激素释放进入血液被运送到全身各个部位,虽然他们与各处的组织、细胞有广泛接触,但此激素只作用于某些器官、组织和细胞,这称为激素作用的特异性。被激素选择作用的器官、组织和细胞,分别称为靶器官、靶组织和靶细胞。有些激素专一地选择作用于某一内分泌腺体,称为激素的靶腺。激素作用的特异性与靶细胞上存在能与该激素发生特异性结合的受体有关。肽类和蛋白质激素的受体存在于靶细胞膜上,而类固醇激素与甲状腺激素的受体则位于细胞质或细胞核内。激素与受体相互识别并发生特异性结合,经过细胞内复杂的反应,从而激发出一定的生理效应。有些激素作用的特异性很强,只作用于某一靶腺,如促甲状腺激素只作用于甲状腺,促肾上腺皮质激素只作用于肾上腺皮质,而垂体促性腺激素只作用于性腺等。有些激素没有特定的靶腺,其作用比较广泛,如生长素、甲状腺激素等,它们几乎对全身组织细胞的代谢过程都发挥调节作用,但是,这些激素也是与细胞的相应受体结合而起作用的。

(三)激素的高效能生物放大作用

激素在血液中的浓度都很低,一般在纳摩尔(nmol/L),甚至在皮摩尔(pmol/L)数量级,虽然激素的含量甚微,但其作用显著,如 1 mg 的甲状腺激素可使机体增加产热量约 4 200 000 J。激素与受体结合后,在细胞内发生一系列酶促放大作用,一个接一个,逐级放大效果,形成一个效能极高的生物放电系统。据估计,一个分子的胰高血糖素使一个分子的腺苷酸环化酶激活后,通过 cAMP-蛋白激酶。可激活10 000个分子的磷酸化酶。另外,一个分子的促甲状腺激素释放激素,可使腺垂体释放十万个分子的促甲状腺激素。0.1 μg 的促肾上腺皮质激素释放激素,可引起腺垂体释放1 μg促肾上腺皮质激素,后者能引起肾上腺皮质分泌 40 μg 糖皮质激素,放大了 400 倍。据此不难理解血中的激素浓度虽低,但其作用却非常明显,所以体液中激素浓度维持相对的稳定,对发挥激素的正常调节作用极为重要。

(四)激素间的相互作用

内分泌腺体和内分泌细胞遍布全身,各种激素又都以体液为媒介传递信息,所产生的效应总会相互影响、彼此关联。内分泌系统可看作是一个整体系统,激素与激素之间往往相互影响,表现为协同作用、拮抗作用、允许作用和竞争作用,这对维持其功能活动的相对稳定起着重要作用。

1. 协同作用　表现为多种激素对同一生理学作用均有相同的作用,同时存在时产生的生理学作用存在倍增效应,即大于各激素单独作用所产生效应的总和。例如,生长激素、糖皮质激素、肾上腺素与胰高血糖素等具有协同的升高血糖效应。

2. 拮抗作用　胰高血糖素和胰岛素通过各自作用的酶系以相反方向影响代谢,表现出不同程度的拮抗作用。前者促进糖原分解,使血糖升高;后者促进糖原合成,使血糖降低。

3. 允许作用　有的激素本身并不能直接对某些器官组织或细胞产生生物效应,但在其存在的条件下,却可使另一种激素的作用明显增强,这种现象称为激素的允许作用。如糖皮质激素本身对心肌和血管平滑肌并无收缩作用,但是,只有在其存在时,儿茶酚胺才能充分发挥对心血管的调节作用。某些低血压患者单独使用去甲肾上腺素升压,效果欠佳,但同时给予少量的皮质醇,升压效果明显增强。这种作用表现了激素的允许作用。

4. 竞争作用　化学结构相似的激素可竞争同一受体位点,竞争的结果取决于激素与受体的亲和性和激素的浓度。如孕酮与醛固酮受体亲和性很小,但当黄体酮浓度升高时则可与醛固酮竞争同一受体而减弱醛固酮的生理作用。

上述激素间的相互作用的意义是显然的,其机制却较复杂,可能发生在受体水平,也可能发生在胞内信号转导过程的各个环节。

四、激素分泌的调控

1. 生物节律性分泌　正常情况下,内分泌腺的分泌活动保持一定的节律性,称为基础分泌,这使得许多激素的分泌具有节律性分泌的特征,如褪黑素、皮质醇表现为昼夜节律性分泌;成年女性性激素呈月周期分泌。激素的这种节律性受机体生物钟的控制,下丘脑视交叉上核可能是机体生物钟的关键部位。

2. 体液调节

(1)轴系反馈调节　如下丘脑-垂体-靶腺轴调节系统是控制激素分泌稳态的调节环路。一般而言,在此系统内高位激素对下位内分泌细胞活动具有促进性调节作用;而下位激素对高位内分泌细胞活动多表现为负反馈性调节作用,可分别形成长反馈、短反馈和超短反馈等闭合的自动控制环路(图9-1)。

(2)体液代谢物调节效应　激素所参与的物质代谢过程中某些物质的变化可调节激素的分泌;有些激素的分泌受自我反馈调控;此外,有些激素的分泌直接受功能相关联或相抗衡的激素的影响。

3. 神经调节　许多内分泌腺都直接或间接地接受中枢神经系统支配。下丘脑是神经系统与内分泌系统相互联系的重要部位,而下丘脑与中枢神经系统的许多部位存在着复杂的联系,内外环境的各种刺激通过中枢神经系统影响下丘脑相关的神经内分泌神经元,从而影响其内分泌活动。例如,少数成年女性可因工作紧张、焦虑或考试而出现月经失调或闭经现象。

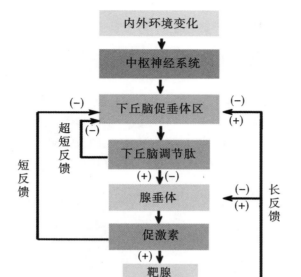

图 9-1　下丘脑-腺垂体系统分泌功能调节示意

第二节　激素与疾病

　　在结构与功能上,下丘脑与垂体的联系非常密切,形成下丘脑-垂体功能单位,垂体分为腺垂体与神经垂体,分别构成了下丘脑-腺垂体系统和下丘脑-神经垂体系统。下丘脑内一些神经元兼有神经元和内分泌细胞的功能,可汇集和整合不同来源的信息,将神经活动的电信号转变为激素分泌的化学信号,协调神经调节与体液调节的关系,广泛参与机体功能调节。因此,下丘脑-垂体功能单位不仅是内分泌系统的调控中枢,也是神经内分泌功能的高级枢纽(图 9-2)。

　　1.下丘脑　下丘脑的内侧基底部,包括正中隆起、弓状核、腹内侧核、视交叉上核以及室周核等结构,都分布有小细胞神经元。这些神经元胞体较小,它们发出的轴突多终止于下丘脑基底部正中隆起,与初级毛细血管丛密切接触,其分泌物可直接释放至垂体门脉血管血中。因为这些神经元能产生多种调节腺垂体分泌的激素,故又将这些神经元胞体所在的下丘脑内侧基底部称为下丘脑的促垂体区。由下丘脑促垂体区小细胞神经元分泌,能调节腺垂体活动的肽类物质,统称为下丘脑调节肽(hypothalamic regulatory peptide,HRP)。已知的下丘脑调节肽有 9 种。下丘脑调节肽除在下丘脑产生外,在中枢神经系统其他部位以及身体的许多组织中都可生成。因此,这些肽类物质除调节腺垂体内分泌活动外,还具有更广泛的作用(表 9-1)。

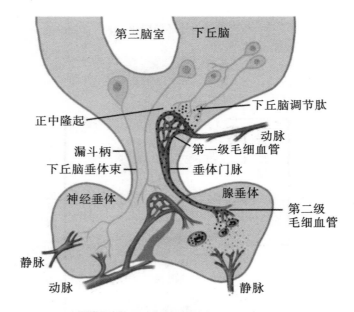

图9-2 下丘脑-垂体功能单位模式

表9-1 下丘脑调节肽的化学性质与主要作用

种类	英文缩写	化学性质	主要作用
促甲状腺激素释放激素	TRH	3肽	促进TSH释放,也能刺激PRL释放
促肾上腺皮质激素释放激素	CRH	41肽	促进ACTH释放
促性腺激素释放激素	GnRH	10肽	促进LH与FSH释放(以LH)为主
生长激素释放激素	GHRH	44肽	促进GH释放
生长激素释放抑制激素（生长抑素）	GHRIH（SS）	14肽	抑制GH释放,对LH、FSH、TSH、PRL及ACTH的分泌液有抑制作用
催乳素释放肽	PRP	31肽	促进PRL释放
催乳素释放抑制因子	PIF	多巴胺	抑制PRL释放

2.垂体　垂体是人体内最主要的内分泌器官,结构复杂,分泌的激素种类多,垂体可以分为腺垂体和神经垂体两部分。腺垂体是体内最重要的内分泌腺,它能合成并分泌7种激素,包括促甲状腺激素(thyroid stimulating hormone,TSH)、促肾上腺皮质激素(adrenocorticotropic hormone,ACTH)、卵泡刺激素(follicle stimulating hormone,FSH)、黄体生成素(luteinizing hormone,LH)、生长激素(growth hormone,GH)、催乳素(prolactin,PRL)与促黑(素细胞)激素(melanophore stimulating hormone,MSH)。神经垂体不含腺体细胞,不能合成激素。所谓的神经垂体激素是指在下丘脑视上核、室旁核神经元产生,其中视上核以合成分泌血管升压素(vasopressin,VP)为主,室旁核以产生催产素为主,经下丘脑-神经垂体系统储存在神经垂体内。

下面重点探讨机体几种重要激素的作用。

一、生长激素的作用及巨人症、侏儒症

腺垂体富含生长激素分泌细胞,生长激素(growth hormone,GH)也是腺垂体中含量最多的激素,属蛋白质激素。通过重组 DNA 技术制造的生长激素简称 r-hGH。正常情况下,GH 呈脉冲式分泌,GH 的分泌受下丘脑产生的生长激素释放素(GHRH)和生长激素抑制激素(GHIH,也称生长抑素 SS)的调节,还受性别、年龄和昼夜节律的影响,睡眠状态下分泌明显增加。

1. 生长激素的生理作用　GH 的生理作用是促进生长发育与物质代谢,对机体各个器官和组织均有影响,尤其对骨骼、肌肉及内脏器官的作用更显著。因此,GH 也称为躯体刺激素。①促进生长作用,机体的生长受多种激素(如甲状腺素、胰岛素、雄激素、肾上腺皮质激素、雌激素)的影响,而生长激素起关键的作用。生长激素的促进生长作用是由于它能促进组织的生长,特别是骨骼和肌肉的生长。幼年时 GH 分泌不足,可造成侏儒症;幼年时 GH 分泌过多则造成巨人症;成年后 GH 分泌过多,将致肢端肥大症。②对代谢的作用:生长激素主要影响三大营养物质的代谢,总的来说有促进蛋白质合成,抑制糖的消耗,加速脂肪分解,使机体的能量来源由糖代谢向脂肪代谢转移,有利于生长发育和组织修复。具体表现为生长激素通过生长介素促进氨基酸进入细胞,加速蛋白质合成;促进脂肪分解,增强氧化,提供能量;生长激素通过抑制外周组织对葡萄糖的利用,减少葡萄糖的消耗,从而具有升高血糖作用。因此,在临床上出现尿糖,需要考虑是否是由于生长激素分泌过量产生的"垂体性尿糖"。

作用机制:①GH 与靶细胞膜上的 GH 受体(GHR)结合,直接促进生长发育;②GH 诱导靶细胞产生胰岛素样生长因子(IGF),亦称为生长素介质(SM),间接促进生长发育。

分泌的调节:①下丘脑 GHRH 与 GHIH 的双重调节,GHRH 对 GH 的释放起经常性的调节作用,而 GHIH 主要在应激等刺激引起 GH 分泌过多时起作用;②反馈调节,GH 不仅对下丘脑 GHRH 的释放有反馈抑制作用,而且 GHRH 对其自身释放也有反馈抑制作用,IGF 对 GH 的释放也有负反馈调节作用;③其他,性别、年龄、睡眠、代谢因素和其他激素的调节,如慢波睡眠期 GH 分泌明显高于异相睡眠期,代谢因素中急性低血糖是刺激 GH 释放最显著的因素,甲状腺激素、雌激素与睾酮均能促进 GH 的分泌。

2. 巨人症与侏儒症　人在幼年期若腺垂体分泌生长激素(GH)过多,因骨骺未闭形成巨人症;成年后生长激素分泌过多,骨骺已融合则形成肢端肥大症。人在幼年期若腺垂体分泌生长激素(GH)不足,则身体发育迟缓,导致最终身高低于同一种族、同一年龄、同一性别的小儿的标准身高的 30% 以上,或成年人身高在 120 cm 以下者,而智力不受影响,称为侏儒症。目前对此病唯一有效的治疗方法是进行人生长激素(hGH)替代疗法。

二、甲状腺激素与甲状腺常见疾病

甲状腺是人体内最大的内分泌腺体,正常成年人重量为 15~20 g,女性的甲状腺稍重。甲状腺的构造特殊,由约 3 000 000 个腺泡(也称滤泡)组成,腺泡由单层立方

上皮细胞围成,腺泡腔内储有胶质。甲状腺激素(thyroid hormone,TH)由滤泡上皮细胞合成,在甲状腺球蛋白上形成的甲状腺激素在滤泡腔内以胶质形式储存。甲状腺是唯一将激素储存在细胞外的内分泌腺。如此丰富的激素储备量可保证机体长时间(50～120 d)的代谢需求,在甲状腺腺泡之间和腺泡上皮细胞之间有滤泡旁细胞,又称甲状腺 C 细胞,分泌降钙素(calcitonin,CT)。甲状腺血供极其丰富,可达 400～600 mL/(min·100 g),远高于机体绝大部分器官组织。患弥漫性毒性甲状腺肿时因血流量成倍增加,局部可出现血管杂音和血管震颤。

甲状腺激素是氨基酸衍生物。正常成人每天碘的生理需要量为 120～150 μg。人体每天摄入的碘量与排出的碘量相近,也处于平衡状态。极少量的碘化物由皮肤排出,绝大部分(90%以上)是由肾排出。

(一) 甲状腺激素的生理作用

甲状腺激素作用广泛,几乎对各组织细胞均有影响,其主要作用是促进人体代谢和生长发育的过程。其作用特点是:广泛(几乎对机体各个系统都有影响)、缓慢(作用产生慢,有较长的潜伏期)、持久。

1. 对代谢的影响

(1)能量代谢　甲状腺激素能增加体内绝大多数组织细胞(除了性腺、淋巴结、肺、皮肤、脾和脑之外)的耗氧量,增加产热,使基础代谢率增高。研究表明,四碘甲腺原氨酸(T_4)、三碘甲腺原氨酸(T_3)和靶细胞的核受体结合可刺激 mRNA 的形成,从而诱导 Na^+–K^+–ATP 酶活性升高,促进 Na^+、K^+ 主动转运消耗 ATP,增加产热。T_4、T_3 又促进线粒体中生物氧化过程,提高氧化量。据估计,1 mg 的 T_4 可使人体产热增加4 200 kJ。故甲状腺功能亢进患者耗氧量和产热量大量增加,基础体温偏高,烦热多汗,基础代谢率可较正常人高 60%～80%。反之,甲状腺功能减退患者耗氧量和产热量大量减少,基础体温偏低,产热减少、怕冷,食欲不佳、基础代谢率可较正常人低30%～50%。

(2)物质代谢　甲状腺激素可作用于物质代谢的不同环节,剂量不同时产生的效果也不一样,且受许多其他因素的影响。作用的突出特点是对三大营养物质的代谢既有合成作用又有分解作用,即有双相性。

1)蛋白质代谢:甲状腺激素对蛋白质代谢的影响因其分泌量的差异有三种情况。①生理剂量的甲状腺激素通过核受体,激活 DNA 转录过程,促进 mRNA 形成,加速蛋白质及各种酶的合成,有利于机体的生长发育;②甲状腺激素分泌过多时,可加速蛋白质分解,特别是加速骨骼肌的蛋白质分解,以至于出现肌肉消瘦和肌无力,所以甲状腺功能亢进患者表现为消瘦、乏力;③甲状腺激素分泌不足时,蛋白质合成减少,但细胞间的黏液蛋白合成增多,由于黏液蛋白可吸附一部分水和盐,在皮下形成一种特殊的、指压而不凹陷的水肿,称为黏液性水肿。

2)脂肪代谢:甲状腺激素可促进脂肪酸氧化,加速胆固醇降解,并增强儿茶酚胺与胰高血糖素对脂肪的分解作用。甲状腺激素也可促进胆固醇的合成,但分解的速度超过合成的。因此,甲状腺功能亢进时,患者血中胆固醇的含量常低于正常。

3)糖代谢:甲状腺激素能促进小肠黏膜对糖的吸收,增强糖原的分解,抑制糖原的合成,并加强肾上腺素、胰高血糖素、皮质醇和生长素的升糖作用,故有升高血糖的作用。此外,还可加强外周组织对糖的利用,也有降低血糖的作用。甲状腺功能亢进时血糖常常升高,可出现尿糖。

2.对生长、发育的影响　甲状腺激素促进机体的生长、发育,特别是对婴儿脑和长骨的生长、发育影响极大。甲状腺激素对生长、发育的影响,在出生后最初的 4 个月内最为明显。一个先天性甲状腺功能不全的婴儿,出生时身高可以基本正常,但脑和长骨的发育已经受到不同程度的影响,在出生后数周至 3～4 个月后就会表现出明显的智力低下、身材矮小的现象,称为呆小症(克汀病)。治疗呆小症应在生后 4 个月以内补充甲状腺激素,过迟则难以奏效。成年人因脑已经发育成熟,因此,甲状腺功能减退的患者仅表现为反应迟钝、动作笨拙、记忆减退,但智力基本不受影响。

甲状腺激素影响生长、发育的机制与它促进神经细胞的生长以及可促进长骨骨骺的发育和骨的生长有关。此外,在儿童生长发育的过程中,甲状腺激素和生长激素有协同作用,如缺乏甲状腺激素,则可影响生长激素发挥正常作用。这可能与甲状腺激素能增强生长激素介质的活性及增加骨更新率的作用有关。

3.其他作用

(1)对神经系统的影响　甲状腺激素不仅能促进神经系统的发育、成熟,而且可提高已分化成熟的中枢神经系统的兴奋性。所以,甲状腺功能亢进患者表现为易激动、烦躁不安、失眠多梦、肌肉震颤等症状;而甲状腺功能低下时则出现记忆力减退、说话和行动迟缓、表情淡漠、困倦嗜睡等现象。

(2)对心血管系统的影响　甲状腺激素可使心跳加快加强,心肌收缩力加强,心输出量增加,组织耗氧量增多,小血管扩张,外周阻力降低,结果收缩压增高,舒张压正常或稍低,脉压增大。甲状腺功能亢进患者表现为心动过速,心肌可因过度耗竭而致心力衰竭。最新资料表明,甲状腺激素增强心脏活动是由于其直接作用于心肌,促使肌质网释放 Ca^{2+},增加心肌细胞内 Ca^{2+} 浓度的缘故。

(二)甲状腺激素分泌的调节

甲状腺功能活动主要受下丘脑-垂体-甲状腺轴的调节。此外,还可进行一定程度的自身调节和神经调节。

1.下丘脑-腺垂体-甲状腺轴

(1)下丘脑对腺垂体的调节　下丘脑分泌的促甲状腺激素释放激素(TRH)通过垂体门脉系统随血流进入腺垂体,有促进甲状腺激素(TSH)合成和释放的作用。促甲状腺激素是腺垂体合成并分泌的一种糖蛋白,其主要作用是促进甲状腺激素的合成和分泌。实验表明,在给予动物促甲状腺激素数分钟内,其甲状腺激素分泌增多。此外,促甲状腺激素还能刺激甲状腺腺泡上皮细胞核酸与蛋白质的合成,使腺泡上皮细胞增生,腺体增大。

在整体情况下,下丘脑神经元可受内外环境因素的影响而改变促甲状腺激素释放激素的分泌量,从而影响甲状腺的分泌活动。例如,寒冷刺激的信息到达中枢后,通过一定的神经联系促使甲状腺激素释放激素分泌增多,继而通过促甲状腺激素的作用促进甲状腺激素的分泌,结果产热量增加,有利于御寒。

(2)腺垂体对甲状腺的调节　促甲状腺激素是促进甲状腺激素合成和分泌的最主要激素,作用于下列环节影响甲状腺激素的合成:促进碘泵活动、增加碘的摄取;促进碘的活化,促进酪氨酸碘化;促进甲状腺球蛋白水解和甲状腺激素释放;促进甲状腺

笔记栏

腺细胞增生;腺体增大。

（3）甲状腺激素的负反馈调节　腺垂体对血中甲状腺激素变化十分敏感,血中游离的甲状腺激素浓度升高,将与腺垂体的特异受体结合,使促甲状腺激素的合成与释放减少,同时腺垂体对促甲状腺激素释放激素的反应性也减少。当食物中缺碘或甲状腺摄碘不足时,甲状腺激素合成与释放减少,对腺垂体的负反馈作用减弱,腺垂体合成和释放促甲状腺激素增加,使甲状腺增生肥大,导致甲状腺肿的发生。

2. 甲状腺的自身调节　甲状腺具有适应碘的供应变化而调节自身对碘的摄取与合成甲状腺激素的能力。在促甲状腺激素浓度不变或完全缺乏的情况下,这种调节仍能发生,称为甲状腺的自身调节。它是一个有限度的缓慢调节系统。当饮食中碘的供应过多时,甲状腺对碘的运转机制发生抑制,同时还能抑制甲状腺激素的释放。这种过量的碘所产生的抗甲状腺聚碘作用,称为 Wolff-Chaikoff 效应。临床上给甲状腺功能亢进患者术前服用碘剂,导致甲状腺腺体缩小、变硬、血流减少,并抑制甲状腺激素释放,以保证甲状腺手术的安全。当饮食中碘含量不足时,将出现甲状腺对碘的运转机制加强,对促甲状腺激素的敏感性提高,使甲状腺激素合成与释放不至于因碘的供应不足而减少。

3. 自主神经对甲状腺活动的影响　甲状腺受自主神经的支配。电刺激交感神经可促进甲状腺激素合成和释放,电刺激副交感神经则抑制甲状腺激素合成和释放。

（三）甲状腺功能亢进、甲状腺功能减退、地方性甲状腺肿大

1. 甲状腺功能亢进　甲状腺功能亢进症简称甲亢,是由甲状腺合成释放过多的甲状腺激素,造成机体代谢亢进和交感神经兴奋,引起心悸、出汗、进食和便次增多和体重减少的病症。多数患者还常常同时有突眼、眼睑水肿、视力减退等症状。临床上80% 以上甲亢是 Graves 病（弥漫性毒性甲状腺肿）引起的,Graves 病是甲状腺自身免疫病,患者的淋巴细胞产生了刺激甲状腺的免疫球蛋白-TSI,甲亢患者长期没有得到合适治疗,会引起消瘦和甲亢性心脏病。患者消瘦常常容易患急性传染病感染致残或死亡。

2. 甲状腺功能减退与呆小症　甲状腺功能减退（简称甲减）,是由于甲状腺激素合成及分泌减少,或其生理效应不足所致机体代谢降低的一种疾病。成人后发病的称为"成人甲减",较轻者临床表现不明显,重度者可出现皮肤被黏多糖浸润而产生的特征性非凹陷性水肿,如特征性黏液性水肿,成人甲减最常见原发于甲状腺本身的损害,主要是由自身免疫性甲状腺炎（又称桥本甲状腺炎）的后期发展结果所致,是 40 岁以上女性较多患成人甲减病因。

胚胎期或婴儿期发病者,严重影响大脑和身体生长发育,成为痴呆侏儒,称"呆小病"或者"克汀病"。

3. 地方性甲状腺肿大　地方性甲状腺肿大是碘缺乏病（iodine deficiency disorders,IDD）的主要表现之一。地方性甲状腺肿大的主要原因是碘缺乏,所以又称为碘缺乏性甲状腺肿大,多见于山区和远离海洋的地区。碘是甲状腺合成甲状腺激素的重要原料之一,碘缺乏时合成甲状腺激素不足,反馈引起垂体分泌过量的 TSH,刺激甲状腺增生肥大。甲状腺在长期 TSH 刺激下出现增生或萎缩的区域、出血、纤维化和钙化,也可出现自主性功能增高。长期的非毒性甲状腺肿大可以发展为毒性甲状腺肿大。

4.高碘性甲状腺肿 由于机体长期摄入远远超过机体生理需要量的碘而引起的甲状腺肿。通常的解释是碘阻断效应所致,即 Wolff-Chaikoff 效应。经典的解释是:当摄入高碘时,碘抑制了过氧化物酶的活性,使 T_3、T_4 合成减少,反馈性 TSH 分泌增高,促进了甲状腺肿的发生。然而,碘阻断效应是暂时的,多数人机体很快适应,称为碘阻断的逃逸现象,故大多数人并不发生高碘甲状腺肿。长期摄入高碘,尽管机体的适应可使激素代谢维持正常,但由于胶质合成过多而潴留,高碘又抑制蛋白脱碘,最终导致滤泡腔扩大而形成甲状腺肿。

三、胰岛素与糖尿病

胰岛素为含 51 个氨基酸残基的小分子蛋白质,来自存在于胰腺中的内分泌组织胰岛,胰岛介于分泌胰液的腺泡组织之间,人胰腺中有 100 万～200 万个胰岛。我国科学工作者于 1965 年在世界上首先用化学方法人工合成了具有高度生物活性的胰岛素,接着又对胰岛素的空间结构与功能的关系进行了研究,并取得重大成果,这为解释生命的本质做出了巨大的贡献。正常成人空腹血清胰岛素浓度为 35～145 pmol/L。血液中胰岛素部分以游离形式存在,部分与血浆蛋白结合。只有游离型的胰岛素有生物活性,半衰期为 5～6 min,主要在肝灭活,肌肉和肾也能灭活部分胰岛素。

血糖浓度是调节胰岛素分泌的最重要因素,血糖升高刺激 B 细胞释放胰岛素,长期高血糖使胰岛素合成增加甚至 B 细胞增殖。当血糖下降到正常水平,胰岛素的分泌也迅速回到基础水平。多种血氨基酸(其中以赖氨酸、精氨酸、亮氨酸作用最强)、脂肪酸和酮体大量增加时可促进胰岛素分泌。

1.胰岛素的生理作用 胰岛素是促进合成代谢、调节血糖浓度的主要激素。

(1)对糖代谢的调节 胰岛素促进肝糖原和肌糖原的合成,促进组织对葡萄糖的摄取利用;抑制肝糖原异生及分解,降低血糖。胰岛素缺乏时血糖升高,如超过肾糖阈,尿中将出现糖,引起糖尿病。

(2)对脂肪代谢的调节 胰岛素可促进脂肪的合成与储存,促进葡萄糖进入脂肪细胞,合成三酰甘油和脂肪酸。胰岛素还抑制脂肪酶的活性,减少脂肪的分解。胰岛素缺乏时,糖的利用受阻,脂肪分解增强,产生大量脂肪酸,在肝内氧化生成大量酮体,引起酮血症与酸中毒。同时血脂升高易引起动脉硬化。胰岛素促进脂肪合成并抑制其分解。

(3)对蛋白质代谢的调节 胰岛素可促进氨基酸进入细胞内,促进脱氧核糖核酸、核糖核酸和蛋白质的合成,抑制蛋白质的分解。由于能促进蛋白质合成,所以胰岛素对机体的生长有调节作用,但需与生长素共同作用,促生长效果才显著。

2.糖尿病 糖尿病是由遗传和环境因素相互作用而引起的一种常见病,临床以高血糖为主要标志,常见症状有多饮、多尿、多食以及消瘦等。糖尿病患者若得不到有效的治疗,可引起身体多个系统的损害。

糖尿病分 1 型糖尿病和 2 型糖尿病。其中 1 型糖尿病多发生于青少年,其胰岛素分泌缺乏,必须依赖胰岛素治疗维持生命。2 型糖尿病多见于 30 岁以后中、老年人,胰岛素的分泌量并不低甚至还偏高,病因主要是机体对胰岛素不敏感(即胰岛素抵抗)。

胰岛素是人体内唯一的降血糖激素。胰岛素抵抗是指体内周围组织对胰岛素的敏感性降低,组织对胰岛素不敏感,外周组织如肌肉、脂肪对胰岛素促进葡萄糖摄取的作用发生了抵抗。

四、糖皮质激素

糖皮质激素是肾上腺皮质的束状带分泌的激素,是以胆固醇为原料经腺细胞生物合成的类固醇激素。因为最早发现其有生糖作用,故称为糖皮质激素,其代表激素是皮质醇,而实际上这类激素的生理作用是非常复杂,对多种器官、组织都有影响。

当血中糖皮质激素浓度增高时,通过反馈调节作用既可抑制腺垂体对促肾上腺皮质激素的分泌,又可作用于下丘脑使促肾上腺皮质激素释放激素分泌减少。此外,血中促肾上腺皮质激素的升高也可通过反馈作用抑制促肾上腺皮质激素释放激素的释放。在应激状态下,由于下丘脑和腺垂体对反馈刺激的敏感性降低,使这些负反馈作用暂时失效,促肾上腺皮质激素和糖皮质激素的分泌大大增加。值得注意的是,由于糖皮质激素对促肾上腺皮质激素和促肾上腺皮质激素释放激素的分泌存在上述的负反馈抑制,因此,长期大量使用糖皮质激素的患者,会引起肾上腺皮质萎缩,分泌激素的功能降低。此时若突然停药,则可由于患者促肾上腺皮质激素水平很低和肾上腺皮质萎缩,血中糖皮质激素水平低下而引起肾上腺皮质危象,可能出现糖皮质激素分泌不足的症状,甚至危及生命。因此,在治疗中最好是糖皮质激素与促肾上腺皮质激素交替使用,在停药时,要逐渐减量,缓慢停药。

1. 糖皮质激素的生理作用

(1)对物质代谢的作用

1)糖代谢:糖皮质激素是调节机体糖代谢的重要激素之一,能促进糖异生,升高血糖,这是由于其促进蛋白质分解,促进较多的氨基酸进入肝,同时增强肝脏内与糖异生有关酶的活性,致使糖异生过程大大加强。此外,糖皮质激素又有抗胰岛素作用,降低肌肉与脂肪等组织细胞对胰岛素的反应性,以致外周组织对葡萄糖的利用减少,促使血糖升高。如果糖皮质激素分泌过多(或服用此类激素药物过多),可使血糖升高,甚至出现糖尿,由此引起的尿糖称为类固醇性尿糖。相反,肾上腺皮质功能低下的患者则可发生低血糖。

2)蛋白质代谢:糖皮质激素促进肝外组织,特别是肌肉组织的蛋白质分解,抑制肝外组织对氨基酸的摄取,减少蛋白质的合成。加速氨基酸转移至肝,成为糖异生的原料,生成肝糖原。过多的糖皮质激素分泌(如库欣综合征患者)可出现肌肉消瘦、骨质疏松、皮肤变薄,以致可见皮下血管分布而呈现紫纹。伤口亦可因大量使用皮质醇不易愈合。

3)脂肪代谢:糖皮质激素促进脂肪分解(特别是四肢),升高血液中游离脂肪酸浓度,增强脂肪酸在肝内的氧化过程,有利于糖异生。但全身不同部位的脂肪组织对糖皮质激素的敏感性不同,四肢敏感性较高,面部、肩、颈、躯干部位敏感性较低,却对胰岛素(胰岛素可促进脂肪合成)的敏感性较高。因此,库欣综合征患者,体内脂肪重新分布,面部和肩颈部脂肪多而呈现"满月脸""水牛背""球形腹",四肢脂肪相对减少消瘦,形成特殊的向心性肥胖表现。

4)水盐代谢:皮质醇有较弱的储钠排钾的作用,即对肾远曲小管和集合管重吸收

Na$^+$和排出 K$^+$有轻微的促进作用。同时,还可降低肾小球入球血管阻力,增加肾小球血浆流量而使肾小球滤过率增加,有利于水的排出。肾上腺皮质功能减退的患者,水代谢可发生明显障碍,甚至出现"水中毒",此时如补充适量的糖皮质激素,症状可得到缓解,而补充盐皮质激素却无效。

(2)对其他组织器官的作用

1)对血细胞的影响:糖皮质激素可促进骨髓造血功能,使血液中红细胞和血小板的数量增多,同时能促使附着在小血管壁边缘的粒细胞进入血液循环,使血液中中性粒细胞增多。糖皮质激素还能抑制淋巴细胞 DNA 的合成过程,因而使淋巴细胞数量减少。此外,糖皮质激素对巨噬细胞系统吞噬和分解嗜酸性粒细胞的活动有增强作用,使血中嗜酸性粒细胞的数量减少。

2)对循环系统的影响:糖皮质激素对维持正常血压是必需的,这是由于糖皮质激素有以下方面的作用。①增加血管平滑肌细胞上儿茶酚胺受体数量和调节受体介导的信息传递过程,提高血管平滑肌对儿茶酚胺的敏感性(允许作用),增强血管平滑肌的紧张性,有利于提高血管的张力和维持血压;②抑制具有舒张血管作用的前列腺素的合成;③降低毛细血管壁的通透性,减少血浆的滤出,有利于维持血容量。因此,肾上腺皮质功能低下时,毛细血管扩张,通透性增大,血压下降。离体实验表明,糖皮质激素可增强心肌的收缩力,但在整体条件下对心脏的作用并不明显。

3)对消化系统的影响:糖皮质激素能增加胃酸分泌和胃蛋白酶的分泌,并使胃黏膜的保护和修复功能减弱,因而有加剧和诱发溃疡病的可能。因此,溃疡患者应用糖皮质激素时应加以注意。

4)对神经系统的影响:糖皮质激素有提高中枢神经系统兴奋性的作用。小剂量可引起欣快感,大剂量则引起思维不能集中、烦躁不安和失眠等现象。

此外,糖皮质激素还可增强骨骼肌收缩力,促进胎儿肺泡表面活性物质的合成等。

糖皮质激素的作用广泛而复杂,且随剂量不同而异,超生理剂量的糖皮质激素尚有抗炎、抗过敏、抗中毒及抗休克等作用。因此皮质醇在临床上普遍应用于多种疾病的治疗和支持治疗。

(2)分泌调节　GC 的分泌可分为基础分泌和应激分泌两种适形式。基础分泌是指在正常生理状态下的分泌。应激分泌是指机体在受到应激刺激反应时的分泌。GC 的分泌均受下丘脑-腺垂体-肾上腺皮质轴的调节。

1)下丘脑-腺垂体-肾上腺皮质轴的调节:下丘脑室旁核分泌的 CRH,通过垂体门脉系统被运送到腺垂体,促进腺垂体合成与释放促肾上腺皮质激素(ACTH)后又可促进肾上腺皮质的束状带细胞分泌糖皮质激素。ACTH 是腺垂体分泌的,由 39 个氨基酸组成的多肽链,分子量为 4 500。ACTH 对维持肾上腺皮质正常的结构及 GC 的合成与分泌具有重要作用。此外,ACTH 可促进肾上腺皮质细胞内核酸和蛋白质的合成,刺激肾上腺皮质细胞的分裂和增殖,其对肾上腺皮质束状带和网状带细胞的作用强度相当于对球状带细胞作用的 20 倍。

正常情况下,血浆中 ACTH 和 GC 的水平处于平衡状态。当切除动物的腺垂体后,其血液中 GC 的含量在数分钟内便降至极低水平,24 h 内即可出现肾上腺皮质明显萎缩。如果给摘除腺垂体的动物注射 ACTH,GC 的分泌量在数分钟内即可增加数倍,连续注射则可引起肾上腺皮质的增生与肥厚。

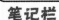

2）反馈调节作用：当血中的 GC 浓度升高时，可使腺垂体合成和释放 ACTH 减少。同时，腺垂体对 CRH 的反应性减弱。GC 的负反馈调节主要作用于腺垂体，也可作用于下丘脑，这种反馈称为长反馈。ACTH 还可反馈抑制 CRH 神经元，称为短反馈。由于 GC 对腺垂体的促肾上腺皮质激素和下丘脑的促肾上腺皮质激素释放激素的分泌具有负反馈抑制作用，故在临床上长期、大剂量使用 GC 的患者会因负反馈的抑制作用，而引起肾上腺皮质发生萎缩，分泌激素的功能也随之降低。若突然停药，则会因患者促肾上腺皮质激素水平极低、肾上腺皮质萎缩及血中 GC 水平突然减少而引起肾上腺皮质危象，甚至危及生命。因此，在长期、大剂量使用 GC 而需停药时，应遵循逐渐减量、缓慢停药的原则。

3）应激性调节：当机体受到应激原刺激时，下丘脑 CRH 神经元分泌增强，刺激腺垂体 ACTH 分泌，最后引起肾上腺皮质激素的大量分泌，以提高机体对伤害性刺激的耐受能力。在应激情况下，由中枢神经系统通过增强 CRH-ACTH-GC 系统的活动，可使 ACTH 和 GC 的分泌量明显增多，而完全不受上述轴系统负反馈的影响。应激时 ACTH 分泌的增加，几乎全部受控于下丘脑室旁核释放的 CRH。如果毁损下丘脑正中隆起，可阻断各种应激原刺激引起的 ACTH 分泌增加。此外，血管升压素、缩宫素、5-羟色胺、血管紧张素 II 和儿茶酚胺等多种激素，以及神经肽也都参与应激时 ACTH 分泌的调节。

五、性激素与月经不调

人类的性激素主要是指雌激素、孕激素和雄激素。

1. 雌激素及其生理作用　女性体内的雌激素主要由发育卵泡和黄体分泌，妊娠期的胎盘也可分泌雌激素。雌激素有三种：雌二醇、雌三醇和雌酮，以雌二醇的分泌量最大、作用最为明显。

雌激素的主要生理作用是促进女性附性器官的生长发育和激发女性副性征的出现。

（1）作用于阴道　刺激阴道上皮细胞的分化和角化，并使其合成大量糖原。在糖原分解过程中产生的乳酸，可增强阴道的抗菌能力，叫阴道的自净作用。

（2）作用于子宫　使子宫内膜增生变厚，内膜中的腺体和血管增生变大并且迁曲，但腺体并没有分泌能力；增强妊娠子宫对催产素的敏感性，提高子宫平滑肌的收缩力；使子宫颈腺体分泌的黏液变得稀薄清亮，有利于精子的穿透。

（3）作用于输卵管　可增进输卵管平滑肌的蠕动，利于卵子和精子的运输。

（4）作用于女性副性征　雌激素可以促进女性乳房的发育，使乳腺导管增生并产生乳晕，使脂肪和毛发分布具有女性特征。另外，嗓音变高、骨盆变得宽大、臀部肥厚等。

（5）影响女性代谢　雌激素可以促进肾小管对 Na^+ 和水的重吸收，加速骨骼生长及促进骨骺愈合。因此，正常女性在月经期前可有轻度浮肿，而身高与同年龄男性相比，一般较早停止增长，身高矮于男性。

2. 孕激素及其生理作用　女性体内的孕激素主要是黄体酮，黄体及妊娠期的胎盘均可分泌，也称黄体酮。其主要作用是在雌激素作用的基础上，为胚泡着床做准备，并维持正常妊娠。

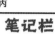

（1）对子宫的作用 在雌激素作用的基础上，孕激素可以使子宫内膜进一步增生变厚，血管腺体进一步增大变粗，并且使子宫内膜中的腺体具有分泌功能；使子宫平滑肌的兴奋性降低，从而减少了子宫平滑肌的收缩活动，给胚胎提供一个安静的生长环境，起到安胎作用；使子宫颈腺体分泌的黏液量少而黏稠，以阻止精子通过。临床上可利用黄体酮治疗先兆流产。

（2）对乳腺的作用 孕激素可以促进乳腺腺泡和导管的发育，为分娩后泌乳创造有利条件。

（3）影响代谢 孕激素可以增加机体产热，使基础体温升高。临床常通过测定基础体温、绘制基础体温曲线来确定排卵日，以指导计划生育。

3. 雄激素及其生理作用 雄激素是男性的性激素，主要成分为睾酮。睾酮具有多种生理作用。

（1）促进男性附性器官发育 睾酮能刺激阴茎长大并逐渐增强勃起功能，使阴囊增大、前列腺和精囊增长并分泌液体，并维持其成熟状态。

（2）激发男性副性征出现并维持其正常体态 进入青春期后，男性和女性在外形上所出现的一系列与性别有关的身体特征，称为第二性征，也称副性征。男性主要表现有长出胡须、出现阴毛和腋毛并且呈三角形的男性型分布，骨骼粗壮、肌肉发达、喉头突出、声音低沉等。

（3）维持生精作用 睾酮自睾丸间质细胞分泌后，可经支持细胞进入曲细精管，在支持细胞中转变成为活性更强的双氢睾酮与生精细胞的受体结合，促进精子的生成。

（4）维持男性正常的性欲 临床观察表明，睾丸功能低下患者血中雄激素水平降低，常出现阳痿和性欲低下，用雄激素治疗后则可以恢复。

（5）促进蛋白质合成 主要刺激肌肉和生殖器官的蛋白质合成，同时还能促进骨骼生长与钙磷沉积，使青春期男性身体快速生长，出现第二加速发育期。

（6）促进红细胞生成 睾酮可以直接作用于骨髓，使骨髓造血功能增强，使男性外周血液中红细胞平均值高于女性。

4. 月经周期 女性进入青春期后，除妊娠期及哺乳期外的整个生育期内，生殖系统都呈现周期性的变化，称为生殖周期。女性生殖周期最显著的表现是约每个月一次的子宫内膜剥离出血，经阴道流出，这种现象称为月经。月经形成的周期性过程，称为月经周期。成年女性一个月经周期平均为 28 d，在 20～40 d 范围内变动，但女性个体的月经周期是相对稳定的。月经周期按子宫内膜的变化可分为月经期、增生期和分泌期三个时期，其中月经期和增生期相当于卵巢的卵泡期，而分泌期则相当于卵巢的黄体期（图 9-3）。

（1）月经期 从月经来潮开始至出血停止的这段时间称为月经期，相当于卵泡期的早期，即月经周期的第 1～5 天。此期黄体萎缩退化，分泌的雌激素和孕激素骤减，使子宫内膜失去雌激素和孕激素的支持，子宫内膜功能层的螺旋动脉痉挛性收缩，导致子宫内膜缺血、坏死，进而剥离、出血，经阴道流出形成月经。经血量一般为 50～100 mL。月经期子宫内膜剥离形成创面易感染，故经期应注意保持外阴清洁和避免剧烈运动。

（2）增生期 从月经出血停止到卵泡成熟排卵前的这段时间称为增生期，即月经

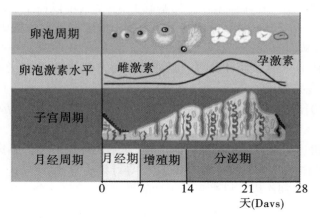

图9-3　月经周期形成的原理及卵巢和子宫内膜的变化

周期的第6~14 d,相当于卵泡期的中晚期。增生期内,卵泡处于发育和成熟阶段,分泌的雌激素水平逐渐增加。在雌激素的作用下,子宫内膜开始增生、修复,子宫腺体增生,间质血管增生、延长并弯曲呈螺旋状,子宫内膜增厚3~4倍。至此期末,卵泡成熟并排卵,子宫内膜有增生期转入分泌期。

(3)分泌期　从排卵后到下一次月经来潮前的这段时间称为分泌期即月经周期的第15~28天,相当于卵巢周期的黄体期。在分泌期,排卵后的卵泡颗粒细胞和内膜细胞转化成黄体细胞,黄体细胞不断地分泌雌激素和孕激素。在黄体分泌的雌激素和孕激素的共同作用下,子宫内膜在增生期的基础上进一步增厚,血管扩长充血,腺体增大并分泌富含糖原的黏液,间质疏松而富含营养,子宫平滑肌也相对静止,为受精卵的着床和发育做好充分的准备。

女性第一次月经来潮称为初潮,是青春期开始的重要标志。我国女性第一次初潮一般发生在12~14岁。在初潮后的1~2年内,由于卵巢功能尚不健全,月经周期多不规律且一般不排卵,以后逐渐趋于规律。女性到50岁左右,月经停止,称为绝经。绝经标志着女性进入更年期。更年期平均年龄为49岁,一般在45~52岁之间。

5.月经不调　月经不调也称月经失调,是一种常见的妇科常见病,表现为月经周期或出血量的异常,或是月经前、经期时的腹痛及全身症状,病因可能是器质性病变或是功能失常。其中功能性子宫出血,指内外生殖器无明显器质性病变,而由内分泌调节系统失调所引起的子宫异常出血,是月经失调中最常见的一种,常见于青春期及更年期,分为排卵性和无排卵性两类,约85%病例属无排卵性功血。

许多全身性疾病如血液病、高血压病、肝病、内分泌病、流产、宫外孕、葡萄胎、生殖道感染、肿瘤(如卵巢肿瘤、子宫肌瘤)等均可引起月经失调。

六、催乳素与催产素

1.催乳素及其作用　是腺垂体分泌的蛋白质激素,其作用很广泛,主要作用是促进乳腺的发育以及引起并维持泌乳,并因此而得名。女性青春期乳腺的发育是多种激素(雌激素、孕激素、生长素、皮质醇、胰岛素、甲状腺激素以及催乳素)共同作用的结果。在妊娠期间,催乳素、雌激素、孕激素分泌增加,使乳腺进一步发育成熟,并具备泌乳能力,但此时催乳素并不刺激乳腺分泌乳汁,这是由于血液中雌激素和孕激素浓度较高,与催乳素竞争受体的缘故。分娩后,血液中雌激素和孕激素浓度显著降低,催乳素才能发挥其启动和维持泌乳的作用。

2.催产素及其作用　催产素与抗利尿激素都来自神经垂体,催产素作用的主要靶器官是乳腺和子宫。

(1)对乳腺的作用　催产素是促进乳汁排出的关键激素。哺乳期的乳腺,在腺垂体分泌的催乳素的作用下,不断分泌乳汁,储存于乳腺腺泡。催产素可使乳腺腺泡周围的肌上皮细胞收缩,使具有泌乳功能的乳腺排乳。哺乳时,吸吮乳头使母体产生的感觉信息经传入神经传至下丘脑,可反射性地引起神经垂体储存的催产素释放入血,促使乳汁的射出,称为排乳反射。此外,还有营养乳腺,维持哺乳期乳腺不致萎缩的作用。

(2)对子宫的作用　催产素可促进子宫平滑肌收缩,但其作用与子宫的功能状态有关。非孕子宫对催产素敏感性较低,妊娠晚期的子宫对催产素敏感性大大提高。在分娩过程中,胎儿对子宫、宫颈和阴道的牵拉刺激可反射性地引起催产素分泌增加,促使子宫平滑肌收缩加强,有利于分娩过程的进行。临床上可用催产素诱导分娩(催产)及防止或制止产后出血。雌激素增加子宫对催产素的敏感性,而孕激素的作用则相反。

问题分析与能力提升

1.患者,男,40岁,农民,因多食、多饮、消瘦2个月就诊。患者2个月前无明显诱因逐渐食量增加,由原来的每天450 g到每天550 g,最多达800 g,而体重却逐渐下降,2个月内体重减轻了3 kg以上,同时出现口渴,喜欢多喝水,尿量增多。与当地口服中药调理1个多月,未见明显好转,为进一步诊断治疗来我院就诊。病后大小便正常,睡眠一般。既往体健,无药物过敏史。个人史及家族史无特殊。查体:T 36 ℃,P 80 次/min,R 18 次/min,BP 120/80 mmHg。皮肤无黄染,淋巴结无肿大,瞳孔正大等圆。甲状腺(-),心肺(-),腹平软,肝脾未触及。双下肢无水肿,腱反射正常。Babinski 征(-)。实验室检查:Hb 120 g/L,WBC 7.6×10⁹/L。PLT 267×10⁹/L;尿常规:尿蛋白(-),尿糖(++);空腹血糖10.78 mmol/L。

试解释该患者的主要症状。

2.患者,女,34岁,主诉"体重1年间增加了23 kg,面部严重痤疮,皮肤容易青肿,频发头痛,而且情绪不稳定"。体格检查:T 37 ℃,P 75 次/min,BP 180/90 mmHg,R 30 次/min。一般情况:躯干肥胖,肌肉萎缩,皮肤严重痤疮,躯干多处紫斑。

实验室检查:血常规及生化检查:WBC 7.6 ×10⁹/L,血细胞比容 0.38(38%),血小板计数 297 ×10⁹/L。电解质:Na⁺ 137 mmol/L,K⁺ 4.0 mmol/L,Cl⁻ 125 mmol/L,尿素氮 10 mg/dL,肌酐 0.8 mg/dL,血糖 257 mg/dL。腹部和盆腔CT:左肾上腺5 cm包块,无钙化或坏死;右肾上腺萎缩。24 h尿游离皮质醇:100 mg(高于正常值)。

请问:①这些症状的病因是什么?这些综合症状如何评价?②试解释该患者的主要症状。

笔记栏

同步练习

(一)选择题

1. 激素的基本特征不包括 （ ）
   A. 血浆中含量少但作用大
   B. 大多经血液运输至靶器官
   C. 作用于特异性
   D. 激素之间的作用可相互增强或拮抗
   E. 其作用只能改变靶细胞固有的活动

2. ADH 的合成部位主要在 （ ）
   A. 腺垂体
   B. 神经垂体
   C. 肾上腺
   D. 下丘脑室旁核
   E. 下丘脑视上核

3. 下列哪种激素来自下丘脑 （ ）
   A. TSH
   B. LH
   C. FSH
   D. ACTH
   E. GnRH

4. 分娩前无乳汁排出是因为 （ ）
   A. 缺乏 OXT 的刺激
   B. 血中 PRL 浓度过低
   C. 乳腺发育尚未成熟
   D. 血中雌激素和孕激素浓度过高
   E. 乳腺细胞 PRL 受体数目过少

5. GH 在代谢方面的作用是 （ ）
   A. 促进蛋白的分解
   B. 促进脂肪的合成
   C. 抑制脂肪酸的氧化
   D. 大剂量 GH 抑制葡萄糖的利用,升高血糖
   E. 抑制 DNA 合成

6. 一天中 GH 分泌达高峰的时期在 （ ）
   A. 清晨
   B. 中午
   C. 下午
   D. 快波睡眠期
   E. 慢波睡眠期

7. 幼儿时 GH 分泌不足可导致 （ ）
   A. 巨人症
   B. 呆小症
   C. 侏儒症
   D. 向心性肥胖
   E. 肢端肥大症

8. 呆小症与侏儒症的最大区别是 （ ）
   A. 身材更矮
   B. 智力低下
   C. 内脏增大
   D. 肌肉发育不良
   E. 身材上、下部不对称

9. T3、T4 合成的主要原料有 （ ）
   A. 碘和酪氨酸
   B. 碘和亚铁
   C. 铁和酪氨酸
   D. 球蛋白和类固醇
   E. 甲状腺球蛋白

10. 甲状腺激素对脑和长骨的生长发育影响在哪个时期影响最大 （ ）
    A. 胎儿期
    B. 出生后的 1 个月内
    C. 出生后的 4 个月内
    D. 出生后的 10 个月内
    E. 出生后 1~2 年内

11. 甲状激素促进生长发育,主要是促进 （　）

   A. 内脏和骨骼　　　　　　　　　　B. 神经系统和肌肉

   C. 骨骼和肌肉　　　　　　　　　　D. 神经系统和骨骼

   E. 肌肉和内脏

12. 正常情况下甲状腺激素的储存量可供用 （　）

   A. 2~3 h　　　　　　　　　　　　B. 2~3 d

   C. 2~3 周　　　　　　　　　　　　D. 2~3 个月

   E. 2~3 年

13. Wolff-Chaikof 效应是指: （　）

   A. 缺乏碘而产生的抗甲状腺效应　　B. 过量的碘所产生的抗甲状腺效应

   C. 缺乏酪氨酸产生的抗甲状腺效应　D. 过多酪氨酸产生的抗甲状腺效应

   E. 碘和酪氨酸酪氨酸产生的促甲状腺效应

14. 临床上长期大剂景使用糖皮质激素时可以引起 （　）

   A. 血中 ACTH 浓度增高　　　　　B. 淋巴细胞数目增加

   C. 肢端肥大症　　　　　　　　　　D. 肾上腺皮质渐趋萎缩

   E. CRH 分泌增多

15. 糖皮质激素对物质代谢的影响是促进 （　）

   A. 肝内蛋白质分解　　　　　　　　B. 肝外蛋白质合成

   C. 糖尿合成　　　　　　　　　　　D. 核酸合成

   E. 使脂肪重新分配,四肢脂肪分解

16. 胰岛素分泌不足将产生 （　）

   A. 侏儒症　　　　　　　　　　　　B. 呆小症

   C. 糖尿病　　　　　　　　　　　　D. 艾迪森病

   E. 库欣综合征

17. 调节胰岛素分泌的最主要因素是 （　）

   A. 血糖浓度　　　　　　　　　　　B. 血液中氨基酸浓度

   C. 胃肠激素　　　　　　　　　　　D. 血液中脂肪酸的浓度

   E. 自主神经活动

18. 催乳素的作用不包括 （　）

   A. 发动和维持乳汁分泌　　　　　　B. 促进乳腺发育

   C. 直接影响黄体功能　　　　　　　D. 参与应激反应

   E. 引起射乳反射

19. 下列哪种激素与乳腺的发育、分泌和乳汁排出无关 （　）

   A. 催产素　　　　　　　　　　　　B. 催乳素

   C. 雌二醇　　　　　　　　　　　　D. 肾上腺

   E. 黄体酮

20. 地方性甲状腺肿的发病原因主要是 （　）

   A. 甲状腺激素分泌过多　　　　　　B. 甲状腺自身功能障碍

   C. 食物中缺钙　　　　　　　　　　D. 食物中缺酪氨酸

   E. 食物中缺碘

21. 不属于甲状腺功能亢进的表现是 （　）

   A. 心率加快　　　　　　　　　　　B. 外周阻力增大

   C. 肌肉震颤　　　　　　　　　　　D. 蛋白质分解

   E. 基础代谢率升高

（二）思考题

1. 激素之间主要存在哪些相互作用的方式？试举例说明。

2. 用所学知识对比侏儒症与呆小症的主要区别。

3. 运用所学知识，解释甲亢患者的医学症状：怕热多汗、消瘦无力、烦躁易激动、心悸。

4. 因治疗需要长期使用糖皮质激素类药物的患者，为什么不能突然停药？

5. 糖尿病"三多一少"是指什么？其机制是什么？

（刘　娜　刘　靖　刘　芳　韩云志）

第十章

感觉、运动与认知

人体是一个极其复杂的有机体,各器官、各系统的功能相互联系、相互制约。人体的各种感觉、身体姿势、各自运动以及学习、记忆等高级活动都与神经系统息息相关。同时,人体生活在经常变化的环境中,环境的变化又不时地影响着体内各种功能,这就需要对体内各种功能不断地进行调节,实现这种功能调节的系统主要是神经系统。

第一节　神经元与神经递质

一、神经元

神经元是一种高度分化的细胞,它们通过突触联系形成复杂的神经网络,完成神经系统的各种功能性活动。因而是神经系统的结构与功能单位。

人类中枢神经系统内约含 10^{11} 个神经元,尽管其形态和大小有很大差别,但都有突起。突起可分为树突和轴突两类。以脊髓运动神经元为例(图 10-1),一个神经元可有多个树突,但只有一个轴突,树突数量极多,还有许多分支,可大大扩展细胞的表面积。胞体和树突在功能上主要是接受信息的传入,而轴突则主要是传出信息。胞体发出轴突的部位称为轴丘。轴突的起始部分称为始段,神经细胞兴奋时,首先产生扩布性动作电位的部位就是始段;轴突的末端有许多分支,每个分支末梢的膨大部分称为突触小体,它与另一个神经元相接触而形成突触。轴突和感觉神经元的长树突:二者统称为轴索,轴索外面包有髓鞘或神经膜便成为神经纤维。神经纤维可分为有髓鞘神经纤维和无髓鞘神经纤维。神经纤维末端称为神经末梢。

神经元的主要功能是接受和传递信息。中枢神

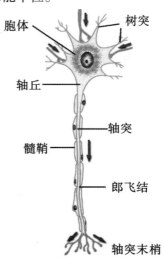

图 10-1　神经元结构示意

笔记栏

经元可通过传入神经接受体内、外环境变化的刺激信息,并对这些信息加以处理,再经过传出神经把调控信息传给相应的效应器,产生调节和控制效应。此外,有些神经元还能分泌激素,将神经信号转变为体液信号。

二、神经纤维

运动神经元的轴突和感觉神经元的长树突形成的轴索,轴索外包有髓鞘(为神经胶质细胞)或神经膜即成为神经纤维,其基本功能是传导兴奋(即动作电位)。动作电位在神经纤维上的传导称为神经冲动,简称冲动。

(一)神经纤维的分类

生理学上常采用不同的方法来区分各类神经纤维。习惯上把神经纤维分为有髓神经纤维与无髓神经纤维两种。按神经纤维传导兴奋的方向不同,可将神经纤维分为传入与传出纤维。还可根据神经纤维的电生理学特性(主要是传导速度)分为 A、B、C 三类,此分类方法多用于传出纤维。根据神经纤维的直径大小及来源分为 Ⅰ、Ⅱ、Ⅲ、Ⅳ 四类。此分类方法多用于传入纤维(表 10-1)。

表 10-1　哺乳类动物周围神经纤维的分类

纤维分类	功能	纤维直径(μm)	传导速度(m/s)	相当于传入纤维的类型
A(有髓鞘)				
α	本体感觉、躯体运动	13~22	70~120	Ⅰa、Ⅰb
β	触-压觉	8~13	30~70	Ⅱ
γ	支配梭内肌	4~8	15~30	
δ	痛觉、温度觉、触压觉	1~4	12~30	Ⅲ
B(有髓鞘)	自主神经节前纤维	1~3	3~15	
C(无髓鞘)				
后根	痛觉、温度觉、触压觉	0.4~1.2	0.6~2.0	Ⅳ
交感	交感节后纤维	0.3~1.3	0.7~2.3	

Ⅰa 类纤维直径稍粗,为 12~22 μm;Ⅰb 类纤维直径略细,约 12 μm

(二)神经纤维传导的速度

用电生理学方法记录神经纤维的动作电位,可以精确地测定各种神经纤维的传导速度。有髓鞘神经纤维的传导速度与直径成正比,大致关系为:传导速度(m/s)= 6× 直径(μm)。直径相同的神经纤维,在恒温动物和变温动物,其传导速度亦不相同。例如,猫的 A 类纤维的传导速度为 100 m/s,而蛙的 A 类纤维的传导速度只有 40 m/s。神经纤维的传导速度也与温度有关,温度降低则传导减慢。因此,临床上可用低温麻醉。另外,测定神经传导速度有利于诊断神经疾患和估计神经损伤的预后。

(三)神经纤维的传导特征

1.生理完整性　兴奋在神经纤维上传导,要求神经纤维在结构和生理功能上具有完整性。如果神经被切断、麻醉或在低温下,破坏了解剖或生理功能的完整性,冲动传导就会发生障碍。

2.绝缘性 一条神经干中包含若干根神经纤维,各条纤维上传导的兴奋基本上互不干扰,称为传导的绝缘性。

3.双向性 刺激神经纤维中任何一点,所产生的神经冲动可沿神经纤维向两端同时传导。

4.相对不疲劳性 实验发现,用每秒50～100次的电脉冲连续刺激神经9～12 h,观察到神经纤维始终保持其传导能力。因此,和突触相比,神经纤维不易发生疲劳。

(四)神经纤维的轴浆运输

神经元轴突内借助轴浆流动在包体与轴突末梢之间运输物质的现象称为轴浆运输。轴浆运输具有双向性,顺向轴浆运输与神经纤维的信息传递以及轴突的生长、再生均有密切关系。逆向轴浆运输对细胞体活动起反馈调节作用,但某些有害物质,如狂犬病、破伤风等病毒、毒素可通过逆向轴浆运输侵犯神经系统而致病。

(五)神经的营养性作用与神经营养因子

神经对其所支配的组织能发挥两方面的作用。一方面是借助于兴奋冲动传导抵达末梢时突触前膜释放特殊的递质,而后作用于突触后膜,从而改变所支配组织的功能活动,这一作用称为功能性作用。另一方面神经还能通过末梢经常释放某些物质,持续地调整被支配组织的内在代谢活动,影响其持久性的结构、生化和生理的变化,这一作用与神经冲动无关,称为营养性作用。神经的营养性作用在正常情况下不易观察出来,但在神经切断后产生的变性与再生过程中就能明显地表现出来。

近代对于神经营养性作用的研究,主要是在运动神经上进行的。实验切断运动神经后,肌肉内糖原合成减慢、蛋白质分解加速,肌肉逐渐萎缩;如将神经缝合再生,则肌肉内糖原合成加速、蛋白质分解减慢而合成加快,肌肉逐渐恢复。脊髓质炎患者,如受害的前角运动神经元丧失功能,则所支配的肌肉将发生明显萎缩,就是这个道理。

神经的营养性作用与神经冲动无关。设法持续用局部麻醉药阻断神经冲动的传导,并不能使所支配的肌肉发生内在代谢变化。目前认为,营养性作用是由于末梢经常释放某些营养性因子,作用于所支配的组织而完成的。如神经切断的部位靠近肌肉,则肌肉的内在代谢改变发展早;如切断的部位远离肌内,则内在代谢改变发展延迟。因为前一种情况营养性因子耗尽快,而后一种情况耗尽慢。营养性因子可能是借轴浆流动由神经元细胞体流向末梢,而后由末梢释放到所支配的组织的。

切断运动神经后,肌肉因失去神经的营养性作用而出现萎缩;如经常用适当强度的电刺激来刺激肌肉使其收缩,则能减慢肌肉萎缩的速度。在断肢再植过程中,使用这一方法减慢肌肉萎缩,对断肢功能的恢复是有利的。

神经元能生成营养性因子维持所支配组织的正常代谢和功能,反过来组织也持续产生营养和生长刺激因子作用于神经元。神经生长因子(nerve growth factor,NGF)是最早发出的这类因子之一,后来陆续发现多种这类因子参与神经系统的发育过程,维持神经系统的正常功能。NGF是一种蛋白质,由α、β、γ亚单位组成。组织产生的NGF由神经末梢摄取,而后逆向运输到胞体发挥营养性作用。

三、神经元之间相互作用的方式

（一）经典的突触

1. 概念与分类　神经元之间在结构上并没有原生质相连，每一个神经元的轴突末梢只与其他神经元的细胞体或突起相接触，此相接触的部位称为突触。根据两神经元接触的部位不同，主要的突触组成可以分为三类：①轴突与树突相接触；②轴突与细胞体相接触；③轴突与轴突相接触。在显微镜下可见轴突具有特殊的微细结构。一个神经元的轴突末梢分成许多小分支，每个小分支的末梢部分膨大呈球形，称为突触小体，贴附在下一个神经元的胞体或突起表面。在电子显微镜下可见突触是由突触前膜、突触间隙和突触后膜三部分构成（图10-2）。突触前膜内有许多囊泡。当突触前神经元传来的神经冲动抵达突触前膜时，递质即由小泡内释放出来，进入突触间隙，作用于突触后膜，引起突触后神经元兴奋或抑制。因此，根据突触传递功能的不同，突触也可分为兴奋性突触和抑制性突触。

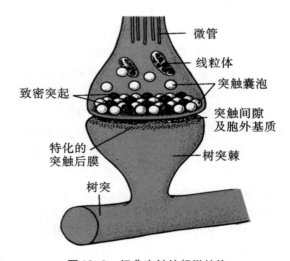

图10-2　经典突触的超微结构

2. 经典的突触传递过程　当神经冲动传至轴突末梢时，突触前膜兴奋，爆发动作电位和离子转移。此时突触前膜对 Ca^{2+} 的通透性加大，Ca^{2+} 由突触间隙顺浓度梯度流入突触小体，然后小泡内所含的化学递质以量子式释放的形式释放出来，到达突触间隙。化学递质释放出来后，通过突触间隙，扩散到突触后膜，与后膜上的相应受体结合，改变后膜对 Na^+、K^+、Cl^- 的通透性，使后膜电位发生变化。这种后膜的电位变化，称为突触后电位。由于递质及其对突触后膜通透性影响的不同，突触后电位有两种类型，即兴奋性突触后电位和抑制性突触后电位。当动作电位传至轴突末梢时，使突触前膜兴奋，并释放兴奋性化学递质，递质经突触间隙扩散到突触后膜，与后膜的受体结合，使后膜对 Na^+、K^+、Cl^-，尤其是对 Na^+ 的通透性升高，Na^+ 内流，使后膜出现局部去极化，这种局部电位变化，叫作兴奋性突触后电位（excitatory postsynaptic potential，EPSP）。当抑制性中间神经元兴奋时，其末梢释放抑制性化学递质。递质扩散到后膜与后膜上的受体结合,使后膜对 K^+、Cl^-,尤其是对 Cl^- 的通透性升高,K^+ 外流和 Cl^- 内流,使后膜两侧的极化加深,即呈现超极化,此超极化电位叫作抑制性突触后电位(inhibitory postsynaptic potential,IPSP),

3. 突触传递的特征

(1)单向传递　突触传递只能由突触前神经元沿轴突传给突触后神经元,不可逆向传递。因为只有突触前膜才能释放递质。因此兴奋只能由传入神经元经中间神经元,然后再由传出神经元传出,使整个神经系统活动有规律进行。

(2)总和作用　突触前神经元传来一次冲动及其引起递质释放的量,一般不足以使突触后膜神经元产生动作电位。只有当一个突触前神经元末梢连续传来一系列冲动,或许多突触前神经元末梢同时传来一排冲动,释放的化学递质积累到一定的量,才能激发突触后神经元产生动作电位。这种现象称为总和作用。抑制性突触后电位也可以进行总和。

(3)突触延搁　神经冲动由突触前末梢传递给突触后神经元,必须经历化学递质的释放、扩散及其作用于后膜引起 EPSP,总和后才使突触后神经元产生动作电位,这种传递需较长时间的特性即为突触延搁。据测定,冲动通过一个突触的时间为 0.3 ~ 0.5 ms。

(4)兴奋节律的改变　在一个反射活动中,如果同时分别记录背根传入神经和腹根传出神经的冲动频率,可发现两者的频率并不相同。因为传出神经的兴奋除取决于传入冲动的节律外,还取决于传出神经元本身的功能状态。在多突触反射中则情况更复杂,冲动由传入神经进入中枢后,要经过中间神经元的传递,因此传出神经元发放的频率还取决于中间神经元的功能状态和联系方式。

(5)对内外环境变化的敏感性　神经元间的突触最易受内环境变化的影响。缺氧、酸碱度升降、离子浓度变化等均可改变突触的传递能力。缺氧可使神经元和突触部位丧失兴奋性、传导障碍甚至神经元死亡。碱中毒时神经元兴奋性异常升高,甚至发生惊厥;酸中毒时,兴奋性降低,严重时致昏迷。

(6)对某些化学物质的较敏感性和易疲劳　许多中枢性药物的作用部位大都是突触。有些药物能阻断或加强突触传递,如咖啡碱、可可碱和茶碱可以提高突触后膜对兴奋性递质的敏感性,对大脑中突触尤为明显。士的宁能降低突触后膜对抑制性递质的敏感性,导致神经元过度兴奋,对脊髓内作用尤为明显,临床用作脊髓兴奋药。各种受体激动剂或阻断剂可直接作用于突触后膜受体而发挥生理效应。

突触是反射弧中最易疲劳的环节,突触传递发生疲劳的原因可能与递质的耗竭有关,疲劳的出现是防止中枢过度兴奋的一种保护性抑制。

(二)缝隙连接

缝隙连接指两个神经元膜之间紧密接触的部位,也是神经元间发生相互作用的另一种方式。两层膜之间仅有 2 ~ 3 nm,连接部位的神经元膜没有增厚,其轴浆内也没有突触小泡聚集。

由于这种连接部位的膜阻抗较低,易发生电紧张性作用。因此,该连接部位的信息传递属电传递,呈双向性,传递速度快,有助于促进不同神经元产生同步性放电。

(三)非突触性化学传递

除了经典的突触能进行化学传递外,还存在非突触性化学传递。实验观察到,肾上腺素能神经元的突触末梢有许多分支,每一分支上都有大量呈结节状的曲张体,曲张体内含有大量小泡。但是,曲张体并不与效应细胞形成突触联系,而是处于效应细胞附近,当神经冲动抵达时,递质由曲张体释放出来,通过弥散作用到效应细胞的受体,使效应细胞发生反应。中枢神经系统内也有这种传递方式存在。

(四)中枢抑制

辐射中枢的各级神经元通过在空间上和时间上的多重复杂整合,可产生兴奋和抑制两种效应。在任何反射中,中枢活动既有兴奋也有抑制,正因如此,反射活动才能协调进行。例如,吞咽反射时呼吸暂停;屈膝反射进行时屈膝收缩,伸肌因其支配神经元受抑制而舒张。中枢兴奋的协调完成。中枢兴奋和中枢抑制均为主动过程,并具有同样重要的生理意义。其中,中枢抑制又可分为突触后抑制和突触前抑制。

1. 突触后抑制 是由抑制性中间神经元释放抑制性神经递质,使突触后神经元产生 IPSP,从而使突触后神经元发生抑制。根据抑制性神经元的功能和联系方式的不同,突触后抑制可分为以下两种形式(图10-3)。

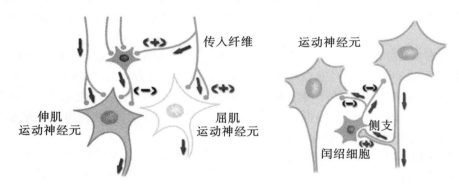

图 10-3 突触后抑制

(1)传入侧支性抑制 传入冲动进入中枢后,一方面通过突触联系兴奋某一中枢神经元,另一方面通过其侧支兴奋另一个抑制性中间神经元,再通过该抑制性中间神经元活动转而抑制另一个中枢神经元。这种抑制称为传入侧支性抑制或交互性抑制。例如,伸肌肌梭的传入冲动进入脊髓后,经突触联系直接兴奋支配该肌肉的运动神经元,同时发出侧支与抑制性中间神经元形成突触联系,使抑制性神经元兴奋,转而抑制与该肌肉拮抗的屈肌运动神经元,从而使伸肌收缩而屈肌舒张。这种抑制的意义在于使不同中枢之间的活动相协调。

(2)回返性抑制 中枢神经元兴奋时传出冲动沿轴突外传,同时其兴奋又经轴突侧支兴奋一个抑制性中间神经元,后者释放的抑制性神经递质反过来抑制原先发生兴奋的神经元及同一中枢的其他神经元,这种抑制称为回返性抑制。例如,脊髓前角运动神经元发出轴突支配外周的骨骼肌,同时在脊髓内发出侧支兴奋闰绍细胞(闰绍细胞为抑制性神经元,递质为甘氨酸)。由于闰绍细胞的轴突与该脊髓前角运动神经元构成抑制性突触联系,故使原先发动兴奋的脊髓的前角运动运动神经元活动减弱,以至终止。回返性抑制意义在于及时终止运动神经元的活动,并使同一中枢内许多神经元活动同步化。利用甘氨酸受体拮抗剂(士的宁)或破伤风毒素破坏闰绍细胞的功能,将出现强烈的肌痉挛。

2.突触前抑制　是通过突触前两个神经元的轴-轴突触活动而发生的。突触前抑制具有特定的结构基础,即轴突 A 末梢与神经元 C 形成轴-体突触,轴突 B 末梢与轴突 A 末梢形成轴-轴突触。若仅兴奋突触 A,则引起神经元 C 产生一定大小的 EPSP;若仅兴奋轴突 B,则神经元 C 不发生反应;若轴突 B 先兴奋,一定时间后兴奋突触 A,则神经元 C 产生的 EPSP 明显减少。因此轴突 B 的活动能使轴突 A 的易化作用减弱,从而引起抑制性效应的现象,称为突触前抑制。其产生的机制如下:轴突 B 兴奋并释放递质→作用于轴突 A 而使其发生去极化,从而轴突 A 膜电位变小→轴突 A 兴奋时所产生的动作电位幅度变小,因而递质释放减少→神经元 C 的 EPSP 减小。由此可见,轴突 B 的抑制作用是通过轴突 A 释放的兴奋性递质减少而实现的。这种抑制是由于突触前的神经元的轴突末梢去极化引起,故又称为去极化抑制(图 10-4)。

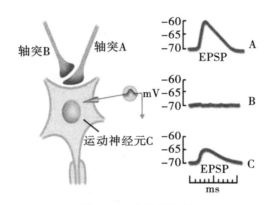

图 10-4　突触前抑制

突触前抑制一般在刺激传入神经后约 20 ms 发展到高峰,其后逐渐减弱。整个抑制过程持续 100~200 ms,在中枢神经系统内广泛存在,尤其多见于感觉传入通路,对调节感觉传入活动具有重要作用。

四、神经递质及受体

神经元之间或神经元与效应器细胞之间起传递信息的化学物质,称为神经递质。它一般由神经元合成,突触前膜释放,能特异性作用于突触后膜受体,并产生突触后电位的信息传递物质。受体是指位于细胞膜上或细胞内能与某些化学物质(如递质、激素等)特异结合并诱发特定生物学效应的生物分子。神经递质与受体是化学性突触传递最重要的物质基础。

哺乳动物的神经递质种类很多,已知的达 100 多种,根据其存在部位不同分为外周神经递质与中枢神经递质。

(一)主要的外周神经递质

1.乙酰胆碱(acetylcholine,ACh)　是由胆碱能纤维释放的一种神经递质。以 ACh 为递质的神经纤维称为胆碱能纤维,目前知道,胆碱能纤维包括全部交感和副交感神经的节前纤维、大多数副交感神经节后纤维(除少数释放肽类物质的纤维外)、少数交感神经节后纤维(支配汗腺的交感神经节后纤维、骨骼肌的交感舒血管纤维),以及躯体运动神经纤维,都是胆碱能纤维。

2. 去甲肾上腺素(norepinephrine,NE) 是由去甲肾上腺素能纤维释放的一种神经递质。去甲肾上腺素能神经包括近乎全部交感神经节后纤维,但支配汗腺的交感神经和支配骨骼肌的交感舒血管纤维却是胆碱能纤维。

3. 嘌呤类或肽类递质 有关研究表明,外周神经递质除乙酰胆碱和去甲肾上腺素外,还有以释放三磷酸腺苷或肽类作为递质的神经纤维,称为嘌呤能或肽能神经。嘌呤类或肽类递质主要存在于胃肠道,其神经元胞体位于壁内神经丛中,在胃肠道上部接受副交感神经节前纤维的支配,其功能是使肠肌舒张。

(二)主要的中枢神经递质

1. 乙酰胆碱 中枢神经中很多部位存在乙酰胆碱。例如,脊髓前角运动神经元,其轴突侧支与闰绍细胞发生突触关系,释放乙酰胆碱作为递质与回返性抑制有关;经典的感觉投射系统第三级神经元与大脑皮层感觉区之间的突触关系,是以乙酰胆碱作为递质;脑干网状结构上行激动系统、边缘系统以及大脑皮层内部均存在乙酰胆碱递质系统。在这些部位,乙酰胆碱的作用是使神经元兴奋、传递特异性感觉和维持大脑皮层的觉醒状态。

此外,纹状体、尾核、基底神经节内,也含大量乙酰胆碱,参与椎体外系运动调节功能。

2. 单胺类 其递质包括多巴胺、去甲肾上腺素和5-羟色胺。

(1)多巴胺 多巴胺递质系统主要包括三部分,一是黑质-纹状体部分,二是中脑-边缘系统部分,三是结节-漏斗部分。分别与调节肌紧张、躯体运动、情绪反应和精神活动及调节内分泌功能有关。

(2)肾上腺素与去甲肾上腺素 中枢神经系统内肾上腺素能神经元主要分布于延髓。去甲肾上腺素能神经元主要位于低位脑干,功能与觉醒、睡眠、情绪活动有关。

(3)5-羟色胺 以5-羟色胺为递质的神经元主要位于低位脑干近中线区的中缝核群内,与镇痛、睡眠、自主神经功能活动有关。

3. 氨基酸类 有些氨基酸也起递质作用。兴奋性作用类,如谷氨酸、天冬氨酸;抑制性作用类,如甘氨酸、γ-氨基丁酸。

4. 肽类 中枢内肽类递质种类多、分布广、作用多样,如P物质、脑啡肽等,中枢内肽类递质可能是第一级感觉神经元释放的兴奋性递质,与痛觉活动的调制有关。另外,下丘脑肽能神经元分泌的调节性多肽,脑内存在的胃肠肽如胆囊收缩素、血管活性肠肽、胃泌素、促胰液素等,分别与腺体的分泌、摄食行为、调节交感和副交感神经活动有关。

(三)主要递质的合成、释放和失活

1. 乙酰胆碱 是由胆碱和乙酰辅酶A在胆碱乙酰移位酶的催化作用下合成的。乙酰胆碱在胞质中合成,合成后被囊泡摄取并储存于神经末梢中。当神经冲动抵达神经末梢时,乙酰胆碱释放入突触间隙,与突触后膜相应的受体结合,发挥生理效应。当乙酰胆碱发挥生理效应之后,就被胆碱酯酶水解成胆碱和醋酸而失去作用,这个过程称为失活。

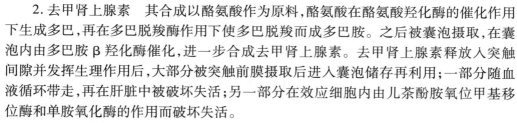

2.去甲肾上腺素　其合成以酪氨酸作为原料,酪氨酸在酪氨酸羟化酶的催化作用下生成多巴,再在多巴脱羧酶作用下使多巴脱羧而成多巴胺。之后被囊泡摄取,在囊泡内由多巴胺β羟化酶催化,进一步合成去甲肾上腺素。去甲肾上腺素释放入突触间隙并发挥生理作用后,大部分被突触前膜摄取后进入囊泡储存再利用;一部分随血液循环带走,再在肝脏中被破坏失活;另一部分在效应细胞内由儿茶酚胺氧位甲基移位酶和单胺氧化酶的作用而破坏失活。

3.5-羟色胺　其合成是以色氨酸为原料。色氨酸在色氨酸羟化酶作用下生成5-羟色氨酸,再在5-羟色氨酸脱羧酶作用下脱羧而生成5-羟色胺。然后5-羟色胺被摄取入囊泡,并储存于其中。其失活途径是:被单胺氧化酶降解破坏;被突触前膜摄取重新利用。

4.谷氨酸　可由谷氨酰胺在谷氨酰胺酶的催化下形成,也可由α-酮戊二酸在天冬氨酸氨基转移酶的作用下而生成。谷氨酸失活的主要途径是由突触前膜重摄取,部分被神经胶质细胞吸附。

(四)主要受体

1.胆碱能受体　能与ACh特异结合的受体称为胆碱能受体,根据药理学特性分为两种。一种广泛存在于副交感节后神经纤维支配的效应细胞上,当乙酰胆碱与这类受体结合后就产生一系列副交感神经兴奋的效应,称为毒蕈碱受体,简称为M型受体,乙酰胆碱与该受体结合产生的效应称毒蕈碱样作用或M样作用。M型受体分布于大多数副交感神经节后纤维支配的效应器细胞、交感神经节后支配的汗腺、骨骼肌血管的平滑肌。阿托品可阻止乙酰胆碱或毒蕈碱与M型受体结合,是M型受体的阻断剂,临床上使用阿托品可解除胃肠道平滑肌痉挛,使心跳加快,唾液和汗液分泌减少等。

另一种受体存在于交感和副交感神经节神经元的突触后膜及神经肌肉接头的终板膜上,乙酰胆碱与这类受体结合就产生兴奋性突触后电位或终板电位,导致节后神经元和骨骼肌兴奋,称为烟碱受体,简称N型受体。N型受体可分为两个亚型。神经节神经元突触后膜上的受体为N_1型受体,六烃季铵是阻断剂;骨骼肌终板膜上的受体为N_2型受体,十烃季铵是阻断剂;简箭毒是N_1和N_2的共同阻断剂。

2.肾上腺素能受体　分为两类。一类为α型肾上腺素受体(α受体),α受体分α_1和α_2;另一类称为β型肾上腺素受体(β受体),β受体分β_1、β_2和β_3。儿茶酚胺与α受体结合后产生的平滑肌效应主要是兴奋性的,包括血管收缩、子宫收缩、扩瞳肌收缩等,但也有抑制性的,如小肠舒张。α受体的阻断剂是酚妥拉明。儿茶酚胺与β受体结合后产生的平滑肌效应是抑制性的,如血管舒张、子宫舒张、小肠舒张、支气管舒张等,但产生的心肌效应却是兴奋性的。脂肪组织主要分布β_3受体,与脂肪分解有关。β受体的阻断剂为普萘洛尔(心得安)可阻碍β_1和β_2受体,阿替洛尔和普拉洛尔(心得宁)主要阻碍β_1受体,丁氧胺主要阻碍β_2受体。

3.中枢递质的受体　中枢神经递质种类多,相应的受体也多,除胆碱能受体、肾上腺素能受体之外,还有多巴胺能受体、5-羟色胺受体、γ-氨基丁酸受体、阿片受体等。

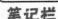

五、肝性脑病

(一)病因、分类与临床表现

肝性脑病(hepatic encephalopathy,HE)又称肝昏迷,继发于急、慢性肝功能衰竭或严重慢性实质性肝脏疾病的一种以代谢紊乱为基础的中枢神经系统功能失调的综合征,其主要临床表现是意识障碍、行为失常和昏迷。

1.病因 引起感性脑病的原发性疾病主要是各型肝硬化、重症病毒性肝炎、重症中毒性肝炎、原发性肝癌、肝外胆道疾病及门静脉分流术等,造成了急、慢性肝功能障碍和(或)门-体分流,使从肠道来的毒性物质不能被肝脏解毒或清除,或通过侧支循环绕过肝脏直接进入体循环,透过血脑屏障到达脑组织中而引起大脑功能紊乱。

2.分类 根据发病进程或肝脏异常程度、神经病学症状体征持续时间而有不同的分类。根据发病进程肝功能不全分为急性和慢性。

3.临床表现 由于导致肝性脑病的基础疾病不同,其临床表现也比较复杂、多变,早期症状的变异性是本病的特点。但也有其共性的表现:即神经精神症状及体征。

为便于早期诊断并指导治疗,常根据患者的临床表现对肝性脑病进行临床分期。但其临床分期各家报道并不一致。目前多数学者赞同 Davidson 根据其临床表现把肝性脑病分为四期。但各期之间并无明确的界线。①Ⅰ期(前驱期):出现轻度性格改变和行为失常。扑翼样震颤较少见,脑电图多正常。②Ⅱ期(昏迷前期):以意识错乱、睡眠障碍、行为失常为主,表现为定向力障碍,书写缭乱,语言断续不清,人物概念模糊,扑翼样震颤,常见腱反射亢进,肌张力可增强。可出现不随意运动及运动失调,脑电图出现特征性的对称性 θ 波。③Ⅲ期(昏睡期):以昏睡和精神错乱为主,表现为患者大部分时间处于昏睡状态,反应存在(可被唤醒),扑翼样震颤,肌张力明显增强。脑电图同Ⅱ期。④Ⅳ期(昏迷期):此期患者神志完全丧失,不能被唤醒。浅昏迷时,对痛觉刺激(如压眶反射阳性)和不适体位尚有反应,扑翼样震颤由于患者查体不能合作而无法引出。深昏迷时,各种反射消失,肌张力降低,瞳孔常散大,脑电图上出现极慢 δ 波。

(二)发病机制

多数肝性脑病患者脑组织没有明显特异性的形态学改变,因此,一般认为肝性脑病主要是急性或慢性肝功能衰竭,肝脏功能失代偿,毒性代谢产物在血循环中堆积而致脑细胞的代谢和功能障碍。通过多年的实验和临床研究,提出了数种肝性脑病发病机制的学说,目前获得大家共识的是氨中毒学说。

1.氨中毒学说 氨中毒能引起昏迷很早就被人们发现。在肝性脑病发作时,许多患者血液和脑脊液中氨的水平都高于正常。说明肝性脑病的发生与血氨升高有明显的关系。

正常情况下,血氨浓度稳定,一般<59 μmol/L,这依赖于人体内氨的生成和清除保持着动态平衡,严重肝脏疾病时,由于氨的生成、吸收增加和(或)清除不足,引起血氨增加及氨中毒。氨的生成与吸收增加氨的来源有肠道含氮物质分解代谢(外源性)和体内蛋白质的分解代谢(内源性)。肝衰竭时,外源性与内源性产氨均可增加,而以前者为主。氨的清除不足:氨主要经肝脏内鸟氨酸循环合成尿素而被清除,其次在外

周组织(如脑、肌肉)先后与α-酮戊二酸、谷氨酸结合生成谷氨酰胺,再经肾脏作用重新释放出氨,由尿排出。肝功能衰竭时,主要是肝脏清除氨的作用减退,其次是肌肉代谢氨减少,另外肾脏排出的氨亦减少。

血氨增多引起肝性脑病的机制:

(1)干扰脑细胞能量代谢,脑组织中大量氨与α-酮戊二酸结合成谷氨酸时,导致三羧酸循环障碍,严重影响细胞代谢和能量来源。

(2)使脑内神经递质发生改变,兴奋递质(谷氨酸、乙酰胆碱)减少,抑制性递质(谷氨酰胺、γ-氨基丁酸)增多。

(3)干扰神经细胞膜的离子转运(抑制神经细胞膜),氨与钾离子通过钠泵竞争性进入细胞,引起细胞缺钾,也可干扰神经细胞膜 Na^+–K^+–ATP 酶活性,影响细胞内外 Na^+、K^+ 的分布。

2. 发病机制的其他学说　假性神经递质学说、血浆氨基酸失衡学说、γ-氨基丁酸学说等。

(1)假性神经递质学说　该学说认为,肝性脑病的发生是由于假性神经递质在网状结构的神经突触部位堆积,使神经突触部位冲动的传递发生障碍,从而引起神经系统的功能障碍而导致昏迷。假性神经递质有羟苯乙醇胺和苯乙醇胺,它们的化学结构与去甲肾上腺素和多巴胺等相似,但生理效应远弱于正常神经递质,故称为"假性神经递质"。

(2)血浆氨基酸失衡学说　肝功能严重受损,对芳香族氨基酸的清除减少,同时对胰岛素的灭活减弱,血中升高的胰岛素促使支链氨基酸大量进入肌肉组织,故血浆中的芳香族氨基酸浓度上升,而支链氨基酸浓度下降,高浓度芳香族氨基酸迅速通过血脑屏障进入脑组织。使假性神经递质生成增多,并抑制去甲肾上腺素的合成。

(3)γ-氨基丁酸学说　肝功能衰竭时,肝脏不能有效清除 γ-氨基丁酸,血中 γ-氨基丁酸增加,毒性物质损失血脑屏障,血脑屏障通透性增加,γ-氨基丁酸入脑增多,与神经元突触后膜上的受体结合,使细胞外 Cl^- 内流,神经元呈超极化状态,造成中枢神经系统功能抑制。

(三)防治原则

肝性脑病是严重肝病或门体分流时复杂代谢紊乱的结果,治疗需在多环节采取综合性的措施,其中去除诱因和防治并发症尤为重要。

(1)基础疾病的治疗　包括肝炎的治疗、抗病毒治疗等。采取综合治疗措施(如抗病毒治疗、促进肝细胞再生、降酶退黄等)治疗急性肝衰竭;对于与门体分流相关的自发型患者,临床上可用分入治疗技术或手术阻断门体侧支循环,以降低复发率;重型患者,重点是肝移植。

(2)确认并设法去除诱因,保持内环境稳定　如止血、补钾、通便、腹膜炎的治疗。

(3)减少肠源性毒物生成及吸收　包括灌肠或口服导泻剂清除肠内积食与积血、口服抗生素抑制肠道细菌生长、乳果糖治疗减少氨及内毒素吸收等。

(4)保护肝功能,促进肝细胞再生　能量合剂、极化液、新鲜血制品、白蛋白,促肝细胞生长因子等可酌情使用。

(5)调节神经递质的平衡　如用受体拮抗剂,如左旋多巴;摄入支链氨基酸。

(6)积极预防并治疗并发症　脱水治疗脑水肿、纠正酸碱平衡及电解质紊乱、预

笔记栏

防呼吸道感染、改善肝及脑的供氧状态,防止出血、休克等。

第二节 感觉及其产生过程

一、感觉及其产生过程

体内、外各种刺激,首先由感受器感受,然后被转换成传入神经上的神经冲动,并通过特定的神经通路传向特定的中枢加以分析。因此,各种感觉都是由专门的感受器、特定的传入神经及中枢的特定部位共同活动而完成的。

(一)感觉传入通路

躯体感觉的传入通路一般由三级神经元接替。初级传入神经元的胞体位于后根神经节或脑神经节中,其周围突与感受器相连,中枢突进入脊髓和脑干后发出两类分支,一类在不同水平直接或间接通过中间神经元与运动神经元相连而构成反射弧,完成各种反射,另一类经多级神经元接替后向大脑皮层投射而形成感觉传入通路,产生各种不同感觉。

1. 脊髓的感觉传导功能　来自各种感受器的传入冲动(除通过脑神经传入中枢外),大部分经脊神经后根进入脊髓,然后分别经上行传导路径到达大脑皮层。由脊髓上传的感觉传导路径大致可分为两类:一类为浅感觉传导路径,另一类为深感觉传导路径。浅感觉传导路径传导痛觉、温度觉和轻触觉,其传入纤维由后根的外侧部(细纤维部分)进入脊髓,然后在后角更换神经元,再发出纤维在中央管前行交叉至对侧,分别经脊髓丘脑侧束(痛、温觉)和脊髓丘脑前束(轻触觉)上行抵达丘脑。深感觉传导路径传导肌肉本体感觉和深部压觉,其传入纤维由后根的内侧部(粗纤维部分)进入脊髓后,其上行部分在同侧后索走行,抵达延髓下部薄束核和楔束核后更换神经元,再发出纤维交叉到对侧,经内侧丘系至丘脑(图10-5)。

因此,在脊髓半离断的情况下,浅感觉障碍是发生在离断的对侧,而深感觉(包括辨别觉)的障碍则发生在离断的同侧。在脊髓空洞症患者,由于中央管部分有空洞形成,破坏了中央管前行交叉的浅感觉传导路径,因此,造成浅感觉障碍。

2. 丘脑感觉投射系统

(1)丘脑的感觉功能　丘脑是由大量神经元组成的核团集群。各种感觉通路(嗅觉除外)都要在此处交换神经元,然后再向大脑皮层投射。因此,丘脑是感觉传导的总换元站,同时也能对感觉进行粗略的分析与综合。我国生理学家张香桐将丘脑的核团分为三类。

1)感觉接替核:接受感觉的投射纤维,经换元后进一步投射到大脑皮层特定的感觉区。主要有腹后核的内侧部分与外侧部分、外侧膝状体、内侧膝状体等。感觉接替核是机体特定感觉冲动(嗅觉除外)传向大脑皮层的换元站。

2)联络核:不直接接受感觉的投射纤维,而是接受丘脑感觉接替核和其他皮层下中枢来的纤维,换元后投射到大脑皮层特定区域。主要有丘脑前核、腹外侧核、丘脑枕等。联络核是各种感觉通向大脑皮层的联络与协调部位。

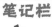

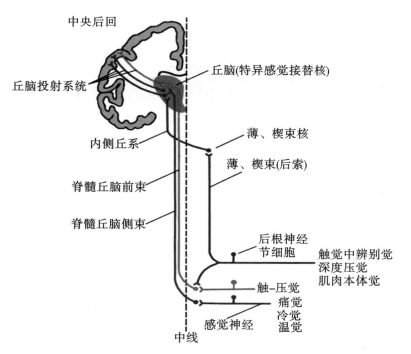

图 10-5 由脊髓上传的感觉传导路径

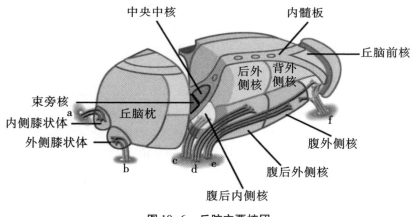

图 10-6 丘脑主要核团

3)髓板内核群:分布于内髓板以内,主要有中央中核、束旁核等,一般不与大脑皮层直接联系,而是通过多突触的接替换元,再弥散投射到整个大脑皮层。髓板内核群对维持大脑皮层的觉醒状态有重要作用。

（2）感觉投射系统 根据丘脑核团向大脑皮层投射特征的不同,可将感觉投射系统分为两类(图 10-7)。

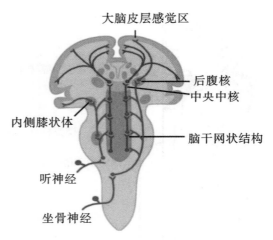

图 10-7　感觉投射系统

　　1) 特异性投射系统: 丘脑接受各种躯体感觉和特殊感觉传导纤维传来的冲动(如视、听、皮肤痛觉和深部感觉等), 换元接替后投射至大脑皮层的特定区域而产生特异性感觉, 这一投射系统称为特异性投射系统。其特点是: 每一种感觉的传导都具有专一的传导道; 投射至大脑皮层特定区域, 终止于皮层第四层并形成突触联系, 因此阈下兴奋易总和产生扩布性兴奋。特异性投射系统的功能是引起特定感觉并激发大脑皮层发出传出冲动。

　　2) 非特异性投射系统: 各种特异性感觉传导纤维上行通过脑干时发出侧支与脑干网状结构的神经元发生突触关系, 在网状结构内多次换元上行, 到达丘脑第三类细胞群的核团, 然后弥散地投射到大脑皮层的广泛区域。这一感觉投射途径称为非特异性投射系统。

　　其特点是: 非特异性投射系统是各种不同感觉的共同上行途径, 特异性感觉冲动一旦进入网状结构就失去了传导的专一性和分区定位的严格性; 非特异性投射系统的上行纤维进入大脑半球之后, 一再分支与各层神经元的树突形成突触联系, 因而投射纤维终止的区域广泛; 又由于其突触小体数量少而分散, 因此, 局部阈下兴奋不易总和激发皮层神经元放电, 但可通过电紧张性扩布影响大脑皮层的兴奋状态。非特异性投射系统的功能是维持或改变大脑皮层的兴奋性, 并不产生特定感觉(表 10-2)。

表 10-2　两类投射系统的区别

项目	特异性投射系统	非特异性投射系统
接受投射纤维	第二级特异感觉神经元的投射纤维	脑干网状结构的投射纤维
起源	丘脑感觉接替核和联络核	丘脑髓板内核群
投射及其联系	与皮层特定区域点对点联系	与皮层广泛区域弥散联系
功能	产生特定感觉, 激发皮层发出冲动	维持和改变皮层兴奋状态
药物影响	不易受药物影响	易受药物影响

脑干网状结构内存在具有上行唤醒作用的功能系统,这一系统称为脑干网状结构上行激动系统。该系统主要是通过丘脑非特异性投射系统而发挥作用。在临床上,第三脑室后部肿瘤患者,由于影响了中脑向丘脑的上行通路,阻断了上行激动系统对大脑皮层的唤醒作用,患者可处于昏睡状态。另外,这一系统由于是多突触接替的上行途径,所以易受药物(如麻醉药、催眠药)影响而发生传导障碍。因此,一些全身麻醉药(如乙醚)可能就是抑制了上行激动系统和大脑皮层的活动而发挥麻醉作用的。

3. 大脑皮层的感觉分析功能　各种感觉传入冲动,最终都抵达大脑皮层,所以大脑皮层是产生感觉的最高级中枢。

(1)体表感觉代表区　经研究证明,中央后回是全身体表感觉的主要投射区,称为第一体表感觉区。对灵长类动物皮层诱发电位的研究,观察到中央后回的感觉投射有如下特征:①躯体感觉传入向皮层的投射是交叉的,即一侧体表感觉传入向对侧皮层投射,但头面部感觉投向双侧皮层;②投射区域的空间排列是倒置的,即下肢代表区在皮层顶部、上肢代表区在中间部、头面部代表区在底部,但头面部代表区内部的安排仍是正立的;③投射区大小与不同体表部位的感觉灵敏程度有关,感觉愈灵敏部位(如拇指),在皮层所占的投射区愈大,而感觉迟钝的背部,皮层代表区小。这种结构特点有利于进行精细的感觉分析。此外,人脑的中央前回与岛叶之间还存在第二体表感觉区。其安排属于正立而不倒置,且呈双侧性(图10-8)。

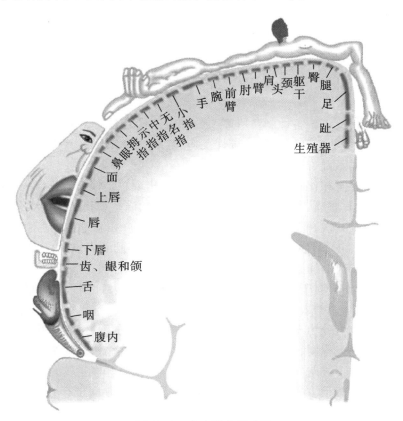

图10-8　人大脑皮层感区

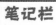

（2）本体感觉区　本体感觉投射区位于中央前回（4区）。本体感觉区接受来自肌肉、肌腱和关节等处的感觉信息，以感知身体在空间的位置、姿势以及身体各部分在运动中的状态。刺激本区可导致受试者有欲发动肢体运动的主观感觉。

（3）内脏感觉区　该区投射范围较为弥散并与体表感觉代表区有一定重叠。例如，刺激内脏大神经可在对侧第一和第二体表感觉区的躯干代表区引导出诱发电位；刺激人脑第二体表感觉区及其邻近部位可产生味觉、恶心、排便感等；刺激运动辅助区产生心悸、颜面部发热感等。此外，边缘系统的皮层部位也是内脏感觉的投射区域。内脏感觉区的特点是投射区小、混杂、不集中。内脏感觉通常有性质模糊、定位不精确的特点。

（4）视觉　视觉的投射区在大脑半球内侧面枕叶距状裂的上、下缘。左侧枕叶皮层接受左眼颞侧视网膜和右眼鼻侧视网膜传入纤维投射；右侧枕叶皮层接受右眼颞侧和左眼鼻侧视网膜传入纤维投射。视网膜上半部投射到距状裂上缘，视网膜下半部投射到距状裂下缘；视网膜中央黄斑区投射到距状裂后部，视网膜周边区投射到距状裂前部。因此，一侧枕叶皮层受损引起双眼对侧偏盲，双侧枕叶损伤才引起全盲。

（5）听觉　颞叶皮层的一定区域是听觉投射区，听觉投射是双侧性的，即一侧皮层代表区接受双侧耳蜗感受器传来的冲动。人的听觉皮层代表区位于颞横回和颞上回（41、42区），电刺激这些区域可引起受试者产生铃声样或吹风样主观感觉。

（6）嗅觉和味觉　随着动物的进化，嗅觉在大脑皮层的投射区愈来愈小，高等动物只有边缘叶的前底部区域与嗅觉功能有关。味觉投射区在中央后回头部感觉投射区下方。

二、痛觉

痛觉是有机体受到伤害性刺激所产生的感觉。痛觉具有重要的生物学意义。它是有机体内部的警戒系统，能引起防御性反应，具有保护作用。但是强烈的疼痛会引起机体生理功能的紊乱，甚至休克。

痛觉和其他感觉相比，有其特殊的属性。它的出现总是伴随着其他一种或多种感觉，例如刺痛、灼痛、胀痛、撕裂痛、绞痛等。换句话说，痛是和其他感觉糅合在一起，组成一种复合感觉。其次，痛觉往往伴有强烈的情绪反应，如恐怖、紧张不安等。此外，痛觉还具有"经验"的属性。同样一个伤害性刺激，对不同的人员，可以产生在程度上甚至性质上差别很大的痛感觉。这是由于每个人的生活经验不同所造成的。例如，有人观察到：前线的伤员对于伤口并不感到十分痛，而当注射针刺入他们的皮肤时却大声呼痛；而另一些久病的人，则对于针刺注射并不在意。

痛觉按照部位可分为皮肤痛，来自肌肉、肌腱和关节的深部痛和内脏痛，它们各有特点。痛觉达到一定程度，通常可伴有某种生理变化和不愉快的情绪反应。人的痛觉或痛反应有较大的个体差异。有人痛感受性低，有人则高。痛觉较大的个体差异与产生痛觉的心理因素有很大关系。痛觉在民族、性别、年龄方面也存在着一定的差异。影响痛觉的心理因素主要是注意力、态度、意志、个人经验、情绪等。

（一）躯体痛

躯体痛包括皮肤痛和来自关节、肌肉及肌腱等处的深部痛。

1.皮肤痛觉　伤害性刺激作用于皮肤时,可先后出现快痛与慢痛两种性质的痛觉。快痛是一种尖锐而定位清楚的"刺痛",在刺激作用后很快产生,刺激撤除后很快消失。慢痛是一种定位不明确、强烈而又难忍受的"烧灼痛",在刺激作用后 0.5 ~ 1.0 s产生,刺激撤除后还会持续几秒,并伴有情绪、心血管与呼吸等方面的反应。

一般认为,痛觉感受器是游离神经末梢。任何过强的刺激达到对组织产生伤害时,都能引起痛觉,所以不存在特殊的适宜刺激。在动物和人体实验中观察到,将某些物质(如 K^+、H^+、组织胺、5-羟色胺、缓激肽、前列腺素等)涂在暴露的游离神经末梢上均可引起疼痛,这些物质称为致痛物质。由此设想,在伤害性刺激作用下,组织损伤并释放出某些致痛物质,然后作用于游离神经末梢,引起痛觉传入冲动。

实验证明,传导快痛的神经纤维可能是有髓鞘的 Aδ 纤维,其传导速度较快,兴奋阈值较低;传导慢痛的神经纤维可能是无髓鞘的 C 纤维,其传导速度较慢,兴奋阈值较高。痛觉传入冲动可通过痛觉传导通路抵达大脑皮层的体表感觉区而产生定位的痛觉,也可通过侧支传导经脑干网状结构而抵达边缘系统,引起痛的自主性反应和情绪反应。

临床上可用普鲁卡因等局部麻醉药封闭神经来阻断痛觉冲动传入中枢,也可用吗啡等镇痛药作用于中枢达到镇痛的效果。

2.深部痛　是指发生在躯体深部(如骨、关节、骨膜、肌腱以肌肉等处)的疼痛。深部疼一般表现为慢痛,特点是定位不明确,可伴有恶心、出汗及血压改变等自主神经反应。深部痛时可反射性引起临近骨骼肌收缩而导致局部组织缺血,而缺血又会进一步加重疼痛。缺血性疼痛的可能机制是肌肉收缩时局部组织释放的某种致痛物质。肌肉痉挛性收缩使血流受阻,致痛物质在局部堆积,持续刺激痛觉感受器,于是形成恶性循环,进而使痉挛加剧,血供恢复后致痛物质被血流带走,疼痛得以缓解。

(二)内脏痛与牵涉痛

内脏痛的感受器也是游离神经末梢,其传入纤维走行在自主性神经干中,即迷走神经、交感神经和盆神经中。

1.内脏痛　内脏痛与皮肤痛相比较有下列的特征:①由于内脏感觉神经末梢的分布比皮肤神经末梢稀疏,因此由内脏传入所产生的感觉比较模糊、弥散、定位不精确,有时甚至不引起主观感觉。产生内脏痛时,也不易明确指出疼痛的确切部位,而且内脏痛比较缓慢而持久。②引起皮肤痛的刺激(如刀割、烧灼等),一般不引起内脏痛,而脏器的过度膨胀、牵拉、缺血、痉挛、炎症等刺激则能产生内脏病。③常发生牵扯痛。④常易引起不愉快的情绪反应。

2.牵扯痛　某些内脏疾病往往可引起身体体表的一定部位发生疼痛或痛觉过敏,这种现象称为牵涉痛。例如,心绞痛患者常感到左肩、左臂内侧、左侧颈部疼痛和心前区疼痛;胆囊炎症时常感到右肩部疼痛;阑尾炎早期感到上腹部或脐周区疼痛等。了解牵涉痛的发生规律对于临床诊断有一定意义。

关于牵扯痛的产生机制,常用会聚学说来解释。该学说认为,体表与内脏痛觉传入纤维可在感觉传入第二级神经元发生会聚。发生牵扯痛的体表部位的传入纤维与患病内脏的传入纤维由同一后根进入脊髓后角,这些纤维与同一后角神经元形成突触联系(会聚)。由于生活中的疼痛多来自体表,大脑习惯于识别体表的刺激信息,因而常将内脏痛误判为体表痛。

三、视觉

视觉是指通过视觉系统的外周感觉器官,接受外界环境中一定波长范围内的电磁波刺激,经中枢结构中有关部分的分析后而获得的主观感觉。人类的视觉高度发达,人脑所获得的关于周围环境的信息,大部分来自视觉。所以说,视觉是人类最重要的感觉。引起视觉的外周感觉器官是眼,眼主要由折光系统和感光系统构成。折光系统和感光系统分别完成折光成像和感光换能作用。

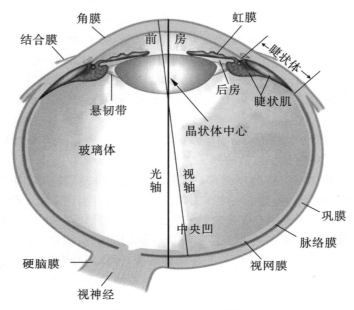

图 10-9　眼球的水平切面

(一)眼的折光与成像

1. 眼的折光与成像　眼的折光系统由折射率不同的光学介质和曲率半径不同的折射面组成。光学介质包括角膜、房水、晶状体和玻璃体。折射面是指角膜前表面和后表面,晶状体前表面和后表面。曲率半径越大的折射面,折光能力越小;反之,折光能力越大。晶状体的曲率半径可以随机体的需要而改变,折光率最大。因此,晶状体在眼的折射系统中起着重要作用。

眼的成像原理与凸透镜的成像原理基本相似,为了便于了解和应用,通常将复杂的折光系统设计成与正常眼折光效果相同,但结构更为简单的等效光学模型,称为简化眼。简化眼假定眼球由均匀媒质组成,折射率与水相同(为1.333);设定眼球有一个前后半径为20 mm的单球面折光组成,折光界面只有一个,即角膜表面;角膜表面的曲率半径定为5 mm,该球面的中心即为节点(在角膜前表面的后方5 mm处),通过该点的光线不折射。节点至视网膜的距离为15 mm。这个模型和一个正常而不进行调节的人眼成像情况相同,平行光线正好能聚焦在视网膜上,形成清晰的缩小的倒立的实像。利用简化眼可以方便地计算出远近不同的物体在视网膜上成像的大小(图10-10)。

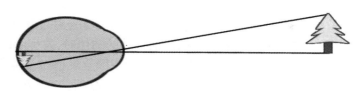

图 10-10　简化眼及其成像

2. 眼的调节　正常眼睛在看 6 m 外远处物体时,由于远处物体发出的光线近似平行,眼无须进行调节,光线经折射后恰好能聚焦在视网膜上。通常将人眼不做任何调节时所能看清的物体的最远距离称为远点。随着物体移近,物体发出的光线会愈来愈辐散,需要经过眼的调节作用来加强其折光能力,使近处辐散的光线仍可在视网膜上形成清晰的物像。通过使眼做充分的调节后,所能看清眼前物体的最近距离或限度称为近点。随着年龄的增加,眼的调节能力降低,人眼的近点会增大。8 岁儿童的近点约为 8.6 cm,20 岁左右的成年人约为 10.4 cm,50 岁的人一般为 40.0 cm,60 岁的老人其近点可达 80.0 cm 以上。

视近物时,人眼的调节包括晶状体调节、瞳孔调节和双眼会聚三个方面。

(1)晶状体调节　晶状体是一种富有弹性的折光体,呈双凸透镜形,由晶状体囊和晶状体纤维组成。其周边由悬韧带将其与睫状体相连。睫状体内有平滑肌,称为睫状肌,受动眼神经中的副交感神经纤维支配。晶状体的调节是根据所看物体的远近,通过反射活动改变晶状体的凸度,从而改变其曲率以改变自身的折光力,使进入眼的光线经折射后总能聚焦在视网膜上。当眼视远物时,睫状肌处于舒张状态,悬韧带被拉紧,晶状体亦被拉成扁平状,其曲率变小,折光力减弱;当眼视近物时,睫状肌的环形肌收缩,悬韧带松弛,晶状体因其自身弹性变凸(前凸更明显),折光能力增大,使辐散光线聚焦在视网膜上。视近物时眼的调节主要是通过晶状体变凸,特别是前表面变凸更为明显,使折光能力增强。

晶状体的调节能力是有限的,特别是随着年龄的增长,晶状体自身的弹性下降,调节能力降低。有些人虽然眼静息时的折光能力正常,但由于年龄的增长,晶状体弹性减弱,看近物时调节能力减弱,使近点增大,称为老视。需戴凸透镜予以矫正。

(2)瞳孔调节　瞳孔调节是通过改变瞳孔的大小而进行的一种调节方式,一般人瞳孔的直径可在 1.5~8.0 mm 间进行调节。在生理状态下,引起瞳孔调节的情况有两种,一种是由所视物体的远近引起的调节,另一种是由进入眼内光线的强弱引起的调节。

看近物时,可反射性地引起双侧瞳孔缩小,这种现象称为瞳孔的近反射,也称瞳孔调节反射,其意义是减少进入眼内的光量,减少折光系统造成的球面像差和色像差,使视网膜成像更为清晰。

瞳孔对光反射指瞳孔的大小随光线的强弱而反射性改变,当强光照射到视网膜时,产生的冲动经视神经传入对光反射中枢,再经动眼神经中的副交感纤维传出,使瞳孔括约肌收缩,瞳孔缩小;弱光下瞳孔散大。其意义在于调节进入眼内的光线量,使视网膜不致因光线过强而受到伤害;也使其在弱光下仍能产生清晰的视觉。瞳孔对光反射的效应是双侧性的,即一侧眼被照射时,除被照眼的瞳孔缩小外,另一侧眼的瞳孔也缩小,这种现象称为互感性对光反射。瞳孔对光反射的中枢在中脑,临床上常把其作为判断中枢神经系统病变部位、全身麻醉的深度和病情危重程度的重要指标。

(3)双眼会聚　是指当双眼凝视一个向眼前移动的物体时,发生双眼内直肌反射性收缩使两眼球内收及视轴向鼻侧聚拢的现象,称为双眼会聚也称辐辏反射。其意义在于两眼同时看一近物时,物像可落在两眼视网膜的对称点上,产生单一的、清晰的视觉,避免复视。

3.眼的折光异常　正常人的眼睛看远物时,折光系统不需要进行调节,就可以使来自远处的平行光线聚焦在视网膜上,看清远处的物体。看近物时,只要物距不小于近点的距离,经过调节也可以看清楚 6 m 以内的物体,这种眼称为正视眼。有些人因眼球的形态改变或折光能力异常,使平行光线不能在视网膜上聚焦成像,称为折光异常或屈光不正,包括近视、远视和散光(图 10-11)。

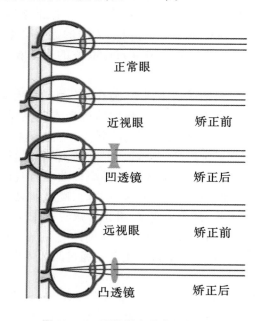

图 10-11　眼的折光异常及其矫正

(1)近视　是由于眼球前后径过长(轴性近视)或折光力过强(屈光性近视)引起的,如角膜或晶状体的球面曲率过大等。看远处物体时,平行光线成像在视网膜之前,因而产生视物模糊。近视眼的特点是远点近移,近点更近。近视眼的形成,部分是由于先天遗传引起的,部分是由于后天用眼不当造成的。矫正近视眼的常用方法是佩戴适宜的凹透镜纠正。

(2)远视　多数是由于眼球的前后径过短(轴性远视)或折光系统的折光能力太弱(屈光性远视)使物像聚焦在视网膜之后。其特点是近点远移。不论看近物还是看远物,都需要动用眼的调节功能。因此,容易发生疲劳。矫正远视眼的方法是佩戴凸透镜加以矫正。

远视眼与老花眼虽然均用凸透镜矫正,但老花眼主要是晶状体弹性下降,只是在看近物时才需用凸透镜矫正,而远视眼的晶状体弹性正常,不管看近物远物均需用凸透镜矫正。

（3）散光　多数由于角膜不呈正球面所致，使进入眼内的光线不能全部聚焦在视网膜上，引起物像变形和视物不清。正常眼折光系统的折光面都是由球面构成的，折光面的每一个经、纬线的曲度都是一致的，因而从整个折光面折射来的光线都聚焦于视网膜上。但由于某种原因，角膜有可能失去正球面形，在某一方位上的曲率相对变大或变小。因此，平行光线经角膜表面各个方向射入眼内不能在视网膜上形成焦点，从而导致视物不清。散光需要戴柱面形透镜予以矫正。

（二）眼的感光功能

视网膜是眼的感光系统，具有执行感光换能的作用，能把物像刺激转变成神经冲动传入视觉中枢，再经视觉中枢分析处理后形成主观上的感觉。

1. 视网膜的感光系统　视网膜是位于眼球最内层的神经组织，主要由四层组成，从外向内依次为色素上皮层、感光细胞层、双极细胞层和神经节细胞层。其中具有感光换能作用的是视锥细胞系统和视杆细胞系统。两种感光细胞分别与双极细胞构成了突触联系，再和神经节细胞形成突触联系。神经节细胞发出的轴突构成了视神经。在视神经穿过视网膜时形成了视神经乳头，视神经乳头处不存在感光细胞，不能引起视觉，称为生理性盲点。

（1）视杆系统　主要分布在视网膜的周边部，在中央凹处未见分布，在中央凹旁 10 ~ 20 mm 处分布最多。视杆细胞主要感受弱光刺激（故称晚光系统或视杆系统），在弱光下只能看到物体的粗略轮廓，并无色觉功能。

（2）视锥系统　集中在视网膜的中央部，周边分布较少。视锥细胞承担昼光觉（故称昼光系统或视锥系统），对光敏度较差，只有在强光条件下才能被激活，并具有能分辨颜色的色觉功能，主要在白天或较明亮的环境中起作用。

2. 视网膜的光化学反应　人眼对光刺激发生反应是在光线的作用下，两类感光细胞内部发生了一系列光化学反应，眼的光化学反应是把光能转换为电能的物质基础。

视杆细胞中的感光色素称为视紫红质，是由视蛋白和视黄醛（11-顺视黄醛）二者所构成的一种色素蛋白。视紫红质的光化学反应是一个可逆的过程，既有分解，又有合成。合成和分解过程的强弱取决于光线的强弱。人在暗光条件下视物时，视紫红质既有合成，又有分解，但合成大于分解；相反，在亮光处视物时，视紫红质的分解大于合成。光线越强，视紫红质的分解过程越强。视紫红质的分解与再合成的过程中，总有一部分视黄醛被消耗，而消耗了的视黄醛则依赖于从食物中获得的维生素 A（相当部分储存于肝）来补充。如果维生素 A 缺乏，将导致视紫红质的再合成障碍，将影响人在暗处的视力，而导致夜盲症。

视锥细胞具有三种不同的感光色素，分别存在于三种视锥细胞中，也是由视蛋白和视黄醛合成的。各种视锥色素的区别在于视蛋白分子结构上的微小差别，由于这种差别决定了各种视锥细胞最敏感的光波波长分别为 445 nm、535 nm 和 570 nm，相当于蓝光、绿光和红光的波长。

3. 视网膜中的信息传递　当受到刺激时，由视杆细胞和视锥细胞产生的超极化电位信号，在视网膜内经过复杂而有序的细胞网络传递，最后由神经节细胞发出的神经纤维以动作电位的形式传向中枢。视网膜的神经通路上，只有神经节细胞和少数无长突细胞具有产生动作电位的能力。双极细胞和水平细胞同两种感光细胞一样，没有产生动作电位的能力,但可以产生超极化型慢电位,并以电紧张扩布的方式传递,当到达神经节细胞时,神经节细胞对这些信号进行总和,使节细胞的静息膜电位去极化达阈电位水平,才能产生电位,作为视网膜的最后信号传向视觉中枢。虽然视网膜已将视网膜像做了处理,但中枢才是最复杂的信息处理和加工部位。

(三)与视觉有关的几种生理现象

1. 暗适应与明适应

(1)暗适应 是指人从亮光环境突然转入暗光环境时,起初看不清物体,经过一段时间后,视觉敏感度才逐渐提高,能逐渐看清暗处的物体,这种现象称为暗适应。整个暗适应过程需 25～30 min。由于暗适应的过程与视细胞中感光色素的再合成有关,所以维生素 A 缺乏的人暗适应时间延长。

(2)明适应 是指人从暗光环境突然转入亮光环境时,起初感到光线刺眼,不能视物,稍等片刻才恢复视觉,这种现象称为明适应。明适应过程中,强光下所产生的耀眼光感,主要是由于视杆细胞中积蓄的大量视紫红质在强光下迅速分解所致。但较多的视紫红质分解后,对光较不敏感的视锥细胞色素才能在亮光环境中感光。所以明适应中视觉的恢复较快,约需 1 min。

2. 色觉和色觉障碍 色觉是由于不同波长的光线作用于视网膜后在人脑引起的主观感觉,辨别颜色是视锥细胞的重要功能。这是一种复杂的物理和心理现象。正常人眼的视网膜可分辨波长在 380～760 nm 之间,约 180 多种颜色。一种颜色不仅可以由某一固定波长的光线引起,而且还可以由不同比例的红光、绿光和蓝光三种原色混合而成,这就是所谓三原色学说。

视网膜上存在三种视锥细胞分别对红、绿、蓝光最敏感。三种视锥细胞分别含有特异的感光元素,由视蛋白和视黄醛组成。三类视锥色素中的视黄醛相同,不同点在于各含特异的视蛋白。视锥细胞外段在受到光照时,发生超极化型感受器电位,其形成机制与视杆细胞相似。

若红、绿、蓝三种视锥细胞兴奋程度的比例为 1∶1∶1,产生白色觉;若红、绿、蓝三种视锥细胞兴奋程度的比例为 4∶1∶0,产生红色觉;若红、绿、蓝三种视锥细胞兴奋程度的比例为 2∶8∶1,产生绿色觉。三种视锥细胞不同比例受到光照时将产生各种折中色。

色觉障碍包括色盲和色弱。色盲是一种色觉障碍,可分为全色盲和部分色盲,即对全部颜色或某些颜色缺乏分辨能力,其中最常见的是红绿色盲。色盲绝大多数是由遗传因素引起的,可能和缺乏相应的某种视锥细胞有关。有些色觉异常的产生并非由于缺乏某种视锥细胞,而只是由于视锥细胞的反应能力较弱,使患者对某种颜色的识别能力较正常人稍差,这种色觉异常称为色弱,常由后天因素引起。

4. 视敏度 视敏度又称视力,是指眼睛对物体形态的精细辨别能力,用人所能看清的最小视网膜像的大小来表示,一般为 5 μm,大致相当于视网膜中央凹处一个视锥细胞的平面直径。

通常以视角的大小作为衡量视敏度的标准。所谓视角,是指物体上两点发出的光线射入眼球后,在节点上相交时形成的夹角。视角越小,眼分辨两点之间最小距离的能力越强,表示视力越好;反之,视力越差。国际标准视力表就是依据这个原理设计的。视网膜上物像的大小与视角的大小有关,当视角为 1′(1°＝60′)时,视网膜上物像的两点距离约为 5 μm,稍大于一个视锥细胞的直径,此时两点间刚好隔着一个未被兴奋的视锥细胞(一个视锥细胞的直径一般为 2 ~ 6 μm),于是冲动传入中枢后可形成两点分开的感觉。因此,视角为 1' 的视力为正常视力,按国际标准视力表表示为 1.0,按对数视力表表示为 5.0。由于中央凹处的视锥细胞较密集,直径较小(约 1.5 μm),视力有可能大于此数值(图 10-12)。

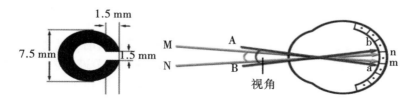

图 10-12　视敏度

5.视野　单眼固定地注视前方一点不动,这时该眼所能看到的空间范围,称为视野。正常人不同颜色的视野范围大小顺序如下:白色>黄蓝色>红色>绿色。视野的大小一方面与各类感光细胞在视网膜中的分布范围有关,另一方面与面部结构有关。所以,一般人颞侧和下方视野较大,鼻侧与上方视野较小。临床上检查视野,有助于某些视网膜或视觉传导通路病变的诊断。

6.双眼视觉　双眼同时看同一物体时所产生的视觉,称为双眼视觉。双眼视物时,两眼视野大部分重叠,在两侧视网膜上分别形成一个稍有差别的物像,但人主观上只产生一个视觉形象。原因是所生成的物像正好落在两眼视网膜的对称点上。双眼视觉可以扩大视野,弥补生理性盲点,增强判断物体大小、距离的准确性,产生立体感。

四、听觉

耳是位、听觉器官,由外耳、中耳和内耳组成。其中外耳、中耳和内耳的耳蜗构成了听觉器官,分别传导和感受 20 ~ 20 000 Hz 的声波,并将声波转变成神经冲动,由蜗神经传入听觉中枢,产生听觉。

(一)外耳和中耳的传音功能

1.外耳的功能　外耳由耳郭和外耳道组成。耳郭的形状有利于收集声波,在一定程度上还可以判断声音发出的方向。外耳道是声波传导的通路,其一端开口于耳郭,另一端终止于鼓膜,有传音和共鸣腔作用。

2.中耳的功能　中耳由鼓膜、听骨链、鼓室和咽鼓管等结构组成,其主要功能是将空气中的声波振动量高效地传递到内耳淋巴液,其中鼓膜和听骨链的作用尤其重要。

(1)鼓膜　呈椭圆形,面积 50 ~ 90 mm²,厚度约 0.1 mm,形状如同一个浅漏斗,顶点朝向中耳,内侧与听骨链上的锤骨柄相连。鼓膜没有固定的振动,具有较好的频率响应和较小的失真度,因此能将声音如实地传到内耳,而且声波振动始终相同,很少有残余振动。

(2)听骨链　听骨链从外向内依次由锤骨、砧骨和镫骨相连组成。锤骨柄附着于鼓膜,镫骨底与前庭窗膜相连,砧骨居中。听骨链构成一个有固定角度的杠杆,锤骨柄为长臂,砧骨长突为短臂,两臂长度之比为1.3∶1,杠杆的支点刚好在听骨链的重心上,因此在能量传递过程中惰性最小,效率最高。声波振动压强与听骨链杠杆两臂长度之比(1.3∶1)以及鼓膜、前庭窗振动面积之比(17.2∶1)有关。因此,经过听骨链的传递,声波从鼓膜到前庭窗总增压效应为22.4倍(1.3×17.2＝22.4)。所以,鼓膜-听骨链-内耳前庭窗之间的联系具有增压效应,使声波振幅减少,压强增大22.4倍。听骨链到前庭窗构成了声音由外耳传向耳蜗的最有效通路,这样既可提高传音效率,又可避免对内耳和前庭窗膜造成损伤。

（3）咽鼓管　是连通鼓室和鼻咽部的小管道,借此鼓室内的空气与大气相通。通常处于闭合状态,只在吞咽、打哈欠或打喷嚏时开放,从而调节鼓室内空气的压力,使之与外界大气压保持平衡,这对于维持鼓膜的正常位置、形状和振动性能都具有重要意义。如果咽鼓管发生阻塞,鼓室内的空气将由于被组织吸收而使压力降低,引起鼓膜内陷。

3.声波传入内耳的途径　声波只有传入内耳的耳蜗,作用于听觉感受器,使其兴奋并触发听神经的动作电位传至听觉中枢,才可产生听觉。声波传入内耳的途径有气传导和骨传导两种。正常情况下,以气传导为主。

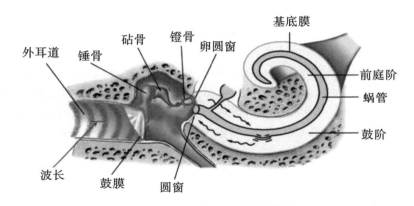

图10-13　声波传入内耳的途径

（1）气传导　主要指声波经外耳道引起鼓膜振动,再经3块听小骨和前庭窗膜传入内耳;同时,鼓膜振动也可以引起鼓室内空气的振动,再经圆窗将振动传入内耳。正常听觉的产生主要通过气传导来实现。

传音途径:鼓膜 → 听骨链 → 前庭窗 → 前庭阶外淋巴 → 蜗管中的内淋巴 → 基底膜振动 → 毛细胞微音器电位 → 听神经动作电位 → 颞叶皮层。

在听小骨病变、损坏时的主要传音途径:鼓膜→中耳鼓室→圆窗→鼓阶外淋巴→基底膜振动。该途径可使听觉功能得到部分代偿,但此时的听力较正常时大为降低。

（2）骨传导　声波直接引起颅骨的振动,从而引起耳蜗内淋巴的振动,这种传导称为骨传导。在正常情况下,骨传导的敏感性比气传导低得多。因此,骨传导的效率也比气传导的效率低得多。所以,人们几乎感觉不到骨传导的存在。这一途径在正常时作用不大。当外耳道或中耳发生病变时,气传导明显受损,而骨传导却不受影响,甚至相对增强,此即为传音性耳聋,此时气传导作用减弱而骨传导作用相对增强;而当耳蜗发生病变导致听力障碍,气传导和骨传导将同时受损,此即为感音性耳聋。

（二）内耳耳蜗的感音功能

内耳又称迷路,由耳蜗和前庭器官组成。耳蜗与听觉有关,具有感音换能功能,即将传导耳蜗的声波机械能转变为神经纤维上的动作电位。前庭器官与平衡感觉有关。

1.耳蜗的结构　耳蜗形似蜗牛壳,由一长约 30 mm 的骨质管腔围绕蜗轴旋转 2.5～3.75 周所构成。前庭膜和基底膜可将耳蜗分为前庭阶、蜗管和鼓阶三个腔。前庭阶和鼓阶内充满淋巴液通过耳蜗顶部的蜗孔两阶与外淋巴液相通。在耳蜗底部,前庭阶和鼓阶分别与前庭窗膜和圆窗膜相接。蜗管为一盲管,管腔内充满内淋巴液。基底膜沿耳蜗盘绕成螺旋状,其宽度在耳蜗底部最小,越往蜗顶宽度越大。耳蜗内的声音感受器就排列在基底膜上称为螺旋器或柯蒂器,螺旋器由内毛细胞、外毛细胞及支持细胞等构成。近蜗轴处有一行内毛细胞,靠外侧有 3～5 行外毛细胞,均呈纵向排列。每一个内毛细胞的顶部都有 50～100 条排列整齐的纤毛称为听毛,较长的听毛则埋植于盖膜中。盖膜是由胶冻状物质构成的,其内侧连耳蜗轴,外侧游离于内淋巴液中。毛细胞的底部与来自螺旋神经节的双极神经元周围突形成突触联系,双极神经元的中枢突穿出蜗轴后形成听神经。

2.耳蜗的感音换能作用　当声波振动经过外耳道、鼓膜和听骨链传至前庭窗,引起耳蜗内膜性结构的位移和内、外淋巴液的流动,从而造成基底膜的振动。当基底膜向上或向下位移时,毛细胞顶端和盖膜之间发生交错的移行运动,引起毛细胞纤毛的摆动。毛细胞的弯曲或摆动使毛细胞兴奋,并将机械能转变为电能,可使耳蜗内发生一系列的过渡性电变化,最终引起听神经纤维产生动作电位。

行波学说认为基底膜的振动从耳蜗底部开始,按行波方式向耳蜗顶部推进。不同频率的声波引起的行波传播远近和最大振幅出现的部位是不同的。声波频率越低,行波传播越近,振幅的最大部位越靠近蜗底。

3.耳蜗对声音频率和强度的分析　依据行波学说理论,耳蜗顶部主要感受低频声波,耳蜗底部主要感受高频声波。不同频率的振动在基底膜上都有特定的行波传播范围和最大振幅区,位于该区域的毛细胞和听神经纤维所受刺激最强。来自基底膜不同区域听神经纤维的动作电位传到听觉中枢的不同部位,可产生不同的音调感觉。临床研究已证实,耳蜗顶部受损主要影响低频听力,耳蜗底部受损主要影响高频听力。

耳蜗对声音强度的分析,主要取决于产生兴奋的听神经纤维数目和每条传入神经纤维上动作电位频率的高低。声音越弱,基底膜的振动幅度越小,受刺激而兴奋的神经元数量越少,每个神经元发放冲动的频率则越低,传到中枢后主观感觉声音越弱;反之,亦然。

4.耳蜗及听神经的生物电现象

（1）耳蜗内电位　即耳蜗静息电位,是指螺旋器中的毛细胞在未受到刺激时存在于膜内、外的电位差,是产生其他电位变化的基础。在耳蜗未受刺激时,以鼓阶外淋巴为参考零点,则耳蜗内淋巴的电位为 80 mV 左右,称之为内淋巴电位或耳蜗内电位。此时毛细胞的静息电位为 -80～-70 mV。毛细胞顶端的浸浴液为内淋巴液,故毛细胞顶端的膜内、外电位差可达 160 mV 左右。毛细胞基底部浸浴在外淋巴液中,此部位毛细胞膜内、外电位差约为 80 mV。内淋巴正电位的产生及维持是由蜗管外侧壁血管纹细胞将血浆中的钾泵入内淋巴所致,Na^+-K^+-ATP 酶参与了此过程。因此,缺氧、毒毛花苷等抑制钠泵活动的因素,可使内淋巴液正电位不能维持,从而损害听力。

（2）耳蜗微音器电位　当耳蜗受到声音刺激时,在耳蜗及其附近结构记录到的一种交流性质的电位变化,称为耳蜗微音器电位。实际上,耳蜗微音器电位是感受器电位的复合表现,由多个毛细胞受声音刺激时所产生。此感受器电位变化的方向与毛细胞顶部纤毛弯曲的方向有关。如果短纤毛向长纤毛方向弯曲,毛细胞出现去极化型感受器电位;如果长纤毛向短纤毛弯曲,毛细胞出现超极化型感受电位。因此,耳蜗微音器电位的波形和频率,同刺激的声波非常近似。

耳蜗微音器电位具有以下特征:①其频率与声波频率完全一致;②在一定范围内,其振幅随声压的增大而增大,可以总和;③对缺氧和深麻醉相对不敏感;④无真正的阈值,没有潜伏期和不应期;⑤不易疲劳,也不发生适应现象。

（3）听神经动作电位　是由耳蜗微音器电位触发产生的。耳蜗微音器电位由毛细胞顶部膜扩布到底部,引起底部膜释放某种递质。递质作用于与毛细胞相连的听神经末梢处,最终触发听神经产生动作电位。利用细胞外方法可记录到神经干上的听神经复合动作电位,而利用微电极方法则可记录到单一听神经纤维动作电位。

第三节　骨骼肌与运动

一、骨骼肌的收缩

机体一切活动有赖于肌细胞。肌细胞又可分为骨骼肌(产生随意运动)、平滑肌(调控内脏器官的功能)和心肌(泵血活动推动血液循环)。本节讨论骨骼肌的收缩。

（一）骨骼肌神经-肌接头处的兴奋传递

运动神经末梢在接近肌细胞处失去髓鞘,每个轴突末梢分成数个细枝,每个细枝的末端形成数个膨大体,称为突触前小体,突触前体上覆盖一层很薄的施旺细胞。接头前膜相对的呈现特殊分化的肌膜,称为终板。每个突触前小体内含有线粒体,接头前膜的活化区聚集着突触囊泡,活化区是乙酰胆碱(acetylcholine, ACh)释放的部位。终板膜向内凹陷形成许多皱褶,皱褶的顶部含有高密度的 ACh 受体,估计每平方微米含 10 000 个 ACh 受体。终板膜上覆盖一层由胶原和糖蛋白组成的基膜,接头前膜和后膜均向基膜分泌蛋白质,包括乙酰胆碱酯酶以灭活 ACh。基膜的另一作用是使突触前小体和终板膜皱褶相对排列(图 10-14)。

接头前膜的活化区含有电压门控 Ca^{2+} 通道,伴随着每个动作电位到达轴突末梢,Ca^{2+} 流入接头前膜,触发活化区的囊泡与前膜融合,进一步诱发 ACh 的释放。另外,皱褶深处含丰富的电压门控 Na^+ 通道,被终板电位所激活,进一步爆发动作电位(图 10-14)。

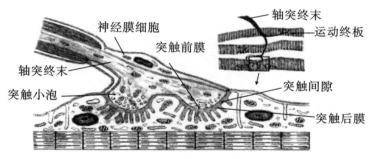

图 10-14 神经-肌肉接头示意

神经-肌肉接头处的兴奋传递过程是:运动神经轴突末梢动作电位→Ca^{2+}进入接头前膜→突触囊泡和活化区胞膜融合→ACh 释放→ACh 与其受体结合→ACh 门控通道开放→流入终板膜的 Na^+ 多于 K^+→终板电位→激活电压门控 Na^+ 通道→爆发动作电位。

终板膜产生的兴奋性突触后电位(EPSP)称终板电位,和中枢神经系统内产生的 EPSP 小于 1 mV 不同,终板电位幅度可达 70 mV,因此其大小足以激活终板膜皱褶处的电压门控 Na^+ 通道。箭毒能与 ACh 争夺受体,河豚毒(TTX)阻断电压门控 Na^+ 通道,而 α-银环蛇毒阻断 ACh 门控通道。

(二)骨骼肌的收缩

骨骼肌含有大量的肌原纤维和高度发达的肌管系统,每条肌原纤维由很多纵向重复排列的肌节组成。每个肌节长约 1.5~3.5 μm,一条静息时长度为 4 cm 的肌纤维约有 20 000 个相连的肌节。肌节由粗、细肌丝构成(图 10-15)。

1. 肌丝 每条粗肌丝有 250 个肌球蛋白或称肌凝蛋白相互缠绕组成,每个肌球蛋白的分子尾部呈杆状,杆的一端有两个球形的头。球形的头部交错地向侧方伸出,可附着于肌动蛋白的结合位点形成横桥,每条粗肌丝约有 500 个肌球蛋白头部,头部有一个肌动蛋白结合位点和 ATP 结合位点。细肌丝从两侧的 Z 盘向中央伸出。其主要成分是:①肌动蛋白(也称肌纤蛋白),肌动蛋白单体聚合成两条链,缠绕成双螺旋;②原肌球蛋白分子首尾相连(两条),走行在肌动蛋白双螺旋的沟内,每个原肌球蛋白分子控制 7 个肌动蛋白单体;③肌钙蛋白是一种小分子复合体,以规则的间隔附着在原肌球蛋白上,由 T、I、C 三个亚单位组成。T 亚单位使其附着于原肌球蛋白,I 亚单位静息时阻止肌动、肌球蛋白的相互作用,C 亚单位是 Ca^{2+} 结合位点,每个肌钙蛋白可结合 4 个 Ca^{2+}。

2. 肌肉收缩的分子基础 1950 年,A. F. Huxley 提出肌丝滑动学说。基本含义是细肌丝在粗肌丝上滑行,A 带(即暗带)长度不变,H 带变窄,肌收缩时相邻两条 Z 线靠拢。

肌球蛋白头部含 ATP 酶,可将 ATP 的化学能转变为机械能,而这种存储的机械能只有在肌球蛋白头部与肌动蛋白的结合位点附着时才能释放出来,结合的头部称横桥,其作用像一个划船的"桨"。肌球蛋白头部从肌动蛋白分子上解离是一个耗能的主动过程,此时 ATP 分解为 ADP 和磷酸根。上述横桥与肌动蛋白结合、摆动、解离、复

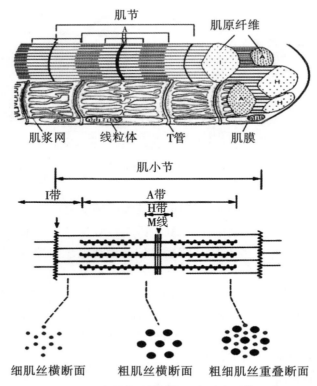

图 10-15 骨骼肌细胞的肌原纤维和肌管系统

位和再结合的过程称为横桥周期(图 10-16),包括以下几个步骤:①静息状态,肌球蛋白头部竖起,ATP 已分解,但其能量储存于头部,直到和肌动蛋白相结合后能量才能释放出来,故结合着 ADP,因此时无 Ca^{2+} 和肌钙蛋白结合,肌动蛋白上结合位点被"肌钙蛋白-原肌球蛋白复合物"所掩盖;②Ca^{2+} 从终池释放,与肌钙蛋白结合,细肌丝发生构型变化,暴露肌动蛋白上的结合位点,使肌球蛋白附着于此结合位点,形成横桥,磷酸根 Pi 从横桥解离;③Pi 的解离触发横桥滑动,结合的肌球蛋白头部发生 90°至 45°旋转,纵向牵拉细肌丝,使粗-细肌丝发生较大程度重叠,肌肉缩短,ADP 从头部解离;④横桥强烈地摆动之末,一个新的 ATP 分子结合于头部,使肌球-肌动蛋白解离;⑤ATP 分解为 ADP,脱磷酸释放的化学能使头部复位,使头部附着于肌动蛋白的下一个结合位点,此时头部又结合着 ADP。横桥每一次滑动,使肌节缩短约 10 nm。

总之,横桥周期是把储存于 ATP 的化学能转化为机械能的一系列化学反应,而 ATP 在这个周期中有两个作用:一是提供收缩所需的能量,二是使横桥从肌动蛋白上解离。如果 ATP 耗竭,附着于肌动蛋白的横桥不能解离,肌肉变得僵硬而不能舒张。

3.兴奋收缩耦联 肌细胞膜的动作电位通过升高肌浆 Ca^{2+} 浓度诱发收缩的过程称为兴奋收缩耦联。动作电位经 T 管系统,引起终池膜 Ca^{2+} 通道开放,触发 Ca^{2+} 从终池释放,终池是肌质网在两端的膨大,与 T 管相接触但不连接,T 管与两端终池形成三联管,在静息肌纤维,肌钙蛋白 I 亚单位与肌动蛋白紧密结合,原肌球蛋白覆盖着肌动蛋白的结合位点。一旦 Ca^{2+} 和肌钙蛋白 C 亚单位结合,I 亚单位和肌动蛋白的结合被削弱,使原肌球蛋白向侧方移位,暴露可以与肌球蛋白结合的位点,肌球蛋白与肌动蛋

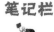

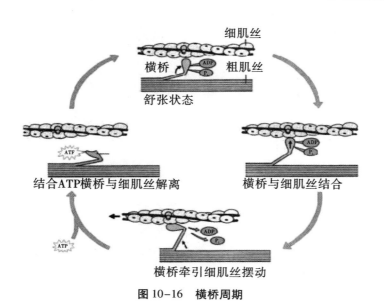

图 10-16　横桥周期

白紧密结合,拉动细肌丝向 M 线靠拢,表现为收缩。不久,肌质网通过 $Ca^{2+}-Mg^{2+}-$ ATP 酶回收 Ca^{2+},当肌质网外 Ca^{2+} 浓度降低至一定程度 1×10^{-8} mol/L,肌球-肌动蛋白的化学作用终止,肌纤维开始舒张过程。当胞质 Ca^{2+} 浓度小于 1×10^{-9} mol/L,肌球-肌动蛋白的相互作用被抑制,当 Ca^{2+} 浓度大于 1×10^{-5} mol/L,两者相互作用形成横桥。因此,Ca^{2+} 像一个开关调控骨骼肌的收缩。

　　肌肉收缩和舒张的全过程为:运动神经元发放动作电位→末梢释放 ACh→ACh 和 N_2 受体结合→终板膜血钠(PNa)、血钾(PK)升高→产生终板电位→肌细胞产生动作电位→动作电位沿 T 管膜传播→终池释放的 Ca^{2+} 扩散至粗细肌丝→Ca^{2+} 和肌钙蛋白结合,暴露肌动蛋白上的结合位点→肌动-肌球蛋白之间形成横桥→肌纤维缩短→Ca^{2+} 从肌钙蛋白解离、Ca^{2+} 泵回肌浆网→肌球-肌动蛋白相互作用终止→舒张。

　　4. 影响骨骼肌收缩效能的因素

　　(1)肌收缩的形式　由于肌肉的黏弹性成分和收缩性成分相串联,因此有可能产生无明显长度变化而只有张力增加的收缩,此种收缩称为等长收缩,只发生缩短而张力保持不变的收缩则称为等张收缩。由于肌肉收缩所作功的多少等于张力和距离的乘积,因此等张收缩做功,而等长收缩并不做功。横纹肌的收缩效能是由收缩时所承受的负荷、自身的收缩能力和综合效应所决定的。

　　(2)前/后负荷　肌肉收缩前所承受的负荷即前负荷,前负荷决定了收缩前的初长度。在等长收缩条件下,固定后负荷不变,测定在不同的初长度情况下肌肉收缩所产生的张力反映主动张力和肌肉长度之间的关系曲线,称长度-张力关系曲线(图 10-17)。

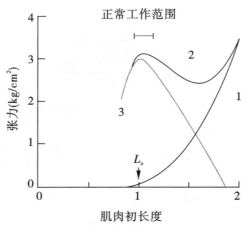

图 10-17　长度-张力关系曲线

在每一个初长度,先测定被动张力,然后电刺激肌肉时,测定总张力。总张力-被动张力=主动张力。在主动张力达最大值时的初长度称最适初长度,一般最适初长度也就是体内静息状态肌肉的长度,静息初长的肌肉发生等长收缩时的张力最大。最适初长收缩时张力最大,小于或大于这一最适初长产生的张力均减小,这与粗细肌丝重叠的程度有关,进而影响横桥形成的数量。当肌节初长度为 3.65 μm 时,即前负荷过度牵拉,粗细肌丝完全不重叠,收缩时主动张力为零;肌节初长度为 3.0 μm 时,粗细肌丝部分重叠,主动张力有所增加;初长度为 1.95 ~ 2.25 μm 时,两者发生最佳重叠,结合的横桥数量最多,张力最大,此时为最适初长。初长度为 1.27 ~ 1.67 μm 时,由于两侧细肌丝穿过 M 线相遇发生相互干扰,在肌节处于极短状态时,兴奋收缩耦联的某些步骤效力降低,包括 Ca^{2+} 和肌钙蛋白结合减少。

后负荷指肌肉收缩过程中承受的负荷。固定前负荷不变,收缩最初,由于后负荷的存在,肌肉不能立即缩短,但其收缩的张力在增加,此时为等长收缩。当张力增加到某一临界值,即张力等于后负荷时,后负荷已不再阻止肌肉开始缩短,但此后的收缩张力保持不变,进入等张收缩。随着后负荷的增加,张力也随之增加而缩短速度变小。当后负荷增加到一定程度时,肌肉不能缩短,此时张力达最大(即等于后负荷),而缩短速度为零。理论上可设想当后负荷为零时,缩短速度可达最大,而此时张力为零。

(3)肌肉收缩能力　收缩能力与负荷无关,是决定肌肉收缩效能的内在特性。主要由下列因素决定:①兴奋收缩耦联中胞质内 Ca^{2+} 的水平;②肌球蛋白 ATP 酶的活性。许多神经递质、体液因子、病理因素和某些药物可以通过这两个途径影响肌肉收缩能力,特别是对心肌,如低 Ca^{2+}、缺氧和酸中毒均使心肌收缩能力下降。对骨骼肌,是外在的神经支配调节参与收缩的运动单位的数量和肌收缩的频率。

(4)骨骼肌收缩的总和　沿肌纤维传播的一个动作电位所产生一次短暂的收缩和舒张,称为单收缩,单收缩产生的收缩力量很小。由于动作电位的时程仅 1 ~ 2 ms,动作电位的不应期仅限于其上升相和部分下降相,而单收缩的过程持续约几十到几百毫秒,说明在肌肉舒张前肌纤维可以被再激活。重复刺激诱发的后一个收缩可以和前一个尚未结束的收缩发生总和。随着刺激频率的增加,各个收缩反应逐渐融合成为:

①不完全强直收缩,总和发生在前一收缩的舒张期;②完全强直收缩,总和发生在前一收缩的收缩期,各次收缩之间完全没有舒张(图10-18)。

完全强直收缩所产生的张力约是单收缩的4倍。一块肌肉单收缩的持续时间决定了强直刺激的频率。例如,单收缩的时程是10 ms,低于0.1 ms的频率引起不相连的单收缩,高于0.1 ms的频率则引起强直收缩。

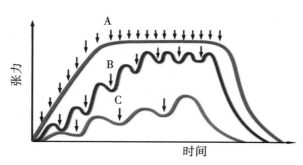

图10-18　骨骼肌强直收缩曲线

二、运动的产生

人的各种躯体运动,无论是属于反射性的或随意性的,都是在一定的肌紧张和一定姿势下进行的。神经系统是机体肌紧张、维持姿势和随意运动的调节者。

(一)脊髓对躯体运动的调节

1.脊髓的运动神经元与运动单位　脊髓是躯体运动最初级的反射中枢,在脊髓前角中存在大量运动神经元(α和γ运动神经元),其的轴突经前根离开脊髓后直达所支配的肌肉。α运动神经元的轴突末梢分成许多小支,每一小支支配一根骨骼肌纤维。当一个α运动神经元兴奋时,可引起其所支配的全部肌纤维收缩。因此,一个α运动神经元及其所支配的全部肌纤维组成一个功能单位,称为运动单位。运动单位的大小,决定于神经元轴突末梢分支的数目,一般来说,肌肉愈大运动单位愈大,例如四肢肌肉的运动神经元轴突末梢所支配的肌纤维可达2 000根,有利于肌肉产生巨大的肌张力,而一个眼外肌运动神经元只支配6~12根肌纤维,有利于肌肉进行精细的运动。

在脊髓前角中,还有一种较小的运动神经元,称为γ运动神经元,分散在α运动神经元间。γ运动神经元兴奋性较高,常以较高频率持续放电。γ运动神经元发出γ传出纤维支配梭内肌,调节肌梭对牵拉刺激的敏感性。

2.脊休克　当脊髓与高位中枢(颈脊髓第5节水平以上)离断后,机体暂时丧失反射活动能力呈无反应状态,这种现象称为脊休克。其主要表现为横断面以下的脊髓所支配的骨骼肌紧张性降低甚至消失,外周血管扩张、血压降低、发汗反射消失、尿粪潴留。经过一段时间后,脊髓的反射功能可逐渐恢复。恢复的快慢与动物种类有关,例如,低等动物在数分钟内反射即恢复,在人类则须数周至数月,可见各种动物其脊髓反射对高位中枢的依赖程度不同。在反射恢复过程中,一般来说,一些比较简单、原始的反射先恢复。如屈肌反射、腱反射等,然后一些较为复杂的反射逐渐恢复,如对侧伸肌反射、搔爬反射等,继而内脏反射,例如排便、排尿反射也有一定程度恢复,血压逐渐上升到一定水平。

脊休克产生的原因并不是由于切断脊髓时的创伤性刺激造成的,而是由于离断的脊髓突然失去了高位中枢的控制所致。正常情况下,高位中枢(指大脑皮层、前庭核和脑干网状结构)对脊髓具有易化作用。高位中枢对脊髓反射既有易化作用的一面,也有抑制作用的一面。例如,切断脊髓后伸肌反射往往减弱,说明高位中枢对脊髓伸肌反射中枢有易化作用;而发汗反射加强,又说明高位中枢对脊髓发汗中枢有抑制作用。而且,动物进化愈高等,高级中枢对脊髓的控制作用就越重要。

3.屈肌反射与对侧伸肌反射　在第5颈髓水平以下切断颈髓,使得颈髓与高位中枢离断后动物称为脊动物。在脊动物的皮肤受到伤害性刺激时,受刺激一侧肢体出现屈曲反应(关节的屈肌收缩、伸肌弛缓),称为屈肌反射,具有保护性意义。一般来说,屈肌反射的强度与刺激强度有关。例如,足部的较弱刺激只引起踝关节屈曲;刺激强度加大时则膝关节及髋关节也可发生屈曲;若刺激强度加大,除了同侧肢体发生屈肌反射外还出现对侧肢体伸直的反射活动,称为对侧伸肌反射。对侧伸肌反射是一种姿势反射,以利支持体重,维持姿势。

4.牵张反射　与神经中枢保持正常联系的骨骼肌,在受到外力牵拉伸长时能反射性地引起该肌肉的收缩,此种反射称为牵张反射。临床上可用测定腱反射的方法来了解神经系统的功能状态。

(1)牵张反射的类型　牵张反射有两种类型:腱反射(位相性牵张反射)和肌紧张(紧张性牵张反射)。腱反射是指快速牵拉肌腱时发生的牵张反射。例如叩击膝关节下的股四头肌腱而引起的膝跳反射;叩击跟腱时,引起的跟腱反射。这类反射的时间很短,据测定,其中枢延搁时间仅0.7 ms,相当于一个突触的传递时间。因此,腱反射为单突触反射。当叩击肌腱时,肌肉内的肌梭同时受到牵张,同时发动牵张反射。因此,肌肉收缩几乎是一次同步性收缩。主要发生于肌肉内收缩较快的快肌纤维。肌紧张是指缓慢持续地牵拉肌腱时发生的牵张反射。表现为受牵拉的肌肉发生紧张性收缩,阻止被拉长。肌紧张是维持躯体姿势的最基本反射。例如,由于重力影响,支持体重的关节趋向于弯曲,但关节弯曲势必使伸肌肌腱受到牵拉,从而发生牵张反射,引起该肌收缩,对抗关节的屈曲,于是维持人体直立姿势。肌紧张与腱反射的反射弧基本相似,但中枢的突触接替不止一个,即可能是多突触反射,主要发生于肌肉内收缩较慢的慢肌纤维成分。肌紧张的反射性收缩力量不大,只是抵抗肌肉被牵拉,因此不表现明显的动作,故能持久而不易疲劳。

(2)牵张反射的反射弧　牵张反射的感受装置包括肌梭和腱器官两者。肌梭是感受肌肉长度变化的感受装置,长约几毫米,外层为一结缔组织囊,囊内含2~12根肌纤维,称为梭内肌纤维,囊外为梭外肌纤维。整个肌梭附着于梭外肌纤维旁与其平行排列(图10-19)。肌梭的中央部分略膨大,是感受装置所在部位,而梭内肌纤维的收缩成分位于纤维的两端。当梭内肌纤维收缩时,使中央部位的感受装置对牵拉刺激的敏感性增高;而当梭外肌收缩时,感受装置所受的牵拉刺激减少。肌梭的传入神经纤维有两类,即直径较粗的Ⅰ类传入纤维和直径较细的Ⅱ类传入纤维。支配梭外肌纤维的传出神经发源于脊髓前角的α运动神经元,因此,称为α传出纤维;支配肌梭的传出神经发源于脊髓前角的γ运动神经元,其纤维称为γ传出纤维。当γ传出纤维活动加强时,梭内肌纤维收缩,从而提高了肌梭内感受装置的敏感性,致使传入冲动增加,引起支配同一块肌肉的 α 运动神经元兴奋,使梭外肌收缩,这一反射途径称为 γ 环路。由此可见,γ 传出纤维的活动,对调节肌梭内感受装置的敏感性,对调节牵张反射具有重要意义。

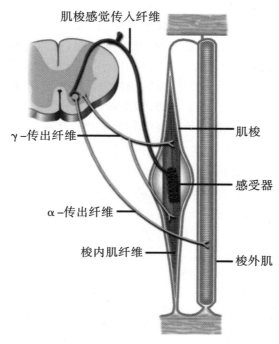

肌梭感觉传入纤维

γ-传出纤维
肌梭

感受器

α-传出纤维

梭内肌纤维
梭外肌

图 10-19　牵张反射的反射弧示意

腱器官是指分布在肌腱胶原纤维之间的另一类感受装置,受较细的 I 类纤维支配。其功能不同于肌梭,对肌肉的被动牵拉不敏感,但对肌肉张力变化十分敏感,因此是一种张力感受器。腱器官的传入冲动对同一肌肉的 α 运动神经元起抑制作用,而肌梭的传入冲动对同一肌肉的 α 运动神经元起兴奋作用。因此,当肌肉受到牵拉时,首先兴奋肌梭发动牵张反射,引起受牵拉的肌肉收缩;当牵拉力量进一步加大时,则可兴奋腱器官,使牵张反射受抑制,以避免被牵拉的肌肉受到损伤,从而具有保护作用。

(二)脑干对肌紧张的调节

脑干对肌紧张有重要调节作用。用电刺激动物脑干网状结构的不同区域,发现其中有加强肌紧张的区域,称为易化区;也有抑制肌紧张的区域,称为抑制区。

1. 脑干网状结构易化区　脑干网状结构易化区的范围较广,包括延髓网状结构的背外侧部分、脑桥的被盖、中脑的中央灰质及被盖。此外,下丘脑和丘脑中线核群对肌紧张也有易化作用。

脑干网状结构易化区的主要作用是通过网状脊髓束向下与脊髓前角的 γ 运动神经元联系,使 γ 运动神经元传出冲动增加,梭内肌收缩,肌梭敏感性升高,从而增强肌紧张,并与延髓的前庭核、小脑前叶两侧部共同作用,以加强肌紧张。另外,易化区对

α 运动神经元也有一定的易化作用。

2. 脑干网状结构抑制区　脑干网状结构抑制区较小,位于延髓网状结构的腹内侧部分,通过网状脊髓束抑制 γ 运动神经元,使肌梭敏感性降低,从而降低肌紧张。抑制区本身不能自动发放冲动,必须接受大脑皮层抑制区、尾状核和小脑前叶中间部的始动作用后,才能维持其对肌紧张的抑制作用。

正常情况下,易化区的活动较强,抑制区的活动较弱,两者在一定水平上保持相对平衡,以维持正常的肌紧张。在动物实验中发现,如果在中脑上、下丘之间切断脑干,此时动物会出现四肢伸直、头尾昂起、脊柱挺硬等伸肌(抗重力肌)过度紧张的现象,称为去大脑僵直。去大脑僵直的发生是因为切断了大脑皮层、纹状体等部位与脑干网状结构的功能联系,使脑干网状结构易化区和抑制区的正常平衡被打破,抑制区活动明显减弱,而易化区活动相对地占了优势,以至伸肌紧张明显加强,造成了僵直现象。人类也可以出现头后仰、上下肢僵硬伸直等类似动物去大脑僵直的现象,这是脑干严重损伤的信号。

(三) 小脑对躯体运动的调节

小脑是调节躯体运动的重要中枢。从种系发生及个体发生上,小脑可以分为前庭小脑、脊髓小脑和皮层小脑三部分(图10-20)。小脑通过丰富的传入、传出纤维同大脑皮层、丘脑、脑干网状、红核、前庭核、脊髓等保持着广泛联系,对维持身体平衡、调节肌紧张、协调随意运动有重要作用。

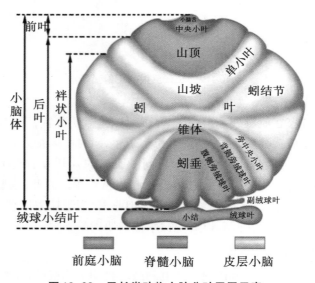

图 10-20　灵长类动物小脑分叶平展示意

1. 前庭小脑(绒球小结叶)　绒球小结叶与身体平衡功能有关。动物实验证明,切除绒球小结叶的猴子会因平衡失调而不能站立。在第四脑室附近患有肿瘤的患者,由于肿瘤压迫损伤绒球小结叶,患者站立不稳。绒球小结叶的平衡功能与前庭器官及前庭神经核活动有密切关系,动物实验中证明,切除绒球小结叶后则晕车、晕船病不再发生。因此,绒球小结叶对调节前庭核的活动有重要作用。

2. 脊髓小脑　脊髓小脑是指前叶(包括小脑舌、中央小叶、山顶)及后叶的后部(包括锥体、蚓垂、旁绒球叶)。脊髓小脑与肌紧张调节有关,有抑制肌紧张的作用,其作用可能是通过延髓网状结构抑制区转而影响脊髓前角运动神经元。小脑对肌紧张的调节除上述抑制作用外,还有易化作用。在猴的实验中发现,刺激小脑前叶两侧部有加强肌紧张的作用,其作用可能是通过网状结构易化区转而改变脊髓前角运动神经元活动。

小脑前叶对肌紧张调节的双重作用在不同动物中表现不一样,进化程度越高的动物其小脑前叶对肌紧张的抑制作用逐渐减弱,而对肌紧张的易化作用逐渐占主要地位。例如:鸟类切除小脑后伸肌紧张性加强的现象明显而持久;猫和犬切除小脑后也表现伸肌紧张性加强但不久即逐渐减弱而转入肌紧张过低;猴切除小脑后则伸肌肌紧张加强症状更轻;而人类小脑损伤后仅表现肌紧张降低。

3. 皮层小脑　皮层小脑是指小脑体后叶接受脑桥纤维的部分,主要包括小脑半球,皮层小脑与协调躯体随意运动有密切关系。皮层小脑损伤后,患者可出现小脑性共济失调,表现为随意运动的力量、速度、方向及限度均发生紊乱,同时肌张力减弱、四肢乏力,不能完成精巧动作,肌肉在完成动作时抖动而把握不住动作的方向,称为意向性震颤,行走时摇摇晃晃,呈酩酊蹒跚状。

皮层小脑对躯体运动的协调作用是通过下列一些神经回路的联系而实现的:皮层小脑接受大脑皮层来的纤维,经齿状核换元后发出两类纤维:一类经丘脑外侧腹核而回到大脑皮层形成大脑-小脑-大脑间的环路;另一类纤维经红核、下橄榄核再返回皮层小脑形成小脑-红核-橄榄核-小脑间的自身环路。此外,从红核又有纤维到达网状结构,再经网状脊髓束下行支配脊髓运动神经元,直接调节脊髓的肌肉反射活动。

(四)基底神经节对躯体运动的调节

基底神经节包括尾状核、壳核、苍白球、丘脑底核、黑质和红核,这些核团在结构和功能上紧密联系,其中苍白球是纤维联系的中心。此外,苍白球与丘脑、下丘脑和网状结构之间也有联系。尾状核、壳核和苍白球统称纹状体,其中苍白球是较古老的部分,称为旧纹状体,而尾状核和壳核则进化较新,称新纹状体。鸟类以下的动物,纹状体是中枢神经系统的高级部位,与条件反射和复杂的非条件反射功能有关。哺乳类动物,特别是人类,大脑皮层发达之后,纹状体退居皮层下中枢的地位,具有协调肌肉运动的功能,对随意运动的稳定、肌紧张的控制、本体感觉传入信息的处理都有作用。基底神经节对躯体运动的调节作用是通过脑干网状结构下行实现的。

(五)大脑皮层对躯体运动的调节

1. 大脑皮层的主要运动区　大脑皮层的某些区域与躯体运动的功能有密切关系。电刺激哺乳动物皮层十字沟周围的区域能引起对侧肢体一定部位的肌肉产生收缩活动,此部位称为"运动区"。在灵长类动物(包括人类),"运动区"主要在中央前回4区和6区。运动区具有下列功能特征(图10-21):①对躯体运动的调节是交叉进行的,即一侧运动皮层支配另一侧躯体肌肉,但对头面部的支配是双侧性的,面神经支配的下部面肌和舌下神经支配的舌肌主要对侧支配;②具有精细的功能定位,一定区域皮层支配一定部位的肌肉,其定位安排呈身体的倒影,下肢代表区在顶部、上肢代表区在中间、头面部肌肉代表区在底部(头面代表区内部的安排仍是正立而不倒置);③功能代表区的大小与运动的精细复杂程度有关,运动愈精细复杂的肌肉其代表区也愈大,例如手所占的区域几乎与整个下肢所占的区域相等;④由刺激所产生的肌肉运动反应单纯,主要为少数个别肌肉收缩而不产生肌群的协调性运动。

此外,位于皮层的内侧面(两半球纵裂的侧壁)还有辅助运动区,刺激此区可引起双侧躯体运动和发声;在中央前回与岛叶之间存在第二运动区,其分布与第二体感区位置一致,刺激这里也能引起双侧运动反应。

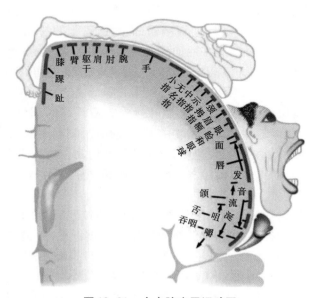

图 10-21   人大脑皮层运动区

2. 锥体系和锥体外系   大脑皮层对躯体运动的调节是通过锥体系和锥体外系下传的。

(1)锥体系   是大脑皮层下行控制躯体运动最直接的路径,主要由中央前回(4区)的锥体细胞及额、颞叶等大脑皮层神经元(称为上运动神经元)发出轴突,经延髓锥体下达到脊髓,称为皮层脊髓束。

另外,皮层发出到脑神经运动核的皮层脑干束,虽不通过锥体系,但因其在功能上与皮层脊髓束相同,因而也包括在锥体系的概念中。

现已知道,80%～90%的锥体系纤维与脊髓前角运动神经元(又称下运动神经元)之间有一个以上的中间神经元接替,即多突触联系。10%～20%的上、下运动神经元为单突触联系,实验表明,这种单突触联系在前肢多于后肢,肢体的远端多于近端。可见这种单突触联系与精细的肌肉运动有关,对运动愈精细的肌肉,大脑皮层对其支配的单突触联系愈多。因为这种联系可使脊髓 α 运动神经元直接产生兴奋性突触后电位并使神经元发放冲动以发动肌肉收缩。另外,锥体束下行纤维也与脊髓的 γ 运动神经元有联系,单突触可激活 γ 运动神经元的活动,调整肌梭敏感性以配合运动。两者活动协同控制肌肉的收缩。

(2)锥体外系   皮层下某些核团(尾核、壳核、苍白球、黑质、红核等)经延髓锥体下行控制脊髓运动神经元活动,称为锥体外系。

锥体外系的皮层起源比较广泛,几乎遍及全部大脑皮层,但其主要来源是额叶、顶叶的感觉运动区、辅助运动区和第二运动区。由此可见,皮层的锥体系和锥体外系在起源上有相互重叠的部分。锥体外系的细胞的轴突较短,离开大脑皮层后经皮层下核,通过一次以上神经元的接替经网状脊髓束、顶盖脊髓束、红核脊髓束和前庭脊髓束下达到脊髓,控制脊髓运动神经元。在人类,锥体外系主要功能是调节肌紧张、调整身体的姿势和协调肌群的运动。同时,对脊髓反射也有控制作用,往往具有双侧性。

(3)锥体系损伤对躯体运动的影响　由于锥体系和锥体外系的皮层起源相互重叠,故难以分清皮层损伤的效应属于锥体系还是锥体外系。此外,锥体束在下行过程中还发出侧支到达皮层下中枢,调节锥体外系的活动。因此,在皮层到脑干之间因各种病理过程产生的运动障碍往往是锥体系和锥体外系合并损伤的结果。只在延髓尾端水平锥体束损害时,才主要表现为锥体系功能缺陷。

临床上,当锥体系损害时,即出现锥体系综合征(上运动神经元麻痹),俗称瘫痪。其临床主要表现为随意运动丧失、肌紧张加强、腱反射亢进以致出现阵挛、浅反射减弱或消失、巴宾斯基征阳性。这些症状与下运动神经元损害的临床表现不同。

三、常见的运动性疾病

(一)帕金森

帕金森病(Parkinson's disease,PD)是一种常见的神经系统变性疾病,老年人多见,平均发病年龄为 60 岁左右,1817 年英国医生 James Parkinson 首先对此病进行了详细的描述,其临床表现主要包括静止性震颤、运动迟缓、肌强直和姿势步态障碍,同时患者可伴有抑郁、便秘和睡眠障碍等非运动症状。帕金森病的诊断主要依靠病史、临床症状及体征。一般的辅助检查多无异常改变。

帕金森病最主要的病理改变是中脑黑质多巴胺(dopamine,DA)能神经元的变性死亡,由此而引起纹状体 DA 含量显著性减少而致病。导致这一病理改变的确切病因目前仍不清楚,遗传因素、环境因素、年龄老化、氧化应激等均可能参与 PD 多巴胺能神经元的变性死亡过程。药物治疗是帕金森病最主要的治疗手段。左旋多巴制剂仍是最有效的药物。中脑黑质是多巴胺能神经元存在的主要部位,黑质发生病变时,脑内多巴胺含量明显下降,是发生震颤麻痹的主要原因,可用左旋多巴进行治疗。左旋多巴能使体内多巴胺合成增加,改善症状。另外,震颤性麻痹患者也能用 M 型胆碱能受体阻滞剂(如阿托品)治疗而改善症状,说明震颤麻痹的产生也与乙酰胆碱递质功能亢进有关。手术治疗是药物治疗的一种有效补充。康复治疗、心理治疗及良好的护理也能在一定程度上改善症状。目前应用的治疗手段虽然只能改善症状,不能阻止病情的进展,也无法治愈疾病,但有效的治疗能显著提高患者的生活质量。PD 患者的预期寿命与普通人群无显著差异。

(二)舞蹈病

舞蹈病是锥体外系病变常见疾病之一,产生舞蹈症和手足徐动症最常见的疾病是慢性进行性舞蹈病。但此病相当少见,在 100 万人口中,患病者不到 1 人。有小舞蹈病和遗传进行性舞蹈病两种。

1. 小舞蹈病(又称风湿性舞蹈病)　多见于儿童和青少年,常发生在链球菌感染后,病变主要影响大脑皮层、基底节及小脑,由锥体外系功能失调所致。主要表现为头面部及肢体快速的、粗大的、无目的的、不规则的不自主运动,常伴有肌张力减低,腱反射减弱,进行随意运动或精神紧张时加重,反之减轻,睡眠时消失。多发生于手、足、面和胸腹肌。

2. 遗传进行性舞蹈病(亨廷顿舞蹈症)　一种常染色体显性遗传病,主要发病位置在第四号染色体的亨廷顿基因,临床病理研究表明病变主要在新纹状体,而黑质-纹状体通路完好。因此,纹状体内胆碱能和 γ-氨基丁酸能神经元活动减弱,致使黑质多巴胺能神经元相对亢进。因而,通过利舍平耗竭包括多巴胺在内的神经递质,可使症状缓解。常见的发病年龄是 30~45 岁,但也偶见于儿童。首发症状是隐袭地不自主运动,在面部和上肢最明显,常呈快速和"跳动性"舞蹈样动作。

第四节　脑的高级功能

脑除了在产生感觉、调节躯体运动和内脏活动中起重要作用外,还有许多更为复杂的功能,如学习、记忆、思维、语言等,这些功能统称为脑的高级功能。脑的高级功能与条件反射有着密切的联系。

一、条件反射

条件反射是机体在后天生活过程中,在非条件反射的基础上,在一定条件下建立起来的一类反射。条件反射学说是俄国生理学家巴甫洛夫于 20 世纪初提出来的,条件反射学说对神经生理学的发展起到了很重要的作用。

(一)条件反射的形成和消退

在动物实验中可见给狗喂食会引起唾液分泌,这是非条件反射。若给狗铃声刺激则不会引起唾液分泌,因为铃声与食物无关,所以将铃声称为无关刺激。但是,如果每次给狗喂食前先给铃声刺激,然后再喂食物,经多次结合之后,当铃声一出现,动物就会出现唾液分泌。此时,铃声就成了进食(非条件刺激)的信号。由铃声引起的唾液分泌反射称为条件反射。可见,条件反射是在后天生活中形成的。形成条件反射的基本条件就是非条件刺激与无关刺激在时间上的结合,这个结合过程称为强化。任何无关刺激与非条件刺激结合应用,都可以形成条件反射。条件反射建立后,如果反复应用条件刺激而不给予非条件刺激强化,条件反射就会逐渐减弱,最后完全不出现,称为条件反射的消退。条件反射消退的原因是由于不经常强化,原来引起唾液分泌的条件刺激转化成引起大脑皮层发生抑制的刺激,因而,原先引起兴奋的条件反射转化为引起抑制的条件反射。

(二)条件反射形成的机制

条件反射的形成系由于条件刺激的神经通路和非条件刺激的神经通路之间发生了一种新接通的暂时性联系。暂时联系可能发生在大脑皮层的有关中枢之间,例如条件刺激的皮层兴奋灶与非条件刺激的兴奋灶之间,由于多次强化结合而建立了暂时性联系。但是,研究表明,条件反射的建立与脑内各级中枢活动都有关系。

（三）条件反射的生物学意义

条件反射的形成有重要的生物学意义。机体通过非条件反射只能对数量有限的非条件刺激产生反应，这显然不能适应复杂多变的环境，而通过条件反射的建立，则可对数量无限的各种环境变化的刺激产生精确而完善的、具有高度适应意义的反应，从而大大增强机体活动的预见性、灵活性、精确性，使机体对环境具有更加广阔和完善的适应能力。

条件反射与非条件反射具有不同的特点，它们的主要区别见表10-3。

表10-3　非条件反射与条件反射的比较

非条件反射	条件反射
先天就有，无须后天训练	在非条件反射基础上经后天训练获得
反射弧较简单、固定，数量有限	反射弧较复杂、易变、数量无限
刺激性质为非条件刺激	刺激性质为条件刺激
各级中枢均可完成	需要高级中枢参与
多为维持生命的本能活动	能更高度精确地适应内外环境的变化
物种共有	个体特有

（四）人类的条件反射的特点

人类条件反射的特点是可以用词语强化，即可以用抽象的词语代替光、声、嗅、味等具体的感觉刺激信号来建立条件反射。如果说，具体的信号是第一信号，则相应的词语是第一信号的信号，称为第二信号，因此，对人类而言，有两种性质完全不同的信号。于是俄国生物学家巴甫洛夫提出了两种信号系统的概念：第一信号系统是指对第一信号发生反应的大脑皮层功能系统；第二信号系统是指对第二信号发生反应的大脑皮层功能系统。动物只有第一信号系统，而人类具有两个信号系统，这就是人类区别于动物的主要特征。

人类由于具有第二信号系统，因此，极大地丰富了人们对外界环境的认识，第二信号系统不仅是语言活动的生理学基础，也是人类思维活动的生理学基础，这在医学实践和医学伦理学中十分重要。例如，医务人员如果对患者言语运用得当，则可以通过第二信号系统的功能有益于疾病的预防和治疗。相反，如果运用不当，则可能成为致病因素，甚至使病情恶化，给患者带来不良后果。

二、大脑皮层的语言中枢与优势半球

（一）大脑皮层的语言中枢

语言是人类互通信息的重要工具，属人脑的高级功能，包括语言、文字有关的全部智力活动。人类大脑皮层的语言功能具有一定的分区。相应区域受损，可导致特有的语言功能障碍（表10-4）。

表 10-4　大脑皮层语言中枢受损区域及语言障碍

功能障碍名称	受损部位	出现的症状
运动性失语	中央前回底部前方 Broca 三角区(S)	能看懂文字,听懂别人谈话,发音器官正常但不能用语词口头表达自己思想(讲不出)
失写症	额中回后部接近中央前回手部代表区	能看懂文字,听懂别人谈话,能说话,但不会书写,手部其他运动正常
感觉性失语	颞上回后部(H)	可以讲话、书写、看懂但听不懂别人谈话
失读症	角回(S)	看不懂文字含义,但视觉及其他语言功能正常

　　大脑皮层语言功能虽具有一定的区域性,但由于大脑皮层各语言中枢之间密切关联,因此语言功能的正常有赖于广大皮层区域的共同活动,当大脑皮层受损时,可同时出现多种语言功能障碍。例如,角回损伤时,除出现失读症外,还可伴有失写症(图10-22)。

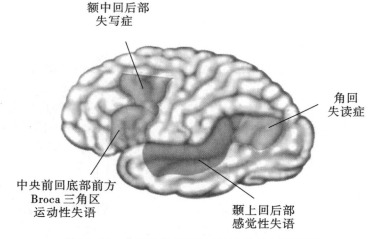

额中回后部
失写症

角回
失读症

中央前回底部前方
Broca 三角区
运动性失语

颞上回后部
感觉性失语

图 10-22　大脑皮层与语言功能有关的主要区域

(二)大脑皮层语言功能的一侧优势

　　人类两侧大脑半球的功能并不是均等的,总是以一侧占优势。语言中枢所在的大脑半球称为优势半球。习惯用右手的人,语言中枢主要在左侧大脑半球,若右侧大脑皮层损伤,不会出现上述的失语症,这种一侧优势的现象仅见于人类。一侧优势现象虽与遗传有关,但主要是在后天生活中逐步形成的。人类的优势半球 10 ~ 12 岁开始逐步建立,如果成年后优势半球受损,语言中枢很难在对侧皮层再建。右侧半球则称为次要半球,这并不意味着右侧半球不重要,右侧半球在非词语性的认知功能上占优势,如对空间的辨认、深度知觉、触觉认识、音乐与美术欣赏及情感活动等。但是,这种优势是相对的,是因为左侧半球也有一定的非词语性认识功能,同样右侧半球也有一定的简单词语活动功能。

三、大脑的学习和记忆功能

学习和记忆是脑的重要功能之一。学习是指神经系统不断接受环境变化而获得新的行为习惯或经验的过程,记忆是指将获得的行为习惯或经验储存一定时期的能力。条件反射的建立就是最简单的学习和记忆的过程。

(一)人类学习与记忆的过程

外界环境中经常有大量的信息通过感觉器官进入大脑,估计只有1%的信息能被较长时间地储存和记忆,而大部分随着时间的延长,如缺乏强化则被遗忘。能被长期储存的信息都是反复作用于脑并且对个体具有重要意义的信息。

信息的储存记忆,简单地可以分为短时性记忆和长时性记忆两个过程。在短时性记忆中,信息的储存是不牢固的,例如,刚听过一个电话号码,很快就会忘记,只有通过反复运用才能转入牢固的长时性记忆。

另外,人类的记忆过程可以细分为四个连续的阶段,即感觉性记忆、第一级记忆、第二级记忆和第三级记忆。前两个阶段为短时性记忆,后两个阶段为长时性记忆(图10-23)。

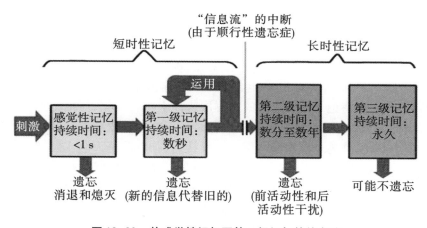

图 10-23　从感觉性记忆至第三极记忆的信息流

感觉性记忆是指外界信息通过感官进入大脑感觉区储存,储存的时间一般小于1 s,在不经注意和处理的情况下很快就会消失,如经加工处理,把那些不连续的、先后进入脑的信息整合成新的连续印象,则可由感觉性记忆转入第一级记忆。信息在第一级记忆中储存时间仍然很短暂,平均只有几秒,若通过反复运用和学习,信息便在第一级记忆中循环,延长第一级记忆的时间,这样使信息转入第二级记忆。第二级记忆是一个大而持久的储存系统,其中有些记忆的痕迹,如每天都在进行的操作等,通过长年累月的运用,这些强化信息会转入第三记忆。不易忘记的记忆属第三记忆。

(二)学习和记忆的机制

从神经生理学的研究来看,感觉性记忆可能与神经元活动的后放电作用以及神经之间存在的环路联系有关。神经元电活动在环路上的返回震荡可能是第一级记忆的基础,颞叶-海马回-穹窿-下丘脑乳头体-丘脑前核-扣带回-海马所构成的海马环路的研究发现,给予短串脉冲刺激,能使突触后锥体细胞的兴奋性突触后电位出现长达数天乃至数周的振幅增大,这种突触后电位长时易化现象被叫作"长时程增强(long term potentiation,LTP)"。另一些研究者观察到,在建立操作式条件反射过程中,学习能力强的动物,其LTP明显,而学习能力差的动物则不明显。可见,长时程增强可能是学习和记忆的神经机制之一。

从神经解剖学研究来看,长时性记忆可能与脑内新突触联系的建立有关。动物实验证明,生活在复杂环境中的大鼠,其大脑皮层较厚,说明学习记忆活动多的大鼠,大脑皮层发达突触联系多。

从神经生化角度来看,长时性记忆可能与脑内蛋白质代谢的合成增加有关,若用嘌呤毒素抑制脑内蛋白质的合成,则金鱼不能建立条件反射,学习记忆发生明显障碍。

此外,中枢递质与学习记忆活动密切相关,如拟胆碱药(毒扁豆碱)可加强记忆活动,抗胆碱药(东莨菪碱)可使学习记忆减退。所以,应用利舍平耗竭脑内儿茶酚胺,则破坏学习记忆过程。向动物脑内注入γ-氨基丁酸可加强记忆过程。此外,催产素、脑啡肽可使动物学习过程遭破坏,而纳洛酮则可增强记忆,加压素可提高记忆效果。因此,用加压素治疗遗忘症可收到满意的临床效果。

四、大脑皮层的电活动

大脑皮层神经元的生物电活动表现形式有两种,一种是在安静状态下,由于静息膜电位的不平衡而产生的持续节律性电位变化,称为自发脑电活动,若用表面电极在人或动物头皮上记录到的自发脑电活动波形,称为脑电图(electroencephalogram,EEG),若打开颅骨,将记录电极直接放在皮层表面上进行描记,所描记到的脑电活动称为皮层电图,另一种是在感觉传入冲动的激发下,在大脑皮层某一区域所产生的较为局限的电位变化,称为皮层诱发电位。一般认为,脑电波是大脑皮层神经元的许多突触后电位的总和所形成的。脑电波的节律并非只取决于皮层本身,也受皮层-丘脑相互作用的影响。人类脑电图波形很不规则,通常根据其频率、振幅不同,分为α、β、θ、δ四种基本波形(图10-24),其主要特征见表10-4。

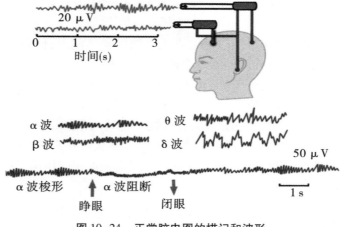

图10-24　正常脑电图的描记和波形

表 10-4　四中基本波形的比较

波形分类	频率	振幅	出现条件	皮层意义
α 波	8～13 Hz	20～100 μV "α梭形"	清醒、安静、闭目;枕叶显著	安静状态
β 波	14～30 Hz	5～10 μV "α波阻断"	睁眼或接受其他刺激(或快波睡眠时相)额叶和顶叶显著;安静闭目时只在额叶出现	紧张状态
θ 波	4～7 Hz	100～150 μV	成人困倦、幼儿	抑制
δ 波	0.5～3 Hz	20～200 μV	睡眠,极度疲劳或麻醉时、婴幼儿	抑制

脑电图在临床上对于诊断某些神经系统疾病有一定意义,例如,癫痫患者的脑电图上可出现每秒 3 次的棘波、尖波、棘慢综合波等。另外,在皮层有占位性病变(如脑肿瘤等)时,可出现异常脑电波,根据异常脑电波的发生部位可以确定脑肿瘤的位置。

五、觉醒与睡眠

觉醒与睡眠都是人体正常生理活动所必需的过程。只有在觉醒状态下,人体才能进行劳动和其他活动,而通过睡眠可以使人体的精力、体力得到恢复。

(一)觉醒

觉醒时机体能迅速适应环境变化,并能从事各种体力和脑力活动。觉醒状态有脑电觉醒状态与行为觉醒状态之分。行为觉醒状态指动物出现觉醒时的各种行为表现。脑电觉醒状态指脑电图波形呈去同步化快波的状态,而行为上不一定呈觉醒状态。

脑干网状结构上行激动系统对觉醒状态的维持发挥着重要作用,乙酰胆碱可能是参与脑干网状结构上行激动作用的递质系统。进一步研究发现,脑电觉醒状态与行为觉醒状态的维持存在着不同的机制。黑质的多巴胺递质系统可能参与行为觉醒状态的维持,蓝斑上部的去甲肾上腺素递质系统可能参与脑电觉醒状态的维持。

(二)睡眠

1.睡眠时间　睡眠是机体生理活动必要的过程,通过睡眠可以使人体的精力、体力得到恢复。成年人一般每天需要睡眠 7～8 h,儿童需要的睡眠时间比成年人长,而老年人较成年人所需要的睡眠时间要短。

2.睡眠表现　睡眠时,人体的生理功能发生一系列变化:①嗅、视、听、触等感觉功能减退;②骨骼肌反射活动和肌紧张减弱,有时腱反射消失;③一系列自主性神经功能改变,如血压下降、心率减慢、瞳孔缩小、尿量减少、体温下降、代谢率降低、呼吸变慢、胃液分泌增多(但唾液减少)、发汗功能增强等;④进入慢波睡眠时,生长激素分泌增加,但异相睡眠中,生长激素分泌又减少。

3.睡眠的时相　睡眠可表现出两种不同的脑电时相,其一是脑电波呈现同步化慢波的时相,称为慢波睡眠,慢波睡眠时的一般表现为:各种感觉功能减退,骨骼肌反射活动和肌紧张减退、自主神经功能普遍下降,但胃液分泌和发汗功能增强,生长激素分泌明显增多。慢波睡眠有利于促进生长和恢复体力。其二是脑电波呈现去同步化快波时相,称为异相睡眠,又称为快速眼球运动睡眠或快波睡眠。异相睡眠期间会有眼球快速运动、部分躯体抽动,在人类还可观察到血压升高和心率增快,呼吸加快且不规则等间断性的阵发性表现,做梦和某些疾病常发生在这一时间,在快波睡眠期间,脑的耗氧量增加,脑血流量增多,脑内蛋白质合成加快,与神经系统的成熟有关,有助于建立新的突触联系,促进学习记忆和精力恢复,但生长激素分泌减少。

4. 睡眠学说　关于睡眠发生的机制主要有三个学说,即被动发生学说、主动发生学说与体液学说。近年来的发展,主动发生学说逐渐占优势。

被动发生学说认为睡眠就是觉醒的停止。主动发生学说中,一种看法认为睡眠是大脑皮层的抑制过程扩散所产生的。如狗对长期反复单调的无关刺激,开始有反应,以后反应逐渐减弱,最后甚至进入睡眠状态。狗在"等待"某一条件刺激的到来时,如等待过久,就会发生睡眠,这些现象,巴甫洛夫认为是在大脑皮层发生了一种抑制,而当这种抑制扩散开来时,就会发生睡眠。另一种看法也认为睡眠是一种主动过程,但它是脑内某些特殊部位(睡眠中枢)活动的结果。认为,在脑干尾端存在着能够引起睡眠和脑电同步化的中枢。这一中枢向上传导,可以作用于大脑皮层(有人称为上行抑制系统),与上行激动系统的作用相对抗,从而调节着睡眠与觉醒的相互转化。此外,电刺激额叶梨状区、扣带回前部、视前区等边缘系统结构,也能诱发睡眠。这些部位的活动很可能是通过其下行冲动而影响低位脑干,从而诱发睡眠。此外,来自躯干和内脏的感觉传入冲动也可抵达脑干尾端,促使上述引起睡眠和脑电波同步化的中枢活动加强,从而诱发睡眠。体液学说认为睡眠是由脑脊液中的一种催眠物质所引起的。

六、老年性痴呆

老年性痴呆,又称阿尔茨海默病(Alzheimer's disease,AD)是一种中枢神经系统变性病,起病隐袭,病程呈慢性进行性,是老年期痴呆最常见的一种类型。主要表现为渐进性记忆障碍、认知功能障碍(语言功能障碍、视空间功能受损、失认及失用、计算力障碍)、人格改变及语言障碍等神经精神症状,严重影响社交、职业与生活功能。

AD 的病因及发病机制尚未阐明,特征性病理改变为 β 淀粉样蛋白(β-amyloid,β-AP)沉积形成的细胞外老年斑(senileplaque,SP)和 tau 蛋白过度磷酸化形成的神经细胞内神经元纤维缠结(neurofibrillary tangles,NFT),以及神经元丢失伴胶质细胞增生等。

由于 AD 的病因及发病机制未明,治疗尚无特效疗法,以对症治疗为主。包括药物治疗改善认知功能及记忆障碍;对症治疗改善精神症状;良好的护理延缓病情进展。药物和康复治疗以改进认知和记忆功能,保持患者的独立生活能力,提高生存质量为目的。

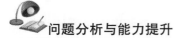

问题分析与能力提升

1. 患者,男,52 岁。3 d 前进食牛肉 0.25 kg,而后出现恶心、呕吐、神志恍惚、烦躁而急诊入院。患慢性肝炎十余年,4 年前症状加重,4 个月来,进行性消瘦,黄疸,鼻和齿龈易出血。

体检:神志恍惚,步履失衡,烦躁不安,皮肤、巩膜深度黄染,肝肋下恰可触及、质硬、边钝,脾左肋下 3 横指,质硬,有腹水征。吞钡 X 射线提示食管下静脉曲张。实验室检查:总胆红素 34.2 μmol/L(正常 5.1~19.0 μmol/L),谷丙转氨酶 120 U(谷丙转氨酶,正常小于 40 U),血氨 88 μmol/L(正常小于 59)。

入院后经静脉输注。

葡萄糖、谷氨酸钠、酸性溶液灌肠等,病情好转。

请问:"神志恍惚"的诱因、发生机制及治疗情况。

2.45 岁女性,夜间由亲友抬入急诊科就诊,患者下午曾与自家婆婆发生激烈争吵,夜间吃饭时被家人发现已不省人事,患者家属诉说在其床前发现一对硫磷农药瓶,患者口处传来浓烈农药味,体检发现,患者烦躁不安,无自觉意识,颜面与四肢肌肉不时出现颤动,瞳孔如针尖样,呼吸急促,频率为 32 次/min,呼出气有浓烈的大蒜味,大汗淋漓,流涎,多次呕吐,血胆碱酯酶活力 42%,心率 128 次/min,血压 156/92 mmHg。

请问:①患者出现上述症状体征的机制是什么? ②该如何治疗? 为什么? ③仅仅用阿托品处理是否正确? 为什么?

3. 男性,65 岁,主诉"左侧肢体抖动、僵硬 5 年,累及右侧 3 年"。

患者 5 年前无明显诱因出现左上肢远端不自主抖动,安静状态下明显,紧张、激动时加重,随意动作减轻,睡眠后消失;伴左侧肢体活动不灵活、僵硬。症状逐渐加重,波及左下肢。3 年前右侧肢体亦出现上述症状。走路慢,小碎步,起床迈步转身费力,呈弯腰驼背姿势,两侧症状不对称,逐年加重。无站立头晕、吞咽困难、饮水呛咳、大小便失禁、平衡障碍。

查体:体温 36.5 ℃,呼吸 18 次/min,脉搏 76 次/min。神清,面具脸,流涎较多。血压 120/80 mmHg;双眼各向活动无障碍;四肢肌力 V 级,肌肉无明显萎缩,肱二头肌、膝腱反射无明显亢进,巴宾斯基征阴性;指鼻准;双侧肢体 3~5 Hz 粗大搓丸样静止性震颤,四肢肌张力高,呈齿轮样强直,左侧重于右侧。

辅助检查:MRI 头颅平扫加 FLAIR 未见明显异常。

请问:①诊断及诊断依据是什么? ②发病机制是什么?

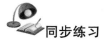
同步练习

(一)选择题

1. 神经细胞兴奋时,首先产生扩布性动作电位的部位是 ( )

    A. 胞体   B. 树突

    C. 轴突始段   D. 轴突

    E. 轴突末梢

2. 兴奋在有髓神经纤维上传导依靠的主要方式是 ( )

    A. 局部电流   B. 动作电位

    C. 神经冲动   D. 轴浆运输

    E. 跳跃式传导

3. 影响神经纤维传导兴奋速度关系不大的因素是 ( )

    A. 温度高低   B. 髓鞘有无

    C. 髓鞘厚薄   D. 神经纤维长短

    E. 神经纤维直径粗细

4. 有髓神经纤维的传导速度 ( )

    A. 不受温度影响   B. 与直径呈正比

C. 与刺激强度有关　　　　　　　　　D. 与髓鞘厚度无关

E. 以上均不对

5. 哺乳动物神经细胞间信息传递主要靠 （　　）

A. 单纯扩散　　　　　　　　　　　　B. 化学突触

C. 电突触　　　　　　　　　　　　　D. 非突触性化学传递

E. 易化扩散

6. 为保证神经冲动传递的灵敏性,递质释放后 （　　）

A. 不必移除或灭活　　　　　　　　　B. 保持较高浓度

C. 必须迅速移除或灭活　　　　　　　D. 保持递质恒定

E. 以上均不对

7. 传导快痛的外周神经纤维主要是 （　　）

A. 类纤维　　　　　　　　　　　　　B. C 类纤维

C. Aδ 纤维　　　　　　　　　　　　 D. B 类纤维

E. Aα 纤维

8. 关于神经纤维的轴浆运输的叙述,错误的说法是 （　　）

A. 神经纤维中的浆液处于流动状态　　B. 递质囊泡的运输速度较快,耗能

C. 具有逆向运输方式　　　　　　　　D. 缺氧对轴浆运输有影响

E. 狂犬病毒和破伤风毒素通过顺向轴浆运输

9. 对神经营养性作用无关的因素是 （　　）

A. 肌肉蛋白质合成　　　　　　　　　B. 肌肉糖原合成

C. 神经末稍释放营养性因子　　　　　D. 切断运动神经

E. 局部麻醉药作用于运动神经

10. 脊髓灰质炎患者出现肢体肌肉萎缩的主要原因是 （　　）

A. 失去了神经冲动的影响　　　　　　B. 因肌肉瘫痪使供血减少所致

C. 肌肉受到病毒的侵害　　　　　　　D. 失去了运动神经的营养作用

E. 肌肉失去了运动功能所致

11. 关于突触传递的叙述,正确的是 （　　）

A. 双向传递　　　　　　　　　　　　B. 不易疲劳

C. 突触延搁　　　　　　　　　　　　D. 不能总和

E. 不易受外界环境影响

12. 对非突触性化学传递特征的描述,错误的是 （　　）

A. 不存在突触前、后膜结构　　　　　B. 一个曲张体只支配一个效应器细胞

C. 该传递也有递质释放　　　　　　　D. 曲张体与效应器细胞间的距离比突触间隙大

E. 兴奋传递耗时比突触传递长

13. 交感和副交感神经节前纤维释放的递质是 （　　）

A. 肾上腺素　　　　　　　　　　　　B. 去甲肾上腺素

C. 乙酰胆碱　　　　　　　　　　　　D. 肾上腺素和去甲肾上腺素

E. 多巴胺

14. ACh 与突触后膜受体结合产生效应后,清除的主要方式是 （　　）

A. 被突触前膜重新摄取　　　　　　　B. 随血流带到肝脏破坏

C. 随血流到达肾脏排出　　　　　　　D. 被胆碱酯酶分解

E. 被单胺氧化酶降解

15. 治疗伴有呼吸系统疾病的心绞痛患者,主要选用的药物是 （　　）

A. 丁氧胺　　　　　　　　　　　　　B. 心得安(普萘洛尔)

C. 心得宁(普拉洛尔)　　　　　　　　　D. 酚妥拉明

E. 阿托品

16. 注射阿托品后,不会出现 　　　　　　　　　　　　　　　　(　)

    A. 心率减慢　　　　　　　　　　　　　　B. 胃酸分泌减少

    C. 汗腺分泌减少　　　　　　　　　　　　D. 支气管平滑肌舒张

    E. 胆囊舒张

17. 下列毒物或药物中,可阻断 N 型胆碱能受体的物质是 　　　　　　(　)

    A. 筒箭毒碱　　　　　　　　　　　　　　B. 心得安(普萘洛尔)

    C. 烟碱　　　　　　　　　　　　　　　　D. 酚妥拉明

    E. 阿托品

18. 在周围神经系统中,毒蕈碱型受体主要分布在 　　　　　　　　　(　)

    A. 自主神经　　　　　　　　　　　　　　B. 骨骼肌终板膜

    C. 多数副交感神经支配的效应器　　　　　D. 绝大多数交感神经支配额效应器

    E. 消化道壁内神经丛所有的神经元

19. α 受体的阻断剂是 　　　　　　　　　　　　　　　　　　　　(　)

    A. 阿托品　　　　　　　　　　　　　　　B. 筒箭毒碱

    C. 酚妥拉明　　　　　　　　　　　　　　D. 普萘洛尔

    E. 六烃季铵

20. 下列何种效应主要与胆碱 M 样作用有关 　　　　　　　　　　　(　)

    A. 心脏活动加强　　　　　　　　　　　　B. 支气管痉挛

    C. 胃肠活动减弱　　　　　　　　　　　　D. 终板电位增大

    E. 瞳孔扩大

21. 引起肝性脑病主要是由于 　　　　　　　　　　　　　　　　　(　)

    A. 皮质结构破坏　　　　　　　　　　　　B. 下丘脑结构破坏

    C. 大脑网状结构破坏　　　　　　　　　　D. 上行激活系统结构破坏

    E. 脑组织功能和代谢障碍

22. 血氨增高所致脑内神经递质的变化是 　　　　　　　　　　　　(　)

    A. 谷氨酸增多　　　　　　　　　　　　　B. 乙酰胆碱增多

    C. 谷氨酰胺减少　　　　　　　　　　　　D. γ-氨基丁酸增多

    E. 儿茶酚胺增多

23. 可被阿托品阻断的受体是 　　　　　　　　　　　　　　　　　(　)

    A. α 受体　　　　　　　　　　　　　　　B. β 受体

    C. M 型受体　　　　　　　　　　　　　　D. N 型受体

    E. H 受体

24. 肝性脑病的概念是 　　　　　　　　　　　　　　　　　　　　(　)

    A. 肝功能不全所致的精神障碍　　　　　　B. 肝功能不全所致的昏迷

    C. 肝功能不全所致的脑水肿　　　　　　　D. 肝功能不全所致的脑部疾病

    E. 肝功能不全所致的精神神经综合征

25. 肝性脑病的神经精神症状有 　　　　　　　　　　　　　　　　(　)

    A. 睡眠节律变化　　　　　　　　　　　　B. 行为异常

    C. 精神错乱　　　　　　　　　　　　　　D. 昏迷

    E. 以上均可出现

26. 肝性脑病时血氨增高的主要原因是 　　　　　　　　　　　　　(　)

    A. 谷氨酰胺合成障碍　　　　　　　　　　B. 鸟氨酸循环障碍

C. γ-氨基丁酸合成障碍   D. 肠道细菌产生的尿素酶增多

  E. 肠道细菌产生的氨基酸氧化酶增多

27. 肝性脑病常见的诱因是   （ ）

  A. 胃肠蠕动增强   B. 上消化道出血

  C. 脂肪摄入增多   D. 糖类摄入增多

  E. 肠道内细菌活动减弱

28. 牵涉痛是指   （ ）

  A. 内脏疾病引起相邻脏器的疼痛   B. 手术牵拉脏器引起的疼痛

  C. 神经疼痛向体表投射   D. 按压体表引起部分内脏疼痛

  E. 内脏疾病引起体表某一部位的疼痛或痛觉过敏

29. 对脑干网状结构上行激动系统不正确的叙述   （ ）

  A. 维持和改变大脑皮层的兴奋状态   B. 受到破坏时,机体处于昏睡状态

  C. 不易受药物影响   D. 是多突触接替的上行系统

  E. 以上均不对

30. 左侧大脑皮层中央后回受损后,躯体感觉障碍的部位是   （ ）

  A. 左半身   B. 右半身

  C. 左侧头面部   D. 右侧头面部

  E. 双侧头面部

31. 内脏痛的主要特点是   （ ）

  A. 刺痛   B. 定位不明确

  C. 必有牵涉痛   D. 对牵拉不敏感

  E. 对电刺激敏感

32. 视近物时,眼的调节包括   （ ）

  A. 睫状肌收缩,虹膜环形肌收缩及瞳孔缩小 B. 睫状肌舒张,虹膜环形肌收缩及瞳孔缩小

  C. 睫状肌舒张,虹膜环形肌放松及瞳孔散大 D. 睫状肌收缩,虹膜环形肌收缩及瞳孔扩大

  E. 睫状肌舒张,虹膜环形肌收缩及瞳孔扩大

33. 在折光系统中起主要作用的是   （ ）

  A. 角膜   B. 房水

  C. 玻璃体   D. 晶状体

  E. 睫状体

34. 下列哪种非正视眼矫正用凹透镜   （ ）

  A. 近视眼   B. 远视眼

  C. 散光眼   D. 老花眼

  E. 正常眼

35. 视锥细胞的作用是   （ ）

  A. 感受强光   B. 感受弱光

  C. 强光、弱光均感受   D. 感受强光刺激,并能分辨颜色

  E. 感受弱光刺激,并能分辨颜色

36. 维生素 A 严重缺乏,可影响   （ ）

  A. 在明处的视力   B. 色觉

  C. 在暗处的视力   D. 立体视觉

  E. 以上都不是

37. 听觉器官可分为   （ ）

  A. 外耳、中耳和内耳   B. 外耳道、中耳和耳蜗

C. 外耳、中耳和前庭   D. 耳郭、听小骨、前庭和三个半规管

    E. 外耳、咽鼓管和听骨链

38. 声音传入内耳的主要途径是   （   ）

    A. 骨传导   B. 外耳→鼓膜→听骨链→前庭窗→内耳

    C. 颅骨→耳蜗   D. 外耳→鼓膜→鼓室空气→圆窗→内耳

    E. 外耳→鼓膜→听骨链→圆窗→内耳

39. 前庭小脑主要   （   ）

    A. 身体平衡功能有关   B. 调节肌紧张和协调随意运动

    C. 运动设计和编程   D. 内脏运动有关

    E. 内脏感觉有关

40. 骨骼肌兴奋收缩耦联的关键部位是   （   ）

    A. 肌膜   B. 肌质网

    C. 横管系统   D. 纵管系统

    E. 三联管结构

41. 骨骼肌收缩和舒张的基本功能单位是   （   ）

    A. 肌原纤维   B. 肌纤维

    C. 肌小节   D. 粗肌丝

    E. 细肌丝

42. 维持躯体姿势最基本的反射是   （   ）

    A. 屈肌反射   B. 肌紧张

    C. 对侧伸肌反射   D. 翻正反射

    E. 腱反射

43. 某人在意外事故中脊髓受到损伤,丧失横断面以下的一切躯体与内脏反射活动,但数周以后,屈肌反射、腱反射等比较简单的反射开始逐渐恢复。这表明该患者在受伤当时出现了 （   ）

    A. 脑震荡   B. 脑水肿

    C. 脊休克   D. 脊髓水肿

    E. 疼痛性休克

44. 关于牵张反射的叙述,错误的是   （   ）

    A. 牵张反射的感受器是肌梭   B. 牵张反射的基本中枢位于脊髓

    C. 脊髓被横断后,牵张反射永远消失   D. 牵张反射是维持姿势的基本反射

    E. α和γ纤维是牵张反射的传出纤维

45. 帕金森病的产生是由于下列哪个递质系统受损所致   （   ）

    A. 黑质多巴胺能系统   B. 脑干网状结构肌碱能系统

    C. 黑质氨基丁酸能系统   D. 中缝核

    E. 5-羟色胺能系统

46. 谈论梅子时,引起唾液分泌是   （   ）

    A. 交感神经兴奋所致   B. 副交感神经兴奋所致

    C. 第一信号系统的活动   D. 第二信号系统的活动

    E. 非条件反射

47. 下列描述中,不发生异相睡眠的是   （   ）

    A. 眼球快速运动   B. 脑内蛋白质合成加快

    C. 生长素分泌明显升高   D. 有利于建立新的突触

    E. 脑电图呈现去同步化快波

48. 正常人在清醒、安静、闭目时,所记录的脑电波主要是   （   ）

A. α 波
B. β 波
C. δ 波
D. θ 波
E. α 波和 β 波

49. 语言优势半球的叙述,错误的是　　　　　　　　　　　　　　　　　　　　　　（　　）

A. 是人和动物共有的一种现象
B. 与一定的遗传因素有关
C. 主要是后天形成的
D. 往往集中在一侧大脑半球
E. 成人优势半球受损,常有语言障碍

(二)思考题

1. 什么是特异性和非特异性投射系统? 它们在结构和功能上各有何特点?
2. 何谓骨骼肌的牵张反射? 牵张反射有哪几种类型? 它们的区别是什么?
3. 试述肾上腺素受体的分类、分布及作用。
4. 正视眼在看近物时,眼的调节是如何进行的?

（刘　娜　刘　靖　刘　芳　韩云志）

第十一章

稳态与调节

第一节　稳态与人体的三大调节方式

一、稳态

生理学中将内环境的理化因素处于相对平衡的状态称为稳态。机体的内环境是细胞直接生活的体内环境,体内的绝大多数细胞并不与外环境直接进行物质交换,而是处在细胞外液之中,所以内环境即细胞外液。细胞代谢所需要的氧和二氧化碳的摄入与排出、营养物质的摄取和代谢产物的排出等细胞赖以生存的物质交换过程,内环境的理化特性,如温度、渗透压、酸碱度及各种离子成分等都是影响细胞正常生命活动的重要因素。细胞的正常生理活动需要内环境的各种理化因素和各种物质的浓度必须在一定范围内保持动态的相对恒定。

正常机体内,细胞的代谢活动和外环境的变化经常引起内环境的波动,但通过神经、体液的调节并借助循环、泌尿、呼吸等系统的活动,改变各器官组织的活动状态,可以维持内环境中各种理化因素和物质浓度的相对稳定。

内环境的稳态是细胞进行正常生命活动的必要条件。机体的一切调节活动最终的生物学意义在于维持内环境的稳态。一旦调节系统或器官组织的活动不能正常进行,内环境稳态就不能维持,就会引起内环境中各种理化因素的平衡发生紊乱,细胞新陈代谢障碍,并导致疾病。

二、人体功能的调节

调节是指机体根据体内、外环境的变化,通过某种完整的机制来调整和控制机体各器官和系统的功能活动,使机体各器官和系统功能协调一致,以适应内、外环境的变化。

(一)人体功能的调节方式

人体生理功能的调节,是由人体内三种调节机制来完成的,即神经调节、体液调节和自身调节。其中以神经调节最为重要。

1. 神经调节　通过神经系统的活动对机体生理功能的调节称为神经调节。神经调节是人体最主要的调节方式。神经调节的基本方式是反射。所谓反射,是指在中枢神经系统的参与下,机体对内、外环境刺激做出的规律性应答。反射的结构基础是反射弧,它由感受器、传入神经、中枢、传出神经和效应器五个部分组成。反射活动的完成有赖于反射弧的完整。反射弧任何一部分的损害,都将使该反射弧进行的反射活动不能产生。

人和动物的反射活动,可区分为非条件反射和条件反射两大类。

非条件反射是与生俱来的,其反射弧和反射活动较为固定且数量有限,是一种初级的神经活动,多与维持生命的本能活动有关。如食物进入口腔引起唾液的分泌(唾液分泌反射),物体触及婴儿唇部引起的吸吮动作(吸吮反射),异物触及眼睫毛而引起的眨眼动作(角膜反射),光照眼睛引起瞳孔缩小等均属非条件反射。

条件反射是后天获得的,是在非条件反射的基础上根据个体生活实践而建立起来的,是一种高级的神经活动,刺激性质与反应之间的关系不是固定的,反射活动灵活可变,数量无限,并具有预见性。通过建立条件反射,可以使大量无关刺激成为预示某些环境变化即将来临的信号,从而扩大了人或动物适应环境变化的能力。

神经调节的特点是传导迅速、作用短暂而精确、作用范围较小,表现为高度的自动化。这是由其传导途径、反射效应器官和反馈性自动控制等所决定的。

2. 体液调节　体液调节是指一些化学物质通过细胞外液或血液循环途径对人体某种器官或组织功能进行的调节。参与体液调节的化学物质主要是各种内分泌腺和内分泌细胞所分泌的激素。激素可通过血液输送到达远处靶器官发挥作用。例如,肾上腺髓质分泌的肾上腺素,通过血液循环运输到心脏,使心肌收缩力增强、心率加快、心输出量增多。这种激素经血液运送至全身各组织器官的活动,称为全身性体液调节。某些组织细胞分泌的一些化学物质或代谢产物,如二氧化碳、氢离子、腺苷、组胺、乳酸、激肽、前列腺素、5-羟色胺等,可在细胞外液内扩散至邻近组织细胞,调节其活动,如局部血管扩张、通透性增加等,称为局部性体液调节。局部性体液调节作用主要是使局部与全身的功能活动相互配合、协调一致。

体液因素对机体功能的调节作用非常广泛,包括对新陈代谢、生长发育、水和电解质的平衡、器官功能活动水平的调节。体液调节的特点是作用出现比较缓慢、作用持续时间长、作用范围广泛,也具有反馈性自动调节的特点。

在完整机体内,虽然神经调节和体液调节相辅相成、密切相关,但神经调节在多数情况下处于主导地位。各种内分泌腺体构成的内分泌系统作为一个独立的调节系统,其中一部分内分泌腺或内分泌细胞可以感受内环境中某种理化成分或性质的变化,直接做出相应的反应。神经系统同全身各器官有广泛的联系,大多数内分泌腺或内分泌细胞直接或间接地接受神经系统的调节,这种情况下体液调节就成为神经调节的一个传出环节,是反射传出途径的延伸,这种调节称为神经-体液调节。例如,肾上腺髓质受交感神经支配,交感神经兴奋时可促使肾上腺髓质分泌肾上腺素和去甲肾上腺素增加,从而使神经与体液因素共同参与机体的调节活动。

3. 自身调节　自身调节是指组织或器官不依赖于神经或体液调节,由其自身对周围环境的刺激做出的一种适应性反应。通常是在组织或器官的活动超过一定限度时,由其自身活动进行调节,使之不发生过度活动。自身调节的特点是作用准确、稳定和局限。虽然影响范围小、效应也小,但对于这些器官乃至全身生理功能的调节仍有一定的意义。

(二)人体功能的自动控制系统

按照控制论的原理,人体生理功能的各种调节实际上是一种自动控制机制。这一机制的控制部分相当于反射中枢或内分泌腺,受控部分相当于效应器或靶器官、靶细胞。后者的状态或所产生的效应称为输出变量。控制部分与受控部分存在着双向的信息联系,通过闭合环路而完成。受控部分功能状态的改变又产生输出变量信息,称为反馈信息。由受控部分发出的信息反过来影响控制部分的活动过程称为反馈。

反馈作用包括负反馈和正反馈两种方式。负反馈是指受控部分发出的信息反过来减弱控制部分活动的调节方式。在正常生理功能调节中负反馈较为多见和重要。机体的任何一种功能活动总是处于相对恒定状态,仅在一定的生理范围内波动。因为当机体功能偏离生理变动范围时,则以负反馈的形式自动调节其活动水平以保持其相对恒定。其意义在于维持机体某项生理功能保持相对恒定状态。动脉血压的相对恒定就是以减压反射为基础的典型的负反馈。

第二节　内脏活动的调节

内脏活动既受神经调节,也受体液调节,最主要还是受神经调节。调节内脏功能的神经是指自主神经系统,也可称为自主神经系统或内脏神经系统。实际上,自主神经系统还是接受中枢神经系统的控制的,并不是完全独立自主的。按一般惯例,自主神经系统仅指支配内脏器官的传出神经,而不包括传入神经,因为内脏传入纤维与躯体传入纤维在结构和功能上无特异性。一般将自主神经分成交感神经和副交感神经两部分。

一、自主神经系统对内脏活动的调节

(一)交感和副交感神经的结构特征

不论交感神经还是副交感神经,从中枢发出抵达效应器之前都要在外周神经节换神经元。由中枢发出的纤维为节前纤维,而由节内神经元发出的纤维为节后纤维。由于多数的交感神经节离效应器较远,因此其节前纤维短而节后纤维长;而副交感神经节离效应器近,有的甚至就在效应器的管壁内,所以副交感神经纤维的节前纤维长而节后纤维短。

交感神经起源于脊髓的胸腰段侧角(胸1至腰3),经相应的脊髓前根传出,通过白交通支进入交感神经节。副交感神经的起源比较分散,一部分起自脑干有关的副交感神经核(动眼神经中的副交感神经纤维起自中脑缩瞳核,面神经和舌咽神经中的副交感纤维分别起自延髓上涎核和下涎核,迷走神经中的副交感神经纤维起自延髓迷走背核和疑核),另一部分起自脊髓骶部相当于侧角的部位。交感神经分布极为广泛,几乎遍及全身所有内脏器官,而副交感神经分布比较局限,某些器官没有副交感神经支配(例如皮肤和肌肉内的血管、一般汗腺、竖毛肌和肾上腺髓质)。刺激交感神经的节前纤维引起的反应比较弥散,而刺激副交感神经的节前纤维引起的反应较为局限。

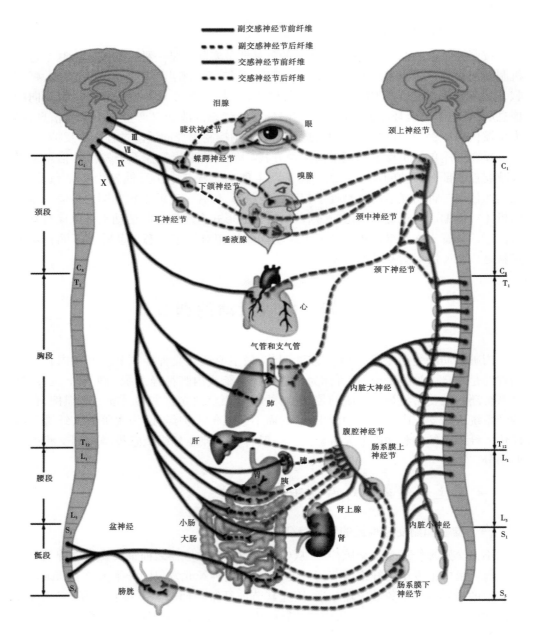

图 11-1　自主神经分布示意

图中未显示支配血管汗腺和立毛肌的交感神经

(二)交感和副交感神经系统的功能特征

自主神经系统的功能主要是调节内脏活动,维持机体内环境稳定,以适应机体及环境变化的需要。其主要功能见表 11-1。

表 11-1　自主神经的主要功能

器官	交感神经	副交感神经
循环	心跳加快加强,腹腔内脏、皮肤血管收缩,分布于唾液腺与外生殖器的血管收缩	心跳减慢,心脏收缩减弱,少部分血管舒张(如软脑膜、外生殖器的血管)
呼吸	支气管平滑肌舒张	支气管平滑肌收缩
消化	抑制胃肠运动,抑制胆囊活动 促进括约肌收缩,分泌黏稠唾液	促进胃肠运动,促进胆囊活动 促进括约肌舒张,分泌稀薄唾液
泌尿	促进肾小管的重吸收,逼尿肌舒张,括约肌收缩	逼尿肌收缩,括约肌舒张
生殖	使有孕子宫收缩,无孕子宫舒张	
眼	虹膜辐射状肌收缩,瞳孔扩大。睫状肌松弛,上眼睑平滑肌收缩	虹膜环形肌收缩,瞳孔缩小。睫状肌收缩,促进泪腺分泌
皮肤	竖毛肌收缩,汗腺分泌	
代谢	促进糖原分解,促进肾上腺髓质分泌	促进胰岛素分泌
整体	应急反应	休整、蓄能

自主神经在调节内脏活动过程中具有其独有的特征。

1. 双重支配及拮抗作用　心肌、平滑肌和腺体一般都接受交感和副交感神经的双重支配,其作用是相互拮抗的。例如交感神经使心跳加速、加强;而副交感神经则使心跳变慢、减弱。这种拮抗性质使神经系统能够从兴奋和抑制两个方面调节内脏活动,有利于机体内环境的稳定。

2. 交感和副交感神经活动的对立统一　交感和副交感神经的作用是相互对立但又是统一的。例如当交感神经系统活动相对加强时,副交感神经系统的活动就处于相对减弱的地位,反之亦然,其结果是在外周效应器上的作用达到对立统一、协调一致。在某些情况下也可出现交感和副交感活动都增强或都减弱。但两者间必有一个占优势。例如支配唾液腺的交感和副交感神经都有促进其分泌的作用,但前者使唾液腺的分泌黏稠,后者使唾液腺的分泌稀薄。

3. 自主神经的外周作用与效应器本身的功能状态有关　刺激交感神经可使动物的无孕子宫的运动受到抑制,而对有孕子宫却可加强其运动。又如胃幽门如原处于收缩状态,刺激迷走神经能使之舒张;如原处于舒张状态,刺激迷走神经则使之收缩。

4. 紧张性作用　自主神经经常有低频冲动传至效应器官,使效应器官经常维持一定的活动状态,称之紧张性作用。例如,切断支配心脏的迷走神经可使心跳加速,说明迷走神经平时就有持续地紧张性传出冲动对心脏起抑制作用。同样,切断支配心脏的交感神经,心跳则变慢。

5. 交感-肾上腺系统和迷走-胰岛素系统　交感神经系统的活动较为广泛,往往不会只波及个别的神经及其支配的效应器,而是整个系统参加反应,例如当交感神经系统兴奋时,除心血管功能亢进外,还伴有瞳孔散大、支气管扩张、胃肠道活动抑制等反应;又如在肌肉运动、失血或寒冷情况下,心率加快、皮肤与腹腔内脏血管收缩、血液重新分配、循环血量增加、肝糖分解加速而使血糖上升、肾上腺分泌增加等,有利于机体动员潜在力量来对抗环境的急变。因此,在交感神经系统活动加强时常伴有肾上腺髓质分泌的增多,称这一活动系统为交感-肾上腺系统。反之,副交感神经系统的活动不如交感神经系统那样广泛,而是比较局限,其整个系统的活动主要在于保护机体、休整恢复、积蓄能量、促进消化、排泄和生殖功能。在迷走神经活动加强时常伴有胰岛素分泌增多。因此,常称这一活动系统为迷走-胰岛素系统。研究表明:在机体处于应急状态下,不但交感-肾上腺系统发生广泛兴奋,迷走-胰岛素系统也发生兴奋。但两者比较,前者作用较强,而后者的效应常被掩盖而不易表现出来。

二、脊髓对内脏活动的调节

调节内脏活动的初级中枢在脊髓。因为交感神经和部分副交感神经发源于脊髓侧角及相当于侧角的部位。动物实验可以观察到,在脊髓颈第 5 节段以下离断的动物,脊休克过去之后血压可以上升恢复到一定水平,说明脊髓中枢可以完成基本的血管张力反射,以维持血管的紧张性和保持一定的外周阻力。同时,脊髓还具有反射性排尿和排粪能力,说明基本的排尿、排便反射可在脊髓中枢内完成。但是,这种反射调节能力是很初级的,不能很好地适应生理功能的需要。例如,脊髓高位离断的患者在脊休克过去以后,当由平卧位转为站立时常感到头晕,这是因为体位性血压反射调节能力很差之故。另外,患者虽具有排尿、排便反射,但膀胱往往排空不完全,更不能有意识地控制,以至大、小便失禁。由此可见,脊髓对内脏反射虽有一定的调节作用,但调节能力是很初步的。

三、低位脑干对内脏活动的调节

脑干具有许多重要的内脏活动中枢,其中,延髓具有特别重要的作用。因为心血管运动、呼吸运动、胃肠运动、消化腺分泌等的基本反射中枢都位于延髓。动物实验或临床实践中观察到,如延髓被压迫或受损,可迅速引起呼吸、心跳等生命活动停止,造成死亡。因此,延髓历来被认为是生命中枢的所在部位。此外,中脑还有瞳孔对光反射中枢,也有重要的临床意义。

四、下丘脑对内脏活动的调节

下丘脑结构复杂,在解剖上大致可以分为四区,即前区、内侧区、外侧区和后区。下丘脑与边缘前脑、脑干网状结构、丘脑等有密切的形态学联系。因此,下丘脑功能十分广泛而复杂,调节着体温、摄食、水平衡、内分泌、性行为和生殖等生理过程,它对情绪活动、躯体运动甚至感觉功能都有重要影响。

1. 对体温的调节 哺乳动物下丘脑损伤后,即不能维持体温的相对恒定,如在间脑以上水平切除大脑皮层时,则体温基本保持相对稳定,表明在间脑水平存在着体温调节中枢,通过调节机体的产热和散热活动而使体温保持相对恒定。

2. 对摄食行为的调节 在下丘脑内存在着与摄食活动有关的中枢。例如,用电刺激清醒动物下丘脑外侧部,则引起动物摄食增加,而破坏此区域,则动物拒食;电刺激下丘脑内侧核,则动物拒食,破坏此核后,则动物食欲增加而逐渐肥胖。由此认为,下丘脑外侧部存在所谓"摄食中枢",而腹内侧核存在所谓"饱中枢"。若用微电极同时记录这两个中枢神经元的自发电活动,可见动物在饥饿情况下摄食中枢放电频率较高,而饱中枢放电频率较低。若静脉注入葡萄糖,可见饱中枢放电频率较高而摄食中枢放电频率较低。说明摄食中枢与饱中枢神经元活动具有交互抑制的关系,而且这些神经元对血糖浓度的变化十分敏感,血糖水平的高低能调节摄食中枢和饱中枢的活动。

3. 对水平衡的调节　下丘脑对水平衡的调节是通过控制排水和摄水两个过程实现的。人体通过"渴感"引起摄水,下丘脑内控制摄水的区域在摄食中枢附近,因此,破坏下丘脑外侧区,动物除拒食外,饮水也明显减少,而刺激该区域则可引致动物饮水增多。下丘脑对排水的调节是通过抗利尿激素实现的,下丘脑通过控制摄水的"渴中枢"与控制抗利尿激素的分泌调节水平衡。

4. 对腺垂体激素分泌的调节　下丘脑内有些神经元能合成调节腺垂体激素分泌的肽类化学物质,如促甲状腺素释放激素等几种活性物质,对人体的内分泌功能具有重要的调节作用。

5. 对情绪反应的影响　下丘脑与情绪反应的关系密切。在间脑水平以上切除大脑的猫,常出现一系列交感神经系统兴奋和亢进的现象,表现为张牙舞爪,好似正常猫在搏斗时一样,称为"假怒"。电刺激下丘脑近中线两旁的腹内侧区的"防御反应区"可出现防御性行为,电刺激下丘脑外侧区可引致动物出现厮杀行为,电刺激下丘脑背侧区出现逃避行为。临床上,人类的下丘脑疾病,常常出现不正常的情绪反应。

6. 对生物节律的调节　生物节律是指生物体内的功能活动按一定时间顺序呈周期性变化的节律。人体许多生理功能都有节律性,如血细胞数的变化,体温的变化,促肾上腺素的分泌变化等。研究发现,下丘脑的视交叉上核可能是机体生物节律的控制核心。在胚胎期,当视交叉上核与周围组织尚未建立起有效的联系时,其代谢和放电活动的日期节律即已存在。视交叉上核可通过与视觉感受装置建立联系使外环境昼夜变化影响自身活动,从而促使体内日周期节律与外环境的昼夜节律同步起来。

五、大脑皮层对内脏活动的调节

1. 新皮层　动物实验中可见,电刺激皮层内侧面一定部位可引起直肠与膀胱运动的变化,刺激皮层外侧面一定部位会产生呼吸及血管运动的变化,刺激中央后回底部会引起消化道运动及唾液分泌的变化等。这些结果说明新皮层与内脏活动有关。

2. 边缘叶和边缘系统　大脑半球内侧面皮层与脑干连接部及胼胝体旁的环周结构,称为边缘叶,连同大脑皮层的岛叶、颞极、眶回以及皮层下的杏仁核、隔区、下丘脑、丘脑前核、中脑的中央灰质、被盖等统称为边缘系统。

边缘系统功能极其复杂,有人把边缘皮层称为"内脏脑",表明这些结构与内脏活动密切相关。边缘系统与摄食、情绪、记忆功能均密切相关,概括地说可分为三类:一类是维持个体生存和种系生存的反应(如摄食、逃避伤害、生殖行为);第二类是调节内脏活动和情绪反应;第三类是学习和记忆功能。

第三节 应 激

应激是机体在内、外环境因素,以及心理、社会因素刺激时出现的全身性非特异性适应反应。具有以下三个基本特征:①非特异性,即可由各种因素引起;②防御性,即旨在维持和恢复内环境的稳定;③具有一定的反应模式,即各种因素引起的应激,其反应特点大同小异,都是以交感-肾上腺髓质和下丘脑-垂体-肾上腺皮质反应为主的一系列神经内分泌反应及其所引起靶器官的功能、代谢改变。

应激原是指能够引起应激反应的任何刺激因素,如高温、噪音、射线、地震、环境污染、病原微生物等外环境因素,电解质、酸碱平衡紊乱、休克等内环境因素,工作压力过大、不良的人际关系等心理、社会因素都可是应激原。

一种刺激要成为应激原必须要有一定强度。一般来说,应激原的强度越大,引起的应激反应越强烈,导致应激性疾病的概率也越高,但强度相同的应激原在不同个体引起的应激反应中其程度可不同。即便是同一应激原,在不同的时间和条件下对同一个人能引起的应激反应也可不同,临床中某一实习生,在是首次实施胸膜腔穿刺时应激反应非常强烈,而当操作熟练后其应激反应则明显减轻。

(一)应激的分类

1. 根据应激原的强度及其对机体的影响　将应激分为生理性应激和病理性应激。

(1)生理性应激　是指应激原刺激较轻且作用时间较短的应激性反应(如体育比赛、饥饿、考试等),表现为机体对轻度的内、外环境变化及心理、社会刺激的一种防御适应性反应,有利于跳动机体潜能,不会对机体产生严重影响,又称为良性应激。

(2)病理性应激　是应激原强烈且作用时间持久的应激性反应(如休克、大面积烧伤、恶性肿瘤等),除仍具有某些防御代偿意义外,还可引起机体自稳态的严重失调,甚至导致应激性疾病,又称为劣性应激。应激是一把"双刃剑",既能抗损伤又能致病。适当的应激可动员机体的非特异性适应系统,增强机体的适应能力,但如果应激反应过度,无论是良性应激或劣性应激,都可造成机体的功能障碍。

2. 根据应激原的性质　可将应激分为躯体应激和心理应激。前者为理化、生物等因素所致,后者则为心理、社会因素所致。两者可相互影响,互为因果。由于内分泌激素的影响及性别差异,对应激原产生的反应也不同。

3. 根据应激的作用时间　分为急性应激和慢性应激。

(二)应激的全身性反应

从整体而言,应激的基本反应是神经内分泌反应。当机体受到应激原刺激时,通过应激系统实现神经内分泌的改变。机体的应激系统包括大脑皮质、边缘系统、蓝斑、交感-肾上腺髓质、下丘脑-垂体-肾上腺皮质系统及其他相关的内分泌激素。

应激时,交感神经兴奋、儿茶酚胺分泌增多是最重要的神经内分泌反应之一。应激时,交感-肾上腺髓质反应既有其防御意义,同时又可对机体产生不利的影响(表11-2)。

表 11-2　应激时激素和神经递质的变化

分泌增多	儿茶酚胺、肾上腺素、去甲肾上腺素、多巴胺、ACTH、肾上腺糖皮质激素、促肾上腺皮质激素释放因子（CRF）、内啡肽、生长激素[1]、催乳素、胰高血糖素、抗利尿激素、肾素、血管紧张素、醛固酮、组织激素[2]、前列腺素、血栓素、激肽、细胞因子[2]：白介素-1
分泌受抑制	胰岛素

1. 在大鼠，生长素是减少的；2. 组织激素和细胞因子在伴有细胞损伤的应激（损伤性应激）时才明显增多

1. 防御意义　应激的防御意义（对机体有利）主要表现在以下五个方面：

（1）提高心输出量、提高血压　应激时，心率增快、心肌的收缩力增强和外周阻力增加，从而提高心输出量和血压。

（2）支气管扩张　有利于改善肺泡通气，以向血液提供更多的氧。

（3）血液重新分布　交感-肾上腺髓质系统兴奋时，皮肤、腹腔内脏及肾等的血管收缩，而脑血管口径无明显变化、冠状血管和骨骼肌血管扩张，这可保证心脏、脑和骨骼肌的血液供应，对调节和维持各器官的功能，保证骨骼肌在应激状态时加强活动有重要意义。

（4）升高血糖

1）促进糖原、脂肪分解：糖原分解升高血糖，脂肪分解使血浆游离脂肪酸浓度升高，通过生物氧化可供给应激时机体需求的较多的能量。

2）儿茶酚胺对激素分泌的影响：儿茶酚胺对绝大多数激素的分泌有促进作用；但对胰岛素的分泌有抑制作用。这是应激时发生多种激素水平变化的重要原因。

2. 对机体不利的影响　应激时交感-肾上腺髓质系统持续兴奋对机体产生的不利影响如下：

（1）缩外周小血管收缩　可使微循环灌流量降低，导致组织缺血、缺氧。

（2）促进血小板聚集　儿茶酚胺可促进血小板聚集。小血管内的血小板聚集可阻碍血流，引起组织缺血缺氧。

（3）消耗过多的能量　因为功能代谢增强而导致能量代谢增加，耗能过多。

（4）增加心肌耗氧量　各种生命活动加强和代谢率升高使心脏活动也相应增强、耗氧增多。

应激时，交感神经兴奋虽然是全身性的反应，但在各器官表现的程度却不同。如低血压时，肾脏的交感神经兴奋比胃的交感神经兴奋强得多；缺氧时，二者兴奋的程度差不多；低血糖时，肾上腺交感神经的兴奋特别突出，而肾脏交感神经的兴奋却不明显。交感-肾上腺髓质反应是应激时最重要的反应之一。这不仅因为应激时循环、代谢变化以及重要器官的功能障碍都直接或间接地由交感神经兴奋所引起，而且根据近年的研究证明，交感神经和儿茶酚胺对许多激素的分泌具有促进或抑制作用。因此，应激时，其他激素的变化也和交感-肾上腺髓质反应有密切的关系（表 11-3）。

表 11-3　应激时机体的代谢和功能变化

器官或系统	功能代谢变化	不利影响
物质代谢	糖、脂肪与蛋白质分解代谢加强,合成减弱	消耗增加,消瘦、贫血及抵抗力下降等
中枢神经系统	情绪反应、社会行为反应、认知功能改变	心理障碍、心身疾病
心血管系统	心率快、心肌收缩力加强、心输出量增加,血压升高	心肌缺血、高血压
消化系统	以抑制为主,食欲减退,黏膜缺血	应激性溃疡
免疫系统	急性应激:细胞免疫和体液免疫动员 慢性应激:免疫功能抑制	免疫功能障碍
血液系统	血小板增多,功能增强;凝血因子增多;白细胞增多,巨核细胞增生,血液黏滞性增加	已发生 DIC、血栓
泌尿、生殖系统	少尿、尿比重增高、尿钠浓度降低、性功能减退、月经紊乱、哺乳期妇女乳汁减少等	肾脏功能、生殖功能易受损

(三)其他重要的激素

应激时促肾上腺皮质激素(ACTH)和糖皮质激素的分泌明显增多。应激时血浆皮质醇的升高快(仅需 2 ~ 3 min)而显著(可升高 5 ~ 6 倍),加上检测的方便,因此血浆皮质醇已经成了判断机体是否处在应激状态和应激程度的一个最常用指标。这在心理应激的研究中更为重要。

临床上,血浆皮质醇可以作为判断病情发展的一个非特异性指标。以手术为例,没有并发症的手术患者,术后 24 h 血浆皮质醇已下降到接近正常水平,如术后有并发症,则血浆皮质醇持续升高。在大面积烧伤患者,血浆皮质醇维持于高水平可达2 ~ 3个月,其水平随着病情的变化而波动。一般临危的患者血浆皮质醇水平极高,临床医生应当知道这是一个危险的信号。

应激时糖皮质激素分泌增多,主要是由于室旁核及脑内其他神经分泌细胞分泌促肾上腺皮质激素释放因子(CRF)增多。应激时儿茶酚胺、血管加压素分泌增多,也刺激 ACTH 的分泌。

皮质醇分泌增多是应激时最重要的一个反应,对机体抗有害刺激起着重要的作用。动物实验表明,动物去肾上腺后,若给以正常维持剂量的糖皮质激素,可以在安静条件下生活;但受到刺激处于"紧张状态"时,则容易衰竭、死亡。有人给两后肢缺血的大鼠注射一种糖皮质激素合成抑制剂,抑制血浆皮质酮升高,结果大鼠的死亡率升高。

应激时,皮质醇提高机体抵抗力的机理目前虽不完全清除,但至少和以下因素有关:

1. 糖皮质激素促进蛋白质的分解和糖的异生,使应激时肝糖原得到补充,使血糖维持在高水平。肾上腺皮质功能不全的动物,应激时很容易发生低血糖。

2. 有些激素只有在糖皮质激素存在时才能发挥其效应,糖皮质激素的这种作用称为允许作用。糖皮质激素对儿茶酚胺的允许作用表现为去肾上腺后,循环系统对儿茶酚胺的反应性减弱甚至不反应,因此去肾上腺动物应激时容易发生低血压和循环衰竭。儿茶酚胺、胰高血糖素和生长激素引起脂肪动员增加、糖原分解增加等代谢效应也必须要有糖皮质激素的存在。

3. 糖皮质激素可稳定溶酶体膜,使其中的各种蛋白质分解酶不易逸出,由此可以防止或减轻溶酶体酶对细胞及其他方面的损害。

4. 糖皮质激素抑制中性粒白细胞的活化,抑制炎症介质和细胞因子的生成,是体内的抗炎、抗免疫的激素。糖皮质激素诱导脂皮素的生成,后者抑制磷脂酶 A2,从而抑制了花生四烯酸及其代谢产物(前列腺素类、白三烯类和血栓素等)的生成。糖皮质激素抑制丝裂原、内毒素等引起的细胞因子的释放。给大鼠注射内毒素可使血清中肿瘤坏死因子(TNF)浓度升高,如果用糖皮质激素合成抑制剂将注射内毒素后的血浆皮质酮浓度控制在注射前水平,则血清中 TNF 的浓度升高非常显著。

应激时,由于微生物、毒素、抗原-抗体复合物的作用以及坏死组织的作用,炎症介质和细胞因子的生成、释放增多,这是防御反应,但释放过多会对机体造成不利影响,必须将这些因子的生成控制在适当的水平,否则将对机体造成严重的后果(可导致全身炎症反应综合征)。

由此可见,糖皮质激素的抗炎、抑制免疫作用的自稳作用在应激时具有重要的意义。

应激时,糖皮质激素分泌虽然增多,但靶细胞对糖皮质激素的反应性却降低,这种现象称为糖皮质激素抵抗。应激时,糖皮质激素抵抗主要是由于糖皮质激素受体减少引起的。当糖皮质激素受体严重减少时,尽管血浆糖皮质激素的水平很高,但仍不足以产生机体所需要的生理效应(我们将这种情况称为受体水平上的肾上腺糖皮激素功能不全),这可能是对这种患者临床上仍需要给以大剂量糖皮质激素的原因。

由此可见,应激是以促肾上腺皮质激素和糖皮质激素分泌为主体,许多种激素协同,共同提高机体对有害刺激耐受力的非特异性反应,对于维持生命活动,调整机体对环境的适应能力,具有十分重要的生物学作用。

此外,应激时,胰高血糖素分泌增多,胰岛素的分泌受抑制,因此血中胰高血糖素/胰岛素比例明显升高。应激时胰高血糖素分泌增多可能是交感神经兴奋的结果。应激时,血浆胰岛素的水平可以不变、可以升高、也可以降低。这是因为应激时,胰岛素的分泌受两种相反作用的调节。一是应激性高血糖和胰高血糖素水平升高,这是刺激胰岛素分泌的因素;二是血中儿茶酚胺增多,这是抑制胰岛素分泌的因素。

有些原因引起的应激伴有抗利尿激素分泌增加,如运动、情绪紧张、手术等。

应激时肾素的分泌常增多,因而血浆中血管紧张素的水平也常常升高。

总之,糖皮质激素是维持生命活动的重要激素,其分泌直接受促肾上腺皮质激素的调节,而促肾上腺皮质激素的分泌又取决于促肾上腺皮质激素释放激素和血中糖皮质激素的浓度。正常情况下,下丘脑-腺垂体-肾上腺皮质之间密切联系、协调统一,既维持血中糖皮质激素浓度的相对稳定,又保证在应激状态下发生适应性变化。

(三)全身适应综合征

1929 年,Cannon 发现动物在格斗-逃跑反应时血中儿茶酚胺增多,提出交感神经在机体紧急情况下起重要作用的应急学说。20 世纪 30 年代末,Selye 利用形态学方法发现,动物受到各种有害因素的作用时出现肾上腺皮质细胞、胸腺、淋巴结及胃肠道等器官的一系列变化。他认为这些变化是适应性反应的表现,因而称为全身适应综合征。这种机体在遭受有害因素刺激后所表现出的神经内分泌变化可使机体适应刺激,也会造成机体的损害。根据机体反应的发展过程,将全身适应综合征分为三期:

1. 警觉期　是机体对于应激原的早期反应,迅速出现,持续时间短。本期的主要变化是交感肾上腺髓质系统强烈兴奋,儿茶酚胺大量分泌,同时伴有肾上腺皮质激素增多。表现为心率加快、血压升高、呼吸增强,心、脑、骨骼肌血流量增加。机体处于一种唤起状态,有利于应付各种变化。

2. 抵抗期　在应激原持续作用下,机体进入抵抗期。此期肾上腺皮质激素分泌增强,交感肾上腺髓质系统兴奋性下降。表现为机体代谢率升高、炎性反应和免疫反应降低、胸腺和淋巴结缩小等。该期机体对同类应激原的抵抗力增高,稳定性增大,继续发展可使机体康复或者进入衰竭期。

3. 衰竭期　应激原进一步持续作用于机体,机体抵抗能力耗竭,肾上腺皮质激素仍持续升高,但其受体的数量和亲和力下降,应激的负面作用显现,表现为一个或多个器官的功能障碍或器质性损伤。

如果应激原(trilostane)能及时消除,应激可以中止在第一或第二期,不进入第三期。

(四) 应激与疾病

目前将由应激直接引起的疾病称为应激性疾病。将应激作为重要条件或诱因,也就是在应激状态下加重或加速发展的疾病,称为应激相关疾病。应激性溃疡是典型的应激性疾病。

机体遭受严重创伤(如大手术、大面积烧伤、脑血管意外等)、感染及其他应激性情况时,胃、十二指肠黏膜出现急性病变,表现为胃、十二指肠黏膜的糜烂、浅溃疡及渗血等,少数溃疡可较深甚至穿孔。若溃疡侵蚀大血管可引起大出血,甚至威胁患者生命。应激性溃疡在严重应激原作用后数小时即可发生,其发病率高达80%以上。若溃疡未发生穿孔,则可在应激原消失后数日内痊愈。

应激性溃疡形成的基本条件是黏膜缺血。应激时交感神经兴奋使机体血液重新分布,外周小血管收缩,其中胃肠道的血管收缩更为明显,导致胃肠黏膜缺血,黏膜缺血使上皮细胞能量不足,不能产生足够的碳酸氢盐和黏液。这样由黏膜上皮细胞间的紧密连接与覆盖黏膜表面的黏液-碳酸氢盐组成的屏障完整性遭到破坏,胃腔内的 H^+ 则顺浓度差进入黏膜。伴随着血流量减少,反向扩散的 H^+ 在黏膜内积聚,进而造成胃黏膜的损伤。因此,黏膜的损伤程度与缺血程度呈正相关。

再加上糖皮质激素分泌增多,蛋白质合成减少,分解增加,表现在胃肠黏膜就是上皮细胞更新减慢、再生能力降低,从而削弱了黏膜的屏障作用。酸中毒时血流对黏膜内 H^+ 的缓冲能力降低,可促进黏膜损伤的发生。胆汁和胰液的反流,在胃肠黏膜缺血的情况下可进一步损伤黏膜的屏障功能,使黏膜通透性增高,有利于 H^+ 反向逆流入黏膜,形成恶性循环。血液恢复灌注时生成的自由基亦可对黏膜造成损伤。

一般来说,应激性溃疡的病变只局限在黏膜层,而黏膜肌层尚完整,少数人可出现深度溃疡,甚至穿孔。

问题分析与能力提升

1. 患者,男性,36岁,因有暴力倾向入院,自诉曾在汶川地震时医疗援助2周,返回后经常失眠、易惊醒、心慌、出汗、易怒、抑郁、喜欢独处,机体消瘦。查空腹血糖8.8 mmol/L,心电图:窦性心动过速,S-T段改变。否认心脏病史。心理医生与其沟通后,调整了工作目标,合理安排工作和休息娱乐时间,一段时间后症状消失。

请问:①患者属于何种状态?为何出现心电图改变?②为何出现上述临床表现?空腹血糖为何升高?

2. 患者陈某,男性,10岁。左臂、左下肢大面积烫伤。入院时体温:37.5 ℃,心率:125 次/min。血压:135/80 mmHg,白细胞:$1.5×10^9$/L,N:0.90。空腹血糖:10 mmol/L(3.9~6.0 mmol/L 为正常)。2~3 d后出现上腹部不适,伴黑便两次。大便潜血阳性。电子内镜检查:在胃底前后壁、十二指肠球部有多发性溃疡出血灶,呈斑点状,大小不等。给予止血、输血等治疗。4 d后患者面部转红润,查血常规:红细胞、血红蛋白均接近正常,患者否认有任何胃部疾病病史。

试述该患者发生胃、十二指肠溃疡的病因和机制。

同步练习

(一)选择题

1. 维持内环境稳态的重要调节方式是 （　　）

    A. 体液调节   B. 自身调节

    C. 正反馈调节   D. 负反馈调节

    E. 前馈控制

2. 神经调节的基本方式是 （　　）

    A. 反射   B. 非条件反射

    C. 条件反射   D. 反馈

    E. 前馈

3. 在寒冷环境中,甲状腺激素分泌增多是由于 （　　）

    A. 神经调节   B. 体液调节

    C. 自身调节   D. 旁分泌调节

    E. 神经-体液调节

4. 下列生理过程中,属于负反馈调节的是 （　　）

    A. 排尿反射   B. 分娩过程

    C. 血液凝固   D. 减压反射

    E. 动作电位去极化期的 Na^+ 内流

5. 自主神经支配 （　　）

    A. 骨骼肌   B. 平滑肌

    C. 心肌   D. 腺体

    E. 脂肪组织

6. 副交感神经系统兴奋时 （　　）

    A. 心率减慢   B. 瞳孔缩小

    C. 胃肠运动加强   D. 糖原分解增加

    E. 胰岛素分泌增加

7. 下丘脑的功能有 （　　）

笔记栏

A. 调节激素分泌 B. 参与情绪反应

C. 分泌激素 D. 调节进食

E. 感觉投射

8. 自主神经对下列哪种器官的作用是非拮抗性的 (　)

A. 心肌 B. 唾液腺

C. 支气管平滑肌 D. 小肠平滑肌

E. 虹膜平滑肌

9. 下列哪一种生理活动的基本中枢不在延髓 (　)

A. 心脏活动 B. 血管活动

C. 呼吸运动 D. 消化道运动

E. 水平衡调节

10. 在应激状态中,错误的表现是 (　)

A. 交感神经系统兴奋 B. 糖皮质激素大量分泌

C. 胰岛素分泌增加 D. 肾上腺素分泌增加

E. 去甲肾上腺素分泌增加

11. 应激性溃疡是一种 (　)

A. 消化性溃疡

B. 外伤后的一种皮肤表浅溃疡

C. 重病、重伤情况下出现的胃、十二指肠黏膜的表浅溃疡

D. 心理应激时出现的口腔溃疡

E. 癌性溃疡

12. 应激性溃疡的发生主要是因为 (　)

A. 幽门螺杆菌感染

B. 胃酸过多

C. 胃蛋白酶分泌过多,消化自身胃黏膜

D. 胃黏膜缺血和 H^+ 反向扩散

E. A+B+C

(二)思考题

1. 简述机体功能调节的主要方式及各自的特点。

2. 什么是自主神经系统? 它们的主要功能是什么?

3. 简述交感与副交感神经对各个内脏器官的主要作用。

(刘　娜　刘　芳　韩云志)

参考文献

[1]朱大年,王庭槐.生理学[M].8版.北京:人民卫生出版,2013.

[2]朱娟霞,马晓健.生理学[M].西安:世界图书出版公司,2016.

[3]梁尚栋.生理学[M].西安:世界图书出版公司,2011.

[4]王建枝,殷莲华.病理生理学[M].8版,北京:人民卫生出版社,2014.

[5]田仁.生理学[M].2版.西安:第四军医大学出版社,2012.

[6]张海鹏,吴立玲.病理生理学[M].北京:高等教育出版社,2009.

[7]王光亮,马晓飞.生理学[M].2版.西安:世界图书出版公司,2013.

[8]唐四元.生理学[M].3版.北京:人民卫生出版社,2012.

[9]王淑秋.病理生理学[M].西安:世界图书出版公司,2015.

[10]陈国强,冉丕鑫.病理生理学[M].上海:上海科学技术出版社,2006.

[11]唐朝枢.病理生理学[M].北京:北京大学医学出版社,2009.

[12]肖献忠.病理生理学[M].2版,北京:高等教育出版社,2008.

[13]朱大诚.生理学[M].北京:人民军医出版社,2013.

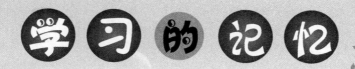

小事拾遗： ....
....
....
....
....
....
....
....

学习感想： ....
....
....
....
....
....
....

　　学习的过程是知识积累的过程，也是提升能力、稳步成长的阶梯，大家的注释、理解汇集成无限的缘分、友情和牵挂，请简单手记这一过程中的某些"小事"，再回首时定会有所发现、有所感悟！

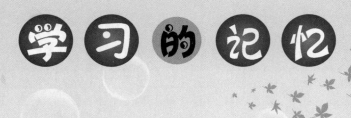

学习的记忆

姓名：_____

本人于20_____年_____月至20_____年_____月参加了本课程的学习

此处粘贴照片

任课老师：_____ _____   班主任：_____

班长或学生干部：_____ _____ _____

我的教室（请手写同学的名字，标记我的座位以及前后左右相邻同学的座位）